Cuidados Integrales de Enfermería Gerontogeriátricos

MANUEL QUINTANILLA MARTÍNEZ

Editor: Josep Maria Minguet

Autor: Manuel Quintanilla Martínez
Enfermero. Master en gerontología social.
Profesor de enfermería geriátrica de la E.U.E. Vall d'Hebron

Dirección Editorial: Íñigo Legorburu

Dirección Artística: Louis Bou Romero

Diseño y maquetación: Patricia Martínez

ISBN: 978-84-96429-71-0
Depósito Legal: BI-1282-2010

Impreso por: Grafo

Cuidados Integrales de Enfermería Gerontogeriátricos

MANUEL QUINTANILLA MARTÍNEZ

PRESENTACIÓN

Los cuidados de enfermería gerontogeriátrica representan un importante campo de especialización que está en continua expansión y con tendencia a seguir aumentando.

Desde hace décadas la sociedad vive un proceso de envejecimiento progresivo cuya característica principal es el número cada vez mayor de personas mayores.

Como nos confirman los últimos datos publicados por el Ministerio de Trabajo y Asuntos Sociales Español, el número de personas mayores de 65 años en nuestro país es de 7,2 millones, con una esperanza de vida en los hombres de 75,7 años y en las mujeres de 83,1 años. En el mismo informe se afirma que si la situación continúa como hasta ahora España, hacia el año 2050, será, después de Japón, el país más envejecido porcentualmente del mundo con 16,3 millones de personas mayores de 65 años.

Por otra parte no se puede olvidar que este dato lleva consigo otros muchos aspectos de interés. Por ejemplo, la mayoría de las personas mayores suele estar afectada por más de una patología y provoca un mayor uso de la red asistencial.

Sin embargo, esta pluripatología no es una causa directa del envejecimiento, sino una complicación de procesos previos iniciados en la edad adulta joven.

Por otro lado, no debe olvidarse que esta situación, juntamente con los cambios fisiológicos que implica el proceso de envejecimiento, normalmente genera un grado de dependencia mayor que desencadena una serie de necesidades no cubiertas, que han de ser satisfechas.

De esta forma, el colectivo de enfermería, siguiendo un modelo conceptual, ha de cubrir esas carencias mediante las atenciones pertinentes. Que son atenciones dirigidas a las personas mayores, pero que han de tener unas características biopsicosociales adecuadas para ellos; y buscando siempre un objetivo primordial para la independencia de la persona, que es el autoatención de uno mismo, a través de una metodología que enseñe al anciano a cuidarse de sí mismo.

Todo lo comentado hasta aquí es un motivo para profundizar en el proceso global del envejecimiento y, por lo tanto, para poder asistir a estas personas mayores de una forma integral, integradora e interdisciplinaria.

El cuidado de la persona anciana es un reto para la enfermera en multitud de entornos, desde los centros hospitalarios de tercer nivel o los centros sociosanitarios hasta la complejidad psicosocial y ambiental del domicilio del paciente.

Por ello, este libro de texto persigue el objetivo de conseguir que el alumno de enfermería adquiera los conocimientos básicos para cuidar a las personas ancianas tanto en el ámbito institucional (hospitalario, sociosanitario) como en el comunitario (asistencia primaria o domiciliaria). Y por esto se utilizará un modelo conceptual de cuidados que persigue una tendencia integradora e interdisciplinar que se podrá aplicar en los dos medios asistenciales (institucional y comunitario).

El libro busca proporcionar conocimientos básicos sobre los cuidados de enfermería gerontogeriátrica dentro de una estructura contemporánea y del ámbito geográfico y social de referencia.

El planteamiento del texto tiene un enfoque holístico, ya que busca dar a la enfermera las herramientas necesarias para cuidar a la persona anciana, teniendo en cuenta siempre una meta: el equilibrio de todos los componentes biopsicosociales implicados en el cuidado.

Por otro lado está destinado a dar respuestas a muchos interrogantes teóricos y prácticos sobre los cuidados dirigidos a los ancianos en diferentes campos de actuación de la enfermería.

Se ha dado tanta importancia a los problemas y necesidades del anciano enfermo residente en instituciones o en su domicilio con problemas crónicos o graves de salud como a los del anciano sano que reside integrado en la comunidad de forma independiente.

El libro está estructurado sobre la base de los cuidados de enfermería siguiendo una secuencia progresiva de los conocimientos, partiendo de las bases gerontológicas y pasando por todos los componentes sociales antropológicos, demográficos, biológicos y psicológicos interrelacionados con el proceso de envejecimiento e implicados en el cuidado de las personas ancianas. Pero también permite realizar consultas específicas sobre un tema determinado para de esta forma conseguir que el alumno avance en los conocimientos necesarios y a la vez le sirva de consulta ante problemas puntuales.

Manuel Quintanilla Martínez
Profesor de la EUE Vall d'Hebron

INTRODUCCIÓN

Partiendo de lo dicho anteriormente en la presentación de este libro y tomando como referencia los datos demográficos facilitados por las instituciones oficiales, podemos afirmar que debemos enfrentarnos a un tipo de persona envejecida con unas expectativas de vida que van a ir aumentando progresivamente pero que a la vez va a ser una persona caracterizada por su fragilidad física, social y económica, que podemos catalogar como persona anciana frágil.

Para enfrentarnos a esta definición o descripción de una persona anciana frágil hemos de indagar en un fenómeno precursor que es la vejez. Y este concepto presenta una amplia literatura, bibliografía e historia tan dilatada y antigua como la misma humanidad. Diferentes enunciados han sido emitidos por escuelas, pensadores y eruditos a lo largo de la historia para intentar dar explicación razonada a fenómenos de la vida tales como la enfermedad y la vejez.

De la Antigüedad destacan enunciados sobre el envejecimiento como los emitidos por Platón, Aristóteles, la escuela Hipocrática o Cicerón. Este último, al igual que Platón, define la vejez como un periodo respetable muy condicionado por los periodos precedentes del ciclo vital.

Por su parte, Aristóteles opinaba que la enfermedad es la vejez prematura y que, por tanto, la vejez era una enfermedad natural. También mantenía que la vida se pierde poco a poco en la vejez por la pérdida de calor interno, o sea, que la senescencia es un enfriamiento progresivo de la fuerza vital acumulada en el desarrollo.

A la escuela hipocrática hemos de agradecer la descripción de la sintomatología diferenciadora de las enfermedades en la vejez. Este grupo de eruditos destacó como principales características la baja temperatura del cuerpo anciano y el carácter crónico que toman los procesos.

Así mismo, a Galeno debemos el siguiente enunciado, que funde el saber griego y romano a la teoría hipocrática humoral y a la aristotélica de la pérdida de calor interno: "El envejecimiento es la pérdida de calor corporal y, como consecuencia, la deshidratación y la alteración de los humores".

Más cerca de nuestra época y de nuestra cultura encontramos una frase descriptiva y rotunda de este proceso por parte del premio Nóbel Santiago Ramón y Cajal, que dijo: "Hay una enfermedad crónica, necesariamente mortal, que todos deberíamos evitar y que, sin embargo, todos deseamos: la ancianidad".

Entre nuestros contemporáneos encontramos otras reflexiones como las de Hayflick (1994) que constató que "el envejecimiento no responde a una definición sencilla, al menos en términos biológicos. No es simplemente el paso del tiempo, sino la manifestación de acontecimientos biológicos que tienen lugar en un período de tiempo. No existe una definición perfecta del envejecimiento, pero, como sucede con el amor y la belleza, casi todos lo reconocemos cuando lo experimentamos o lo vemos".

Analizando las distintas opiniones y enunciados, apreciamos que unos y otros son de actual vigencia en nuestro tiempo salvando las distancias y avances técnico-científicos de nuestra época. Ello se debe a que todas estas teorías sobre el proceso de envejecimiento parten de la base de los cuidados fundamentales a los ancianos, como son evitar el enfriamiento, la pérdida de líquidos o la alteración de los humores.

Por otro lado, para entender el problema del anciano frágil, también podemos observar y analizar los periodos anteriores. Durante mucho tiempo (los cuatro millones de años de prehistoria) este problema fue prácticamente inexistente ya que la caza, la guerra, el hambre, las carencias en alimentación y las enfermedades, no ofrecían, precisamente, muchas oportunidades a los hombres del Paleolítico para que pudiesen alcanzar edades longevas. Pruebas tenemos en los fragmentos de esqueletos encontrados por los paleontólogos, que siempre hablan de individuos de no más de 30 años. De hecho la Eva de la paleontología (Lucy), cuyos restos fueron hallados en Etiopía, falleció entre los veinte y treinta años.

Más tarde, en el Neolítico, la sedentarización de los grupos humanos, la mejora en la alimentación y en la seguridad permitió alcanzar edades más avanzadas a un mayor número de congéneres aunque la proporción de personas ancianas seguía siendo baja. Un estudio realizado por Henri Vallois sobre 187 cráneos prehistóricos dio por resultado que sólo tres de ellos pertenecían a hombres de edad superior a los cincuenta años.

En realidad el problema social y humano al que hacemos referencia, el envejecimiento de la población y el subsiguiente incremento de la fragilidad de los ancianos, se ha presentado en los últimos cien años. En este tiempo, el incremento de la población anciana ha sido notable a causa de diversos factores como la mejora de calidad de vida, la mejor alimentación o los avances médicos.

Por estas razones es el colectivo de personas mayores o ancianos el que más ha crecido y crece en los balances demográficos de los países desarrollados. Y dentro de ese colectivo debemos destacar la evolución creciente y más acusada de los denominados ancianos frágiles.

Este fenómeno ha tenido consecuencias importantes. La sociedad no estaba preparada para este impacto social, asistencial y médico, y tampoco se había planteado qué recursos eran necesarios para llevar a cabo convenientemente la atención sanitaria a largo plazo para este grupo creciente de población. Por otra parte, los ancianos pertenecen al grupo administrativo de "agentes pasivos", que ha de ser financiado por el colectivo de los "agentes activos", que parecen no ser suficientes para mantener nuestro sistema de seguridad social.

Sin embargo, éste no es un problema exclusivo de los ancianos sino de la sociedad que ha de poner los medios necesarios que permitan a los mayores una vida plena y satisfactoria.

Como dijo Eisdorfer (1971) "añadir años de vida es una cuestión de número, lo importante es añadir vida a los años, ya que la cuestión no consiste en tratar de prolongar la existencia, sino los años más productivos de la vida humana". Por tanto la situación actual del aumento de la población más longeva, es una situación problemática relativamente reciente.

Estos cambios que vamos mencionando comportan un nuevo equilibrio de poder social, como enunció Cain (1974), que hablaba de la importancia de la capa social de los ancianos (poder gris) que aumenta día a día en número y fuerza. Ello confiere una creciente importancia al hecho de pertenecer a la vejez o a la también llamada "tercera edad", ya que este colectivo es cada vez más consciente del poder decisorio que puede llegar a tener a nivel político y económico. Por lo tanto, ser anciano en nuestra sociedad está adquiriendo una creciente importancia por el aumento demográfico que está experimentando.

Ello ya ha producido algunos resultados como cuando en 1982 la ONU proclamó EL PRIMER AÑO INTERNACIONAL DEL ANCIANO, con la finalidad de invitar a la sociedad a descubrir los valores de la sabiduría adquirida a través de la experiencia y los años vividos, que nuestra cultura presupone a la ancianidad.

En España, desde el punto de vista de política gerontológica, el período transcurrido desde la transición democrática hasta el día de hoy ha sido muy importante. A lo largo de estos años se ha ido tomando conciencia, de una manera bastante generalizada, del progresivo envejecimiento de nuestra población y se han impulsado actuaciones y programas dirigidos a este sector ciudadano. Muchas veces partiendo de cero y otras con muchos problemas, pero siempre buscando soluciones y diversificando actuaciones.

En los últimos años y desde distintos niveles, se han realizado en nuestro país diversos análisis sobre la estructura de la población, que permiten constatar lo que hoy en día es un hecho en todos los países vecinos: el progresivo envejecimiento de la población. Además de este proceso, que se produce a ritmos distintos en función de las características de cada zona, las diversas proyecciones realizadas permiten constatar que esta tendencia se va a mantener e incluso irá en aumento en los próximos años.

Además, ello se va a producir acompañado de un proceso evolutivo que, a lo largo de los últimos años, ha sufrido este sector de la población y que implica la necesidad de considerar su creciente heterogeneidad. También es previsible que las personas jubiladas tiendan cada vez a ser más instruidas, más urbanas, más cualificadas, más informadas y, en general, más independientes, por lo que su nivel de exigencia social y sanitaria aumentará.

Este incremento, ya mencionado, del número de personas de edad avanzada y del aumento subsiguiente de situaciones de "fragilidad" en la vejez obligan a una mayor atención sanitaria en el proceso de envejecimiento biopsicosocial y buscar la mayor adaptación a los cambios físicos, psicológicos y sociales.

Todo ello nos lleva a plantearnos la siguiente pregunta: ¿qué relación tiene el envejecimiento con nuestra profesión?.

La respuesta más adecuada quizá sea que el envejecimiento de la población tiene una especial repercusión en el ámbito sanitario, al que pertenece nuestra profesión, y en especial a nuestra área competencial debido al carácter crónico de la mayoría de patologías de este grupo de edad y su tendencia a producir invalidez.

A ello se suma el incremento que experimenta este sector de la población y que provoca un mayor uso de la red asistencial.

Pero no debe olvidarse que la pluripatología no es causa directa del envejecimiento sino una complicación de procesos previos iniciados en la edad adulta joven. Lo que si es cierto es que esta situación, junto con los cambios fisiológicos que implica el proceso de envejecimiento, normalmente genera un grado de dependencia mayor. Esta dependencia desencadena una serie de necesidades no cubiertas que han de ser satisfechas. Por tanto nosotros, como enfermeros y siguiendo un modelo conceptual, hemos de cubrirlas mediante las atenciones pertinentes. Son atenciones dirigidas a las personas mayores, pero han de tener unas características biopsicosociales adecuadas para ellos. Hemos de buscar siempre como objetivo primordial la independencia de la persona, el autocuidado, a través de una metodología que enseñe al anciano a atenderse a él mismo.

El cuidado de la persona anciana es, por tanto, un reto para la enfermera, y en todos los ámbitos: desde los centros hospitalarios de tercer nivel o los centros sociosanitarios hasta llegar a la complejidad psicosocial y ambiental del domicilio del paciente.

Por ello, el objetivo es detectar cuáles de ellos están en riesgo de desamparo a través de los diferentes campos de actuación de la enfermería, enfatizando tanto los problemas y necesidades del anciano enfermo residente en instituciones o en su domicilio con problemas crónicos o graves de salud, como en las necesidades del anciano sano que reside integrado en la comunidad de forma independiente.

Como ya hemos dicho, nos encontramos ante una situación nueva: la geriatrización de la atención sanitaria, es decir, el progresivo incremento del consumo de recursos socio-sanitarios por parte de la población anciana.

Por este motivo, es importante hacer una valoración geriátrica integral (VGI) de las personas ancianas que entran dentro de los criterios de anciano frágil. Con este tipo de intervención conseguiremos una menor incidencia de enfermedad-incapacidad y una reducción de la presencia de síndromes geriátricos, optimizando la utilización de la atención primaria, racionalizando el consumo de fármacos y administrando correctamente los recursos sociales y hospitalarios.

Para ello, partiendo de esta VGI, hemos de determinar cuales son los criterios de riesgo a detectar. Y a tal efecto conviene conectar con la demografía, ya que los demógrafos han establecido ante la evolución del problema lo que se conoce como "estimaciones o enumeraciones", para lo que se conoce como grupos muy expuestos de ancianos, por medio de las cuales se pueden prever ciertos riesgos de salud, situación económica y social. Y detectar situaciones alteradas o no cubiertas por los agentes sociales responsables.

Las estimaciones de riesgo son:

1. Personas de mucha edad > 80 años
2. Ancianos que viven solos (vivienda de un solo ocupante)
3. Ancianas (solteras y viudas)
4. Ancianos residentes en instituciones

Partiendo de la premisa anterior:

5. Los ancianos que viven aislados (uno solo o un matrimonio)
6. Los ancianos sin hijos
7. Los ancianos enfermos o inválidos graves
8. Los matrimonios de ancianos en que uno de ellos está gravemente enfermo o incapacitado
9. Las personas que viven con ayudas mínimas del estado o incluso menos

El cómputo total actual de afectados oscila entre 1,7 y 2 millones de personas ancianas que sufren algún tipo de deterioro importante que les conduce a la dependencia. Además sólo el 3,19 % de las personas mayores de 65 años viven en centros residenciales.
Por tanto, a través de estos criterios demográficos, podemos establecer cuales son las consecuencias del envejecimiento: la existencia de una proporción elevada de ancianos sin hijos, la de familias multigeneracionales, la aparición en zonas rurales y urbanas de sectores o barriadas de personas de edad, el déficit de estructuras socioeconómicas, la transformación del rol social de valores y sistemas, un aumento de las demandas de formas de vida dependientes y un incremento, como he dicho más arriba, de la demanda de servicios sanitarios.
Por ello, nos encontramos con una proporción elevada de ancianos sin hijos que los cuiden, a causa de la existencia de un aumento del número de familias con pocos hijos o sin ellos. Independientemente del aspecto emocional, esta situación hace necesaria la intervención de la sociedad. Otra de las consecuencias de la prolongación de la vida es la de encontrarnos con núcleos familiares compuestos por 3 o 4 generaciones, es decir, un matrimonio en edad laboral tiene a su cuidado sus hijos y otros familiares ancianos, lo que motiva cambios en las relaciones mutuas. Nos encontramos también con zonas rurales y urbanas, en las que van apareciendo, sectores o

barriadas de personas de edad, que dan lugar a zonas marginales en las que el anciano queda literalmente apartado de la vida normal de los adultos en edad activa.
Y finalmente, el aumento del número de personas muy ancianas, que lleva asociado un aumento proporcional del uso de los servicios sanitarios y sociales.

Toda esta situación ha dado lugar a una gran convergencia en las políticas orientadas hacia la tercera edad de los diferentes países de la Unión Europea.

- Esfuerzo por potenciar la atención domiciliaria.
- Diversificar los recursos alternativos a la institucionalización.
- Aumento del protagonismo de los servicios sociales.
- Descentralización de los servicios sociales y sanitarios hacia el marco territorial de referencia.
- Planificación de los recursos de los servicios tanto sanitarios como sociales.

Para ello la gerontología ha establecido una serie de criterios que definen al anciano frágil y alertan sobre sus riesgos potenciales teniendo en cuenta los aspectos biopsicosociales. Estos son:

1. Edad elevada (superior a los 80 años)
2. Pluripatología
3. Aislamiento social
4. Trastorno cognitivo
5. Trastorno afectivo
6. Dificultad para la deambulación
7. Incapacidad recientemente adquirida
8. Incontinencia urinaria
9. Caídas frecuentes
10. Dados de alta hospitalaria recientemente
11. Condicionamientos económicos y sociales

Partiendo de los criterios de anciano frágil, retomamos la importancia de la valoración geriátrica integral (VGI), que se define como un proceso diagnóstico interdisciplinario y multidimensional, creado para identificar, describir y cuantificar, a través de diferentes escalas de valoración, los problemas biopsicosociofuncionales que pueden presentarse en las personas ancianas. La finalidad del mismo es llegar a un plan de cuidados global, optimizando la utilización de los recursos y garantizando el seguimiento de cada caso.

En la definición se emplea el término interdisciplinario porque en ella intervienen distintos profesionales: médicos, enfermeras, trabajadores sociales, etc... Remarcamos también que es multidimensional porque analiza aspectos físicos, funcionales, sociales y mentales que influyen en la persona anciana.

Consideramos que esta es una forma exhaustiva, estructurada y práctica de llegar a conocer los problemas que una persona anciana puede llegar a tener, algunos de los cuales pueden ser reversibles si se los asocia con la dependencia que padece. La VGI es una de las mejores herramientas de las que disponemos actualmente para detectar las disfunciones existentes en el anciano y, de esta manera, cuidarlo con mayor eficacia.

El beneficio de la VGI se podría extender a todos los ancianos, pero el hecho determinante de su exhaustividad (se precisan unas dos horas para realizarla) es el motivo por el cual, se fuerza a que por el déficit de recursos existentes, se limite su uso a las personas ancianas frágiles, en las que obtendremos mayor nivel de éxito.

Las áreas que evalúa esta VGI son la física, teniendo presentes los cambios propios del envejecimiento; la mental, haciendo hincapié en la esfera cognitiva y afectiva; la social, en la que se analiza su nivel económico, sus relaciones sociales y su calidad de vida; y por último, la capacidad funcional, teniendo en cuenta los factores físicos, mentales y sociales que la determinan. A través de todos estos aspectos se valora y analiza la capacidad que tiene el anciano de vivir de forma independiente en su medio a pesar de las limitaciones físicas, mentales o sociales que padezca. Además, al realizar este estudio del anciano no debemos olvidar nunca las características individuales de cada persona, la presencia de pluripatologías con una sintomatología atípica y la presencia de los conocidos síndromes geriátricos.

Los objetivos que buscamos con esta valoración geriátrica integral son: conocer la situación del anciano frágil que nos permita predecir su evolución, identificar o diagnosticar sus problemas, establecer un plan de cuidados adecuado, asegurar una utilización apropiada de los recursos y, consiguientemente, evitar en lo posible la institucionalización del anciano.

La VGI también es recomendable realizarla a los ancianos que ingresan en un hospital y que presentan, en su situación funcional, cambios duraderos y no relacionados con procesos patológicos leves. Los instrumentos de que disponemos para esta labor son las escalas de valoración funcional, mental y social, muy útiles, puesto que por medio de ellas podemos detectar problemas que no se reflejan en una entrevista habitual y aumentar así la objetividad de nuestro diagnóstico. Son instrumentos que facilitan o mejoran la comunicación de los profesionales que intervienen en el cuidado del anciano y, finalmente, son los mejores parámetros para detectar los cambios que se producen a lo largo del proceso que afecta a la persona anciana que cuidamos.

Sin embargo, este proceso puede ser un inconveniente cuando simplifica la información que nos aporta la persona encuestada, por lo que sólo deben ser utilizadas aquellas pruebas que tengan una validez y fiabilidad demostrada a través de la evidencia científica contrastada. Una escala es válida cuando mide lo que realmente dice medir y es discriminativa cuando distingue entre las personas en que se presenta la característica a medir y entre las que no.

Será fiable cuando, sin existir cambios, los resultados sean los mismos al repetir la escala o cuando la repita otro miembro del equipo. Ahora bien, los resultados obtenidos por medio de la VGI y reflejados por estudios realizados en diferentes ámbitos de actuación del equipo interdisciplinario, nos conducen a poder decir que son óptimos, ya que con ella conseguimos que la persona anciana que cuidamos mejore su estado funcional y su situación afectiva y cognitiva. Se aprecia una notable disminución del uso de fármacos, son más precisos los diagnósticos médicos, de enfermería y los patrones de actuación, y disminuye la necesidad de recurrir a la hospitalización causada por procesos agudos.

Por otro lado, también nos permite decidir con precisión donde es aconsejable que permanezca la persona anciana que cuidamos, disminuyendo en estos casos la institucionalización, que tiene como consecuencia un aumento de la utilización de los servicios domiciliarios, que se traduce en un incremento de la calidad de vida del anciano cuidado, su supervivencia, y también una reducción de los costes asistenciales.

Esto posible porque en la VGI se da prioridad a los síndromes geriátricos que con mayor frecuencia afectan a los ancianos y a las consecuencias que estos desencadenan en ellos. Todo ello nos permite una mayor exactitud tanto en el diagnóstico médico como en el de enfermería, lo que redunda en una mejor planificación de los cuidados dentro del equipo interdisciplinario, teniendo en cuenta a la familia y a la persona anciana, lo que conduce a mantener al anciano y a su entorno en las mejores condiciones posibles cuando la asistencia se está "geriatrizando" cada vez más debido al proceso de envejecimiento de la población.

La detección de las personas ancianas frágiles y su valoración integral nos facilitará a las enfermeras la posibilidad de gestionar unos cuidados de calidad y éticos dirigidos a estas personas. Cuidados que intento nos permita realizar el presente libro a través de sus contenidos en los sucesivos capítulos del mismo.

Manuel Quintanilla Martínez
Profesor de la EUE Vall d'Hebron

ÍNDICE DE CAPÍTULOS

CAPÍTULO 1

Bases Gerontogeriátricas

1.1. INTRODUCCIÓN

La literatura sobre la vejez cuenta con una dilatada historia, tan antigua como la humanidad. Pero las consideraciones sobre el envejecimiento han ido variando a lo largo del tiempo en función de la cultura, de las posturas sociales y morales, y respecto a los momentos históricos vividos.

- Platón y Cicerón. Se referían a la ancianidad como un periodo respetable de la vida muy condicionado por los periodos precedentes del ciclo tales como la juventud y la madurez adulta.

- Aristóteles opinaba que si bien la enfermedad es la vejez prematura, la vejez es una enfermedad natural.

- En las últimas décadas se ha prestado una especial atención al proceso del envejecimiento psicofísico. Cambios biológicos, psíquicos (adaptación a cambios sociales, jubilación etc..).

- En 1982 la ONU proclamó "EL AÑO MUNDIAL DEL ANCIANO".

De esta forma se invitaba a la sociedad a descubrir los valores de la sabiduría y las aportaciones al incremento de la cultura a través del bagaje de riqueza humana acumulada a lo largo de la vida (la experiencia). Y, al mismo tiempo, se intentaba dejar atrás o eliminar los estereotipos sobre la vejez y el "arrinconamiento" de los ancianos.

¿Qué relación tiene el envejecimiento con nuestra profesión? El envejecimiento de la población tiene una especial repercusión en el ámbito sanitario, al que pertenece nuestra profesión:

- Por las características de la patología de este grupo de edad. (Procesos crónicos e invalidantes).

- Por el uso de los recursos sanitarios, en relación con el porcentaje que representan sobre el resto de la población. Un ejemplo: si relacionamos las 179.396 altas, que corresponden a 27 hospitales durante 1989, con la edad de los pacientes dados de alta, nos formaremos una idea de quiénes son y serán nuestros clientes presentes y futuros.

Encontramos:
Que la población > 64 años (65 años) que representan el 13% de la población total:

- Producen 52.149 altas = 29%.

- Crean una ocupación del 37%.

- De estas altas (es decir de ese 29%), un 27% tienen una ocupación superior a 15 dias y un 7% superior a un mes.

- La ocupación media es de 12'8 dias.

- El 76% de estas altas van a su domicilio.

- En el grupo de los de más de 84 años el traslado a domicilio se reduce al 71%.

- Un 5'8% de los pacientes mueren en el hospital.

- Un 0'5% son trasladados a centros socio-sanitarios.

OBJETIVOS:

1. Examinar el concepto gerontología, geriatría y envejecimiento.
2. Analizar la evolución histórica del concepto anciano.
3. Conocer el papel social de la vejez.
4. Analizar antropológicamente la ancianidad.
5. Examinar los cambios demográficos causantes o causados por el envejecimiento.
6. Analizar las causas y consecuencias del envejecimiento.

FIGURA 1

Geros = Viejo
Logos = Estudio o descripción de algo

FIGURA 2

Geros = Viejo
Iatrikos = Tratamiento o sanador

FIGURA 3

Sociología	Antropología
- Demografía	- Economía
- Arquitectura	- Ingeniería
- Etc.	

FIGURA 4

La Gerontología se clasifica en:

- Gerontología biológica
- Gerontología social
- Gerontología geriátrica (geriatría)

1.2. CONCEPTO DE GERONTOLOGÍA, GERIATRÍA Y ENVEJECIMIENTO

Para definir estos conceptos nos remontaremos a principios del siglo XX, entre 1904 y 1908, época de una gran ebullición científica tanto en occidente como en oriente en la que ILYA METCHNIKOFF (Premio NOBEL de Medicina por su trabajo acerca de la fagocitosis), que tenia mucho interés en el fenómeno del envejecimiento, planteó una teoría para dar una explicación a este proceso, tan viejo como el mundo.

Según él, el envejecimiento es la consecuencia de la intoxicación crónica del organismo por microbios que producen putrefacción crónica y progresiva en el intestino.

Pero no sólo se contentó con crear la teoría, también se preocupó de su tratamiento. Metchnikoff observó que los búlgaros, especialmente los campesinos, vivían más años que el resto de la población debido al consumo diario de yogur (leche cuajada agria), preparada con fermentos o cultivos de bacilos lácticos, que producen ácido láctico a base de carbohidratos. El mismo investigador incluyó en su dieta la leche ácida, y falleció a los 71 años en 1916.

Pero ante todo se le recuerda porque creó y acuñó el término GERONTOLOGÍA en 1908, palabra que consta de dos raíces griegas: (fig. 1)

Poco después, en 1909, Nascher (médico austriaco), utilizó el término GERIATRÍA compuesto también de dos raíces griegas:

Estos dos términos tienen una gran importancia, no sólo para la enfermería y la medicina, sino para campos aparentemente ajenos como: (fig. 3)

Gerontología

Es una ciencia que se preocupa de los problemas de la vejez. Abarca el estudio del proceso del envejecimiento, con participación de ciencias biológicas, psicológicas y sociales.

Requiere un equipo interdisciplinario que combina la experiencia y los recursos necesarios para ampliar los conocimientos y las investigaciones que permitan conocer todos los aspectos del envejecimiento.

La gerontología biológica, muy poco después de empezar a funcionar derivó a otras especializaciones como la gerontología biológica molecular, la genética molecular, la sociobiología molecular, y en otros casos ha participado en investigaciones relacionadas con la embriología y la fetología moderna, cuyos avances nos acercan al conocimiento del origen del envejecimiento (fig. 4).

La gerontología social se preocupa de las relaciones recíprocas entre el individuo y la sociedad.

La gerontología geriátrica (Geriatría) es el estudio de la ancianidad e incluye la fisiología, la patología, el diagnóstico y el tratamiento de las enfermedades de los ancianos, que también incluye la etapa aguda de éstas, su rehabilitación, el mantenimiento y los cuidados de enfermería en la etapa final de la vida (muerte) tanto en el ambiente hospitalario como familiar.

-Santiago Ramón y Cajal dijo:

"Hay una enfermedad crónica, necesariamente mortal, que todos deberíamos evitar y que, sin embargo, todos deseamos: la ancianidad."

FIGURA 5

Envejecimiento como una etapa de la vida	Suma de todos los cambios que se dan en el organismo con el paso del tiempo
Envejecimiento como un proceso de deterioro	Suma de todos los cambios que se dan con el tiempo y conduce a alteraciones funcionales y la muerte
Envejecimiento como daño celular y molecular	Cambios en las membranas, citoplasma y/o núcleo

Pero la ancianidad no la podemos considerar como una enfermedad, sino como una etapa más de la vida.

Entonces, ¿qué sabemos acerca del envejecimiento?. La palabra envejecimiento tiene su raíz en el término aetas (edad o vida) y sus definiciones son numerosas. En realidad hay tantas como teorías sobre el fenómeno real del envejecimiento, como podemos ver en la siguiente tabla: (fig. 5)

Si nos basamos en las anteriores definiciones podemos definir el envejecimiento como un proceso normal de cambios relacionados con el paso del tiempo, que se inicia al nacer y continúa a lo largo de la vida, siendo la ancianidad la fase final de esa vida.

Se trata de un proceso en el cual, además de los cambios fisiológicos, encontramos que la ancianidad es el reflejo de la experiencia física, intelectual y de desarrollo que el adulto vive de forma global hasta el momento de su muerte.

Por otra parte, hemos de tener en cuenta que el envejecimiento progresa con dispar rapidez según el individuo, aunque la mayoría de las personas llega a experimentar los mismos cambios. (fig. 6)

El componente físico del envejecimiento incluye cambios en la configuración general (arrugas, postura encorvada, canas etc..); pérdidas sensoriales (reducción de la agudeza auditiva y visual) y disminución de las funciones vitales (descenso de la capacidad ventilatoria, etc..) y un aumento de la susceptibilidad a muchas enfermedades (artritis, diabetes, procesos cardiovasculares, etc...).

Entre los cambios intelectuales destaca la disminución del tiempo de reacción y el deterioro de la memoria reciente.

En las modificaciones sociales podemos incluir la jubilación laboral y la adaptación a nuevas situaciones que generan nuevas actividades cotidianas como las pérdidas del cónyuge, de amigos y familiares, los cambios en el estilo de vida o en el entorno, la preparación para la muerte, etc...

FIGURA 6

Los cambios son:

- Físicos
- Intelectuales
- Sociales

Quizás la mayoría de estos cambios que mencionamos nos parezcan negativos, sin embargo, también se producen algunos que son netamente positivos. Un ejemplo es la jubilación, que representa para muchas personas una liberación, pues les queda más tiempo libre para realizar lo que realmente les apetece. En general podemos ayudar a la persona anciana a prevenir o controlar estos cambios negativos mediante una dieta adecuada, recomendando un ejercicio moderado e insistiendo en el mantenimiento de actividades sociales.

Como dijo Hayflick (1994) : "El envejecimiento no responde a una definición sencilla, al menos en términos biológicos. No es simplemente el paso del tiempo sino la manifestación de acontecimientos biológicos que tienen lugar en un período de tiempo. No existe una definición perfecta del envejecimiento, pero, como sucede con el amor y la belleza, casi todos lo reconocemos cuando lo experimentamos o lo vemos"

Teorias sobre el envejecimiento

La búsqueda por parte de la gerontología de una explicación al envejecimiento no puede pasar por una única disciplina que dé una respuesta unificada. La misma definición de gerontología nos marca la necesidad de un equipo multidisciplinario, en el cual cada una de las disciplinas utilice sus propios términos teóricos en base a universos conceptuales diferentes, ya que las teorías sobre el envejecimiento han sido formuladas desde la biología, psicología y la sociología, sin mantener entre ellas unas relaciones lógicas claras (Moody, 1988).

Diferentes autores coinciden en que no existe una buena explicación de por qué comienza el envejecimiento.

Aunque para el cuidado de enfermería las teorías no tienen una gran utilidad, sí que es necesario conocer como mínimo las más destacadas.

Millones de personas acuden cada año a los balnearios y a los institutos de belleza con la esperanza de borrar los signos del envejecimiento físico. Se trata de lugares en los que se someten a curas de todo tipo: baños de agua salada, fuentes termales, emplastos de lodo, dietas especiales y adquieren numerosos productos de belleza.

Todo lo anterior es el reflejo de que nos encontramos ante una antigua y persistente tradición que se remonta muy atrás en la historia, ya que los hombres han buscado siempre "la fuente eterna de la juventud" que les permitiera "reparar de los años el irreparable ultraje".

Enumeramos diferentes teorías del envejecimiento partiendo del siguiente interrogante: ¿por qué estamos abocados a morir en vez de vivir eternamente? la respuesta no es ni sencilla ni evidente. Por añadidura el mundo científico aún no se ha puesto de acuerdo respecto a las causas de la maduración física.

Sobre este tema existen una gran diversidad de teorías que tratan de explicar este proceso. Se barajan alrededor de unas 300.

Hemos de tener en cuenta que probablemente es ilusorio confiar en que algún día se encuentre una única respuesta a esta pregunta, por el hecho de que nos enfrentamos sin duda con la interacción de múltiples procesos más que con la presencia de un factor único y determinante, tal como afirmaba Christafalo (1988), quien no cree en la existencia de ninguna definición buena de la biología del envejecimiento y de ninguna explicación de por qué comienza el envejecimiento.

Podemos repasar las teorías biológicas más relevantes, centrándonos primero en una clasificación que las divide en dos grandes grupos:

- Genéticas (deterministas). Centran el proceso de envejecimiento en el núcleo celular, atribuyéndolo a un control genético.

- Ambientales o Estocásticas (no genéticas). A pesar de reconocer la importancia del genoma, consideran que el envejeci-

FIGURA 7

- Células mitóticas	No cesan nunca de autoduplicarse. Las lesiones a estas células se reparan por regeneración.	Pertenecen a este tipo de células las de la epidermis, los eritrocitos, las células de revestimiento intestinal y las de la médula ósea.
- Células postmitóticas reversibles	Su ritmo de división es más lento. Ante una lesión, su división se acelera y la regeneración se posibilita.	Pertenecen a este grupo los hepatocitos y las células renales.
- Células postmitóticas irreversibles	Nunca se replican. Cuando hay una lesión, se hace imprescindible una compensación con las células intactas.	Pertenecen a este grupo los miocitos y las neuronas.

miento está condicionado por otros procesos primarios de carácter ambiental, intra y extracelulares.

Para comprender estas teorías biológicas en gerontología es importante conocer la diferencia existente entre las células, ya que no todas envejecen al mismo ritmo ni su envejecimiento produce las mismas alteraciones. Por ello, antes de entrar en la descripción de las teorías biológicas, destaquemos que existe una diferenciación de las células en tres clases: (fig. 7)

Esta clasificación sólo pretende dar una estructura organizativa a la exposición de las diferentes teorías biológicas, ya que el incluirlas en uno u otro grupo depende en ocasiones de los autores, pues ni las categorías ni las teorías son excluyentes unas de las otras. Como veremos a lo largo del desarrollo de las distintas teorías, incluso algunas son complementarias de otras produciéndose incluso una superposición de las mismas.

Teorías Genéticas (deterministas)

Se basan en la programación del ciclo vital de una forma predeterminada. Este concepto se relaciona con otras teorías que otros autores consideran como no genéticas. Es cierto que la duración de la vida es una característica propia de cada especie, y que existen características genéticas que se asocian a la duración de la vida (como a mayor tamaño corporal mayor longevidad). O la diferencia entre sexos que muestra que las hembras son más longevas. También tenemos la relación familiar: existen familias más longevas que otras, pero este punto puede ser discutible ya que aquí intervienen los estilos de vida que se trasmiten de padres a hijos.

Por otra parte, conocemos la existencia de enfermedades genéticas que provocan un envejecimiento precoz, como es el caso de la Progeria.

Ahora vamos a desarrollar las diferentes teorías incluidas dentro de este grupo.

Teoría inmunológica o del debilitamiento inmunológico

Con el tiempo el sistema inmunológico se vuelve menos eficaz en su lucha contra las enfermedades (las personas de edad sucumben con mayor facilidad ante las enfermedades) y es posible que el sistema de defensa no sepa distinguir entre las partes sanas del organismo y las invasoras y que se enfrente a las sanas como si fueran las otras. Se produce un aumento de los procesos de autoinmunidad. Se asocian los cambios del sistema inmune con la edad a los genes del "CMH" (complejo mayor de histocompatibilidad), pero el CMH tiene una relación con los niveles de "SOD" (superóxido dismutasa), lo que vincula esta teoría con la de los radicales libres de oxígeno.

También se asocian los cambios anteriormente citados a la limitación de la capacidad duplicativa de las células (Hayflick), pero no a un programa de muerte celular, sino a un intento de defensa ante una proliferación desordenada. Es decir, que nuestro sistema inmunológico destruye ciertas partes sanas de nuestro cuerpo (ya que es posible que con el tiempo aparezca material imperfecto que sea tratado como una amenaza y en consecuencia aumente el peligro para los tejidos normales). "Por tanto el sistema de defensa del cuerpo se vuelve contra si mismo y ataca a algunas de sus partes, como si se trataran de invasores".

Lo que defiende al organismo contra el cáncer puede llevarle a la muerte. Esta teoría aporta una respuesta parcial al proceso del envejecimiento, pues este debilitamiento del sistema inmunológico puede explicar ciertas enfermedades fatales y algunas formas de degeneración "pero no lo puede justificar todo".

Teoría genética

Esta teoría se basa en el hecho bien demostrado de que los animales procedentes de ciertos troncos genéticos viven más que otros. Se sabe también que en los seres humanos la edad a la que fallecieron sus padres y abuelos, sin considerar las muertes accidentales, es un índice de la esperanza de vida de los descendientes.

Por ello, los investigadores de las teorías genéticas creen que para comprender el envejecimiento es preciso entender el "código" genético que determina nuestra longevidad. En los seres humanos, sin embargo, es difícil, si no imposible, distinguir entre los factores genéticos y el estilo de vida, o incluso los factores como el régimen o el entorno, ya que los padres y los hijos no sólo tienen genes semejantes, sino que también presentan una tendencia a nutrirse de la misma manera, a vivir en ambientes comparables y a adoptar los mismos hábitos sanitarios.

Aparte de lo expuesto anteriormente, la teoría viene a considerar que los genes están programados para un determinado periodo vital, hipótesis que enlazaría con la siguiente teoría sobre la senescencia.

Teoría de la evolución o evolucionista

Parte de la hipótesis de que el envejecimiento es la consecuencia de la evolución. Para esta teoría el envejecimiento podría estar programado en los genes para fomentar la desaparición de los individuos viejos, de forma que quedaran mayores recursos para los jóvenes. O lo que sería lo mismo, propugna que el periodo vital humano está ajustado para mantener una óptima reproducción de la especie, pero la realidad es que en la mayoría de las especies los individuos no llegan a edades avanzadas, pues han fallecido antes de llegar a la ancianidad o su número es muy escaso.

Desde el aspecto evolutivo podemos hacer referencia a la manifestación de ciertos genes conocidos como los gerontogenes, que son incapaces de mantener indefinidamente el equilibrio necesario para una vida saludable.

Se ha descrito el hallazgo de mutaciones producidas al azar que provocan un aumento de la producción de antioxidantes y de la duración de la vida. Por lo tanto, el gen sin mutar sería en este caso el responsable del envejecimiento. Este sería otro ejemplo del entrecruzamiento de las distintas teorías.

Teoría de la mutagénesis intríseca

Esta teoría se basa en la fidelidad del material genético de la especie, que aparece en diferentes etapas de la vida y puede perder eficacia dando lugar a mutaciones de carácter negativo, que actúa regulando la aparición de cambios que afectan la duración de la vida. Otra variable a tener en cuenta es que la mutación disminuye con la edad, y para evitar la manifestación de genes malignos puede ser un requisito la optima metilación del ADN.

Teoría del envejecimiento celular

Se interesa por la pérdida de información que sufren las células del cuerpo en el nivel de la molécula de "ADN" (ácido desoxirribonucleico). Esta teoría sostiene que el envejecimiento es el resultado de la muerte de un creciente número de células del cuerpo. El ADN es responsable de ciertos procesos del metabolismo y de la reproducción de las células. Toda pérdida de información o toda codificación deficiente de las células determinada por un "defecto de las moléculas de ADN" puede provocar la muerte de las células. Las investigaciones han demostrado que la reproducción celular no es infinita, pues sólo pueden sufrir un determinado número de divisiones (Hayflick) que está programado en su bagaje genético. Es un número que varía con las células y las personas, pero se establece una media de 50 (entre 40 y 60 duplicaciones) reproducciones en los seres humanos. Esta media es superior en otros organismos de larga esperanza de vida (tortugas) e inferior en organismos de corta esperanza de vida (gallinas). Los programas de funcionamiento del ADN no son la única causa de muerte celular, ya que la acumulación de deshechos en las células y la reducción de la tasa de oxidación celular provocan igualmente una pérdida de función y la muerte de la célula.

En este punto nos encontramos con una superposición entre la teoría celular de envejecimiento y la de acumulación de desechos. Tanto una como otra describen los efectos nefastos de la incapacidad de las células para desembarazarse de sus deshechos. Cuanto más se acumulan éstos en la célula más se acentúa el proceso de degradación. Estos cambios celulares se aprecian fácilmente a medida que se envejece, pero no es seguro que estas modificaciones sean las causas determinantes del envejecimiento: podría ser que sólo fueran el resultado de otros procesos físicos asociados con él.

Teoría del límite de Hayflick

Este autor determinó en los años sesenta que las células tiene una capacidad mitótica máxima. En sus investigaciones con fibroblastos humanos normales descubrió que la capacidad de duplicidad de la célula varía con la edad del donante. En su experimento demostró que en el embrión se producen de 40 a 60 duplicaciones, y conforme avanza la edad, estas duplicaciones disminuyen, es decir, que son inversamente proporcionales a la edad. Existe una predeterminación en el envejecimiento y la capacidad mitótica está en proporción inversa con la longevidad. Esta teoría tiene nexos con la teoría inmunológica y otras teorías genéticas.

Teoría neuroendocrina o de las modificaciones del sistema endocrino

Es una teoría que implica en su postulado a los daños neuronales y sus consecuencias endocrinas como responsables del envejecimiento. Las modificaciones de los genes que codifican hormonas pueden provocar el envejecimiento de los órganos sobre los que actúan. Estos órganos también podrían contribuir al envejecimiento de glándulas centrales, hipotálamo e hipófisis dando lugar a problemas como el hipotiroidismo, que se asemeja al envejecimiento (metabolismo lento, trastornos de la piel, sistema inmunitario deprimido). Sabemos que el reloj biológico del organismo regulador del envejecimiento está presidido por el eje hipotálamo, hipofisis y las suprarrenales. Estas últimas intervienen regulando el desarrollo, el crecimiento, la pubertad, el sistema reproductor y el metabolismo. Una de las transformaciones más evidentes y mejor documentadas que modifican el organismo que envejece consiste en el debilitamiento de los ovarios que, tras la menopausia, dejan de producir estrógenos. Numerosos investigadores consideran esta transformación y las demás modificaciones del sistema endocrino como una de las principales causas que contribuyen al envejecimiento. Según esta teoría, el envejecimiento podría ser resultado de una modificación de la producción o de la liberación de los cuerpos químicos en el organismo.

Resulta difícil, sin embargo, precisar si las modificaciones endocrinas son la causa o el efecto del envejecimiento. Esta dificultad ha aumentado desde que investigaciones sobre la estimulación bioquímica apropiada de una región del hipotálamo en ratas hembras demostraron que ésta podía provocar unas reacciones endocrinas capaces de desencadenar la ovulación tras su suspensión normal por causa del envejecimiento. Y se continúan realizando estudios de los efectos de las glándulas endocrinas sobre el metabolismo. Como hemos visto, esta teoría no está exenta de lagunas, y es posible que el declive neuroendocrino sea otra consecuencia más del envejecimiento. Nos hemos de plantear que el daño neurológico debe estar producido por alguna causa, aunque también podríamos decir que son consecuencias pero no causas.

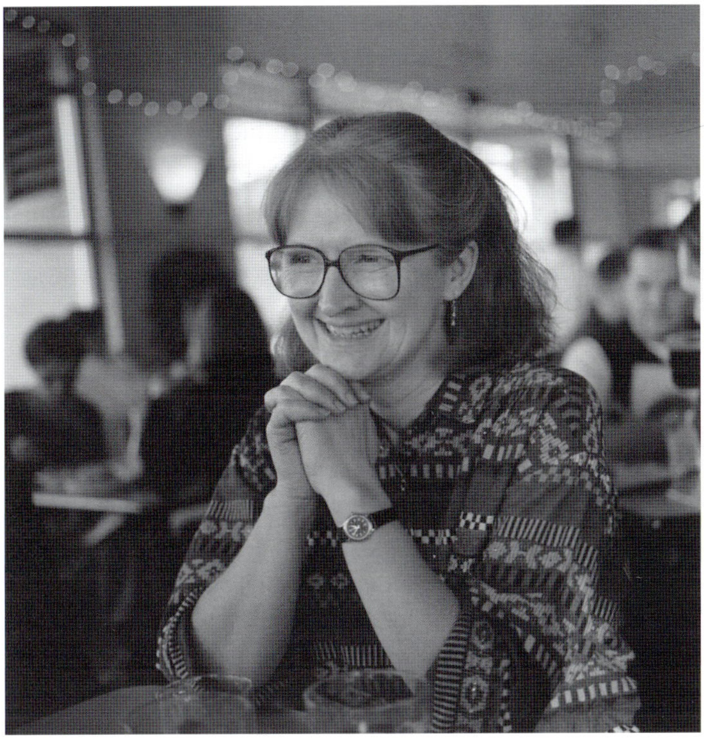

Ambientales o Estocásticas (no genéticas)

Lo que diferencia estas teorías de las anteriores es el hecho de que dejan espacio al azar, permitiendo la posibilidad de que se puede envejecer de una forma u otra. Hacen desaparecer la programación del proceso, lo que evidentemente las hace más atractivas, pues dejan mayor espacio a la manipulación del proceso de envejecer, sin una intervención directa sobre el genoma. Por ello estas teorías son más aceptables que las deterministas.

Teoría del desgaste o estrés

Mantiene que el esfuerzo continuo y repetido a lo largo de la vida gasta las células y los tejidos. Es decir, que las partes del cuerpo acaban sencillamente por desgastarse.

Sin embargo, la actividad y el ejercicio físico pueden influir en la salud y en la longevidad puesto que ejercen un efecto sobre la duración de las partes del organismo.

Por ello se habla de actividades positivas o negativas. El carácter positivo o negativo de una determinada actividad dependerá de la forma en que es percibida más que de su propia naturaleza.

Un ejemplo lo podemos tener en una carrera de 9 km, que exige indudablemente un esfuerzo físico más considerable que la redacción de un análisis bibliográfico cuya fecha de entrega se aproxima rápidamente. Sin embargo, su efecto puede ser muy diferente si el hecho de correr es percibido como expansión y la redacción como un estrés; el primero tendrá quizás un efecto beneficioso mientras que existe el riesgo de que la redacción del informe tenga una incidencia negativa sobre la salud y la longevidad. Hemos de tener en cuenta que no hacer nada puede tornarse angustioso. Todo reside en la manera de percibir la actividad.

Teoría de los desechos

La vida supone la producción de desechos y su eliminación por unos procesos normales. Con el paso del tiempo se van acumulando diversos cuerpos pigmentados, como la lipofuscina, en el interior de las células, especialmente en aquellas las que no se dividen como las neuronas o las fibras musculares estriadas. Estos productos a la larga afectarán a las funciones celulares.

Hay autores que sostienen que la vejez viene acompañada de una disminución de la capacidad de eliminación, seguida de una acumulación de desechos que perjudican no sólo la actividad celular normal, sino el mismo proceso de purificación. Según esta teoría, el funcionamiento normal quedaría debilitado por la acumulación de subproductos inútiles emanados de nuestras propias funciones corporales.

Teorías genético-ambientales

Enuncia que los cambios imprevisibles en la estructura del ADN están relacionados con alteraciones extrínsecas o del entorno y no con una mutagénesis intrínseca.

Estas teorías están estrechamente entrelazadas con otras teorías ambientales tales como la mutación somática, la de los radicales libres y la de la redundancia del ADN. La teoría de la redundancia del ADN deduce que la longevidad o duración de la vida puede estar en función de las secuencias genéticas repetidas, que permiten sustituir a las que son idénticas a ellas pero que tienen información errónea (o sea, las dañadas), y este relevo lo toman hasta el agotamiento.

Otra posible hipótesis es que la longevidad está determinada por la capacidad de cada especie para reparar el genoma.

Teoría de la mutación somática

Postulada por Alex Comfort. Es muy difícil diferenciarla de otras teorías ya que, como otras, también hace referencia a los cambios del ADN o a la transferencia de información genética a todos los niveles.

Su hipótesis es que agentes externos (ambientales, químicos, radiaciones, etc) son los responsables de las alteraciones del código genético, que repercuten en la función celular y evidentemente en la longevidad.

Teoría del error catastrófico

Postulada por Medvedev. Se basa en un fallo en la biosíntesis proteica como consecuencia de errores en la transmisión de la información procedente del ADN, lo que afectaría a la síntesis de las enzimas implicadas en la síntesis del ADN y podría llevar a la incompatibilidad celular promoviendo el envejecimiento.

Es una teoría incorrecta porque no todas las células viejas contienen proteínas erróneas, e incluso, ni su introducción voluntaria, promueve el envejecimiento.

Teoría de las uniones cruzadas

La unión intermolecular de proteínas aumenta con la edad. Estas uniones no son exclusivamente entre las proteínas. Lo que ocurre es que los estudios se han centrado en el colágeno y la elastina a causa de su estabilidad, accesibilidad y porque aumentan con la edad. Esta teoría supone que estas uniones cruzadas son la causa del envejecimiento. Para que estas uniones se produzcan es necesaria la presencia de un agente entrelazador, que podría ser la propia reacción de los extremos de las moléculas, la acción de las radiaciones ionizantes o un radical libre. Estas uniones impiden la solubilidad del colágeno, afectando a funciones vitales y provocando esclerosis, disminución de la elasticidad tisular y otras alteraciones como las complicaciones crónicas en la diabetes que se relacionan con la glucosilación (unión de glucosa con estructuras moleculares que provocan uniones cruzadas).

Esta teoría es considerada poco aceptable a causa de que personas longevas expuestas a agentes entrecruzadores permanecen activas y flexibles. Por ello hemos de pensar que estas uniones cruzadas no siempre son dañinas.

Teoría del soma desechable

Es una teoría sumatoria o integradora ya que tiene en cuenta los efectos del envejecimiento en todos los niveles de organización. Al hablar de soma estamos refiriéndonos al conjunto del organismo que pierde su prioridad de conservación e inmortalidad en favor del mantenimiento de la especie. Según esta teoría, el cuerpo se pone al servicio de las células reproductoras. La hipótesis del soma desechable es que se hace una inversión de futuro para asegurar la reproducción. El resto de células somáticas mantienen cierta capacidad de supervivencia hasta que los agentes dañinos externos (radicales libres), con el paso del tiempo, vencen su capacidad de recuperación.

Teoría de los radicales libres de oxígeno

Postulada por Denham Harman. El radical libre es el que está en un estado no combinado, de forma transitoria, lleva un electrón no apareado, y es muy inestable y destructivo especialmente de las membranas celulares, lisosomas, mitocondrias y membranas nucleares. Su origen está en la cadena respiratoria mitocondrial y en distintas reacciones intracelulares o en fuentes extracelulares, como la contaminación de los vehículos a motor (humo), la luz solar, las radiaciones ionizantes, la oxidación de fármacos y otros factores ambientales. El daño que producen los RLO es acumulativo, aumentando sus efectos ante la ausencia de agentes que los contrarresten. Si no son reparados, estos daños comprometen la integridad de la célula y pueden aparecer enfermedades como el cáncer o la arterioesclerosis. La mayor parte del oxígeno celular entra en la cadena respiratoria, donde se produce radical superóxido (O2-) peróxido de hidrógeno (H2O2) y hidroxilo (OH-), este último es el más nocivo de los tres. En situación normal la célula dispone de mecanismos antioxidantes como las enzimas superóxido dismutasa (SOD), las catalasas y la gutatión peroxidasa (GSH). Según esta teoría, debe existir una correlación entre la tasa metabólica (mayor metabolismo aerobio = mayor producción de RLO) y la duración de la vida. Esta hipótesis se verifica al ser el metabolismo y la duración de vida inversamente proporcionales. Lo anterior se confirma al demostrarse una asociación entre la producción de superóxido dismutasa (SOD) y longevidad, es decir, que una mayor protección frente a los radicales libres prolongará la vida. También está demostrada la relación entre RLO y las enfermedades que con mayor prevalencia se dan en la vejez, tales como el cáncer, en el que se ha demostrado una relación entre bajas tasas de un antioxidante no enzimático (Selenio) y diversos procesos cancerígenos (los peróxidos son agentes mutágenos y los antioxidantes pueden revertir esta acción). Otras alteraciones frecuentes en el anciano son las cardiovasculares, entre las cuales esta la cardiopatía isquémica en la que los RLO juegan un papel muy importante. Según muchos autores, para frenar el efecto nocivo de los RLO la dieta mediterránea es considerada como uno de los mejores protectores frente a las lesiones oxidativas debido a la abundancia en su composición de antioxidantes enzimáticos y no enzimáticos, y a que la ingesta de grasas saturadas es menor. El daño de los RLO sobre el ADN se hace patente en el hecho de que la alteración del ADN se produce en la mitocondria, en la que se generan la mayor parte de los RLO, ya que su ADN carece de histonas que la protejan. Este daño incapacita a la célula para su función. Se relaciona esta circunstancia con patologías de alta prevalencia en la vejez como son la enfermedad de Parkinson o la diabetes tipo II. El envejecimiento se relaciona con el grado de oxidación de proteínas y enzimas, ya que con el aumento de la edad aumenta el número de proteínas oxidadas y existe una relación directa. Y es cierto que enfermedades que se asemejan al envejecimiento prematuro (Progeria) presentan una mayor oxidación de proteínas. Como hemos podido ver esta teoría está interrelacionada con otras, lo que nos permite constatar que el proceso de envejecimiento es multifactorial. Incluso encontraremos autores que la incluyen dentro del grupo de las teorías genéticas, basándose en que a mayor tamaño, determinado en el genoma (programado genéticamente), el metabolismo basal es menor y también la producción de RLO. Pues como ya sabemos mayor tamaño es igual a mayor duración de vida.

Teoría de la restricción calórica

Ya hemos comentado que la tasa metabólica basal indica el grado de producción de sustancias oxidantes y éstas están en relación con el envejecimiento. Si partimos de la premisa de que la restricción calórica disminuye el metabolismo, es claro que

FIGURA 8

Dieta normal	Dieta reducida
Ingesta alimentaria: 688 calorías/día. Peso corporal: 14 Kg. Peso correspondiente a la grasa: 25%.	Ingesta alimentaria: 477 calorías/día. Peso corporal: 9,5 Kg. Peso correspondiente a la grasa: 10%.
Parámetros de salud	**Parámetros de salud**
Presión arterial: 129/60 (sístole/diástole) Nivel glucosa: 71 (miligramos por decilitros de sangre) Nivel de insulina: 93 (microunidades por mililitros de sangre) Triglicéridos: 169 (miligramos por decilitro de sangre)	Presión arterial: 121/51 (sístole/diástole) Nivel glucosa: 56 (miligramos por decilitros de sangre) Nivel de insulina: 29 (microunidades por mililitros de sangre) Triglicéridos: 67 (miligramos por decilitro de sangre).

ralentiza el ritmo de crecimiento y el ritmo metabólico.

Como ya demostró hace 60 años el equipo de Clive M. McCay en la Universidad de Cronell por medio de un experimento en ratas sometidas a una dieta baja en calorías, se logró ampliar el límite superior de vida de los animales en un 33% (el tope máximo está en 3 años y estas alcanzaron los 4 años). Además observaron también que, aparte de vivir más tiempo, alargaban su juventud y sufrían menos enfermedades propias de la edad avanzada que las que padecían sus congéneres alimentados con una dieta normal.

Desde 1989 los investigadores Wiliam B. Ershler, Joseph W. Kemnitz y Ellen B. Roecker están investigando la restricción calórica en monos rhesus, que suelen vivir 30 años y en ocasiones alcanzan los 40 años. Se les está sometiendo a una dieta de restricción calórica en plena juventud, entre los 8 y 14 años de edad. La restricción calórica es un 30% inferior a la ingesta de los controles, que se alimentan sin ningún tipo de menoscabo. Los resultados de la restricción calórica que se está llevando a cabo en los monos rhesus no permiten revelar si esta restricción calórica prolongará su esperanza de vida, pero la comparación del grupo control con los animales sometidos a una dieta estricta, después de cinco años, indica que algunos parámetros biológicos que suelen elevarse con la edad cambian más despacio en los animales de prueba, como podemos ver en la tabla (fig. 8).

Como demuestran estos estudios, la restricción calórica conlleva no sólo una prolongación de la vida, sino que también reduce la susceptibilidad a enfermar.

Se podría decir que la vida activa, al implicar un mayor metabolismo, conduciría a una menor esperanza de vida, pero es todo lo contrario: existen estudios que demuestran que las personas activas tienen mayor esperanza de vida que las sedentarias. Por lo que podemos afirmar que los efectos beneficiosos del ejercicio contrarrestan los efectos de los radicales libres.

Conclusiones sobre las teorías

Como hemos visto en todo lo expuesto, existen numerosas teorías que intentan explicar el envejecimiento humano a partir de la cuantiosa investigación biológica existente, pero hasta la fecha no existe una teoría general que explique de forma global el fenómeno del envejecimiento humano porque las posibles causas del envejecimiento son múltiples. Muchas de las teorías nos dan una respuesta parcial sobre el fenómeno porque en sus postulados se nos hace difícil distinguir entre si son la causa o la consecuencia del proceso de envejecimiento.

Diferentes autores afirman que existe una relación inversa entre el número de teorías y la claridad del tema. Es posible, por tanto, que sea necesario una integración de las causas que intervienen en el proceso del envejecimiento. Como el genoma de la especie que determina cómo se desarrolla cada individuo y cada célula y cómo este mismo individuo se ve influenciado por el ambiente. Lo que es evidente es que en el inicio del presente siglo tenemos como referencia y como herencia del siglo XX un aumento de la esperanza de vida, que es un indicador de que podemos vivir más años. A partir de esta realidad nos encontramos con autores que especulan con la posibilidad de una vida casi ilimitada.

El añadir años de vida es una cuestión de número, lo importante es añadir vida a los años, o como decía Eisdorfer (1971); "la cuestión no consiste en tratar de prolongar la existencia, sino los años más productivos de la vida humana".

1.3. EVOLUCIÓN HISTÓRICA DEL CONCEPTO ANCIANO. ANTROPOLOGÍA DE LA ANCIANIDAD

El análisis de la vejez a través de las diversas épocas no es una tarea sencilla. En primer lugar porque el problema era prácticamente inexistente durante los cuatro millones de años de la larga prehistoria ya que la caza, la guerra, el hambre, las carencias alimentarias y las enfermedades no eran precisamente un marco idóneo para que los hombres del paleolítico alcanzasen edades longevas. Los fragmentos de esqueletos encontrados siempre pertenecen a individuos de no más de 30 años; incluso la Eva de los paleontólogos (Lucy), cuyos restos fueron hallados en Etiopía, reflejan que falleció entre los veinte y los treinta años. El período neolítico permitió alcanzar la edad madura a un mayor número de personas, a causa de la sedenterización de los grupos, la mejoría en la alimentación y la seguridad. De todas formas, la proporción de personas ancianas debía de seguir siendo baja, como demuestra un estudio sobre 187 cráneos prehistóricos realizado por Henri Vallois, en el que se encontró que sólo tres de ellos pertenecían a hombres mayores de cincuenta años. El problema social se ha presentado en los últimos cien años, en los cuales el incremento de la población anciana es notable a causa de múltiples factores tales como la mejora de calidad de vida, una mejor alimentación, los avances médicos, etc. El grupo de los ancianos es el que más crece porcentualmente, especialmente el de los más mayores. Esto tiene unas consecuencias importantes que analizaremos posteriormente. La sociedad no estaba preparada para este impacto pues no se había planteado, por ejemplo, cuales son los recursos necesarios para llevar a cabo los cuidados de salud a largo plazo que van a precisar las personas pertenecientes a este grupo creciente de población. Uno de los puntos más preocupantes de nuestra sociedad es el hecho de que los ancianos pertenecen al grupo administrativo de "pasivos", que ha de ser alimentado por el colectivo de los "activos", con una relación numérica entre ambos desfavorable para los segundos. Pero este problema no es un problema propio de los ancianos, sino de la sociedad que ha de poner los medios para dar soluciones que permitan a las personas ancianas una vida plena y satisfactoria. A continuación vamos a analizar la evolución del concepto anciano a través de la historia de las sociedades.

Sociedades primitivas prehistóricas

La escasa presencia de ancianos en la prehistoria daba a los que sobrevivían tanto tiempo una especie de halo divino. En este tipo de sociedad, el papel dado al anciano variaba de un pueblo a otro, dependiendo de las circunstancias y del contexto cultural de cada pueblo.

En estas sociedades cuando los períodos son favorables (es decir está asegurada la alimentación y la supervivencia del grupo-tribu) los ancianos gozan de una situación envidiable, pues se les hace poseedores de un prestigio sobrenatural que les ha conferido su longevidad, por lo que son respetados y desempeñan un papel social importante. Se consideraba que tenían un dominio sobre lo sagrado, como afirma Louis Vicent Thomas (1975, Athropologie de la mort); "Aquel cuya edad le acerca al más allá es el mejor mediador entre este mundo y el otro", es decir que eran considerados como los mejores conocedores del más allá por estar más próximos a la muerte. El hecho de haber vivido más tiempo conferiría a los ancianos toda una serie de conocimientos adquiridos a través de la observación de la naturaleza durante los años vividos que les capacitaba para desempeñar la función de brujos, hechiceros, chamanes o sacerdotes que practicaban una medicina primitiva, mezcla de ritos mágicos y remedios naturales. Otro papel del anciano, más genérico entre estos pueblos de transmisión oral, era el de ser depositario de la memoria del clan y por consiguiente el de educador y juez en función de su sabiduría y de su experiencia. Por tanto, como afirma un refrán africano "Cuando un viejo muere, se quema una biblioteca" (1987, Georges Minois "Historia de la Vejez"). Una de las instituciones más venerables de las civilizaciones orales es el consejo de ancianos, que les da a los ancianos el papel de jefes del poblado en pueblos primitivos del Afganistán, en los que se les conoce como "los barbas o los cabellos blancos".

Por otro lado, estas sociedades primitivas tienen contraindicaciones idénticas a las nuestras con respecto a la vejez, y las manifiestan de una forma mucho más cruda. La relacionan con la decrepitud y la fealdad física, y hay tribus que utilizan el mismo vocablo para decir joven y bello, y también tienen otro diferente para decir viejo y feo. El desprecio hacia la vejez no es una excepción a la regla, tenemos multitud de referencias tales como la de las tribus turco-mongolas que sólo respetan a los viejos con buena salud, abandonando o matando por asfixia a los otros, o los poblados del Gran Norte Siberiano, en los que los ancianos que no son capaces de cazar, en los períodos difíciles y de acuerdo con el grupo, deciden suicidarse dejándose congelar o caminando hasta el agotamiento. Por lo tanto, en las sociedades primitivas encontramos el problema de la vejez planteado como fuente de sabiduría y de imperfección, de experiencia y de decrepitud, de prestigio y de sufrimiento. Y según las circunstancias, el anciano es respetado o despreciado, honrado y cuidado o condenado a morir.

La suerte del anciano depende finalmente del nivel de recursos de la comunidad. Según sean éstos las soluciones adoptadas por los pueblos primitivos pasan por matar a los ancianos, dejarlos morir, concederles un mínimo vital, asegurarles un final confortable, honrarles, cuidarles y satisfacerles. En todo ello influyen el contexto social, cultural y la supervivencia del grupo.

Sociedades antiguas

Nos centraremos en el pueblo judío, conocido por el respeto con el que rodeó a la vejez, en la época que se instaló en Palestina, donde se realiza un gran cambio evolutivo, pasando de ser un pueblo nómada a una sociedad de agricultores.

Encontramos toda una serie de normas de comportamiento de emanación divina, como:

"Delante de las canas te levantarás y honrarás el rostro del anciano" (Levítico), o los mandamientos de Dios, que exigen de los hijos que honren a su padre y a su madre. Todas estas normas y otras pretendían apuntalar las costumbres o normas de comportamiento con los ancianos.

En este mismo periodo, en la Grecia arcaica en general, no solamente en Esparta, los niños deformes o defectuosos eran suprimidos. Pero no existen pruebas que nos hagan pensar que sucedía lo mismo con las personas de edad.

En Grecia se vinculaba la idea de honor con la de vejez. En cambio, en su literatura son numerosas las burlas y sátiras que tienen como protagonista al anciano, a pesar de que participaban en los órganos del poder (gerontocracia) y eran respetados pero no queridos, y posiblemente tanto entre los hebreos como entre los griegos monárquicos el cumplimiento de sus obligaciones ante sus ancianos no debía llevarse a termino, ya que encontramos escritos que recuerdan constantemente las obligaciones morales de cuidar a sus ancianos.

El progreso de la civilización griega dio una explicación natural razonada a fenómenos de la vida tales como la enfermedad y etapas de la vida (vejez). En este proceso intervinieron importantes escuelas de medicina y filosofía, que aportaron importantes avances gerontológicos. La Escuela Hipocrática afirmaba que el proceso de envejecimiento se iniciaba a partir de los 50 años. Se producía a causa de un desequilibrio de los humores, diferenciándolo del desequilibrio que provoca y facilita las enfermedades.

La Escuela Hipocrática describió la sintomatología diferenciadora de las enfermedades en la vejez, tales como la temperatura que no suele ser alta, los procesos que suelen tender a la cronicidad y otros muchos que con el paso del tiempo todavía gozan de rigurosa vigencia.

Aristóteles mantenía que la vida se pierde de poco a poco en la vejez por la pérdida de calor interno, o sea la senescencia es un enfriamiento progresivo de la fuerza vital acumulada en el desarrollo.

Este planteamiento sobre el origen de la vejez exime a los hijos de la obligación de cuidar a sus progenitores. De todas maneras a través de la gerontocracia establecida, se supone que debían tener asegurado el cuidado de los ancianos a través de la legislación de normas civiles.

Inicio del cristianismo

El fin del mundo antiguo es marcado por dos hechos; la invasión de los bárbaros y el triunfo del cristianismo. Este segundo acontecimiento (el cristianismo) marca el final del mundo antiguo. La nueva religión se impuso en el seno del Imperio Romano, se difunde entre los bárbaros y se convierte en la ideología de Occidente, pero desde luego no consiguió mejorar la suerte de los ancianos, puesto que se difundió renunciando a su ideal primitivo de fraternidad y ayuda mutua.

En el siglo III el espíritu mundano hace estragos entre los cristianos.

Roma, en el año 374 prohíbe el infanticidio pero no impide el abandono de los niños ni la existencia de la esclavitud.

El espíritu cristiano es degradado por las costumbres de los pueblos a los que convirtió. El culto a los santos dio lugar a una resucitación de las supersticiones paganas y se heredó ideológicamente el pensamiento antiguo.

A esta época pertenece el postulado de Galeno, que refundió el saber griego y romano uniendo las teorías hipocrática humoral y la aristotélica de la pérdida de calor interno. Afirmaba que el envejecimiento era la pérdida de calor interno y como consecuencia, la deshidratación y alteración de los humores.

De esta teoría parten las bases de los cuidados fundamentales a los ancianos, que pasan por evitar su enfriamiento, así como la pérdida de líquidos y la alteración de los humores.

La aportación de la iglesia fue positiva en un sentido, por la creación a partir del siglo IV de hospicios y hospitales. En Roma y en Alejandría se ocuparon de los huérfanos y enfermos. Se consideró la limosna como un deber y esto se recordaba con insistencia. Con seguridad los ancianos se beneficiaron de todo ello, pero jamás se hace una mención explícita a ellos.

La Edad Media

La Edad Media fue un período de destrucción, confusión y gran retroceso en la evolución de la humanidad. Con una vida material mucho más ruda que en el Mundo Antiguo, con una sociedad ruralizada y la desaparición de las clases medias, el trabajo de la tierra era muy duro y el hombre de edad no podía realizarlo. El cristianismo asumía en principio la tradición que ordena honrar a los padres, pero de hecho el culto de la familia estaba fuera de lugar en una época en que el ideal era ascético y antimundano.

Dijo Cristo: "Abandonarás a tu padre y a tu madre para seguirme".

Durante esta época los ancianos estuvieron casi excluidos de la vida pública, siendo los jóvenes quienes dirigían el mundo. La sociedad estaba regida más por el azar de las armas que por instituciones estables. El hombre de experiencia en esta sociedad tenía escaso valor. Era una sociedad dividida en tres órdenes: los que rezaban, los que peleaban y los que trabajaban estando por encima de todos la espada.

La situación de los viejos en esta época era de miseria extrema: en el campo el anciano entregaba las tierras al hijo, el cual se casaba, desplazando al padre y a la madre incluso de su habitación.

Normalmente solían sufrir malos tratos por parte de los herederos y los que no tenían familiares o cuando estos no podían hacerse cargo de ellos, lo hacia el señor o el monasterio, ya que los monjes tenían enfermerías para atender a enfermos o indigentes.

En las ciudades la corporación se hacia cargo a través de una cofradía religiosa de los miembros de ellas que estaban incapacitados para trabajar y de los indigentes que enfermaban o morían. En conjunto estos auxilios eran insuficientes, motivo por el cual existía una gran mendicidad tolerada.

El renacimiento

En el siglo XIV se asiste a un renacimiento de la vida urbana; la búsqueda del lucro ya no está mal vista por parte de la Iglesia y el mercantilismo termina por ser legitimado y honrado. La burguesía prospera, y los grandes mercaderes y banqueros adquieren títulos mediante la compra de tierras y bodas dando lugar a una nueva nobleza y desarrollándose un patriciado urbano. La propiedad se fundamenta en los contratos y no en la fuerza física. Esto modifica la condición del anciano ya que acumula riquezas y poder.

Aparecen obras literarias en las que se ridiculiza al anciano a través de su sexualidad, la cual era comentada con repugnancia.

Es una época en la que aparecen distintos centros caritativos en distintos países cuyo objetivo es la atención de los ancianos. Entre ellos destacan las órdenes de las Hijas de la Caridad y la de los Hermanos de San Juan de Dios, que siguen presentes y activas en la actualidad.

La revolución industrial

Se produce un aumento de la población europea a causa de una mejora de la higiene y otros factores favorecedores. Esto da como resultado un aumento de la longevidad, sobre todo entre las clases más acomodadas. Pero de todas formas se repite el esquema de otras épocas: el anciano es respetado pero no amado. La burguesía en ascenso crea una ideología que revaloriza

FIGURA 9

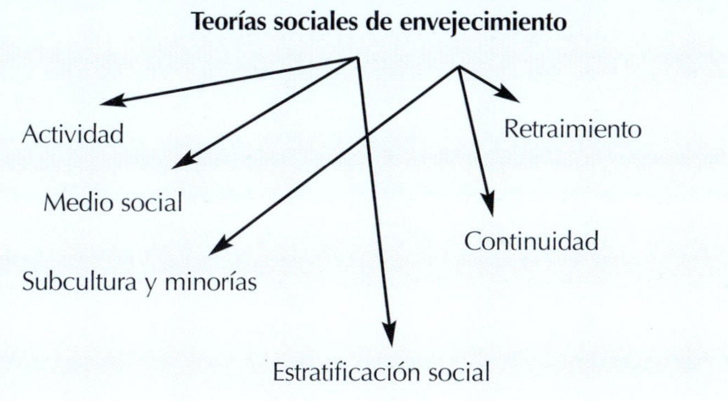

la vejez. Y los burgueses dejan de luchar entre ellos por el poder y el campo de batalla se traslada a la lucha de clases.

En el siglo XIX en Europa se produce un notable cambio demográfico: se pasa de los 187 millones de habitantes a los 300 millones en 1870, lo que causa un aumento del número de ancianos en ciertas clases sociales. Este aumento, junto a los avances de la ciencia permitieron que se cuidara y curara a las personas de edad.

Tres fenómenos estrechamente ligados acompañaron en todas partes el progreso demográfico: la revolución industrial, el éxodo rural que favoreció el crecimiento urbano y la aparición y el desarrollo de una nueva clase (el proletariado). Las transformaciones causadas por la revolución industrial fueron nefastas para los ancianos, y cuando los menos favorecidos consiguen alcanzar una edad más longeva, la vejez los condena a la indigencia. El viejo que no podía ser mantenido por su familia, sólo podía contar con los auxilios que le dispensaba la Iglesia, o era abandonado en los hospicios por los hijos que estaban en la más absoluta miseria. Era una situación similar a la de la época de la Edad Media (el rey Lear),lo que provocó un aumento de la mendicidad, ante lo cual la burguesía actuó primero con la beneficencia y a continuación con el concepto de estado benefactor que debía hacerse cargo de la situación de los ancianos, a través de la creación de fundaciones filantrópicas que cubrían también el aspecto de satisfacción del anciano burgués.

El siglo XX, se ha caracterizado por un acelerado ritmo en el progreso tanto científico como tecnológico, que ha propiciado una gran explosión demográfica acompañada de una serie de repercusiones de carácter ético, social y económico que analizaremos posteriormente. Lo que es evidente es que el siglo XX llega a su fin, como afirma el historiador Eric Hobsbawm, "con problemas para los cuales nadie tenía, ni pretendía tener una solución"tales como el crecimiento incontrolado de la población en los países subdesarrollados y del tercer mundo, agravando su situación económica y social. Por otro lado, en los países desarrollados el crecimiento demográfico está controlado, pero como contrapartida a la mayor duración media de vida humana tenemos una sociedad envejecida, una reducción de la población activa y una mayor demanda social de ayuda a causa del aumento del número de personas dependientes.

Conclusión

La conducta humana observada a lo largo de la historia presenta la siguiente evolución: el cuidado del anciano está supeditado a la supervivencia del grupo; el cuidado del anciano se asegura mediante vínculos de carácter moral o normas legislativas; el cuidado del anciano se lleva a cabo a través de instituciones de carácter caritativo; el cuidado del anciano se lleva a término por profesionales debidamente cualificados o lo que es lo mismo en este caso por las enfermeras que actúan como gestoras de los cuidados ante un problema creciente que es el aumento del número de personas dependientes.

1.4. PAPEL SOCIAL DE LA VEJEZ

Empezaremos este apartado con una breve descripción de los modelos o teorías sociales más barajadas sobre el envejecimiento (fig. 9).

Éstas tienen como objetivo explicar la influencia de los factores culturales y sociales sobre el envejecimiento. Como comenta Mishara en el "Proceso de envejecimiento" (1986), las diferencias entre un modelo y otro son mínimas, con numerosas superposiciones entre ellas.

Algunas teorías, como la del retraimiento, han dado lugar a numerosas investigaciones; en cambio otras teorías como la de las subculturas y minorías no han suscitado interés entre los investigadores.

La teoría del retraimiento postula que el envejecimiento está acompañado de una falta de confianza recíproca de la sociedad y del individuo. Es decir, que la persona mayor deja poco a poco de mezclarse en la vida social y como contrapartida la sociedad le ofrece cada vez menos posibilidades (1961, Cummings y Henry).

La teoría de la actividad mantiene que a las personas mayores se les priva de algunos papeles, y los que les quedan no están claramente definidos. El anciano alcanza un estado de anomia (la persona carece de relaciones significativas con los demás). En esta situación, si unos nuevos papeles no reemplazan a los anteriores, la anomia tiende a interiorizarse y la persona mayor se convierte en un individuo inadaptado y alienado, no sólo de la situación sino también de sí mismo. Dentro de la teoría de la actividad, (Atchley, 1977) una vejez lograda supone el descubrimiento de nuevos papeles que sustituyan a los anteriores o de nuevos medios de conservar los antiguos.

La teoría del medio social (Gubrium, 1973) mantiene que el comportamiento en la vejez depende de ciertas condiciones biológicas y sociales. Es cierto que el medio donde vive la persona mayor engloba a parte del medio social, los obstáculos que pueda tener de orden material y las posibilidades que se le ofrecen. Evidentemente, existe una influencia sobre el nivel de actividad de la persona mayor, ejercida por tres factores primordiales para satisfacer esta necesidad que son: la salud, el dinero y los apoyos sociales.

Estos tres factores, que son susceptibles de influir en el grado de actividad dando satisfacción a esta necesidad, suelen ser generalmente desfavorables en la vejez.

La teoría de la continuidad (Atchley, 1972), afirma que la última etapa de la vida prolonga las etapas anteriores. Por tanto, los hábitos, gustos y estímulos personales de vida adquiridos y elaborados a lo largo de todo el período anterior de vida persisten en

FIGURA 10

Perfeccionamiento de la tecnología sanitaria.
Desarrollo y eficacia de la tecnología económica.
La urbanización.
Los progresos de la instrucción.

FIGURA 11

Percepción social sobre las personas mayores

	De la sociedad en general	¿Usted como percibe a las personas mayores?	¿Y usted como se ve a si mismo?	¿Y usted como se ve a si mismo? (sólo > 65 años)
Inactivo	54,4	27,0	11,0	22,9
Divertido	41,8	66,0	72,1	59,0
Enfermo	48,9	27,0	8,6	22,4
Triste	48,7	30,7	9,9	21,9
Molesto	47,8	10,4	2,8	6,6
Nº Total	(2.483)	(2.464)	(2.485)	(490)

Fuente: Estudio nº 2291. Barómetro CIS, junio 1998.

FIGURA 12

SÍ	NO	NS	NC	Nº Total
39	49,5	10,8	7	2.494

Fuente: Estudio nº 2291. Barómetro CIS, junio 1998

la vejez y el mejor índice de predicción de los comportamientos de una persona mayor en una determinada situación continúa siendo su conducta anterior, lo que influirá en la adaptación social a la vejez y a una de sus consecuencias: la jubilación.

La teoría de los ancianos como subcultura o grupo minoritario fusiona el postulado (Rose, 1965) que mantenía que las características comunes de las personas ancianas y su aislamiento explicaban que formen un grupo social aparte.

FIGURA 13

Debería haber mayor presencia de personas mayores en cargos institucionales de primer orden

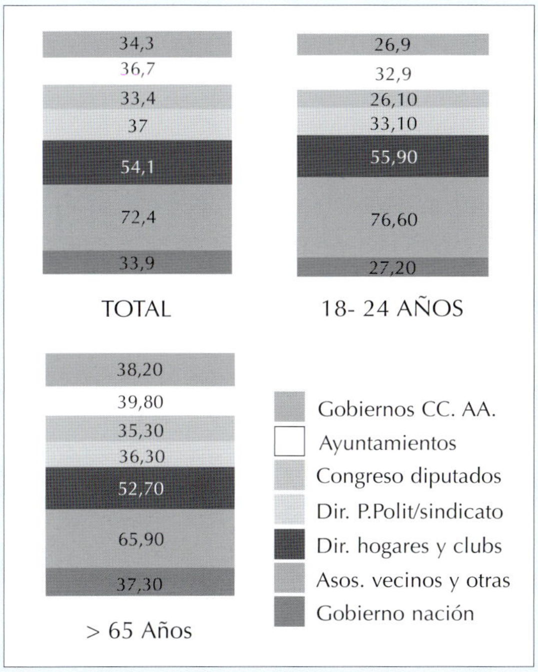

Fuente: Estudio nº 2291. Barómetro CIS, junio 1998.

Strieb (1965) mantiene que en nuestra sociedad las personas de edad se sienten forzadas a formar una minoría, lo que actualmente es discutible tanto por el aumento del número de las mismas, como "por el hecho de intentar integrarlas dentro de un grupo no deseado".

Según la teoría de estratificación social, las personas pertenecemos a una determinada capa o grupo social. Se da el caso de que la capa de las personas mayores está aumentando notablemente, lo que confirma la tesis Cain (1974) de que la capa de los viejos (poder gris) aumenta en número y fuerza, confiriendo una importancia nueva al hecho de pertenecer a la capa de edad que comprende la vejez.

Esta capa social es consciente del poder decisorio que tiene a nivel político y económico en temas como, por ejemplo, la jubilación o los programas gubernamentales de bienestar social.

En nuestra sociedad la vejez es una etapa de vida que está teniendo una creciente importancia, por el aumento del número de integrantes del grupo al que pertenecen.

En el desarrollo de la sociedad moderna, sin embargo, Cowgill (1974) identificó cuatro tendencias que contribuyen al descenso de la condición de ancianos en la sociedad como resultado de la modernización. (fig. 10)

En una sociedad evolucionada, la tradición es menos importante que la flexibilidad y el progreso de los conocimientos. Es lo mismo que decir que el valor de las personas de edad se encuentra disminuido y en cambio el de los jóvenes aumenta proporcionalmente.

El anciano pertenece al "rol sin rol" (descrito por Ricardo Moragas, 1991 en Gerontología Social).

La persona mayor ha perdido el rol del anciano valorado por su experiencia en las sociedades agrarias. En nuestra sociedad moderna la necesidad de renovarse para

FIGURA 14

Valoración del comportamiento de la sociedad con las personas mayores

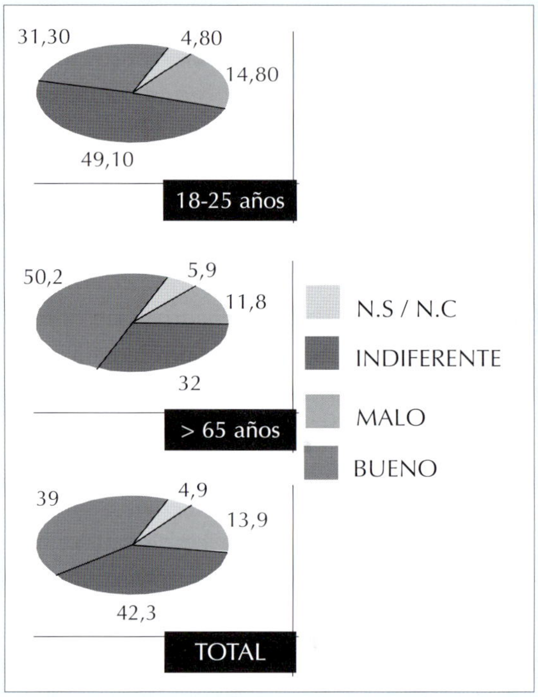

Fuente: Estudio nº 2291. Barómetro CIS, (junio 1998).

asumir ciertas tareas sitúa a la persona mayor en una posición inferior dentro del mercado laboral y la debilita económicamente.

Por lo tanto, podemos decir que el anciano pierde en la estructura del mundo urbano los dos pilares del poder o los dos poderes primordiales del rol social, que son el dinero y el conocimiento.

Aquí la expresión del "rol sin rol" toma cuerpo, ya que los ancianos pasan a pertenecer a un grupo social que no posee obligaciones, porque en nuestra sociedad éstas vienen dadas por el rol laboral activo, con el consecuente status económico y social. Así, las personas mayores tienen un rol carente de sentido para los valores de nuestra sociedad actual. La misma denominación de clase pasiva para referirse a los jubilados dentro de nuestra sociedad es significativa del papel destinado a ellos por la misma. La jubilación es positiva y a la vez negativa, porque con ella se pierde tanto valor adquisitivo como prestigio, es decir, el status y el rol social. Por otro lado, no nos ha de extrañar que nuestra sociedad, mayoritariamente materialista, considere a las personas no productivas económicamente como poco valiosas.

En los siguientes datos recogidos por el IMSERSO sobre la percepción social de las personas mayores en el barómetro del CIS/junio de 1998, vemos que la mitad de los encuestados opinan que la sociedad española encasilla a las personas mayores con los estereotipos de "inactivas, enfermas, tristes y molestas". En cambio, es mucho más reducido el número de personas que reconocen en ellas mismas esas percepciones negativas del envejecimiento, y el porcentaje de los que se aplican a sí mismos estos calificativos es todavía menor. Se supone que el motivo debe ser por deseabilidad social.

Percepción social sobre las personas mayores

En este estudio queda reflejado que las personas jóvenes incluidas en el mismo creen, más que las mayores, que nuestra sociedad tiene arraigados estereotipos negativos sobre las personas mayores, aumentando con la pertenencia (de los encuestados) a municipios de mayor tamaño.

En este estudio del CIS podemos apreciar una vez más que la percepción de la vejez por nuestra sociedad se sigue moviendo en términos de ambigüedad y contradicción, pasando de valoraciones positivas pero estereotipadas, en las que se resaltan las facetas "divertidas, de sabiduría y de experiencia" de las personas mayores como medios de transmisión de valores a la sociedad, a otras apreciaciones que se acercan a imágenes dramáticas relacionadas con este grupo de edad, tales como "triste, inactivo,

FIGURA 15

Tratamiento que las personas mayores de 65 años afirman recibir de la Sociedad

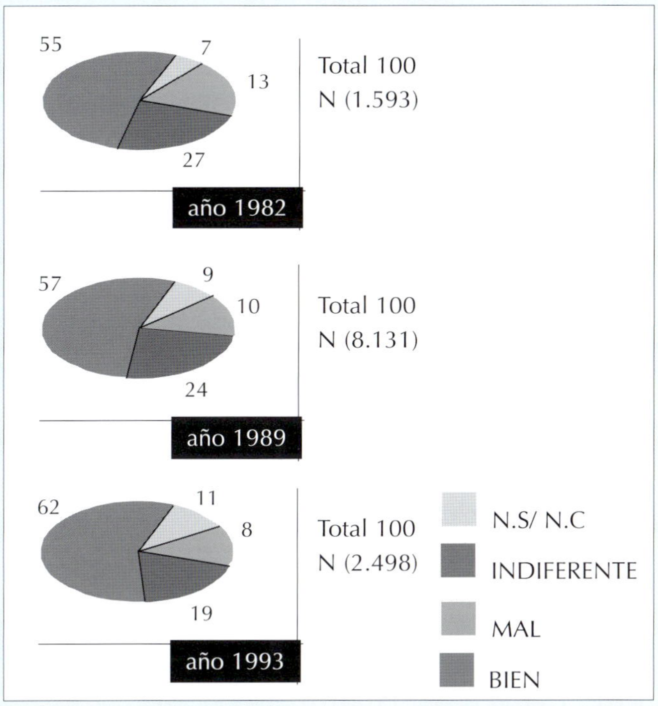

Fuente: Estudio nº 1,304, 1.792 y 2072 del CIS (1993)

enfermo", que tienen su componente de estereotipación de la vejez.

Respecto a la pregunta: ¿cree Vd. que las personas mayores ocupan en la sociedad el puesto que les corresponde?, la mitad de los entrevistados, como vemos en la tabla nº 12, reconocen que no ocupan el puesto social que deberían tener.

¿Cree que las personas mayores ocupan en la sociedad el puesto que realmente les corresponde? (fig. 12)

En cambio, sólo un tercio de los encuestados piensan que es necesaria una mayor presencia de las personas mayores en cargos institucionales de primer orden. Su participación social quedaría relegada a las asociaciones y centros de reunión como podemos ver en la figura 13.

Respecto al comportamiento de la sociedad en general y de la juventud en particular con las personas mayores, en el estudio CIS nº 2291 se confirma que más de la mitad de los encuestados (56,2%) opina que la sociedad no se comporta de forma adecuada con las personas mayores porque se les trata mal o de forma indiferente. (fig. 14).

Cuando se pide a la juventud su opinión sobre la actitud hacia las personas mayores nos encontramos con un incremento en el trato desconsiderado (24,6%) o indiferente (34,9%), por parte de este grupo de población.

En cambio, la opinión que las personas mayores de 65 años tienen sobre la sociedad española y sobre cómo son tratados por ella y por los jóvenes es más optimista que las anteriores, es decir, que tienen un buen concepto del trato recibido como lo demuestran las consultas realizadas desde 1982 a este grupo de población (fig. 15).

De lo reflejado en la figura 15, según el Barómetro CIS (1998), se plantean una serie de interrogantes: ¿se podría afirmar que la sociedad española es más exigente con el trato que inflinge a las personas mayores?, ¿la expectativa de trato que tienen las personas mayores es menor que la que realmente están viviendo?, ¿los otros grupos de edad viven con culpabilidad y temor sus actitudes hacia la vejez?

Como podemos ver existen errores conceptuales sobre el envejecimiento, aparte de los estereotipos que trataremos en profundidad en otro capítulo del libro, tales como que la sociedad considera la vejez como algo negativo, o que la juventud suele ver al anciano como un ser extraño y desagradable, o que los adultos de edad media temen a veces a su propio envejecimiento que ven reflejado en los ancianos, o incluso que las mismas personas de edad tienen conceptos erróneos acerca de su propio envejecimiento.

Son actitudes que eran o son observables en los familiares y amigos de la persona mayor, en los profesionales de enfermería que los tienen a su cuidado e incluso en la misma persona mayor.

Estas actitudes están en una profunda remisión a causa de que nos encontramos ante un cambio de actitud: el proceso de cambio social que este numeroso grupo de población en expansión, los mayores de 65 años, está experimentando en la sociedad, pasando del anonimato y la invisibilidad a una presencia constante, llamativa y reivindicativa en todos los sectores sociales. En relación con estos cambios podríamos considerar la actitud de indiferencia detectada en las consultas como un signo de normalidad y reconocimiento por parte de los otros grupos de población y la aceptación del rol de las personas mayores en la sociedad como el de un grupo más.

De todas formas, debemos tener en cuenta qué tipos de actitudes colectivas se generan, si se trata de estereotipos positivos o negativos. Es frecuente también tender a minimizar o magnificar ciertas atribuciones de las personas mayores imponiéndoles roles ancestrales.

FIGURA 16

- ¿Por qué se produce el envejecimiento de las poblaciones?
- ¿Cuales son las causas del envejecimiento demográfico?
- ¿Qué repercusiones sociales tiene el que aumente el número de personas ancianas?
- ¿Qué consecuencias tiene el envejecimiento?
- ¿Qué soluciones plantea la sociedad delante del aumento y las formas de vida dependientes?

FIGURA 17

1. Pagoda
Poblaciones jóvenes con alta natalidad, propia de países en desarrollo.

2. Campana
Población estacionaria y envejecida. Característica de los países desarrollados.

3. Bulbo o Hucha
Población regresiva, con marcado proceso de envejecimiento.

FIGURA 18

España 1997

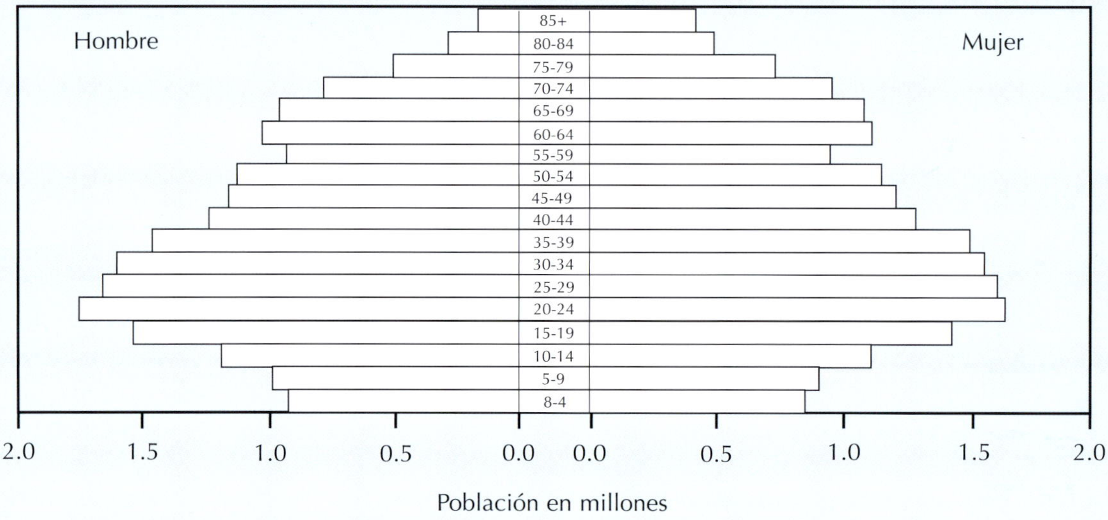

Source: U.S. Censu Bureau, International Data Base

FIGURA 19

España 2025

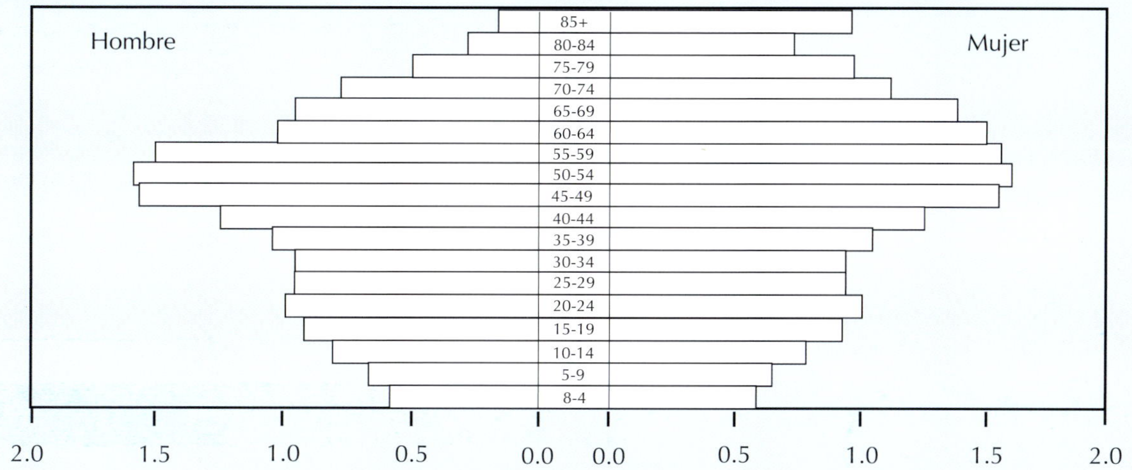

Source: U.S. Censu Bureau, International Data Base

1.5. DEMOGRAFIA DEL ENVEJECIMIENTO

En España, desde el punto de vista de la política gerontológica, el período transcurrido desde la transición democrática hasta el día de hoy ha sido importantísimo. A lo largo del mismo se ha ido tomando conciencia de una manera bastante generaliza-

FIGURA 20

España 2050

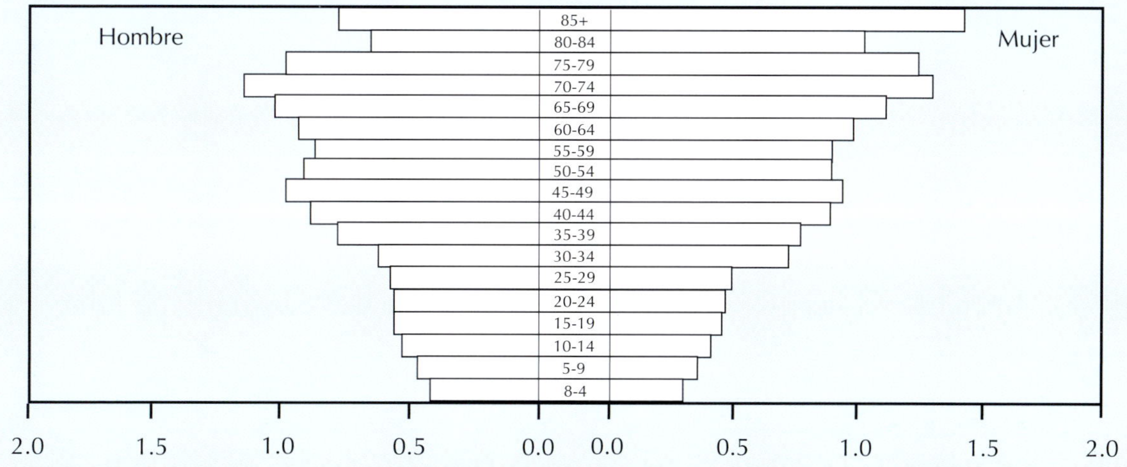

Source: U.S. Censu Bureau, International Data Base

FIGURA 21

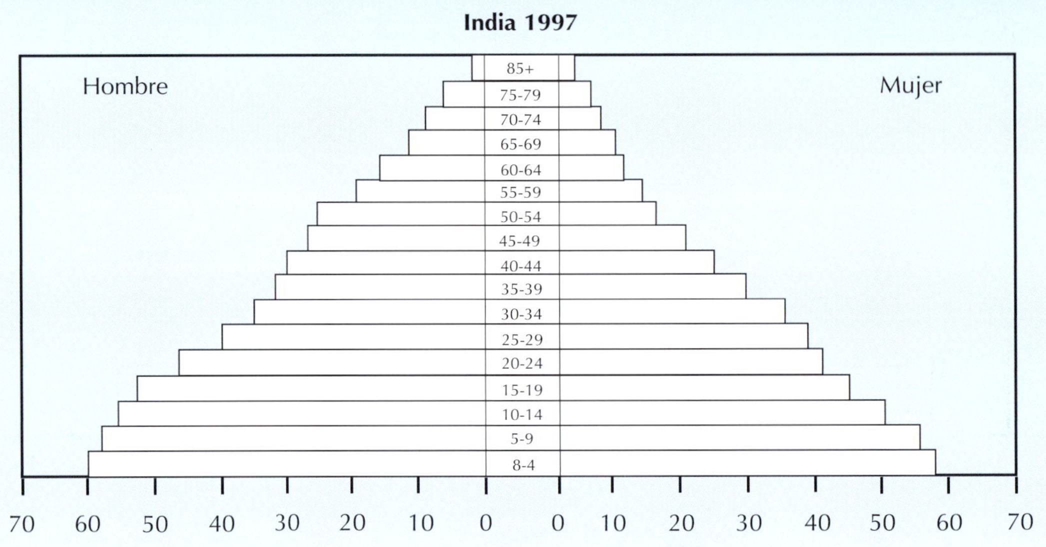

Source: U.S. Censu Bureau, International Data Base

da del progresivo envejecimiento de nuestra población y se han impulsado, partiendo en la mayoría de los casos desde cero, actuaciones en forma de programas dirigidos a este sector de la población que, a pesar de su escaso desarrollo, constituyen una oferta cada vez más diversificada.

En los últimos años, y desde distintos niveles, se han realizado en nuestro país diversos análisis sobre la estructura de la

FIGURA 22

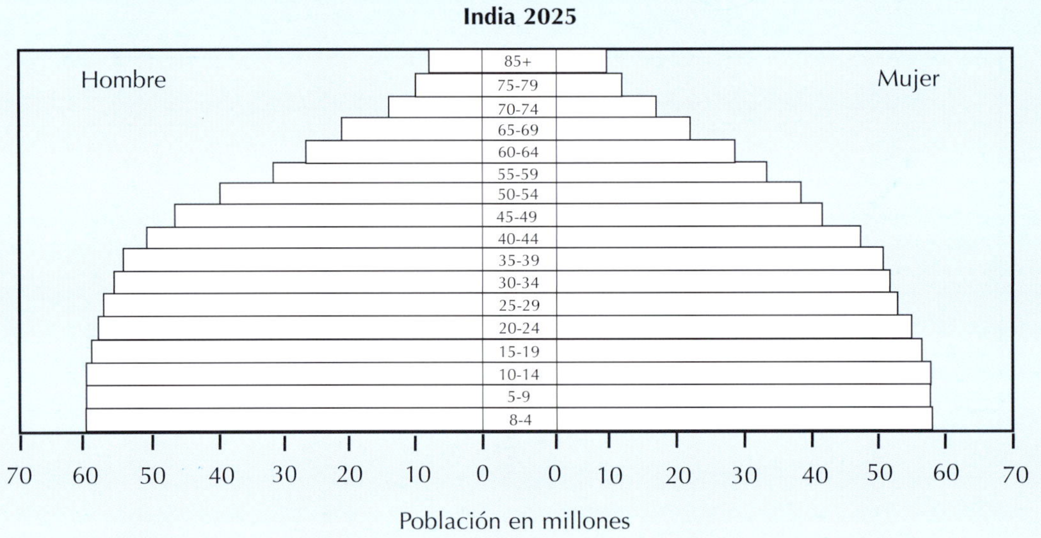

Source: U.S. Censu Bureau, International Data Base

FIGURA 23

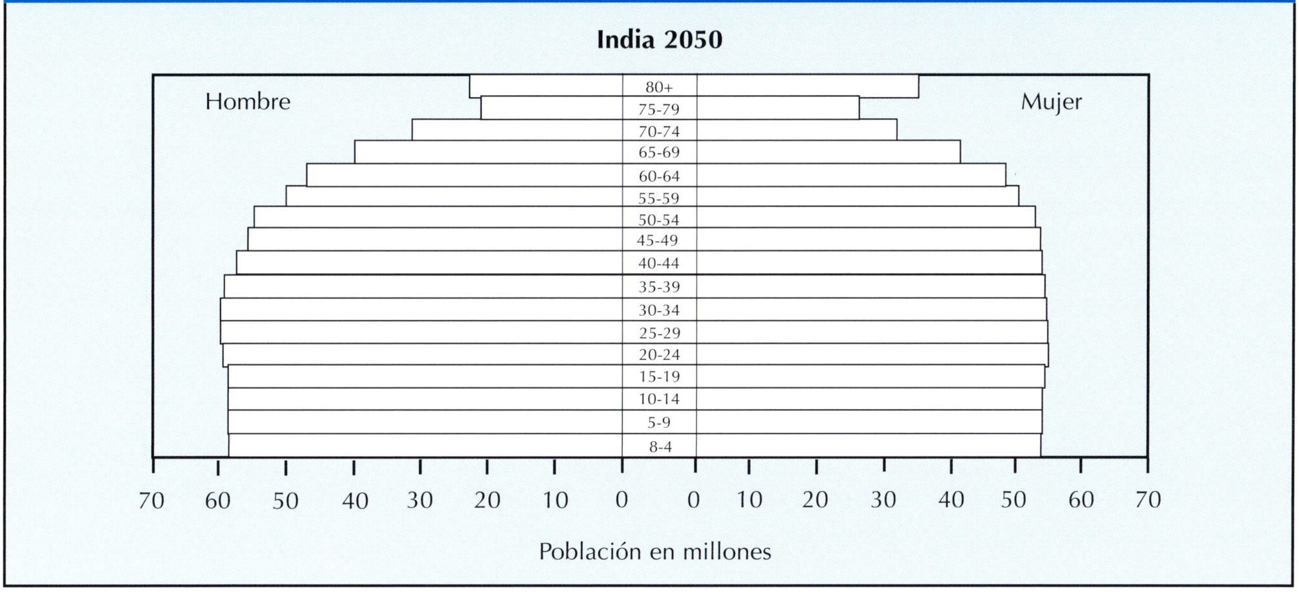

Source: U.S. Censu Bureau, International Data Base

población que permiten constatar lo que hoy en día es un hecho en todos los países vecinos: el progresivo envejecimiento de la población. Además de esta constatación, que se produce a ritmos distintos en función de las características de cada zona, las diversas proyecciones realizadas permiten constatar que esta tendencia se va a mantener e incluso irá en aumento en las próximas décadas. Y esto va a ir acompañado de

FIGURA 24

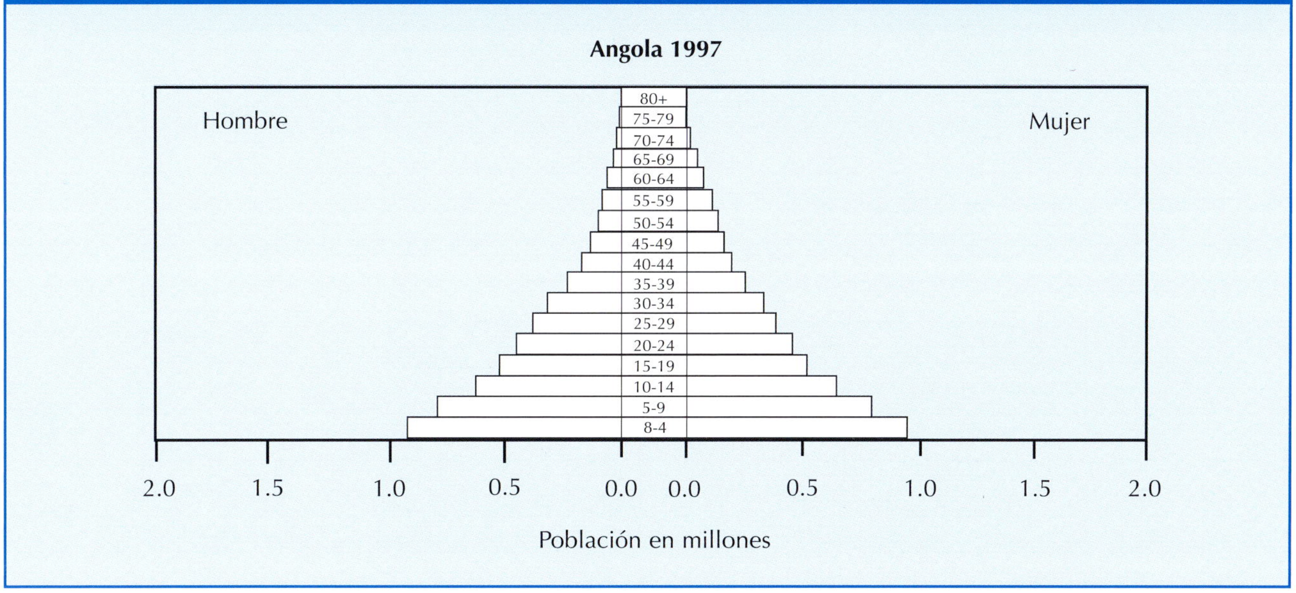

Source: U.S. Censu Bureau, International Data Base

FIGURA 25

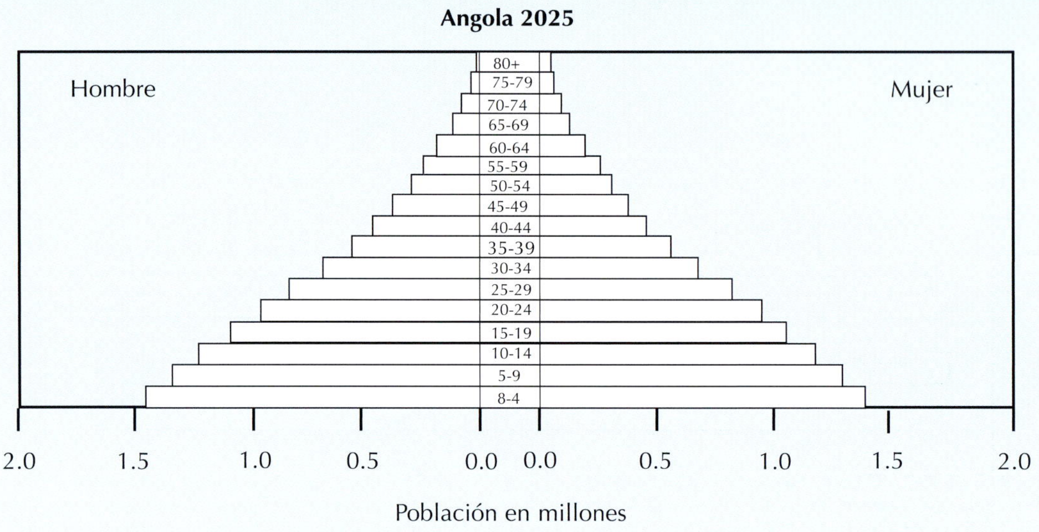

Source: U.S. Censu Bureau, International Data Base

un proceso evolutivo que, a lo largo de los últimos años, ha sufrido este sector de la población y que implica la necesidad de considerar su creciente heterogeneidad. Es previsible que las personas jubiladas tiendan a ser cada vez más instruidas, más urbanas, más cualificadas, más informadas y en general, más independientes, con lo que su nivel de exigencia social y sanitaria aumentará.

También nos encontraremos ante un incremento del número de personas que

FIGURA 26

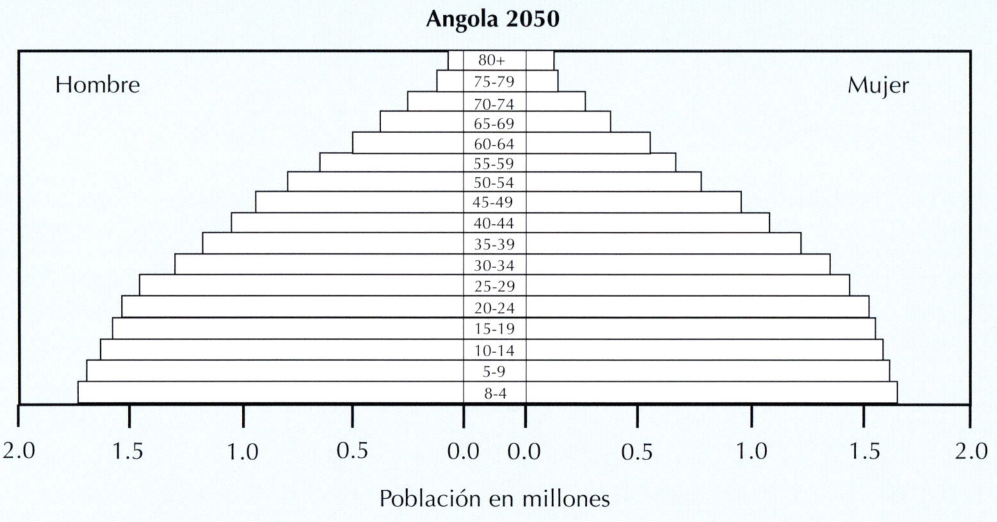

Source: U.S. Censu Bureau, International Data Base

FIGURA 27

El baby boom de la posguerra (2ª guerra mundial)

EE.UU 1997

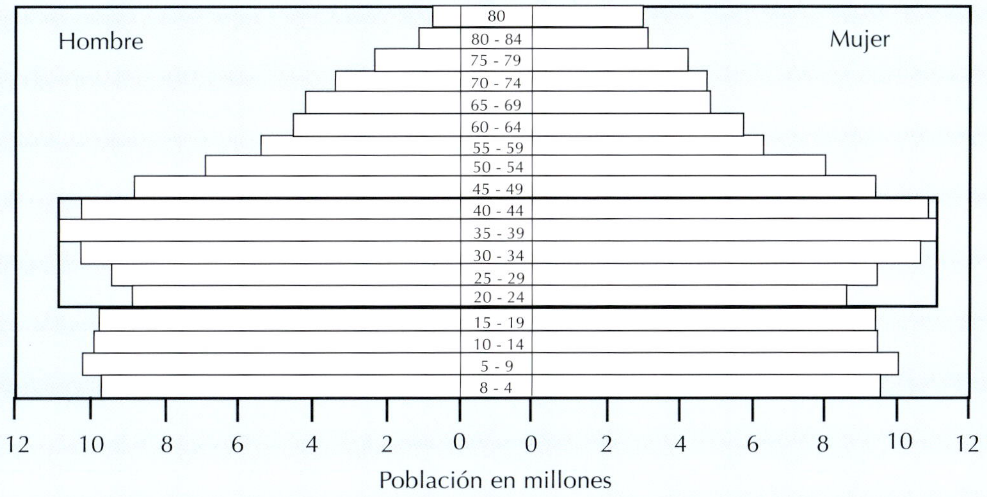

Source: U.S. Censu Bureau, International Data Base

llegarán a edades muy avanzadas, lo que provocará un aumento significativo de las situaciones de "fragilidad" que precisarán mayor atención, lo que plantea los siguientes interrogantes (fig. 16).

En este estudio demográfico vamos a tratar del envejecimiento de la población, que podemos definir como el aumento propor-

FIGURA 28

El baby boom de la década de los años 60 en Cataluña

Piramide de población de Cataluña. Año 1991

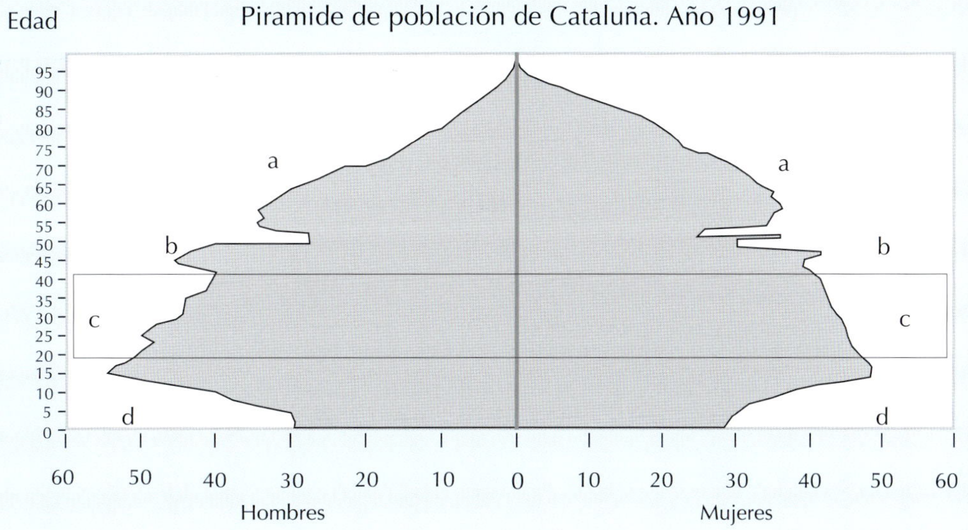

Source: U.S. Censu Bureau, International Data Base

FIGURA 29-30

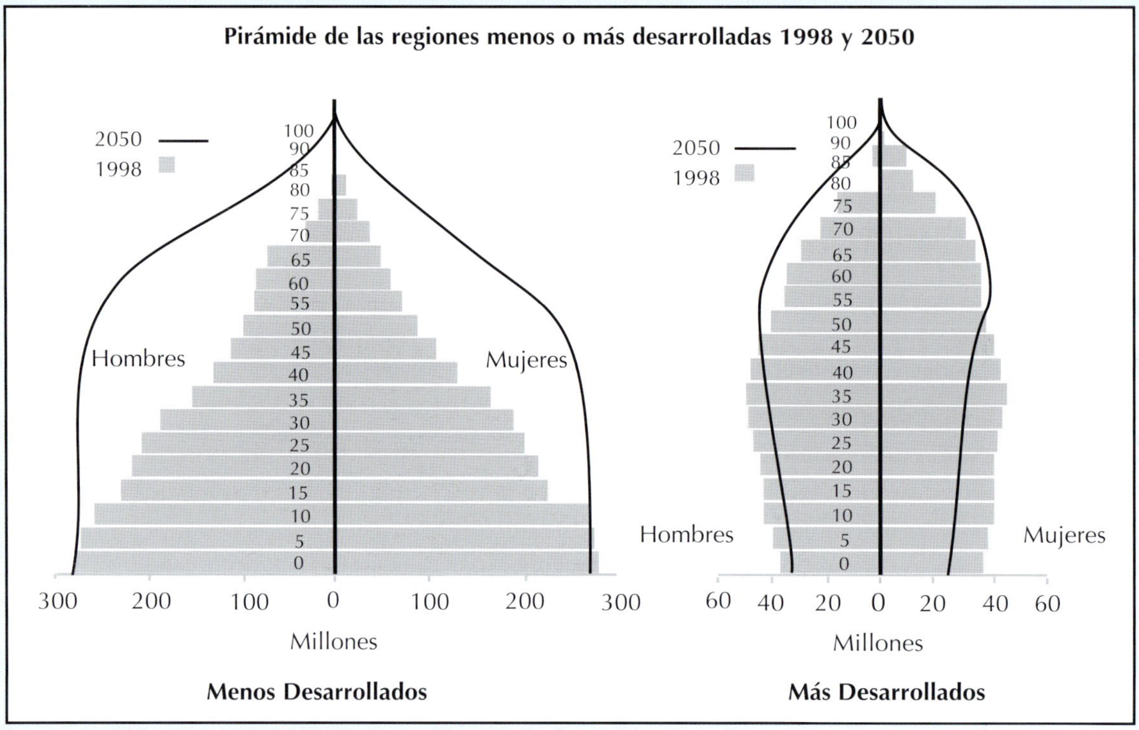

Source: U.S. Censu Bureau, International Data Base

cional de las personas mayores de 60 o 65 años. Para que éste se produzca no deben aumentar a un ritmo más acelerado el volumen de otros grupos de edad, puesto que entonces se produciría un mayor número de personas mayores pero no el envejecimiento de la población.

Pirámides de población

Se utilizan para dar una imagen detallada de la estructura de la población por edades y sexos. Es un diagrama de barras horizontales en el que cada barra representa un grupo de edad. Las barras que representan a los hombres se colocan a la izquierda, las de las mujeres a la derecha.

Se pueden observar varias morfologías en las pirámides, como podemos apreciar en la figura 17.

Ejemplo gráfico de los diferentes tipos de morfología de las pirámides. Lo podemos apreciar a continuación a través de la comparación entre distintos países con diferentes niveles de desarrollo. Al igual que podremos apreciar fenómenos como el "baby boom" producido por diferentes causas históricas, tales como postguerras o movimientos migratorios internos y bonanzas económicas.

FIGURA 32

Índices de envejecimiento

- Coeficiente de ancianidad
- Coeficiente de dependencia
- Coeficiente de renovación
- Coeficiente de ancianidad elevada
- Relación demográfica

FIGURA 31

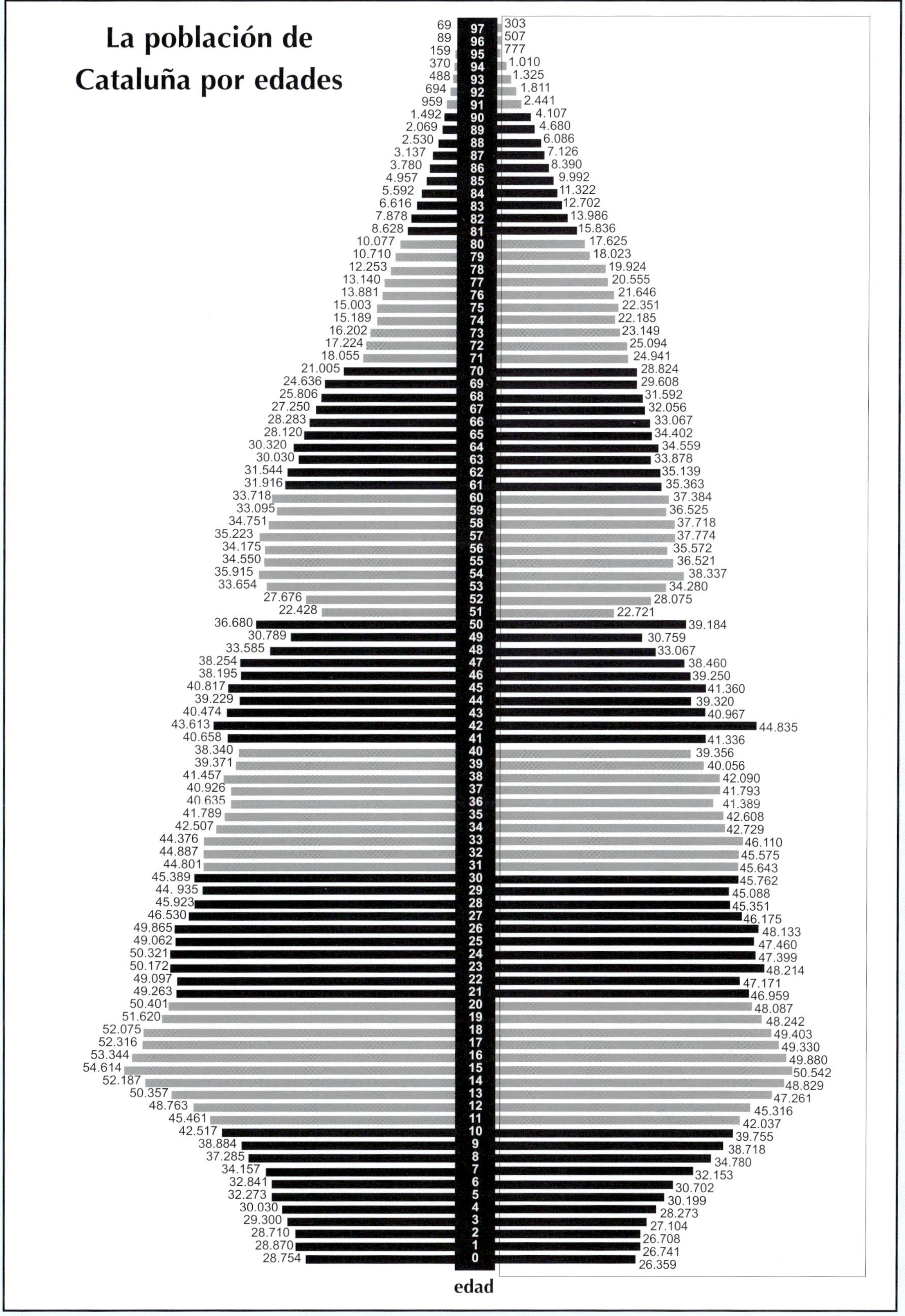
La población de Cataluña por edades
69 97 303
89 96 507
159 95 777
370 94 1.010
488 93 1.325
694 92 1.811
959 91 2.441
1.492 90 4.107
2.069 89 4.680
2.530 88 6.086
3.137 87 7.126
3.780 86 8.390
4.957 85 9.992
5.592 84 11.322
6.616 83 12.702
7.878 82 13.986
8.628 81 15.836
10.077 80 17.625
10.710 79 18.023
12.253 78 19.924
13.140 77 20.555
13.881 76 21.646
15.003 75 22.351
15.189 74 22.185
16.202 73 23.149
17.224 72 25.094
18.055 71 24.941
21.005 70 28.824
24.636 69 29.608
25.806 68 31.592
27.250 67 32.056
28.283 66 33.067
28.120 65 34.402
30.320 64 34.559
30.030 63 33.878
31.544 62 35.139
31.916 61 35.363
33.718 60 37.384
33.095 59 36.525
34.751 58 37.718
35.223 57 37.774
34.175 56 35.572
34.550 55 36.521
35.915 54 38.337
33.654 53 34.280
27.676 52 28.075
22.428 51 22.721
36.680 50 39.184
30.789 49 30.759
33.585 48 33.067
38.254 47 38.460
38.195 46 39.250
40.817 45 41.360
39.229 44 39.320
40.474 43 40.967
43.613 42 44.835
40.658 41 41.336
38.340 40 39.356
39.371 39 40.056
41.457 38 42.090
40.926 37 41.793
40.635 36 41.389
41.789 35 42.608
42.507 34 42.729
44.376 33 46.110
44.887 32 45.575
44.801 31 45.643
45.389 30 45.762
44. 935 29 45.088
45.923 28 45.351
46.530 27 46.175
49.865 26 48.133
49.062 25 47.460
50.321 24 47.399
50.172 23 48.214
49.097 22 47.171
49.263 21 46.959
50.401 20 48.087
51.620 19 48.242
52.075 18 49.403
52.316 17 49.330
53.344 16 49.880
54.614 15 50.542
52.187 14 48.829
50.357 13 47.261
48.763 12 45.316
45.461 11 42.037
42.517 10 39.755
38.884 9 38.718
37.285 8 34.780
34.157 7 32.153
32.841 6 30.702
32.273 5 30.199
30.030 4 28.273
29.300 3 27.104
28.710 2 26.708
28.870 1 26.741
28.754 0 26.359
edad

Las primeras pirámides de referencia son las correspondientes a España, (fig. 18, 19, 20).

Parten del año 1997 y ofrecen proyecciones hasta el año 2025 y 2050, en las que podemos apreciar los futuros cambios poblacionales.

Las siguientes pirámides corresponden a la población de un país asiático superpoblado como es la India. Partimos de la situación del año 1997 terminando con las respectivas proyecciones en los años 2025 y 2050. (fig. 21, 22, 23), lo que nos da una fotografía de dicho país en la actualidad y en el futuro que podemos comparar con la situación actual de nuestro país (siempre que se cumplan las previsiones).

A continuación vamos a comparar la pirámide de un país desarrollado, como el nuestro, con otro del continente africano en vías de desarrollo, como es Angola. (fig. 24, 25, 26).

Al igual que antes, partimos de la situación en 1997 y llegamos a las proyecciones futuras de los años 2025 y 2050.

En las anteriores pirámides de población hemos podido observar las diferencias existentes entre los diferentes países, según su situación geográfica y económica.

En nuestro país, como en EE.UU. (fig. 27) y otros muchos países, se ha producido el fenómeno conocido como el "baby boom" (fig. 28).

Éste fenómeno, que causó en España un aumento espectacular de la fecundidad en los años 60, estuvo muy relacionado con el desarrollo económico de la época. En la

FIGURA 33. Indice de envejecimiento (%>65 años). 1960-2020

País	**1960**	**1986**	**2000**	**2020**
USA	9,3	12,1	12,2	16,2
Dinamarca	11,2	15,3	14,9	20,1
Suecia	11,8	17,5	16,6	20,8
Reino Unido	11,7	15,3	14,5	16,4
Italia	9,1	13,1	15,4	19,1
Francia	11,6	13,2	15,2	19,5
Alemania	10,6	15,1	17,0	21,7
Suiza	11,0	14,7	16,8	24,4
España	**8,2**	**12,8**	**14,6**	**17,9**

FIGURA 34. Esperanza de vida en la CEE

		Al nacer		A los 65 años	
País	**Período**	**Hombre (años)**	**Mujer (años)**	**Hombre (años)**	**Mujer (años)**
Alemania	1985 - 87	71,8	78,4	13,8	17,6
Bélgica	1982 - 83	70,5	77,2	13,1	17
Dinamarca	1986 - 87	71,8	77,6	14,1	17,9
España	**1985 - 86**	**73,1**	**79,6**	**15,1**	**18,6**
Francia	1985 - 88	71,8	80	14,8	19,2
Grecia	1985	72,6	77,6	14,4	16,9
Holanda	1986 - 88	72,2	78,9	13,5	18,1
Irlanda	1985 - 87	71	76,7	12,6	16,2
Italia	1985 - 87	72,6	79,1	14,2	18
Luxemburgo	1985 - 88	70,6	77,9	13,1	17,2
Portugal	1988	70,6	77,7	14,2	17,5
Reino Unido	1984 - 86	7,7	77,5	13,3	17,2

Tomada de Eurostat. 1990

FIGURA 35. (Fuente: Anuario Estadístico 1985)

Proyecciones demográficas en España			
Año	**Población total**	**> 65 años**	**% > 65 años**
1981	37. 682.355	4.272. 018	11,3
1990	39.400.667	5.094.380	12,4
2000	40.689.410	6.110.265	15,0
2010	41.205.654	6.243.554	15,1

pirámide que veremos a continuación nos encontramos con unas generaciones más llenas de individuos, sobre todo entre 1964-1975 (que en 1999 tendrían 24-31 años). Estas generaciones han sufrido y sufren "secuencialmente" una serie de inconvenientes como son la falta de plazas escolares, el "números clausus" en la universidad, una alta mortalidad debida a accidentes de tráfico y muchos problemas para encontrar empleo.

En las siguientes pirámides vamos a comparar la composición por edades de la población mundial en 1998 y su proyección en el 2050.

Superponiendo las imágenes que nos ofrecen ambos años (1998 y 2050), vemos la fotografía futura de las regiones desarrolladas y la de las no desarrolladas (fig. 29, 30).

En la última imagen de la pirámide de edades utilizaremos, como ejemplo en España, la de Cataluña del año 1995 (fig. 31), que se asemeja a la que refleja la proyección de las regiones más desarrolladas. Como podemos apreciar, la estructura de las pirámides de edad ha cambiado con respecto a la forma que les dio su nombre antes del año 1900; las pirámides del futuro van a tener una estructura diferente a la de sus predecesoras, como podemos ver en los siguientes cuadros comparativos de la situación a nivel mundial por edades y regiones desarrolladas y no desarrolladas.

FIGURA 36

Estimaciones de riesgo

1- Personas de mucha edad > 80 años
2- Ancianos que viven solos (vivienda de un solo ocupante)
3- Ancianas (solteras y viudas)
4- Ancianos residentes en instituciones

Partiendo de la premisa anterior

5- Los ancianos que viven aislados (uno solo o un matrimonio)
6- Los ancianos sin hijos
7- Los ancianos enfermos o inválidos graves
8- Los matrimonios de ancianos en que uno de ellos está gravemente enfermo o incapacitado
9- Las personas que viven con ayudas mínimas del estado o incluso menos

Índices de ancianidad

El fenómeno del envejecimiento en todas sus facetas se puede medir utilizando los índices estadísticos adecuados a las cuestiones a estudiar. (fig. 32)

Este tipo de estudios nos proporcionan diversos datos e informaciones:

- Coeficiente de ancianidad: nos da la proporción de personas de edad avanzada en la población total.

- Coeficiente de dependencia: es la razón entre el número de personas de edad avanzada y el de personas en edad activa.

- Coeficiente de renovación o índice de envejecimiento: es la relación entre el número de personas de edad avanzada y la población infantil.

- Coeficiente de ancianidad elevada: hace referencia a la proporción de personas muy ancianas (cronológicamente) en la población de personas de edad avanzada.

- Relación demográfica: es la razón entre uno y otro sexo, o sea, el número de mujeres por hombres.

Esperanza de vida

Mediante los anteriores índices o coeficientes se puede determinar la longevidad o esperanza de vida en las diversas edades y también la distribución por sexos.

Del mismo modo se podría determinar la esperanza de vida utilizando la probabilidad de que al haber alcanzado una determinada edad, se puede llegar a otra teniendo en cuenta las variables de edad (fig. 34)

Evolución de la ancianidad

Cada uno de los índices citados anteriormente se puede utilizar para evaluar los progresos y los retrocesos demográficos relacionados con el envejecimiento.

Desde la demografía, y ante la evolución del problema, se han establecido lo que se conoce como "estimaciones o enumeraciones" para grupos muy expuestos de ancia-

FIGURA 37. Extensión del problema

Año	Personas	Edad	Porcentaje
1950	200 mill	> 60 a.	
1970	291 mill	> 60 a.	8%
1975	390 mill	> 60 a.	
2000	590 mill	> 65 a.	18-20%
2025	1100 mill	> 65 a.	

FIGURA 38. Causas del envejecimiento

- Mejora de la ciencia médica
- Mejora de la calidad de vida
- Aumento del nivel de renta
- Migraciones y guerras
- Disminución de la natalidad
- Disminución de la mortalidad
- Disminución de la inmigración de jóvenes
- Aumento de la esperanza de vida

Fuente "INE". Período 1961-1970

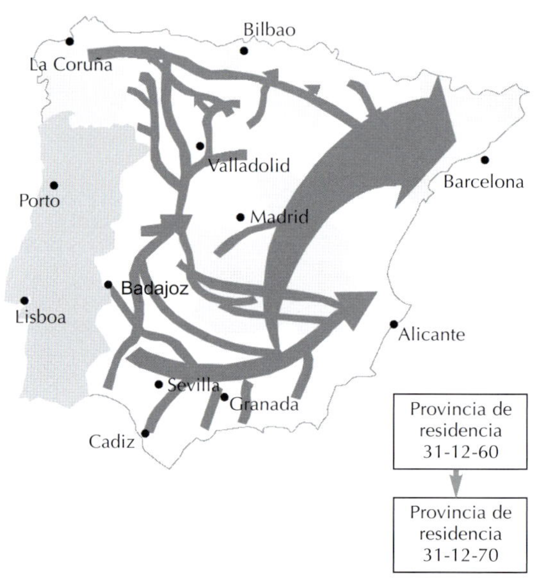

nos. Por medio de las mismas se pueden prever ciertos riesgos de salud así como la situación económica y social (fig. 36).

El fenómeno del envejecimiento también afecta a los países en desarrollo, que hoy en día tienen una estructura joven, pero que envejecerán probablemente más rápido que los países industrializados por la emigración de los jóvenes y el descenso de la natalidad.

También encontramos zonas en las que la inmigración de personas de edad y la emigración de los jóvenes da lugar a un envejecimiento de la población superior al que produciría por sí solo el descenso de la natalidad en esas zonas. La extensión del problema puede comprobarse en la figura 37. Estas cifras tienen un mayor significado si tenemos en cuenta que crecerán con mayor rapidez las personas mayores de 80 años, tanto en número como en proporción.

Como ejemplo, podemos citar la previsión hecha en Francia en el año 1970 en la que se esperaba que el porcentaje de las personas que cumplieran 65 años en el año 2000 seria un 29% superior al de las que lo hicieron en 1970, y el de las que cumplieran 80 años en la misma fecha un 42% más, y finalmente el porcentaje de las que cumplirán en esa fecha 85 años será un 122% superior al de las cumplieron esa edad en 1970.

1.6. CAUSAS Y CONSECUENCIAS DEL ENVEJECIMIENTO

Son múltiples las causas que intervienen en el envejecimiento de la población, aparte del hecho de que los progresos médicos han reducido la morbilidad en la segunda mitad de vida en los países desarrollados.

La disminución sostenida de la natalidad produce un envejecimiento de la población. En nuestro país, el descenso de la natalidad, a través de la planificación familiar, es de los más altos de Europa, lo que junto con el descenso de la mortalidad infantil, conduce a un aumento de la esperanza de vida al nacer.

Estos factores favorecen el envejecimiento de la población. En España en estos momentos se estima que el número de ancianos está alrededor de los 7,2 millones. Por otro lado, debemos tener en cuenta que el envejecimiento se explica más por la caída de la tasa de natalidad que por la disminución de la mortalidad. Y debemos de recordar que los flujos migratorios positivos pueden rejuvenecer una población.

Este fenómeno sucedió en los años 60 en España producido por la inmigración dentro del propio país y la elevada fecundidad de la época (fig. 38). Las consecuencias del envejecimiento de la población son múltiples, y no siempre reconocidas. (fig. 39).

Nos encontramos con una proporción elevada de ancianos sin hijos que los cuiden, a causa del aumento del número de familias con pocos hijos o sin ellos. Independientemente del aspecto emocional, esta situación hace necesaria la intervención de la sociedad. Otra de las consecuencias de la prolongación de la vida es la de encontrarnos con núcleos familiares compuestos por 3 o 4 generaciones. Es decir, un matrimonio en edad laboral tiene a su cuidado a sus hijos y a otros familiares ancianos, lo que motiva cambios en las relaciones mútuas. Nos encontramos también con zonas rurales y urbanas en las que van apareciendo sectores o barriadas de personas de edad que dan lugar a zonas marginales en las que el anciano queda literalmente apartado de la vida normal de los adultos en edad activa. El aumento del número de personas muy ancianas se asocia con un aumento proporcional del uso de los servicios sanitarios y sociales, lo que ha dado lugar a que las políticas orientadas hacia la tercera edad de los diferentes países de la Unión Europea presenten en su mayoría unos puntos convergentes entre sí, tales como:

-Un esfuerzo de potenciar la atención domiciliaria.
-Diversificar los recursos alternativos a la institucionalización.
-Un aumento del protagonismo de los servicios sociales.
-Descentralización de los servicios sociales y sanitarios hacia el marco territorial de referencia.
-Una planificación de los recursos de los servicios tanto sanitarios como sociales.

Finalmente, debemos tener en cuenta que vamos a tener una población anciana que será aproximadamente un 20% de la población total. Y que el 75% de los españoles de más de 75 años serán mujeres. Y con un avance tecnológico que repercutirá en una mejor calidad de vida.

Dentro de la Unión Europea hay países, como Alemania, que han legislado mediante un decreto ley el seguro de dependencia, con el fin de cubrir las necesidades de su población envejecida.

Y hay otros planteamientos, como en nuestro país, que a partir del libro blanco de la dependencia, plantea el coste compartido, a través de nuevos planteamientos económicos para cubrir las necesidades de dependencia de la población envejecida. Entre ellos, las hipotecas a la inversa, seguros de dependencia, etc.

1.7. RESÚMEN Y REFERENCIAS

- Platón y Cicerón. Se referían a la ancianidad como *un periodo respetable de la vida, muy condicionado por los periodos precedentes del ciclo* tales como *la juventud y la madurez adulta.*

- Aristóteles opinaba *que si bien la enfermedad es la vejez prematura, la vejez es una enfermedad natural.*

- *En las últimas décadas se ha producido una especial atención al proceso del envejecimiento psicofísico y a los cambios biológicos psíquicos (adaptación a cambios sociales, jubilación etc..).*

- *En 1982 la ONU proclamó "EL AÑO DEL ANCIANO". De esta forma invitaba a la sociedad a descubrir los valores de la sabiduría y las aportaciones al incremento de la cultura a través del bagaje de riqueza humana acumulada a lo largo de la vida (la experiencia).* De esta forma se intentaba dejar atrás o eliminar los estereotipos sobre la vejez y el arrinconamiento.

- Y en las puertas del siglo XXI, la ONU, declaraba al año 1999, AÑO INTERNACIONAL DE LAS PERSONAS MAYORES. Lo que significaba que las personas mayores serían los actores y receptores de cualquier actividad organizada por este motivo.

Gerontología

Es una ciencia que se preocupa de los problemas de la vejez. Abarca el estudio del proceso del envejecimiento, con participación de ciencias biológicas, psicológicas y sociales.

Para ello se requiere un equipo interdisciplinario, que combine la experiencia y los recursos necesarios para ampliar los conocimientos y las investigaciones que permitan conocer todos los aspectos del envejecimiento.

La Gerontología se clasifica en:
- Gerontología biológica
- Gerontología social
- Gerontología geriátrica (Geriatría)

- La gerontología geriátrica (Geriatría), es el estudio de la ancianidad, e incluye la fisiología, patología, diagnóstico y tratamiento de las enfermedades de los ancianos, que incluye la etapa aguda de éstas, su rehabilitación, el mantenimiento y los cuidados de enfermería en la etapa final de la

FIGURA 39. Consecuencias del envejecimiento

- Una proporción elevada de ancianos sin hijos.
- Existencia de familias multigeneracionales.
- En zonas rurales y urbanas, van apareciendo sectores o barriadas de personas de edad.
- Déficits de las estructuras socioeconómicas.
- Transformaciones del rol social de valores y sistemas.
- Aumento de las demandas de formas de vida dependientes
- Aumento de la demanda de servicios sanitarios.

vida (muerte) tanto en el ambiente hospitalario como familiar.

- Pero la ancianidad no la podemos considerar como una enfermedad, sino como una etapa más de la vida.

- Como dijo Hayflick (1994):
"El envejecimiento no responde a una definición sencilla, al menos en términos biológicos. No es simplemente el paso del tiempo, sino la manifestación de acontecimientos biológicos que tienen lugar en un período de tiempo. No existe una definición perfecta del envejecimiento pero, como sucede con el amor y la belleza, casi todos lo reconocemos cuando lo experimentamos o lo vemos"

- Las teorías biológicas más relevantes se clasifican en dos grandes grupos:

1. Genéticas (deterministas):
Centran el proceso de envejecimiento en el núcleo celular, atribuyéndolo a un control genético.

2. Ambientales o Estocásticas (no genéticas):
A pesar de reconocer la importancia del genoma, consideran que el envejecimiento está condicionado por otros procesos primarios de carácter ambiental, intra y extracelulares.

- Teoría de los radicales libres de oxígeno
Postulada por Denham Harman
Esta hipótesis se cumple al ser el metabolismo y la duración de vida inversamente proporcionales.Este punto se confirma al demostrase una asociación entre la producción de superóxido dismutasa (SOD) y longevidad, es decir, que al tener mayor protección frente a los radicales libres, se prolongará la vida.

- Los resultados de la restricción calórica que se están llevando a cabo en los monos rhesus no permiten revelar si esta restricción calórica prolongará su esperanza de vida. Pero la comparación del grupo control con los animales sometidos a una dieta estricta, después de cinco años, indican que algunos parámetros biológicos que suelen elevarse con la edad cambian más despacio en los animales de prueba, como podemos ver en la figura 8.

Conclusiones sobre las teorías

Como hemos visto en todo lo expuesto, existen numerosas teorías que intentan explicar el envejecimiento humano a partir de la cuantiosa investigación biológica existente.

Sin embargo, hasta la fecha, no existe una teoría general que explique de forma global el fenómeno del envejecimiento humano, ya que las posibles causas del envejecimiento son múltiples.

Además, muchas de las teorías nos dan una respuesta parcial sobre el fenómeno, pues en sus postulados se nos hace difícil distinguir entre sí son la causa o la consecuencia del proceso de envejecimiento.

Diferentes autores dicen que existe una relación inversa entre el numero de teorías y la claridad del tema. Por lo tanto es posible que sea necesario una integración de causas que intervienen en el proceso del envejecimiento. Como el genoma de la especie, que determina cómo se desarrolla cada individuo y el desarrollo de cada célula y del individuo, que se ve influenciado por el ambiente.

Lo que es evidente es que en el inicio del siglo XXI, tenemos como herencia del siglo XX un aumento de la esperanza de vida, que es un indicador de que podemos vivir más años. A partir de esta realidad nos encontramos con autores que especulan con la posibilidad de una vida casi ilimitada.

Añadir años de vida es una cuestión de número, lo importante es añadir vida a los años, o como decía (Eisdorfer 1971) "la cuestión no consiste en tratar de prolongar la existencia, sino los años más productivos de la vida humana".

- La Escuela Hipocrática defendia que el proceso de envejecimiento se iniciaba a partir de los 50 años. Y se producia a causa de un desequilibrio de los humores, diferenciándolo del desequilibrio que provoca y facilita las enfermedades.

La escuela hipocrática describió la sintomatología diferenciadora de las enfermedades en la vejez, tales como la temperatura que no suele ser alta, o los procesos que suelen tender a la cronicidad y otros. Siendo el paso del tiempo todavía de rigurosa vigencia. Aristóteles mantenia que la vida se pierde poco a poco en la vejez por la pérdida de calor interno, o sea, que la senescencia es un enfriamiento progresivo de la fuerza vital acumulada en el desarrollo.

- Galeno refundio el saber griego y romano, uniendo las teorías hipocrática humoral y la aristotélica de la pérdida de calor interno, diciendo que el envejecimiento era la pérdida de calor interno y, como consecuencia, la deshidratación y alteración de los humores.

De esta teoría parten las bases de los cuidados fundamentales a los ancianos: evitar su enfriamiento, evitar la pérdida de líquidos y evitar la alteración de los humores.

- En el siglo XIX en Europa se produce un notable cambio demográfico, se pasa de los 187 millones de habitantes a los 300 millones en 1870. A causa del aumento del número de viejos en ciertas clases sociales, este aumento, junto a los avances de la ciencia, permite que la ciencia cuide y cure a las personas de edad.

Tres fenómenos estrechamente ligados acompañaron en todas partes el progreso demográfico: la revolución industrial, el éxodo rural que acarreó el surgimiento urbano, la aparición y el desarrollo de una nueva clase (el proletariado).

Conclusión

La conducta humana observada a lo largo de la historia pasa por una serie de tendencias tales como que el cuidado del anciano esta supeditado a la supervivencia del grupo, que la atención a la persona mayor se asegura mediante vinculos de carácter moral o normas legislativas, que el cuidado del anciano se lleva a cabo a través de instituciones de carácter caritativo, que esa atención se lleva a término por profesionales debidamente cualificados o lo que es lo mismo en este caso, por las enfermeras, como gestoras de cuidados que somos, ante un problema creciente que es el aumento del número de personas dependientes.

- En una sociedad evolucionada, la tradición es menos importante que la flexibilidad y el progreso de los conocimientos. Esto es lo mismo que decir que el valor de las personas de edad se encuentra disminuido y en cambio aumenta en proporción el de los jovenes.

- En los datos recogidos por el IMSERSO sobre la percepción social de las personas mayores, en el barómetro del CIS/junio de 1998, vemos que la mitad de los encuestados opinan que la sociedad española encasilla a las personas mayores con los estereotipos de "inactivas, enfermas, tristes y molestas" .En cambio, es mucho más reducido el número de personas que reconocen en ellas mismas esas percepciones negativas del envejecimiento, y el porcentaje es todavía menor si se aplican a sí mismos estos calificativos; se supone que el motivo debe ser por deseabilidad social.

- En la demografía de la vejez vamos a tratar del envejecimiento de la población, que podemos definir como el aumento de la proporción de personas mayores de 60 o 65 años. Pero teniendo en cuenta que para que ello se produzca no debe aumentar a un ritmo más acelerado el volumen de otros grupos de edad; en caso contrario se produciría un aumento del número de personas mayores pero no el envejecimiento de la población.

- El fenómeno de envejecimiento en todas sus facetas se puede medir utilizando los índices estadísticos adecuados a las cuestiones a estudiar.

- Esperanza de vida. A través de los anteriores índices o coeficientes se puede determinar la longevidad o esperanza de vida, en las diversas edades y por sexos. También se podría determinar la mísma, utilizando la probabilidad de que al haber alcanzado una determinada edad se puede llegar a otra, teniendo en cuenta la variable edad.

- También encontramos zonas en las que la inmigración de personas de edad y la emigración de los jóvenes da lugar a un envejecimiento de la población superior al que produciría por sí solo el descenso de la natalidad. Estos datos tienen un mayor significado si tenemos en cuenta que crecerán con mayor rapidez las personas mayores de 80 años, tanto en número como en proporción. Como ejemplo, podemos citar la previsión hecha en Francia en el año 1970 en la que se esperaba que las personas que cumplieran 65 años en el año 2000 seria un 29% superior a las que lo hicieron en 1970, y las que cumplieran 80 años en la misma fecha un 42% más y finalmente el porcentaje de los que cumplirán en esa fecha 85 años será de un 122% superior a los que los cumplieron en 1970.

Causas del envejecimiento:

- Mejora de la ciencia médica
- Mejora de la calidad de vida
- Aumento del nivel de renta
- Migraciones y guerras
- Disminución de la natalidad
- Disminución de la mortalidad
- Disminución de la inmigración de jóvenes
- Aumento de la esperanza de vida

Consecuencias del envejecimiento:

- Una proporción elevada de ancianos sin hijos
- Existencia de familias multigeneracionales
- En zonas rurales y urbanas, van apareciendo sectores o barriadas de personas de edad
- Déficits de las estructuras socioeconómicas
- Transformaciones del rol social de valores y sistemas
- Aumento de las demandas de formas de vida dependientes
- Aumento de la demanda de servicios sanitarios

- Las políticas orientadas hacia la tercera edad de los diferentes países de la unión europea, presenten en su mayoría unos puntos convergentes entre sí, tales como:

- Un esfuerzo de potenciar la atención domiciliaria.

- *Diversificar los recursos alternativos a la institucionalización.*
- *Un aumento del protagonismo de los servicios sociales.*
- *Descentralización de los servicios sociales y sanitarios hacia el marco territorial de referencia.*
- *Una planificación de los recursos de los servicios tanto sanitarios como sociales.*

- Finalmente se ha de tener en cuenta, que en las puertas del año 2000, vamos a tener una población anciana que será aproximadamente un 20% de la población total. Y el que el 75% de los españoles de más de 75 años serán mujeres. Y con un avance tecnológico, que repercutirá en una mejor calidad de vida.

- Dentro de la Unión Europea, hay países como Alemania que han legislado, por la vía rápida, a través de un decreto ley, el *seguro de dependencia,* con el fin de cubrir las necesidades de su población envejecida en un futuro.

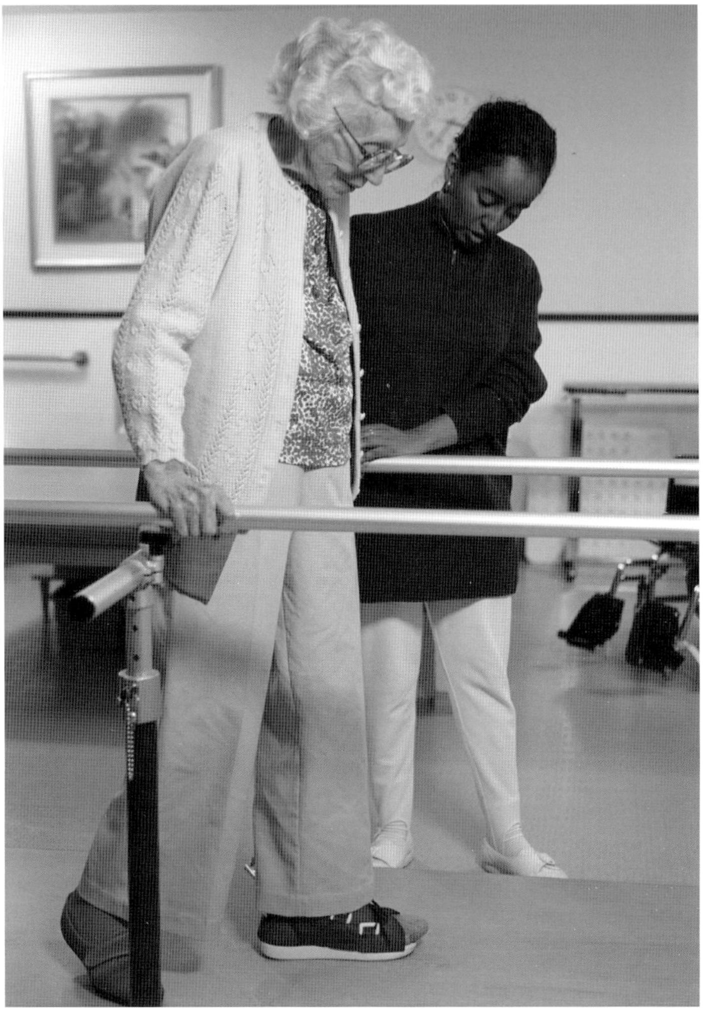

CAPÍTULO **2**

El proceso de envejecer

2.1. INTRODUCCIÓN

El envejecimiento del individuo es un proceso orgánico y funcional de cambios contínuos que afecta no sólo al ser humano sino a todos los seres vivos, como remarcan numerosos autores. Desde la concepción o desde el momento de nacer, según unos u otros investigadores, se están produciendo una serie de cambios o modificaciones contínuas de tipo orgánico y funcional, distribuidos a lo largo de todo el ciclo vital.

En los últimos años de vida, esos cambios producen una limitación del organismo para adaptarse al medio. De todas formas, debemos tener en cuenta que este proceso es un fenómeno de carácter individual íntimamente relacionado con los factores ambientales en los cuales la persona mayor se haya desarrollado, así como con los estilos y calidad de vida de los que ha disfrutado en todo ese período.

Por otro lado, es un proceso en el que las personas sufren una serie de cambios o modificaciones de carácter morfológico, fisiológico, psicológico y social que tienen un denominador común: su irreversibilidad. Además, como hemos comentado anteriormente, se están produciendo antes de que su evidencia externa sea una realidad reflejada en el aspecto de la persona. Determinar desde cuándo se es anciano o persona mayor es difícil si partimos de la base de que esta determinación es extremadamente subjetiva, ya que, como dicen algunos autores, una persona vieja es la que tiene, por ejemplo, diez o menos años que la persona que le observa y se compara con ella misma. De todas formas, en el mundo occidental está muy arraigado el hecho de asociar vejez a jubilación, por lo que el concepto de anciano empezaría a aplicarse a las personas a partir de la edad corte de jubilación oficial, es decir, a los 65 años.

Para establecer la edad a partir de la cual se considera que la persona es anciana, se debería tener presente que en ella influyen una serie de factores definitorios de la misma, conocidos como edad cronológica, fisiológica, psicológica o social, que hacen referencia a situaciones evolutivas íntimamente relacionadas e integradas en este proceso de envejecimiento.

OBJETIVOS:

1. Conocer los procesos biológicos del

envejecimiento.

2. Analizar las características del envejecimiento en el organismo.

3. Examinar los aspectos psicosociales del envejecimiento.

2.2. PROCESO BIOLÓGICO DEL ENVEJECIMIENTO

Los cambios fisiológicos que tienen lugar en el organismo que envejece consisten en la modificación tanto de órganos como de tejidos. El resultado final es la pérdida de actividad funcional. Estos cambios, con frecuencia, sirven de base al desarrollo de un proceso patológico crónico pero, eso sí, iniciado en la edad media adulta, entre los 40-45 años.

Gerontológicamente se rechaza el concepto de la vejez como enfermedad, pues los achaques de las personas de edad avanzada son reflejo de una enfermedad y "no de la vejez". Esto exige un cambio de actitud por parte de los profesionales frente a los problemas de las personas mayores y un conocimiento más profundo de los factores implicados en el proceso, lo que significa tener en cuenta el estado físico de los pacientes y su comportamiento.

También influyen factores como el lugar y la situación que ocupa el anciano en relación con su medio, o sea, con su familia y la colectividad. Un factor extrínseco a tener muy presente es la farmacoterapia. Con el paso de los años el proceso de envejecimiento celular empieza a deteriorar casi todos los órganos de nuestro cuerpo causando diferentes efectos, que podemos denominar huellas del tiempo. (fig. 40)

2.3. CARACTERÍSTICAS DEL ENVEJECIMIENTO EN EL ORGANISMO

Como hemos visto de forma esquemática en el cuadro que describe la huella del tiempo, en el organismo se producen una serie de cambios de carácter anatómico, fisiológico y funcional que terminarán por alterar el equilibrio homeostático, pudiendo llegar a ser incompatibles con la vida.

Por otro lado, una cuestión compleja en relación al envejecimiento del organismo, es diferenciar entre envejecimiento fisiológico o normal y los procesos patológicos de presencia predominante en la vejez o envejecimiento patológico. Lo que sí es cierto es que el envejecimiento predispone a la enfermedad bajo ciertas circunstancias por disminución de la resistencia a las mismas. Hemos de tener presente que, como enfermeras, no cuidamos a un grupo de edad, sino a una persona muy mayor o anciana con una historia de vida propia, es decir, el cuidado ha de ser totalmente individualizado por que lo exige el protagonista del mismo; lo contrario sería un fracaso anunciado de antemano. Se han de tener muy en cuenta los cambios que se producen, a nivel anatómico y fisiológico, en los distintos apartados y la repercusión que tienen a nivel funcional.

A continuación pasamos a enumerar y describir los cambios que se presentan en los distintos sistemas y aparatos del organismo como consecuencia del proceso de envejecimiento (fig. 41).

Cambios en el tejido epitelial

El envejecimiento conlleva cambios tanto en la piel como en sus apéndices, el pelo y las uñas. Los cabellos grises o blancos son por la falta de melanina en el folículo piloso, así como la perdida de pelo en el cuero cabelludo es una característica del envejecimiento, que afecta con mayor frecuencia a los hombres y en ambos sexos se produce también una perdida del vello púbico. En cambio aparece un aumento del vello facial, siendo más notable en las mujeres, mientras que en los hombres este aumento de crecimiento de pelo se da en el pabellón auricular, en la cejas y en los orificios nasales. Los cambios externos descri-

FIGURA 40	
Huellas del tiempo	
Pelo	Se encanece y/o se pierde.
Vista	Disminuye la agudeza visual y la habilidad de los ojos para el enfoque. El cristalino se vuelve opaco y pueden aparecer las cataratas.
Oído y olfato	El oído pierde parte de su agudeza y pierde el olfato.
Dientes	Los dientes se desinsertan y se caen y las encias menguan. Esto produce una cierta deformidad de la cara.
Cerebro	Su peso disminuye en un 15%, debido a la pérdida y desgaste neuronal, se reduce la memoria y se producen alteraciones en las secreciones hormonales. En algunos casos aparecen demencias seniles, causadas por una perdida neuronal masiva o se daña un neurotransmisor, como la dopamina y aparece la enfermedad de Parkinson.
Pulmones	El volumen de llenado pulmonar se reduce en un 45%. En el caso de los fumadores, también pueden sufrir disnea y problemas bronquiales.
Corazón	El ritmo cardíaco disminuye un 35%. Los síntomas de cansancio son más acusados que en edades más tempranas de la vida.
Sistema Inmune	Se produce una especie de inmunodeficiencia latente, por lo que se reduce la capacidad para combatir las infecciones.
Hígado	Su peso disminuye en un 37%.
Hormonas adrenales	Los niveles de cortisol, regulador de la glucosa aumentan, provocando trastornos endocrinos como la diabetes.
Riñones	Su masa se reduce en un 35%.
Flujo sanguíneo	Las arterias coronarias se endurecen y presentan resistencia al flujo sanguineo, por lo que este se reduce en un 50%.
Gónadas	Los niveles de andrógenos y estrógenos disminuyen, a su vez, se reduce la líbido sexual y se alarga el tiempo necesario para alcanzar el orgasmo.
Músculos	La masa muscular se reduce del 20 al 50%.
Huesos y articulaciones	La pérdida de masa ósea, sobre todo en la mujeres, puede llevar a la osteoporosis. Los huesos se vuelven más frágiles, por lo que son frecuentes las fracturas vertebrales y de cadera. Surgen también problemas en las articulaciones.
Reflejos	Disminuyen un 15%. Se produce una reducción en la conducción y velocidad de los mensajes nerviosos del Sistema Nervioso Central (SNC), con lentitud en los movimientos y en las reacciones a estímulos.

FIGURA 40	
Huellas del tiempo	
Piel	Se arruga por una pérdida masiva de colágeno en su capa media. También se hace más fina y sensible a las agresiones externas. Por ello, es frecuente que sufran algún tipo de dermatitis.
Altura	Se reduce la talla en un promedio de 7,5 centímetros y los hombros tienden a encorvarse.

tos, junto con las arrugas, son reconocidos por todo el mundo, pero lo cierto es que este cambio morfológico ocasiona en muchas personas una disminución de la autoestima.

La formación de arrugas está producida por la pérdida de grasa subcutánea, de agua en las capas de la epidermis y se relaciona también con las horas de exposición al sol durante años.

A nivel de la piel también encontramos que se han reducido el número de fibras elásticas, motivo por el cual se produce una menor hinchazón de la piel, invalidando la prueba del pellizco de la piel para comprobar su nivel de hidratación que detectaremos mucho mejor a través de la comprobación del estado de sequedad, por ejemplo, de la lengua y mucosas bucales.

Otro cambio que presenta la piel del anciano es la disminución de producción de grasa por parte de las glandulas sebáceas y de la función de las glándulas sudoríparas, motivo por el que encontramos una piel seca, escamosa y también la presencia de prurito.

Es una situación que se puede resolver aconsejando al anciano que, al ducharse, la temperatura del agua sea tibia y que utilice poca cantidad de gel o lo reduzca a las zonas pilosas, y que utilice un gel oleaginoso, y sobre todo, que no utilice soluciones secantes. Por último, cuando acabe la higiene corporal, que hidrate la piel con una loción emoliente.

Como la epidermis es más delgada, frecuentemente se pueden producir lesiones que tardan en cicatrizar por la falta de perfusión periferica, aparte de que también existe una menor vascularización en esta zona, lo que da lugar a un aspecto pálido de la piel.

Otra de las características epidérmicas de las personas mayores son las manchas o zonas de color marrón o pigmentadas, que se desarrollan en el dorso de las manos, en brazos y cara, que son conocidas como lentigo senil. A nivel popular se les denominan manchas hepáticas o propias de la vejez.

Las uñas de los pies de las personas ancianas se caracterizan por ser gruesas y romperse con facilidad (frágiles). Por lo que se aconseja que se pongan en remojo en agua caliente antes de cortarlas o arreglarlas como medida preventiva, pues de esta forma se evita que se astillen y produzcan heridas que luego pueden desencadenar infecciones.

Las uñas de los pies de las personas ancianas son un indicador de calidad de vida y de autonomía en sus necesidades de higiene.

Es recomendable que las uñas de los pies y éstos sean también controlados con una cierta periodicidad por un podólogo.

Cambios neurológicos

Un de los cambios bien documentado es la pérdida de tamaño y de peso del cerebro

FIGURA 41

Sistemas o aparatos del organismo en los que se producen cambios como consecuencia del envejecimiento

- Cambios en el tejido epitelial
- Cambios neurológicos
- Cambios sensoriales
- Cambios en el sistema musculoesquelético
- Cambios cardiovasculares
- Cambios respiratorios
- Cambios gastrointestinales
- Cambios endocrinos
- Cambios sexuales
- Cambios genitourinarios
- Cambios del sistema inmunológico
- Cambios hematológicos

en las personas mayores, así como el número de neuronas en funcionamiento, en especial en la sustancia negra, el cuerpo estriado y el núcleo dorsal del nervio vago (Poirier y Finch, 1990).

De todas formas el cerebro tiene una gran capacidad de reserva, pues hasta el momento no se ha podido establecer una correlación entre tamaño y funcionamiento.

Sabemos que en las personas mayores la trasmisión nerviosa es más lenta y que hay una reducción de la conducción nerviosa. Como consecuencia los ancianos tienen una disminución del tono muscular con un movimiento voluntario más lento: se lentifican sus decisiones y las respuestas son más tardias. Lo podemos ver reflejado en la imprecisión de los movimientos finos o psicomotricidad fina y la aparición del temblor senil distal (extremidades).

Pero, por otra parte, lo que es cierto es que la persona mayor sometida al proceso fisiológico normal del envejecimiento, conserva las facultades de pensar, razonar, aprender y memorizar intactas. Lo único que hemos de tener presente, como enfermeras que les cuidamos, es que no podemos esperar respuestas inmediatas, que debemos concederles más tiempo para procesar la información y para recibir la respuesta esperada.

También, si el entorno es positivo, encontraremos que las respuestas a los estímulos pueden ser de una forma adecuada y espontánea, a pesar del proceso del envejecimiento y del descenso tanto del número de neuronas como de los niveles de dopamina y de otras enzimas cerebrales.

Otro hallazgo en las personas ancianas es que en el citoplasma de sus neuronas hay un aumento considerable de la cantidad del pigmento lipofuscina, pero en estos momentos no existe una asociación consensuada entre este aumento y la perdida de actividad de las neuronas.

Hemos de destacar que estos cambios neurológicos generales afectan o alteran necesidades básicas como la del descanso o sueño. La alteración del sueño normalmente afecta a la fase IV y el sueño REM. Por ello presentan insatisfacción en esta necesidad, quejándose de que se despiertan con la sensación de no haber descansado.

No podemos olvidar tampoco que estos cambios del sistema neurológico, provocan una perdida de la sensibilidad térmica y dolorosa.

Toda esta serie de aspectos que afectan a la epidemis del anciano hacen que éste sea más propenso a padecer insolaciones o hipotermias (golpe de calor o de frío), y a lesiones dolorosas como las quemaduras.

Cambios sensoriales

En las personana mayores los cambios sensoriales son progresivos y a partir de edades superiores a los 70 años estos órganos presentan algún tipo de alteración funcional a nivel de la agudeza sensorial.

En los ancianos la percepción del dolor está disminuida, por lo que a veces resulta difícil evaluarlo en su fase aguda. Hay ocasiones en las que no se produce la respuesta automática al mismo, como la taquicardia, la hipertensión, la palidez y las náuseas. O bien se produce un estímulo de dolor más bajo o difuso, que tiene como ejemplo típico el dolor isquémico del IAM en las personas mayores que lo describen de forma diferente, tanto en su lozalización como intensidad, a la forma de cómo se presenta en los adultos jóvenes.

La sensación táctil en el anciano suele estar disminuida y algunas veces puede no percibir sensaciones u objetos, etc. Pero en cambio suele tener una buena respuesta al contacto físico a través del tacto, que es un buen método de apoyo en el cuidado de estos pacientes.

Otro cambio, que es un riesgo potencial en las personas mayores, es el deficit presente a nivel del equilibrio coincidente con situaciones que requieren una respuesta inmediata. Su coordinación muscular para iniciar el movimiento requiere más tiempo que en las personas jóvenes. Esto está causado por la existencia de una reducción de las respuestas a los estímulos de los sentidos vestibular y cinestético. Los receptores vestibulares están situados en los músculos y tendones, desde donde transmiten señales al sistema nervioso central en relación al movimiento articular y a la situación del cuerpo en el espacio.

La función de ambos sentidos es la de mantener el equilibrio, la coordinación y, evidendetemente, la posición normal del cuerpo. Al disminuir la eficacia de estos sentidos aparece un déficit de estabilidad del cuerpo y de coordinación en los movimientos y como consecuencia se produce un mayor balanceo corporal. Esto se produce porque el anciano necesita más tiempo para que el estímulo llegue al sistema nervioso central, procese la información y vuelva a enviar la respuesta a la periferia.

En los ancianos también la vista sufre diversos cambios que disminuyen la agudeza y la amplitud del campo visual. Estos inconvenientes se han iniciado en edades tempranas, entre los 45-50 años, que es cuando se inicia la presbiopía o presbicia o incapacidad de cambiar la forma del critalino para acomodarse a la visión de cerca, lo que conlleva al uso de gafas para leer las letras pequeñas.

Como el proceso de envejecimiento provoca que disminuya el tamaño de la pupila, es necesario una mayor intensidad de luz para poder ver,pero, a su vez, por el mismo proceso de envejecimiento se produce un aumento de opacidad del cristalino, lo que se traduce en un aumento de sensibilidad al resplandor (se deslumbran con luz potente) y por ello la luz que deben utilizar ha de ser brillante pero difusa.

También tienen una alteración en relación a la discriminación de los colores como consecuencia de que el cristalino toma una coloración de tono amarillento. Esto provoca que colores fríos, como el verde, azul y violeta, sean difíciles de ver porque el tono amarillento del cristalino oculta dichos colores. En cambio, los colores considerados como calientes, el amarillo, naranja y rojo, son percibidos con mayor claridad.

Se ha de tener en cuenta que a medida que disminuye la visión, se produce una alteración en la percepción de la profundidad, que se traduce, por ejemplo, en una mayor dificultad para distinguir donde empiezan y acaban los escalones de la escalera, problema facilmente solucinable con bandas de color de los calificados como calientes en los peldaños.

El arcus senilis o acumulación de sustancia lípida en el borde exterior de la córnea da como resultado un círculo grisáceo o blanco en esa zona ocular. Es otro de los cambios asociados a la vejez, pero este en cambio no tiene consecuencias a nivel de visión.

Otro efecto es la disminución de lágrimas por parte de las glándulas lacrimales, cuya consecuencia es una córnea seca e irritada que precisa de tratamiento sintomático con instilación de gotas oculares que alivien la sensación de sequedad de la córnea.

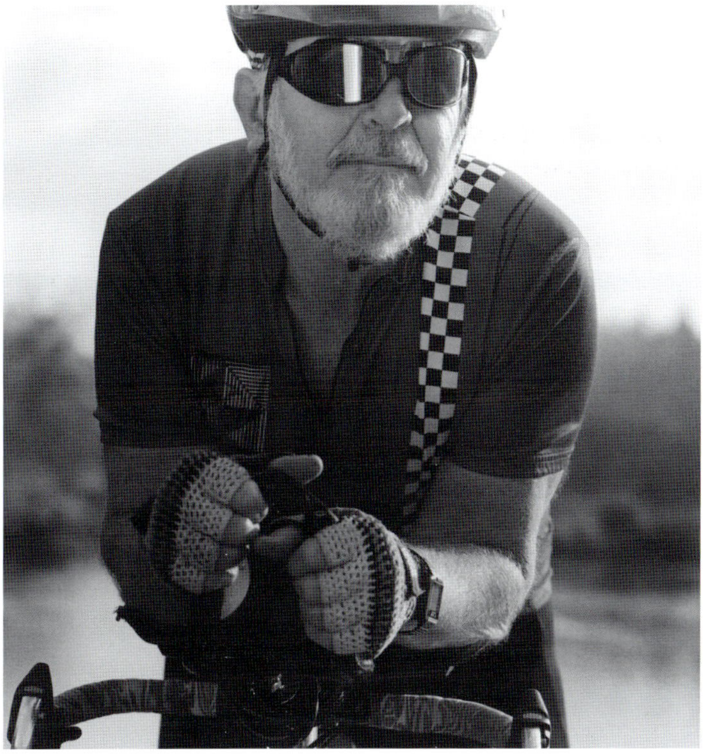

En cuanto a los párpados, las personas ancianas pueden presentar ptosis por atrofia de la musculatura palpebral. Y también pueden tener entropión o ectropión, que produce una mayor sequedad o irritación crónica causada por las pestañas que rozan la córnea o la esclerótica. Son afecciones que se suelen corregir quirúrgicamente.

A nivel de audición los cambios más sobresalientes en las personas mayores son la presbiacusia, que es la pérdida progresiva de la audición y la discriminación de los sonidos.Ésta viene acompañada por la pérdida de percepción de los tonos altos. Se relaciona con los cambios en el órgano de Corti o con la pérdida de células nerviosas en el octavo nervio craneal. Este trastorno es más frecuente entre los hombres.

El acúmulo o el impacto de cerumen es, asimismo, muy frecuente en los ancianos, y puede llegar a suponer a la persona afectada una pérdida de audición, que es transitoria mayoritariamente porque la provoca el acúmulo de cerumen.

La mayoría de personas mayores que se quejan de tener dificultades para oir bien, lo que les ocurre es que tienen una pérdida selectiva de las frecuencias altas y no una disminución generaliza de la agudeza auditiva. Por ello las personas ancianas oyen con mayor facilidad los timbres, las voces, los teléfonos y los timbres si emplean un tono bajo y alta intensidad.

Existe un aumento de la dificultad para distinguir algunos sonidos, como los que corresponden a las consonantes S, F, T y G.

Suelen tener dificultades para filtrar las palabras cuando existen ruidos ambientales que interfieren en ello. Es típica la reacción de aislamiento de las personas mayores en reuniones tumultuosas, ya que les crea una sensación de aturdimiento.

También el sentido del gusto parece disminuir con la edad, lo que marca un cambio en los gustos culinarios. Hay autores que lo relacionan con una pérdida de papilas gustativas, pero lo cierto es que no existe una evidencia científica contrastada que demuestre esa relación.

Lo que si es cierto es que las personas ancianas tienen preferencia por los alimentos muy condimentados o sazonados para que tengan más sabor, y suelen consumir más dulces y azúcar.

En cuanto al olfato, parece que este ógano en el anciano tiene menos células en funcionamiento en sus nervios olfativos. Como sabemos, el olor de los alimentos estimula la salivación y la sensación de hambre, pero su hipofuncionamiento se transformará con frecuencia en una menor sensación de apetito.

La disminución del olfato es un factor de riesgo, ya que no captarán los peligros ambientales identificables por el olor.

Cambios en el sistema musculoesqueléstico

Con el paso del tiempo el órganismo presenta una pérdida de fuerza y resistencia muscular, causada por una atrofia de las

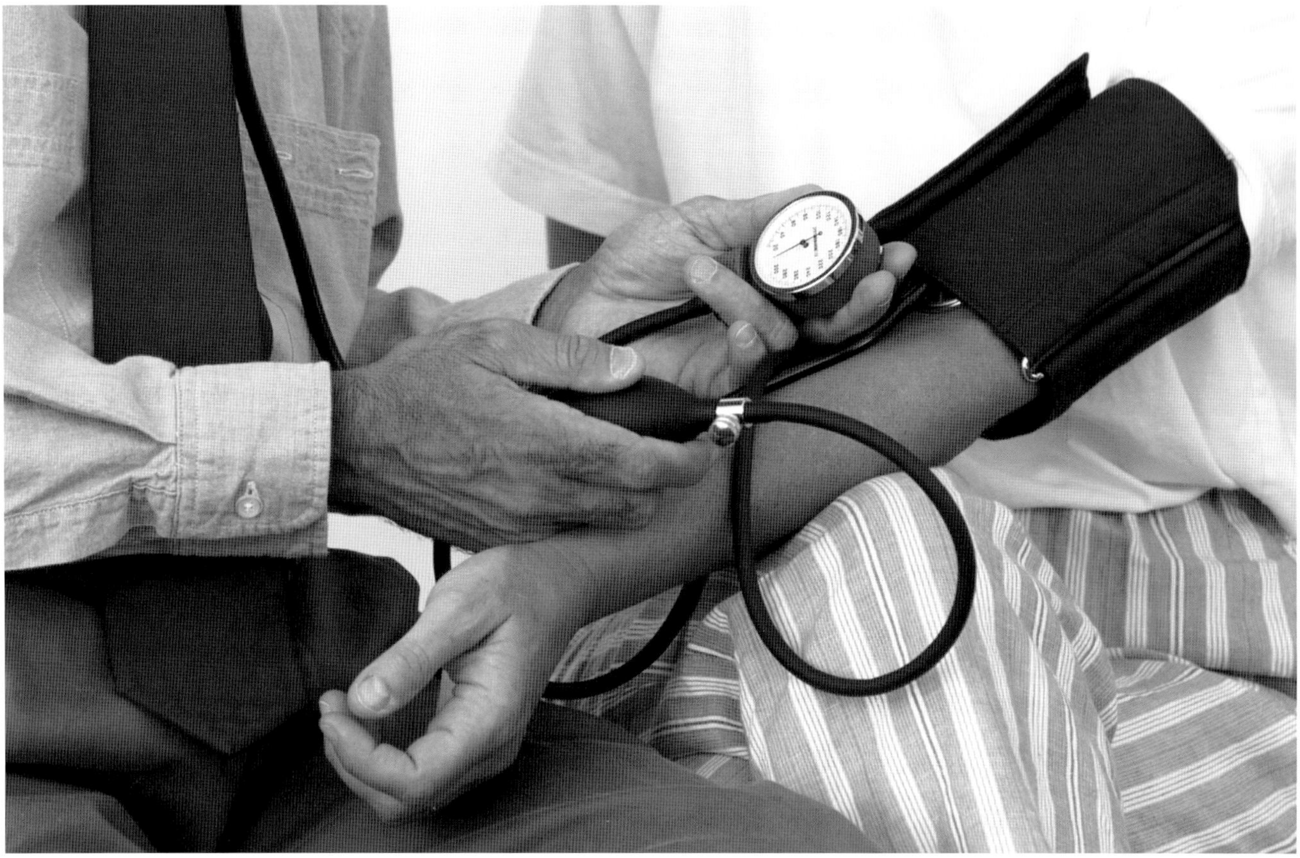

células musculares, y una pérdida de masa magra, con una disminución en ella de fibras elásticas que conducen a una reducción de la flexibilidad y a un aumento de la rigidez. Esta situación en las personas que físicamente mantienen un cierto grado de actividad se manifiesta con menor intensidad, es bastante menor.

Esta atrofia muscular está realacionada con una dieta poco equilibrida en numerosos casos, ya que muchos ancianos no ingieren las suficientes proteínas, vitaminas y minerales para mantener la integridad muscular y ósea.

Por ello entre las personas mayores es frecuente la osteoporosis senil, siendo más frecuente entre las mujeres, teniendo como causas generadoras la falta de movimiento, la deficiente absorción e ingesta de calcio, la resorción excesiva del calcio óseo y los trastornos endocrinos.

Por todo lo anterior nos encontramos con frecuencia con una pérdida de espesor de los cuerpos vertebrales, de los huesos largos y de los pélvicos, ya que en ellos la reabsorción ósea es mayor que su formación. Y la consecuencia más inmediata son las potenciales fracturas óseas por exceso de tensión o como consecuencia de sostener el peso corporal.

La osteoporosis vertebral tiene unas consecuencias propias que conducen a fracturas y deformidades esqueléticas, como cifosis y escoliosis, que van acompañadas de fuertes dolores de espalda (dorsales, etc) y compresión de los nervios espinales.

Estos problemas producen una pérdida de estatura por el estrechamiento del espacio existente entre los cuerpos vertebrales, con una reducción de la distancia occipitohumeral por inclinación de la cabeza hacia delante, dando lugar a una postura corporal característica en la que parece que los miembros superiores se han alargado, el tronco se ha acortado y con las extremidades inferiores en semiflexión para compensar el equilibrio corporal.

Las superficies articulares se ven afectadas a causa del deterioro que el proceso de envejecimiento produce en los cartílagos que las recubre por la erosión que le causa en él y por la pérdida de agua de dicho tejido, que es causa de que ambas superficies óseas de la articulación entren en contacto entre ellas, dando lugar a la presencia de dolor, crepitación articular y limitación de movimientos. También se encuentra a nivel articular el crecimiento óseo irregular en los bordes articulares que da lugar a deformidades y afectaciones nerviosas por compresión.

Las articulaciones más afectadas en los ancianos son las caderas y las rodillas. El motivo es obvio ya que ambas soportan una mayor presión y desgaste.

Todas estas modificaciones se van produciendo de una forma progresiva. Las medidas preventivas que se pueden tomar pasan por la realización de ejercicio y seguir una dieta equilibrada. Con ello se lentifica la pérdida de masa muscular y de densidad ósea, y por tanto se retrasará la aparición de los problemas que esta pérdida genera.

Cambios cardiovasculares

En el corazón al igual que en otros músculos se produce un acúmulo de colágeno y grasa. Su rendimiento decrece con los años, así como su peso y volumen. Este redimiento es suficiente para realizar las actividades normales de la vida diaria, pero cuando se padece alguna enfermedad, estrés o se realiza un ejercicio fuerte, nos encontramos con que puede ser que no sea capaz de satisfacer las demandas adicionales que se le exigen. Esto se relaciona con la rapidez con que la persona anciana se fatiga o cansa.

En esta etapa de la vida el porcentaje más alto de gasto cardíaco se destina al cerebro y a las arterias coronarias. Por ello, cuando existe un aumento de demanda de sangre por parte del resto del organismo, el aporte que perciben los músculos esqueléticos y las visceras es inadecuado.

Las personas mayores cuando realizan un ejercicio de carácter fuerte, el ritmo máximo del corazón es menor del alcanzado o soportado por una persona joven, y su recuperación es mucho más lenta. Por ello el ejercicio es un tema de entrenamiento a lo largo de toda la vida.

Otras modificacioenes patentes en los ancianos es la presencia de trastornos en la válvulas del corazón, que se vuelven más rígidas, lo que puede ocasionar que peligre la función cardíaca, de forma que toda enfermedad coronaria valvular existente con anterioridad tiene tendencia a hacerse más crítica, aumentando el peligro del rendimiento del músculo cardíaco.

El sistema vascular de las personas ancianas presenta habitualmente un cierto grado de arteroesclerosis que afecta a la aorta, a las arterias coronarias y a las carótidas. Así mismo se produce una esclerosis de los vasos arteriales medianos y pequeños, y una reducción de la red capilar.

Estos cambios reducen la distensibilidad y elasticidad de las arterias grandes y limitan la capacidad de incrementar la cantidad de sangre disponible para los órganos vitales.

Y cuando los tejidos aumentan la demanda. El efecto es mayor a causa de las resistencias periféricas y ni el corazón ni las arterias pueden responder a esa demanda. Por eso cualquier episodio que aumente las demandas de sangre, como la fiebre, la vasodilatación, etc., provocara un aumento de la frecuencia cardíaca con cambios en el ritmo y fuerza del pulso y un aumento de la tensión arterial, pudiendo producir un ANGOR o un síncope debido a que el corazón y el cerebro sufren una hipoxia.

Debemos tener presente que los corazones envejecidos suelen tener problemas de arritmia, que produce un menor aporte de flujo sanguíneo a los tejidos y por tanto puede causar mayores problemas cardíacos o cerebrales.

Al existir una disminución de la tensión venosa y de la velocidad de circulación, se produce una mayor cesión de oxígeno a los tejidos y como consecuencia una pérdida de calor. Esta pérdida, junto con la disminución del metabolismo en situaciones normales, conduce a una disminución de la temperatura corporal.

Cambios respiratorios

Los cambios que se presentan a nivel del aparato respiratorio en las personas mayores vienen enmarcados por los cambios que se dan a nivel óseo tanto en el tórax (limitación del movimiento costal) como en la columna vertebral (aplastamiento cuerpos vertebrales y cifosis).

Al igual que en otros sistemas, el proceso de envejecimiento provoca que el pulmón pierda peso y volumen siendo más rígido y menos distendible por la dificultad de contracción de los músculos inspiratorios, lo que junto con los cambios óseos descritos, reducen la capacidad pulmonar para expandirse plenamente.

En los pulmones de los ancianos se produce un aumento en el volumen residual de aire después de una exhalación forzada. Otra efecto presente en el pulmón senil es el número de alveolos, que provoca que los que se conservan aumenten de tamaño y como consecuencia se dilaten los bronquiolos y los conductos alveolares. También se produce en los alveolos y capilares una reducción del número y calibre de los capilares intralveolares lo que se traduce en una disminución de la Po2., que repercute a nivel del intercambio de gases (oxígeno-dióxido de carbono).

Otra alteración importante es la disminución de la efectividad de la tos junto con la actividad ciliar, que conduce a un aumento de la dificultad para poder eliminar las secreciones. Esta situación es un problema potencial de infecciones respiratorias, ya que esa tos poco productiva, aumenta la vulnerabilidad del anciano frente a las infecciones respiratorias.

También encontramos cuadros de hipoventilación ocasionados por el efecto negativo de determinados fármacos.

Por todo ello, ante una demanda de mayor consumo de oxígeno, los pulmones no responden de una forma apropiada. Esta falta de respuesta se asocia a la disminución de la función cardíaca, que produce el proceso de envejecimiento sobre el sistema cardiovascular.

Generalmente, el sistema respiratorio es capaz de cubrir las necesidades de una persona anciana normal. Pero esta cobertura será inadecuada cuando por la enfermedad, el estrés o el ejercicio físico, aumente la demanda de la función respiratoria y se produciendo un deficit de oxígeno a nivel tisular.

La disnea de esfuerzo se suele presentar entre los ancianos y deriva de una sobrecarga de ejercicio. Por este motivo es necesaria una planificación de las actividades, que puedan ser desencadenantes de esa disnea de esfuerzo, para adaptarlas a la capacidad o limitaciones de la persona anciana.

El ejercicio, sin embargo, es muy beneficioso, y un ejemplo lo tenemos en las personas ancianas que a lo largo de su vida han permanecido activas practicando un ejercicio constante y que suelen seguir practicandolo de acuerdo a sus posibilidades, presentan una función pulmonar mucho mayor que aquellos que no han seguido ese estilo de vida. Los ancianos más activos tienen una mayor capacidad que los otros.

Cambios gastrointestinales

En los ancianos las glándulas salivares segregan menos saliva y ésta es más alcali-

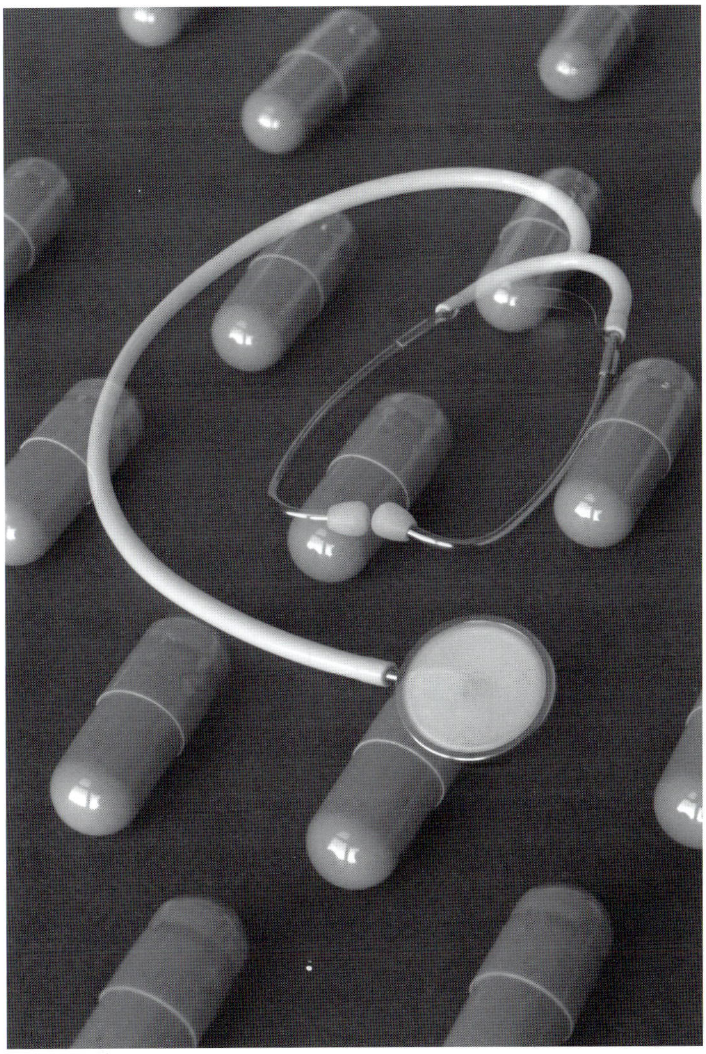

na. Además, también hay una menor secreción de ptialina y amilasa.

Presentan una retracción de las encias y una menor hidratación de la mucosa bucal.

Esto tiene como consecuencia, la pérdida de piezas dentarias o la aparición de caries dentales importantes. Estos problemas pueden provocar que la necesidad de alimentarse se vea alterada por las molestias que estos cambios producen. Cambios que dificultan la primera fase del bolo alimentario.

Por otro lado, debido a esta nueva situación, el nivel del músculo liso de la región digestiva y el déficit de estímulos que se dirigen al sistema nervioso autónomo, dan lugar a que el peristaltismo desde el esófago al colon sea un proceso lento y por lo tanto el vaciado del esófago y el del estómago será lento y provocará una sensación de plenitud o saciedad.

Como causa de la atrofia o encogimiento de la mucosa gástrica, se produce una disminución de la secreción de pepsinógeno y ácido clorhidrico en el estómago, y su consecuencia es la ralentización de la digestón.

También se ha de tener en cuenta el hecho de que en muchas personas mayores hay una disminución en el factor intrínseco, que tiene como consecuencia la anemia perniciosa.

En las personas mayores a nivel pancreático se produce una leve disminución de la cantidad de enzimas, motivo por el cual se reduce más la digestión y la absorción de nutrientes.

La bilis es más espesa y el vaciado de la vesícula biliar es más lento, lo que transforma la digestión en un proceso lento, aunque es adecuado para las personas de edad avanzada.

Un trastorrno frecuente entre los mayores es el estreñimiento, causado por la dificultad para relajar el esfínter anal por el frío, por úlceras, por fisuras anales o por hemorroides.

A pesar de ello y de la reducción del peristaltismo, así como por la pérdida de la fuerza abdominal, la falta de ejercicio y el déficit en la ingesta de líquidos y fibra, la mayoría de los ancianos suelen evacuar diariamente.

Cambios endocrinos

Exceptuando la disminución de la secreción de estrógenos y de testosterona, no se puede hablar de una disminución en general de las secreciones hormonales. Lo que sí es cierto es que existe una falta de respuesta en la persona anciana a determinadas

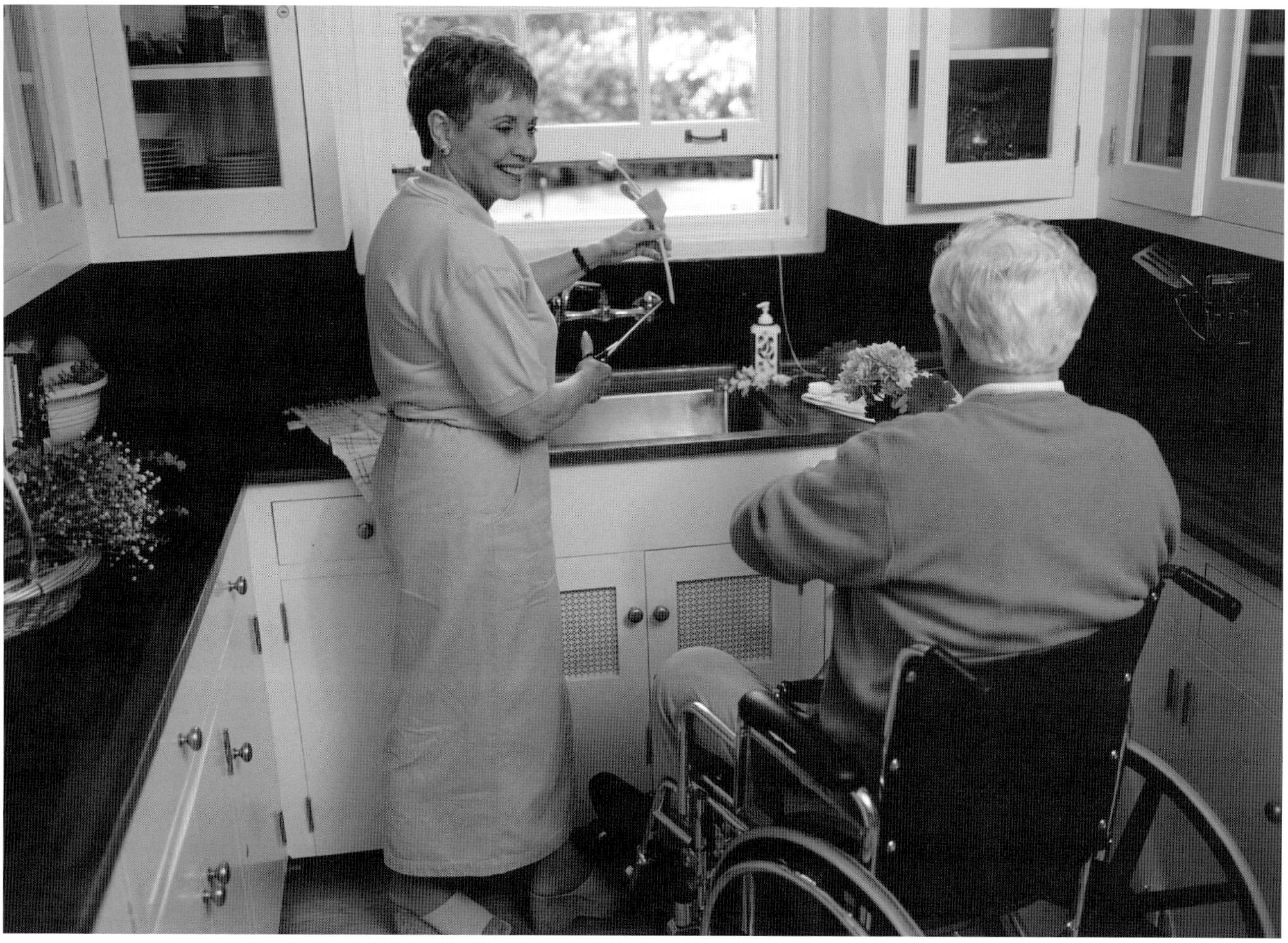

hormonas; en cambio, en otras, se produce el efecto contrario, es decir que aumenta la secreción, como sucede con la hormona antidiurética u otras como la del crecimiento, en respuesta a estímulos como los niveles bajos de glucemia.

De todas formas la secreción es menor que en las personas jóvenes.

Existen evidencias contratadas de que la degradación de las hormonas cortisol y tiroxina es mucho más lenta en las personas mayores que en las jóvenes, por ello los mecanismos negativos de retroalimentación actúan produciendo un descenso en la secreción de ambas hormonas.

En un intento por explicar la asociación de la diabetes mellitus tipo II al envejecimiento, se barajan algunas hipótesis, como la que explicaría este hecho por la reducción con la edad del número de ciertos receptores específicos de la membrana celular de las células titulares.

Otra hipótesis sugiere que, al envejecer, en el cuerpo se generan anticuerpos contra la insulina. Pero en general los ancianos suelen mantener unos niveles de glucosa en sangre aceptables. Por el contrario, reaccionan mal a la sobrecarga de glucosa, lo que se podría explicar como una reacción de intolerancia a la misma, causada por una infrautilización de la insulina o bien por la lentitud con la que el proceso de envejecimiento afecta al organismo, retrasando las respuestas que en este caso se traducirían en la lentificación del mecanismo encargado de mantener en equilibrio los niveles de glucemia en el organismo. Si no tenemos en cuenta esta posibilidad nos podemos encontrar con el diagnóstico de falsos diabéticos.

Después de la menopausia, la mujer sufre una disminución brusca de la progesterona y un descenso también brusco de los niveles de estrógenos.

El efecto del descenso de estrógenos a nivel de las mamas produce una serie de trasformaciones en el tejido mamario, como la reducción del tejido glandular, la pérdida de elasticidad y el aumento del tejido conectivo y graso.

Por ello los senos caen, pero sin perder tamaño pues la grasa reemplaza al tejido glandular.

La menopausia conlleva una serie de trasformaciones a nivel del útero, el cual pierde tamaño, siendo esta pérdida en las mujeres muy ancianas de hasta el 50% de su tamaño en comparación con el útero de una mujer joven. Evidentemente la pérdida de tamaño no se da únicamente a nivel del útero, sino que afecta también a las trompas de falopio, las cuales pierden tamaño y reducen su motilidad como consecuencia del descenso de los niveles de estrógenos. Descenso que se asocia también a la osteoporosis o descalcificación ósea.

Tanto la vulva como los genitales externos, a causa de la pérdida de grasa subcutánea, se encogen.

En el hombre los estrógenos se siguen produciendo a nivel de la corteza suprarrenal, desciende la secreción de testosterona pero no de una forma brusca, sino de una forma más lenta iniciándose ya en la juventud. Es un descenso que se va producienso de forma gradual, al igual que sucede con la espermatogénesis.

En el hombre anciano es frecuente el agrandamiento de la glándula prostática (hipertrofia prostática benigna), cuya consecuencia es el aumento progresivo en la dificultad para iniciar la micción.

Cambios sexuales

En la mujer estan marcados por los cambios fisiolgicos del envejecimiento y el climaterio. Que afectan a las fases que componen el ciclo de respuesta sexual: excitación, meseta, orgásmica y resolución.

Seguidamente vamos a desarrollar los cambios presentes en las diferentes fases de la respuesta sexual en la mujer mayor, que difieren de las que tenían cuando eran más jóvenes.

- Fase de excitación:

En la mujer mayor hay un descenso de la capacidad de lubrificación vaginal, cambio relacionado con el adelgazamiento de la musculatura de la pared vaginal, que lleva a que la vagina se estreche y acorte su expansión interna aproximadamente en dos tercios. Este cambio tiene como consecuencia la atrofia muscular de la pared vaginal.

Pero las mujeres que se mantienen sexualmente activas durante toda su vida y las que se someten a "terapia reemplazadora de los estrógenos", con la finalidad de reducir los síntomas menopáusicos y postmenopáusicos, tienen menos dificultades con la lubrificación y la expansión vaginal.

Se producen cambios en los labios mayores y menores, pero no en el tamaño del clítoris ni en su respuesta. Los labios mayores pueden estar más separados y tienen una menor elevación, producido por la pérdida de elasticidad del tejido y en los labios menores hay una reducción de la vasocongestión.

En cuanto al monte de venus y los labios mayores, pierden sus depósitos de grasa.

El útero tiene una serie de cambios, que son más lentos y menos intensos y que pueden incidir en su elevación.

En los senos, sobre todo en los caídos, la vasocongestión es menor. También en la mujer mayor es menor la secreción del flujo sexual y se reduce la tensión muscular elevada, presente en las edades más tempranas.

- Fase de meseta:

Puede ser menor a la experimenteda durante la edad adulta madura y joven. En esta fase se reduce la vasocongestión, siendo el cambio de color de los labios menores menos intenso, la elevación del útero es menor, al igual que el engrosamiento de los pezones y el abultamiento del clítoris, que es menor sobre todo al pasar la barrera de los 60-70 años.

Fase orgásmica:

Esta fase es similar a la alcanzada durante otras épocas de la vida, dando lugar a una experiencia plena de satisfacción, siendo esta agradable y relajante.

Debemos destacar que en la mujer postmenopáusica el número de vibraciones o contracciones vaginales se reduce y que hay mujeres que tienen contracciones dolorosas del útero.

- Fase de resolución:

Se caracteriza por ser más rápida que en la época más joven, sobre todo en el modo en que tanto el clítoris como la vagina recuperan su tamaño original, no así, en cambio, los pezones, a los cuales les cuesta más tiempo perder su erección.

Respecto a la sexualidad en las mujeres, en general, podemos decir que la apetencia hacia el sexo puede variar dependiento de la actitud que la mujer mayor tenga hacia el sexo y evidentemente hacia la vejez. Es cierto que la mujer mayor responde de una forma más lenta a la estimulación sexual y su respuesta es menos vigorosa. Pero como en otros aspectos del envejecimieto, esto es cuestión de tiempo, y por lo tanto su consecuencia no debe ser el trasformarse en una persona asexuada, sino todo lo contrario, la práctica del sexo ha de ser una experiencia agradable y satisfactoria. Eso sí, teniendo siempre en cuenta todos los handicaps anteriormente expuestos.

En los hombres los cambios en la sexualidad vienen marcados por una serie de trasformaciones en el sistema reproductor que pueden afectar su respuesta ante la sexualidad.

Hay una disminución de la testosterona que tiene como consecuencia una serie de cambios como son la tendencia a ganar peso y aparece una mayor susceptibilidad a la arterioesclerosis y osteoporosis. También se produce una disminución en la producción de esperma. Este efecto es consecuencia de la atrofia testicular, que produce un deterioro gradual de los túbulos seminíferos. Morfológicamente los testiculos pierden tamaño, firmeza y la capacidad de elevarse, como cuando se es joven.

En el hombre anciano es frecuente que la glándula prostática aumente de tamaño y que en el coito sus contracciones se caractericen por ser menos enérgicas. La fuerza de la eyaculación es menor al igual que la cantidad y la viscosidad del líquido seminal. El orgasmo tarda más tiempo en empezar y puede durar menos, la erección necesita más tiempo para ser alcanzada, pero en cambio su duración es mayor. La frecuencia así como la intensidad de las erecciones decrecen con la edad.

También pueden existir en el pene, como consecuencia de procesos anexos al envejecimiento, esclerosis o fibrosis y degeneración de venas y arterias del mismo. Son factores que disminuirán la capacidad de conseguir una erección.

A continuación pasamos a describir los cambios que experimenta el hombre anciano en las cuatro fases del ciclo de respuesta sexual.

- Fase de excitación:

Para alcanzar la erección se precisa de mucho más tiempo. En cambio, una vez alcanzada, se puede prolongar más, presenta una menor vasocongestión escrotal y el saco escrotal presenta rigidez. Los testículos no se elevan completamente y presentan una menor concentración de la musculatura cremastérica y no aumentan de tamaño como consecuencia de la vasocongestión.

- Fase meseta:

Puede ocurrir que la erección completa sólo se alcance al final de la fase, exista o no emisión preeyaculatoria, y de todas formas, si se produce, la cantidad es menor. El grado de elevación testicular es menor, al igual que la vasocongestión, que puede no producirse. La duración de esta fase puede prolongarse, siendo el motivo el mejor control por parte del hombre anciano de la necesidad de eyaculación.

- Fase orgásmica:

La fuerza de eyaculación no es tan grande, las contracciones del pene se producen con la misma frecuencia pero su número es menor. También se reduce la cantidad y viscosidad del semen.

Esta fase es más corta y menos intensa pero satisfactoria y agradable.

- Fase de resolución:

La pérdida de erección es muy rápida al igual que el descenso testicular. En cambio la disminución y vasocongestión escrotal es un proceso más lento.

Como se ha dicho anteriomente el hombre anciano necesitará más tiempo para volver a alcanzar una nueva erección.

Hemos visto que tanto en la mujer como en el hombre se producen una serie de cambios que pueden interferir en la satisfacción de esta necesidad sexual. Estos cambios se podrían resumir en una disminución tanto de la frecuencia como de la intensidad y del vigor del acto sexual, que puede decrecer a medida que se envejece, ya que esta necesidad está influenciada por situaciones de carácter físico, psíquico y social, pero a pesar de ello su práctica es una necesidad que, a pesar de los cambios, puede y debe ser agradable, puesto que las personas mayores pueden seguir llevándola a término a pesar de los cambios a los que se ven sometidos por el proceso de envejecimiento. De esta forma es posible seguir dando satisfacción a una de las necesidades básicas de las personas.

Cambios genitourinarios

A nivel morfológico el riñón, como otros órganos y a causa del proceso de envejecimiento, presenta una pérdida de peso y volumen.

Un cambio ampliamente documentado que se produce a nivel renal es la disminución del número de nefronas del riñón y un cambio degenerativo gradual en las que quedan. Esto se acompaña de una disminución gradual de la corriente sanguínea renal acompañada de una reducción en la proporción de la filtración glomerular, siendo ésta entre los 70-80 años de edad la mitad de la que se produce a los 30 años de edad. Al disminuir la filtración se produce una reducción en el aclaramiento de las sustancias que normalmente se excretan con la orina, y por lo tanto se produce un aumento en el organismo de estas sustancias, entre las que encontramos el ácido úrico, la creatinina o el nitrógeno ureico, los cuales aumentan con la edad.

Esta reducción de la filtración glomerular afecta a los medicamentos que se eliminan en la orina, ya que estos permanecerán más tiempo a nivel plasmático pudiendo alcanzar niveles tóxicos. Otras sustancias retenidas son los glucocorticoides y las hormonas sexuales que utilizan la orina como vía excretora.

Otro cambio es la reducción por parte de las células tubulares de su capacidad de reabsorción y secreción selectiva lo que puede conducir a una pérdida de agua y electrólitos.

A pesar de todo, los riñones son capaces de mantener una función adecuda, mientras no suceda algo que altere el equlibrio existente.

Hemos de tener en cuenta que, en las personas ancianas, su organismo presenta una menor reacción a las hormonas antidiuréticas, y ello tiene como consecuencia la disminución de la capacidad de concentrar la orina.

El sistema renal de las personas mayores es incapaz de recuperar las pérdidas rápidas de líquidos y el equilibrio de electrólitos.

Sus túbulos renales son menos sensibles que en los jóvenes a un aumento de la acidez o basicidad y no son tan activos segregando amoníaco, que se transforma en cloruro amónico, necesario para eliminar el exceso de iones de hidrógeno de los líquidos corporales. Por esto los mecanismos correctores tanto de la acidosis como de la alcalosis requerirán más tiempo para corregir el desequilibrio, al igual que el riñón lo necesitará para reequilibrar los electrólitos.

A causa de la vejez se produce una pérdida de tono muscular que afecta a los uréteres y a la vejiga, produciendo en esta última, a causa de la falta de tono, un vaciado incompleto de la misma, con lo que aumenta el riesgo de retención y de cistitis e incluso de infección urinaria.

La falta de capacidad de los riñones para concentrar bien la orina junto con la disminución de la capacidad de la vejiga, da como consecuencia un aumento de la micción y de la nicturia.

En las mujeres mayores, sobre todo en las multíparas a causa de la relajación de los músculos pélvicos, se puede presentar la incontinencia urinaria.

Los hombres mayores suelen presentar una mayor frecuencia en la necesidad de miccionar, causada por la hipertrofia prostática y la disminución de la capacidad de la vejiga. Lo que evidentemente conduce a pérdidas involuntarias de orina o incontinencia.

El estigma que lleva consigo la incontinencia conduce con relativa frecuencia tanto a las mujeres como a los hombres mayores, que padecen esta problemática, a restringir la ingesta de líquidos por un lado y por otro a aislarse.

Esta actitud repercute negativamente en la satisfacción de necesidades básicas tan importantes como el hidratarse, el comunicarse y el relacionarse. Dando lugar a niveles de dependencia y problemas que pueden llegar a ser muy importantes.

FIGURA 42

Cambios cognitivos

- Tiempo de reacción
- Capacidad de acción
- Agudeza sensorial
- Inteligencia
- Aprendizaje
- Resolución de problemas
- Memoria
- Motivación
- Actitudes, intereses y valores
- El concepto personal
- Personalidad

Cambios del sistema inmunológico

En estos momentos se barajan dos hipótesis en relación con los cambios en el sistema inmunológico que se presentan en las personas mayores. Una sostiene que la respuesta de las personas ancianas es inadecuada o tardia frente a los agentes infecciosos, y la otra sugiere que a medida que el organismo envejece, se produce un aumento de la producción de anticuerpos que no reconocen los propios tejidos de la persona y provocan la aparición con mayor frecuencia de enfermedades autoinmunes. Otra modificación es la que afecta a los linfocitos T, los cuales disminuyen su número y su eficacia de funcionamiento. Este cambio se relaciona con la involución y atrofia de la glándula timo (Shock 1984).

Junto con el retraso presente en la respuesta inmune frente a las infecciones de las personas ancianas, debemos tener en cuenta que ellas suelen responder de una forma poco adecuada y lenta a la infección. Por ello el anciano a causa de estos cambios está en una mayor situación de propensión a las infecciones (neumonías, etc.) que los jóvenes, sobre todo por la alteración de la respuesta inflamatoria que da lugar a una sintomatología atípica, como es la falta de fiebre en procesos infecciosos, la disminución de sensación dolorosa y la falta de respuesta leucocitaria (leucocitis mínima) que si estuvieran presentes serían los signos de alarma del proceso infeccioso. Por ello hemos de ser hábiles en la detección de los mínimos cambios que se produzcan en las personas mayores que nos hagan sospechar del inicio de un proceso infeccioso.

Cambios hematológicos

El volumen sanguíneo de las personas mayores no sufre variaciones significativas, sólo presenta alguna ligera alteración en los hematíes, siendo el mismo volumen que puede presentar una persona joven del mismo sexo y de constitución similar.

Pero cuando ese volumen ha de ser redistribuido por una causa grave, como por ejemplo una hemorragia, etc., la persona anciana tendrá dificultad o no podrá llevar a término esa redistribución. También se produce un descenso de los valores o tasas de hemoglobina y una disminución de la función eritropoyética.

En la vejez se produce una disminución en la formación de leucocitos, con lo cual se reducirá la respuesta frente a la inflamación o se responderá de forma poco eficaz a la infección.

También, como consecuencia de los cambios hematológicos, es frecuente entre los ancianos la presencia de anemias, y dentro de ellas las más frecuentes son las asociadas a una nutrición deficiente o las ocasionadas por pérdidas ocultas de sangre (hemorragias) que sería la ferropénica.

2.4. ASPECTOS PSICOSOCIALES DEL ENVEJECIMIENTO

Para analizar los cambios psicosociales que se presentan en las personas mayores se ha de tener en cuenta no sólo su situación en el momento actual sino toda una serie de circunstancias que han influido y van a influir en los mismos, junto con su proceso de envejecimiento. Es decir, tendremos que conocer cual es su historia de vida, dentro de la cual encontraremos no sólo su pasado histórico social individual, sino el del entorno en la cual se ha realizado. Esta información nos va a facilitar el poder predecir cómo esta persona va a reaccionar frente a las nuevas situaciones que va a vivir.

De esta forma podremos proteger la salud y el desarrollo psicosocial de las personas mayores porque se podrán identificar los factores de riesgo y a su vez facilitar la información necesaria para la autoayuda más adecuda para cada situación, así como la información sobre la disponibilidad de recursos existentes para su uso o demanda. Por ello se ha de tener en cuenta que los cambios psicosociales están relacionados con toda una serie de cambios cognitivos que tienen lugar a causa del envejecimiento, como podemos ver en el siguiente cuadro. (fig. 42).

Respecto a los cambios enumerados en el cuadro anterior, debemos reflexionar detenidamente sobre ellos, ya que estos se producen en las personas mayores lo que no podemos es generalizarlo a todo el grupo de población anciana. Pues el proceso de cambio es muy individual y está influenciado por toda una serie de factores tanto físicos, como culturales o socioeconómicos. Por tanto la adaptación a los mismos estará influenciada por aspectos de carácter social, cultural, económico, intelectual y religioso.

Tiempo de reacción:

Es cierto que con el envejecimiento la respuesta a los estímulos es más lenta.

Por ello, al cuidar a personas ancianas hemos de partir de la base de que su ritmo va a ser más lento y evidentemente les tenemos que hacer comprender que no pueden realizar las actividades de una forma más rápida ya que ello conllevaría un riesgo importante de carácter físico y por ello no deben de sentirse incapaces de realizar dichas tareas, minimizando de esta forma el impacto psicológico que representa el sentirse incapaz de realizar algo, ya que el tema es sólo una cuestión de tiempo.

Podemos afirmar que por lo general el tiempo de reacción se retarda con la edad, aumentando progresivamente. Pero este cambio no es exclusivamente por el estímulo, sino que en él influyen toda una serie de factores que se interrelacionan entre ellos, tales como la memoria, el movimiento, la percepción, la elección, la motivación, la familiaridad de la actividad, el grado de bienestar con el entorno y las estimulaciones externas que pueden desvirtuar el estímulo primario.

Por todo ello es muy importante tener presente la situación y el entorno en el que esperamos que la persona anciana reaccione. Y no olvidar que las respuestas inmediatas no se van a dar, por lo que hemos de ser pacientes en la espera de la respuesta.

Capacidad de acción:

La lentitud es más notoria a medida que pasan los años, algo fácilmente observable en las personas ancianas, siendo ésta una de las características más destacadas del envejecimiento.

Esta lentificación de las acciones está influenciada por la pérdida de eficacia de los procesos sensoriales, pues el sistema nervioso central procesa los estímulos con menos eficacia y da lugar a un tiempo de respuesta mayor y alterando evidentemente también la precisión. Por ello no debemos apresurar al anciano en la realización de una actividad, hay que darle tiempo al tiempo. En caso contrario provocaremos frustación y sensación de inútilidad en la persona mayor que cuidamos.

Otro factor que se ha de tener presente es la percepción, es decir, la capacidad de la persona de recibir un estímulo, de registrarlo y de procesarlo como información. Podemos decir que la percepción es la forma que tiene el receptor (la persona) de entender y experimentar usando los sentidos y es, a su vez, la forma de comprender la comunicación verbal y no verbal junto con los estímulos que contiene el entorno. La forma como las personas reciben la información viene determinado por las experiencias vividas o pasadas, las capacidades, la calidad como se mantengan sus órganos sensoriales, las actitudes, los perjuicios, y las creencias culturales, religiosas y sociales.

Por ello cuando intervenimos como enfermeras, hemos de valorar la claridad que tiene la persona anciana de la situación en que se encuentra.

Debemos estar alerta ante las respuestas que pueden ser signos de alarma y que nos indicarán en que tenemos que insistir en una determinada pregunta para saber si ha sido comprendida por el anciano. Y si se confirma nuestra duda, tendremos que retomar la actividad de nuevo con una nueva estrategia para aclarar lo que no ha sido comprendido.

Agudeza sensorial:

Su alteración, que es de carácter fisiológico, tiene una influencia importante en los mecanismos psicosociales que influyen en el equilibrio, ya que según su funcionamiento reducirá o distorsionará la informa-

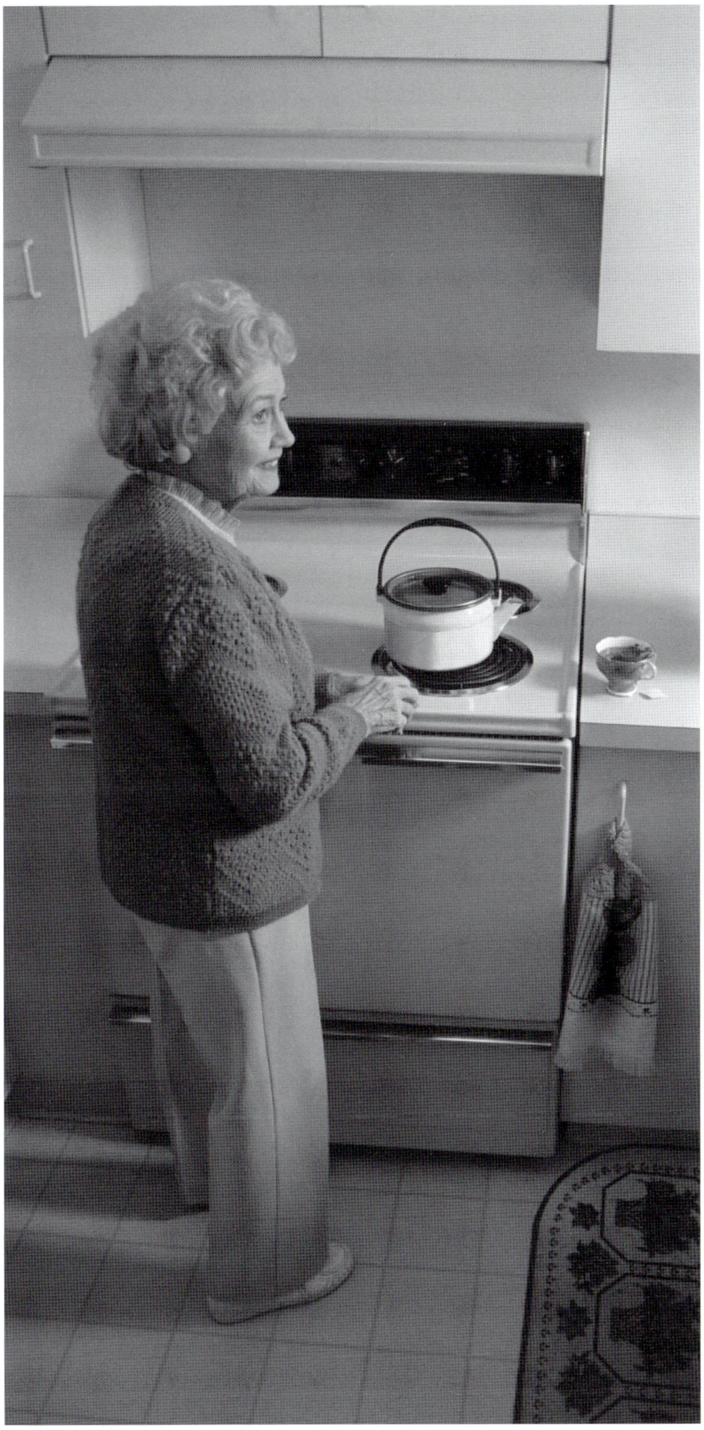

ción que la persona debe procesar.

La calidad de la agudeza sensorial influye en el pensamiento, la inteligencia, la capacidad de dar soluciones a los problemas, la comunicación y la autoimagen de la propia persona. Y su déficit dará una información incompleta o incorrecta.

Inteligencia:

Una definición entre las muchas que se barajan y que se relaciona con nuestra disciplina, puede ser la de Eisdorfer (1977), que la define como "la capacidad de comunicar, comprender y cuidar de uno mismo".

Existen evidencias contrastadas que demuestran que la inteligencia media es la integración de muchos factores de carácter independiente, endógenos y exógenos, con efectos colaterales y en la que también interviene el estado de salud más que la edad cronológica en sí.

La persona mayor anciana media, física y mentalmente sana, no presenta disminución en su capacidad de inteligencia. Por lo general el déficit de inteligencia se suele relacionar con el estado de salud, específicamente con las patologías vasculares que afectan a la corteza cerebral, causando una disminución en la capacidad del cerebro para almacenar información.

Muchos autores coinciden en afirmar en que el descenso de las capacidades cognitivas no se inicia hasta la edad de 65 años o más tarde. Esta disminución se hace patente ante la pérdida de capacidad para resolver problemas, para organizarse y en la lentificación de las acciones.

De todas formas no existen grandes variaciones entre los jóvenes y las personas de 70 años en relación a la capacidad verbal, de vocabulario y de compresión.

Retomando una frase ya dicha en esta capítulo, al cuidar personas mayores ancianas, como enfermeras debemos saber filtrar esa falta de tiempo que existen en muchas situaciones del tandem "enfermera-anciano-cuidado" , y "darle tiempo al tiempo".

Aprendizaje:

Es cierto que en las etapas finales de la vida tanto la memoria como el aprendizaje disminuye, aunque no se temporice esta función, es decir, que se le permita utilizar el tiempo que necesite.

También hemos de tener presente que el aprendizaje esta relacionado con toda una serie de factores complejos que influyen en él como la salud, el tiempo de reacción y la motivación entre otros.

Es cierto que el deficit en el aprendizaje no afecta a todas las personas mayores por igual. Las diferencias en esta capacidad tienen que ver con mucha frecuencia con la situación de la persona, la motivación, las actitudes y la percepción.

La verdad es que las personas mayores tienen una motivación alta en el aprendizaje, cuando el tema o actividad tiene un sentido para ellos.

Lo que es cierto es que aprenden con mayor facilidad cuando la información se da a un ritmo más lento y en ausencia de factores distorsionantes, o sea, que el entorno no distraiga y a la vez sea facilitador o favorable.

Resolución de problemas:

Ante los problemas, las personas ancianas intentan buscar su solución a través de sus experiencias previas. Parece ser que ante retos nuevos, para los que no tienen experiencias anteriores propias, presentan un alto grado de dificultad para solucionarlos. Les es díficil llegar a realizar una discriminación precisa frente a los estímulos múltiples para organizar una información o material que sea complejo y evidentemente también por la ineficacia de su memoria a corto plazo.

Por todo ello son conservadores ante el reto de buscar soluciones a los problemas.

Se arriesgan menos, no cambian de estrategias.Tienden a buscar soluciones que fueron satisfactorias en situaciones similares.

Por otro lado, el exceso de información es contraproducente, ya que afecta la capacidad para resolver problemas complicados. Por ello las enfermeras hemos de ser muy precisas y concisas respecto a las instrucciones de aprendizaje que demos a los ancianos si queremos que el resultado sea el esperado.

Debemos realizar una valoración muy focalizada en relación con la capacidad que puede tener la persona anciana para solucionar o resolver los problemas.

Una estrategia buena puede ser la fragmentación de la información que pretendemos que utilice la persona anciana, para hacer frente al problema.

Memoria:

El proceso de envejecimiento produce un deterioro mínimo en la memoria.

La memoria se divide en inmediata, reciente y remota (La Rue, 1982).

- La memoria inmediata la medimos pidiendo a las personas que repitan una serie de números, por lo tanto implica un recuerdo durante unos segundos. Es una función que raramente se ve dañada significativamente en las personas ancianas.
- La memoria reciente consiste en recordar información suministrada hace unos mínutos. Se caracteriza por estar disminuida en las personas ancianas. Este tipo de memoria se puede ver afectada por factores fisiológicos y/o psicológicos. Esto último puede suceder en una persona que puede ser independiente, aun teniendo una ligera afectación este tipo de memoria; el hecho de que se le presente un problema fisiológico (hipoxia) o psicológico (el fallecimiento de una persona allegada) puede desencadenar una descompensación o pérdida de capacidad importante o grave en este tipo de memoria.
- La memoria remota es la que permite recordar lo sucedido o aprendido hace muchos años. Su función se ve poco afectada por el envejecimiento normal.

Una situación a la que se ven abocados con relativa frecuencia las personas mayores, es la dificultad de poder transferir datos desde la memoria reciente o a corto plazo a la memoria a largo plazo o remota, con la finalidad de recuperalos posteriormente.

Las reminiscencias pueden ser muy positivas en los ancianos, puesto que recordar el pasado puede ser una valiosa fuente de información que podrá completar la valoración que realicemos como enfermeras de las personas ancianas. Tanto su personalidad como sus hábitos, emociones y valores suelen seguir siendo los mismos de cuando eran jóvenes, a través de la reminiscencia tendremos un retrato de su historia de vida.

En este apartado, en el aprendizaje, para que la persona mayor pueda utilizar la función de la memoria de una forma eficaz, debemos utilizar un ritmo más lento en la transmisión de la información, estableciendo a su vez estrategias como la repetición verbal por parte de la persona mayor de lo que le hemos explicado o bien la realización de la actividad que le hemos demostrado en nuestra función como enfermeras.

Ésta sería una de las formas de detectar las deficiciencias y de establecer modificaciones en los procedimientos y demostraciones. Y también desdramatizar los vacios de memoria porque de esta forma conseguiremos que su nivel de autoestima sea alta.

Motivación:

Los cambios en la motivación para la realización de unas determinadas actividades en los ancianos suelen estar enmarcados por la utilidad que ellos les ven. Si tiene una percepción positiva sobre la misma el grado de motivación será alto y si no es así, todo lo contrario.

Desde nuestra perspectiva como enfermeras y gestoras de los cuidados, deberíamos utilizar la estrategia de que las personas mayores puedan medir la evolución de la actividad que realizan paso a paso y a la vez animarlas en sus avances, apoyándolas en todas las actividades e incluso acompañándolas en su realización. Pero jamás obligándolas a realizar cualquier actividad por positiva que nosotros creamos que sea.

Hemos de tener muy claro la diferencia entre estímulo y coacción.

Actitudes, intereses y valores:

Referente a los valores, las actitudes y los intereses en el ciclo vital, éstos suelen ser constantes. Se considera que en este aspecto las personas mayores son muy conservadoras, pero lo que realmente ocurre es que los cambios les suelen generar inseguridad y miedo.

Las diferencias existentes entre las personas mayores respecto a los valores, intereses y actitudes, están sobre todo influenciadas por factores como la clase social, la ocupación, la zona geográfica, las creencias o formación religiosa y la idiosincrasia de las diferentes etnias.

Las personas mayores suelen valorar muy positivamente la seguridad en lo más amplio del término, dentro de ella estaría su casa, los alimentos, etc...

Como enfermeras hemos de saber respetar y comprender las creencias y valores de las personas que cuidamos.

El concepto personal:

El autoconcepto o el concepto de imagen propia, es decir lo que la gente cree de sí misma, se relaciona con una interpretación de las reacciones ajenas. Lo cierto es que nadie puede saber con exactitud cuál es el concepto que tienen de él los demás. Lo que hacemos las personas es deducir lo que piensan y sienten los demás a través del comportamiento que tienen con uno mismo.

Por lo tanto el autoconcepto depende de lo que uno cree que los demás piensan de él.

Por ello las personas siempre buscan la pertenencia a un grupo, ya que ello es sinónimo de ser valorado, y esto es esencial para alcanzar el bienestar social y emocional. La no pertenencia a un grupo

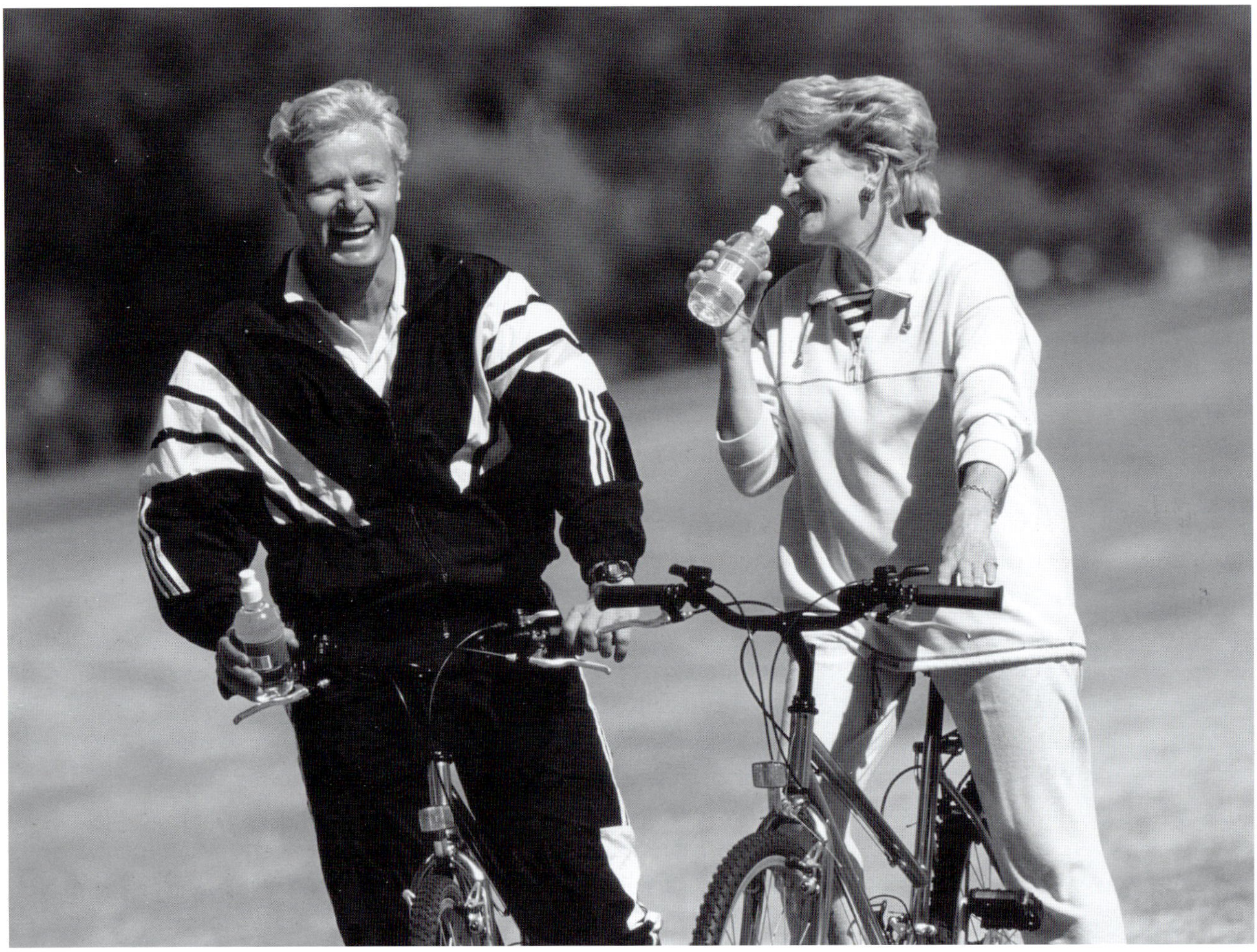

se supone que destinaría a esta persona a la soledad.

El autoconcepto positivo de las personas mayores es uno de los valores más importantes. La persona que tiene un buen autoconcepto de si misma tendrá más recursos para luchar contra los problemas diarios, pues la autoestima tiene un profundo efecto sobre los procesos de pensamiento, emociones, deseos, valores, objetivos y comportamiento.

Los ancianos presentan alteraciones de la autoestima con frecuencia, causados por procesos patológicos agudos o crónicos, por cambios en el entorno físico, social o económico, como pérdidas de seres queridos, etc.

Ante estas circunstancias existen alternativas como el voluntariado o los animales de compañia, etc.., que servirán para incrementar la autoestima.

Como enfermeras, el objetivo de elevar la autoestima de las persona ancianas que cuidamos es una prioridad a tener en cuenta, y lo haremos a través de la motivación y la incentivación de las relaciones con otras personas que compartan afinidades.

Personalidad:

Se considera que es rasgo que heredamos y en el que influye el entorno. Es la forma como la persona percibe, piensa, actúa y siente.

Y podemos decir que hay dos personalidades, una interna, donde encontramos la motivación, la autoestima y los valores, y otra externa, que es la que la persona muestra a los demás.

La personalidad en el anciano no suele alterarse por el proceso de envejecimiento, y es clave para determinar cómo se va a comportar ante un determinado proceso, es decir, cuáles van a ser sus reacciones.

Esto significa que una persona anciana hará frente a las pérdidas de la misma manera en la que ha actuado a lo largo de toda su vida.

Los cambios acentuados que se presenten estarán relacionados con la forma de ser que tenia la persona en otras etapas de su evolución.

La trasformación en personas introvertidas muchas veces esta asociado al miedo a las pérdidas y a los procesos de duelo. Por ello, como enfermeras, debemos descubrir en la persona que cuidamos las estrategias para hacer frente a los problemas, pues éstas mismas es posible que sigan surtiendo efecto en la actualidad.

Jubilación:

Tratamos este tema dentro de los cambios psicosociales por la gran cantidad de problemas de diferente índole que genera por sí sólo.

La jubilación se establece de forma administrativa al llegar a una determinada edad y lleva consigo asociado toda una serie de cambios, que fuerzan a la naturaleza humana a renovaciones de conducta y comportamientos a partir de un momento cronológico determinado, con lo que crea toda una seria de problemas físicos, sociales y psicológicos.

A pesar de ser un logro social importante, el modo como se aplica, lleva consigo una carga negativa de carácter económico, social y psicológico que muchos jubilados no resisten, y desarrollan cuadros de ansiedad o angustia con repercusiones físicas y psicológicas.

Por ello el planteamiento podría pasar por experiencias, ya conocidas en otros países e incluso en el nuestro aunque en menor proporción, como son la preparación para la jubilación.

Preparación para la jubilación

Hasta fechas recientes, sólo unos cuántos habían podido recorrer la "segunda fase" de su vida (post jubilación), pues la esperanza de vida era corta. En la actualidad, millones de personas acceden a esa "segunda vida". No se trata de una fase optimista sino de la constatación de una realidad (más jubilados y con más esperanza de vida) y no se pretende transfigurar falsamente la vejez que al igual que la juventud no tiene valor por sí misma. No son los años los que cuentan sino su contenido, es decir la forma de vivirlos.

Un buen momento para pensar en la jubilación es hacerlo mientras uno es joven. La vejez y la jubilación son parecidas a un viaje turístico por otro país; se disfrutará más de ellas si se ha preparado antes de partir (SKINNER, VAUGHAN). La jubilación no tienen por que producir necesariamente alteraciones en las condiciones físicas, psíquicas o sociofamiliares y además cuando ha sido libremente elegida y bien planificada se relaciona con resultados positivos. En cambio cuando no es deseada (por razones de edad o por presentarse de forma inesperada) debe considerarse como un factor de riesgo en la aparición y/o reagudización de problemas sanitarios y sociofamiliares.

Por ello los diferentes profesionales del equipo multidisciplinar que atienden a la persona en periodo de jubilarse tienen la oportunidad de mejorar las condiciones de las mismas y además tienen la competencia para hacerlo. La intervención de estos profesionales en este momento de la vida de las personas se traducirá en años de beneficio, mediante una acción preventiva adecuada, que comprende tres objetivos primordiales:

- Prolongar el periodo de energía física al máximo y conseguir un nivel de actividad mental y social óptimo.

- Detectar lo más precozmente posible los problemas potenciales.

- Ayudar a entrar en la jubilación, optimizando todas las posibilidades.

En el terreno de la jubilación , los países y, en su representación, los gobiernos, en general , han dado prioridad a los aspectos económicos, sin tener en cuenta el resto de elementos a considerar que acompañan a la jubilación que pueden ser de carácter físico, psíquico y social.

Pasando de la difícil adaptación a este proceso de jubilación por parte del trabajador, puesto que la vida y sus valores están orientados en torno a la actividad y trabajo que se realiza. de este rol repercute en la situación económica e incluso en la salud física y psíquica. Conocemos más a las personas por la profesión que por su nombre o valores personales. Y la pérdida, ya que a causa de la jubilación se producen una reducción de las relaciones sociales, los recursos económicos disminuyen (siendo en ocasiones insuficientes), y se enfrentan a un aumento del tiempo libre.

Es una etapa que coincide con la pérdida de seres queridos y amigos, y es la época de emancipación de los hijos, que forman su propia familia.

Hay países como EEUU, en los que existen asesores de jubilación que proporcionan consejo y realizan una planificación global a las personas que van a jubilarse, si bien su principal objetivo o finalidad también es la valoración económica.

En nuestro país los profesionales dedicados a estos menesteres no existen o su existencia es prácticamente testimonial actualmente, por ello creemos conveniente y oportuno crear y definir el "equipo básico de atención a la persona en trámite de jubilación" con unos objetivos claros y definidos que serían:

Valorar, prevenir en la medida de lo posible las dificultades y riesgos que lleva este tramite e intentar dar respuestas a los problemas que se presenten.

A través de ellos se podrá facilitar al jubilable soluciones a sus potenciales problemas de adaptación, tales como:

- La proyección del futuro financiero. Informándole como se tramita su pensión y el marco jurídico, también se la informará sobre las ayudas y los descuentos de los que se puede beneficiar una vez jubilado.

- La utilización del tiempo libre o de ocio.

- Los problemas o alteraciones de salud asociados a la edad, informándole de:

1. El proceso de envejecimiento

2. Hábitos de la vida cotidiana

3. Enfermedades más prevalentes en la vejez.

Equipo básico de atención al jubilable

Hemos de partir de la base de que la responsabilidad de la preparación a la jubilación es responsabilidad de la persona que se va a jubilar, pero que ha de disponer de una serie de recursos, que pasan por la existencia de equipos preparados para llevarla a término y que han de ser capaces de despertar el interés en el jubilable por la misma.

Ello representa que ese equipo multidisplinar deberá tener presente:

Componentes

Aunque lógicamente cabe cualquier profesional interesado en la jubilación, creemos indispensable que en este equipo han de estar integrados profesionales de las siguientes disciplinas:

- Sanitaria (Médicos, Enfermeras,...)
- Social (Diplomado Social,...)
- Psicología
- Economía (Asesoría fiscal, legal,...)

Funciones

Las funciones prioritarias de este equipo pasan por:

- Recoger todos los aspectos del individuo en relación con su jubilación: situación física, psíquica, económica, familiar, social.

- Valoración de todos ellos.

- Detectar la existencia de cualquier problema y priorizarlos cuando existan.

- Establecer planes de actuación y llevarlos a término.

Coordinación

La diferente procedencia y preparación de los profesionales del equipo hace necesaria la figura de un eje vertebrador que ponga en común las diversas opiniones y necesidades de los mismos para llevar a término sus actuaciones dentro del hilo conductor de un equipo multidisciplinar, para lo cual es necesario la unificación de criterios.

Este papel lo llevará a cabo el coordinador, que recaerá en el profesional que haya recibido la primera consulta/demanda de atención. Y que se transformará en el punto

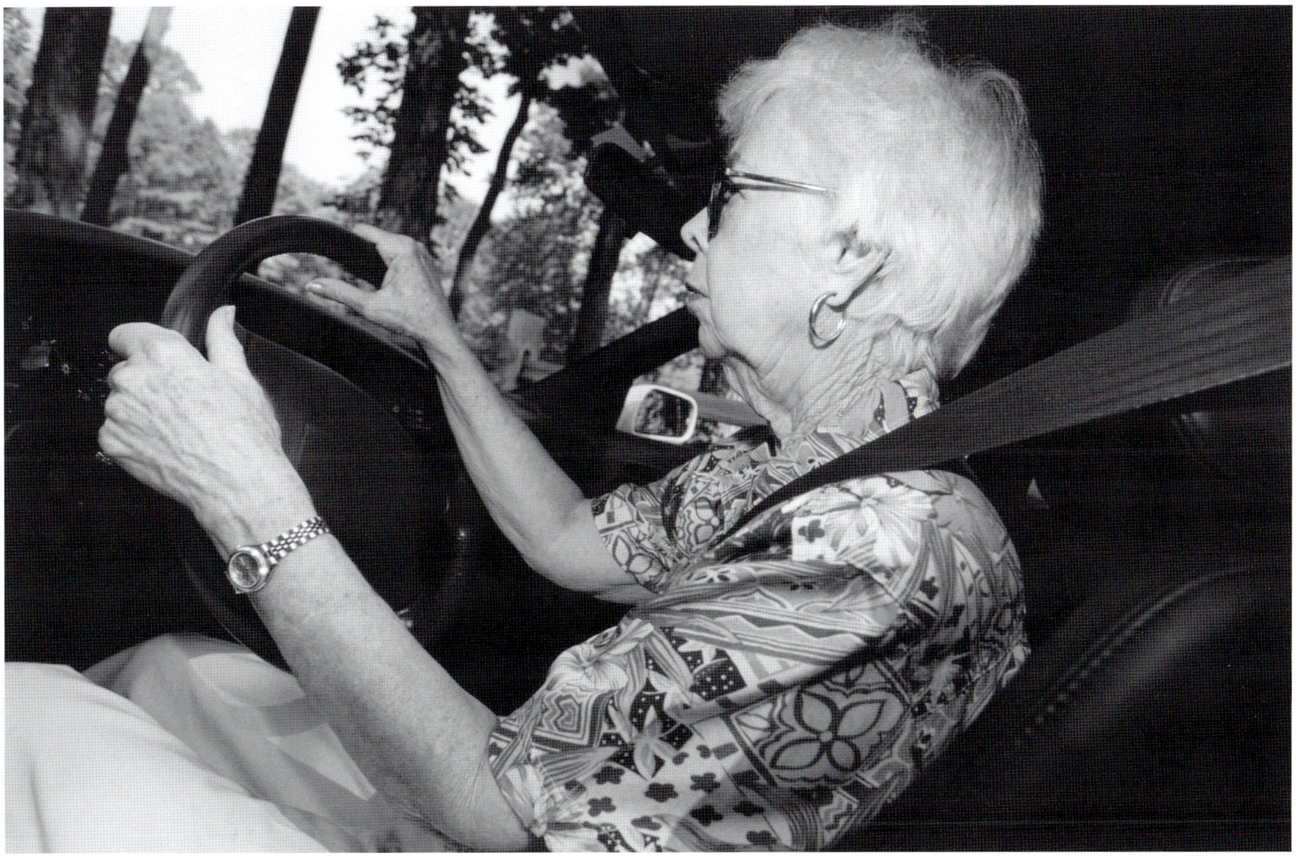

de referencia para el jubilable, dando lugar a un espacio abierto en el cual se detectaran los riesgos, se promoverá la reflexión y la valoración conjunta (profesional-jubilado) de las diversas situaciones.

La función básica del coordinador será la de establecer el orden de prioridades, teniendo en cuenta las necesidades sentidas del protagonista (jubilado), comunicárselo a la persona y promover las correspondientes acciones de éste.

Problemática

Las dificultades en el abordaje de la situación de jubilación pueden venir derivadas tanto de la propia idiosincrasia del individuo (estado físico, sociofamiliar, psíquico,...) como de una falta de coordinación del mismo equipo por desinformación o por diversificación de opiniones, lo cual puede agravar la situación planteada.

En ciertos casos será conveniente recurrir a un segundo nivel asistencial, donde profesionales especialmente cualificados ayuden a mejorar dicha situación.

Atención integral de la transición trabajo - jubilación

Ante una persona en trámite de jubilación el esquema de abordaje puede ser el siguiente:

Recogida de datos

1. Diagnóstico de la situación mediante:
- Entrevista abierta y dirigida
- Concurso de otros profesionales

2. Valoración de riesgos y problemas
3. Priorizar actuaciones / reflexiones
4. Reevaluación periódica

Diagnóstico de la situación

Entrevista

Elementos a tener en cuenta:

1. Saber qué le preocupa a la persona (motivo de la consulta-demanda). En la mayoría de los casos la preocupación es de índole económica, pero hemos de estar alerta para reconocer otras quejas vehiculizadas a través de este motivo explícito. También las quejas de origen somático (somatizaciones), familiares, etc..., que pueden ser expresión de otros conflictos.

2. Hemos de hacer un repaso del resto de esferas, diferentes al motivo de la consulta, con el objeto de recoger los signos de alarma:

• Situación económica. Ajuste entre recursos disponibles y necesidades a cubrir.

• Sociofamiliares. Partiendo de una situación previa a la jubilación, ésta podrá modificar las relaciones familiares y sociales. Habrá que valorar cuales son los recursos y medios de que se dispone en el entorno familiar y social para que la persona jubilada no quede en situación de desamparado.

• Física. Signos de alarma que nos hagan sospechar la existencia de padecimiento físico:
- Dolor
- Pérdida de peso sin causa justificada
- Astenia, fatiga, cansancio
- Inestabilidad, trastornos en la marcha
- Ahogo, disnea
- Trastornos del ritmo deposicional
- Psíquica
- Otros

Concurso de otros profesionales del equipo

Cuando se considere conveniente/necesario según la entrevista previa, recurriremos a otros profesionales del equipo que profundizarán en los aspectos pertinentes, realizando las focalizaciones oportunas, lo cual nos ayudará a confeccionar el diagnóstico de la situación.

Con la información recogida a través de

la entrevista y las que nos proporcionen otros profesionales consultados, podemos realizar una detección individualizada y a la vez precoz de necesidades.

Valoración de riesgos y problemas

Las alteraciones de cualquier índole y las situaciones de riesgo que se hayan detectado han de ser evaluadas con el objeto de establecer la relevancia que tienen para el individuo.

Priorizar actuaciones / reflexiones

En función de la valoración previa, se establecerán unos planes de actuación y reflexión para que el individuo pueda solucionar, parcial o totalmente los conflictos surgidos y establezca las pautas de prevención necesarias que eviten los riesgos.

Reevaluación periódica

De todas y cada una de las situaciones conflictivas o de riesgo, mediante el mantenimiento del "lugar de referencia" desempeñando por el coordinador, con el que el jubilado mantendrá contacto periódico.

Diseño de programas individualizados

Todos los instrumentos descritos anteriormente nos darán información sobre

FIGURA 43

Envejecer, otra etapa de la vida	**El proceso de envejecimiento**
La salud corporal	- La alimentación y la cocina - Prevención para la salud - Actividad física - Sexualidad
Salud mental	- Desarrollo mental - Soledad y duelo
Calidad de vida	- Reflexiones sobre la nueva etapa de vida
Jubilación por incapacidad	- Aspectos legales - Aspectos biológicos
Planificación económica y jubilación	- Aspectos económicos y jurídicos - Planes privados de jubilación - Derechos y responsabilidades de los mayores
El hábitat	- El domicilio, lugar de recuerdos
Jubilación activa	- Información sobre el que hacer - Voluntariado alternativa solidaria - Tiempo libre

diferentes aspectos que tendremos que analizar y compartimentar adecuadamente dentro de un esquema que nos ayude a ayudar a nuestro cliente, el jubilado.

Por ello, de forma individual o dentro del equipo multidisciplinar, hemos de seguir un esquema o guía de trabajo y actuación, que debe tener presente mínimamente los siguientes puntos: (fig. 43).

Podemos utilizar encuestas de programas de prejubilación en la que recogemos a través de 26 Items información sobre: (fig. 44).

Estos datos nos permiten tener una visión biopsicosocial básica sobre la persona jubilable.

FIGURA 44

1. Edad
2. Sexo
3. Estado civil
4. Nivel de estudios
5. Lugar de nacimiento
6. Jubilarse = viejo
7. Interés de realizar un curso de preparación a la jubilación
8. Revisiones médicas
9. Peso
10. Dieta fin de semana
11. Actividades
12. Sueño
13. Hábitos tóxicos
14. Cambio que significa el pasar del mundo laboral al del jubilado
15. Significado de jubilarse
16. Lo que le preocupa de la jubilación
17. Relaciones sociales, familiares, etc.
18. Conocimientos de recursos
19. Actividades sociales
20. Ocupación del tiempo libre
21. Condiciones del domicilio
22. Posesión de carnet de conducir
23. Disponibilidad económica
24. Conocimiento sobre las pensiones
25. Disposición de asesores financieros
26. Situación laboral de su pareja

Mujer y jubilación

Hemos de reseñar el hecho diferencial que representa la jubilación en la mujer, es decir como afecta la jubilación a la mujer, y también observar las repercusiones de ésta que se ha de evaluar desde dos puntos de vista: la mujer que ha trabajado fuera del hogar y la que sólo ha trabajado en las tareas del hogar.

La primera situación es similar a la del hombre jubilado, con la salvedad de que la mujer no corta con la actividad de forma brusca, ya que continúa con las tareas del hogar o lo que es lo mismo descarga un 50% del total de la carga.

En la segunda situación, la jubilación del esposo repercute en la mujer con problemas, tales como la pérdida por parte de la esposa de un cierto grado de libertad por el simple hecho de disponer de más tiempo para estar juntos.

Y el hecho de que el marido participe en las tareas del hogar, la esposa lo suele vivir como una intromisión o invasión de su parcela de poder.

Este es un fenómeno que en zonas de nuestro país, en las que históricamente los hombre emigraban o bien pasaban largas temporadas fuera del hogar por motivo de su actividad laboral (campañas de pesca con duración de meses), ha dado lugar a lo que podríamos llamar como "síndromes" negativos de la jubilación, vivida por la esposa con repercusiones incluso a nivel de salud mental.

O bien, también el hecho de que la jubilación ha sido el desencadenante de divorcios en personas de edad avanzada.

Por lo tanto en la preparación ante esta nueva situación, que es la jubilación, hace

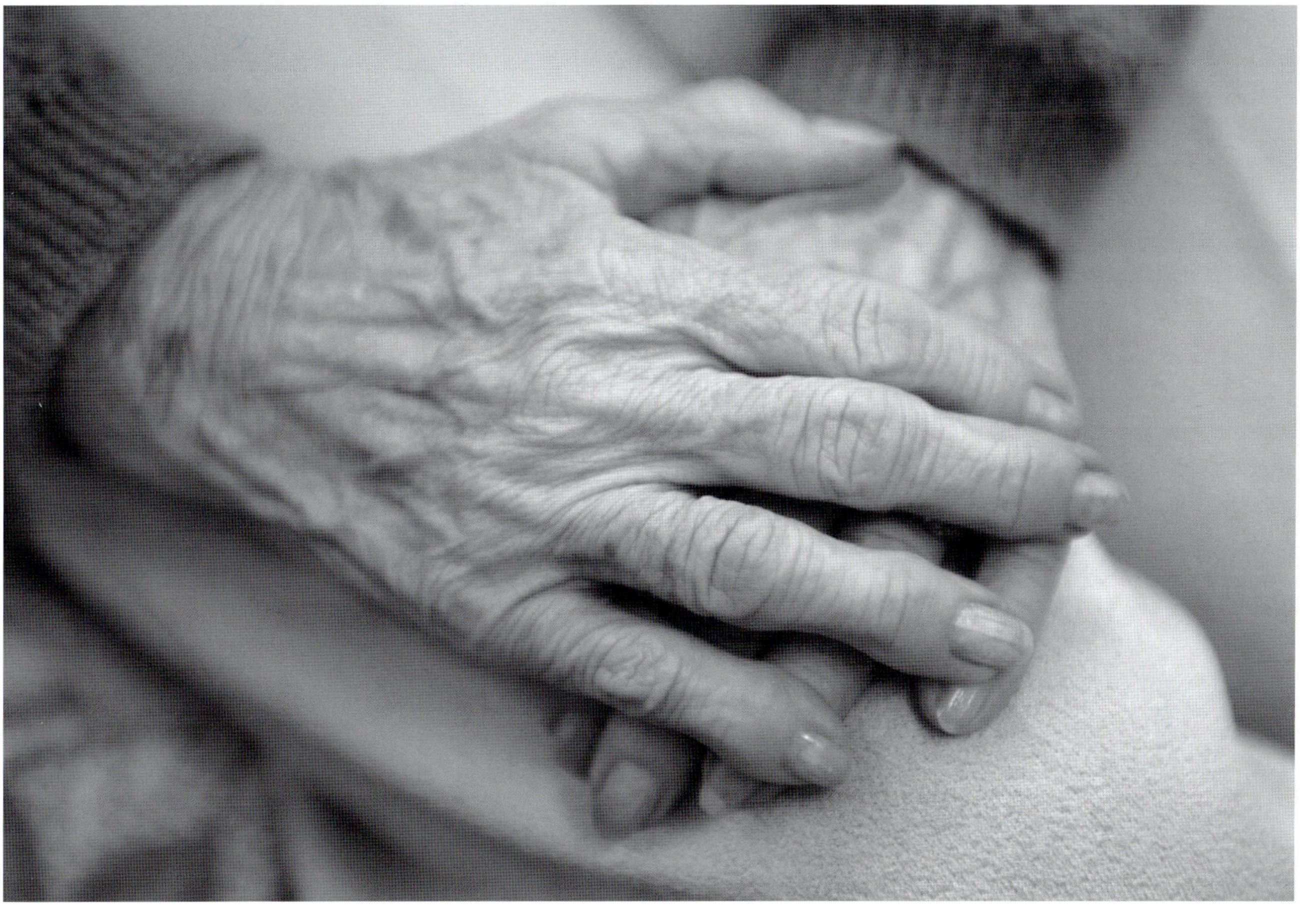

del todo necesario que participen ambos conyugues en los cursos que se impartan ya que es la única forma de hacer frente a los cambios que se les avecinan, por medio de la prevención y el conocimiento de las situaciones y etapas a las que van hacer frente.

2.5. RESUMEN Y REFERENCIAS

- El proceso de envejecer, es un fenómeno de carácter individual, el cual está íntimamente relacionado con factores ambientales en los cuales la persona mayor se ha desarrollado, así como los estilos y calidad de vida de los cuales a disfrutado en todo el período.

- Pero para establecer la edad a partir de la cual se considera que la persona es anciana, se debería tener presente que en ella influyen una serie de factores definitorios de la misma, conocidos como edad cronológica, fisiológica, psicológica o social.

- Los cambios fisiológicos que tienen lugar en el organismo que envejece son sinónimo de modificaciones tanto de órganos como de tejidos cuya consecuencia final es la pérdida de actividad funcional, y que sirven de base con frecuencia al desarrollo de un proceso patológico crónico, "pero, eso sí, iniciado en la edad media adulta, es decir entre 40-45 años". Gerontológicamente se rechaza el concepto de la vejez como enfermedad, pues los achaques de las personas de edad avanzada son reflejo de una enfermedad y "no de la vejez".

- En el organismo se producen una serie de cambios de carácter anatómico, fisiológico y funcional que terminarán por alterar el equilibrio homeostático pudiendo llegar a ser incompatibles con la vida.

- Lo más complejo que sale siempre a la palestra al hablar del envejecimiento del organismo, es el diferenciar entre envejecimiento fisiológico o normal y los procesos patológicos de presencia predominante en la vejez o envejecimiento patológico.

- El envejecimiento conlleva cambios tanto en al piel como en sus apéndices el pelo y las uñas. Estos cambios externos junto con las arrugas son reconocidos por todo el mundo, pero lo cierto es que este cambio morfológico ocasiona en muchas personas una disminución de la autoestima.

- En la piel del anciano se produce una disminución de producción de grasa por parte de las glándulas sebáceas y una disminución de la función de las glándulas sudoríparas, motivo por el cual encontraremos una piel seca, escamosa y la persona se quejará de prurito.

- Las manchas o zonas de color marrón o pigmentadas, que se desarrollan en dorso de las manos, brazos y cara son conocidas como lentigo senil. A nivel popular se les denominan manchas hepáticas o propias de la vejez.

- Las uñas de los pies de las personas ancianas se caracterizan por ser gruesas y romperse con facilidad (frágiles).

- El cerebro tiene una gran capacidad de reserva, pues hasta el momento no se ha podido establecer una correlación entre tamaño y funcionamiento.

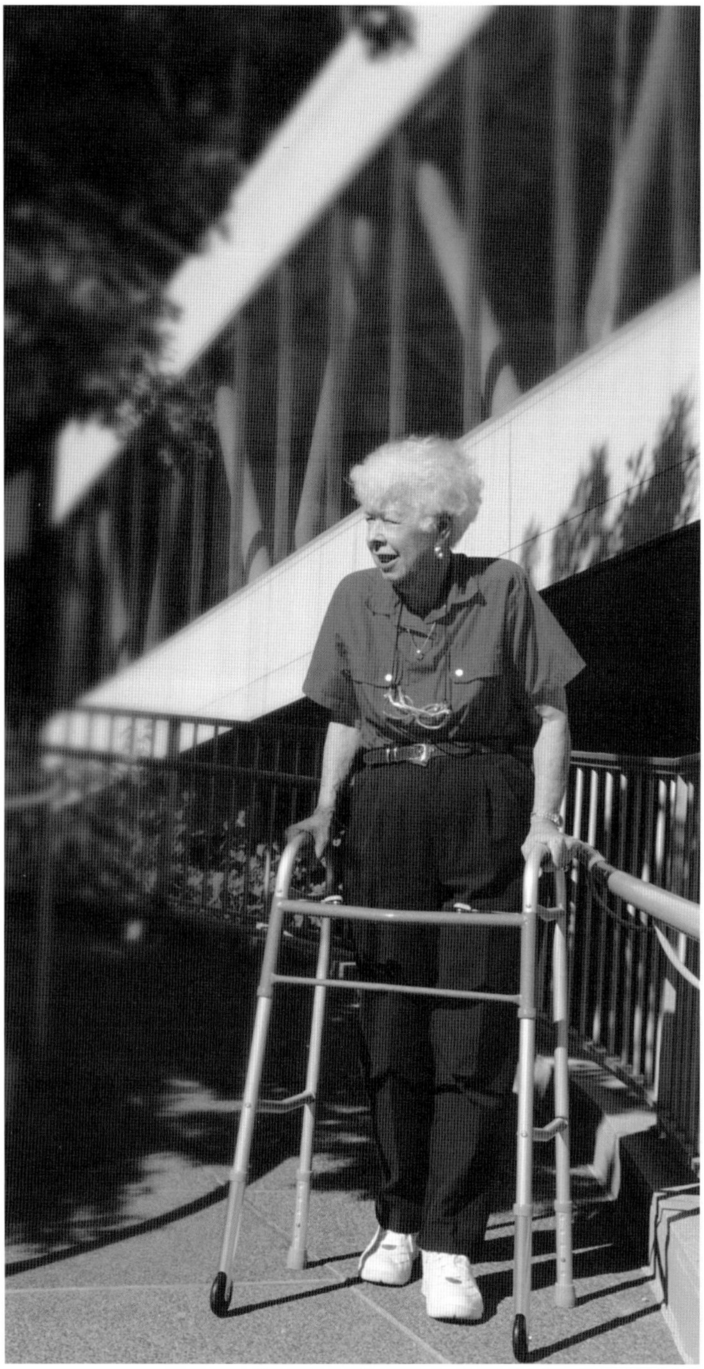

- La persona mayor conserva las facultades de pensar, razonar, aprender y memorizar intactas. Lo único que hemos de tener presentes como enfermeras que les cuidamos, es que no podemos esperar respuestas inmediatas, es decir, que les hemos de conceder más tiempo para procesar la información y para recibir la respuesta esperada.

- Las personas mayores, suele tener alterado el sueño normalmente en el tiempo de la fase IV y el sueño REM. Por ello presentan insatisfacción en esta necesidad, quejándose de que despiertan con la sensación de no haber descansado.

- En los ancianos la percepción del dolor está disminuida, y por lo tanto resulta difícil evaluarlo en su fase aguda. En ocasiones no se produce la respuesta automática al mismo, tal como sucede con la taquicardia, la hipertensión, la palidez y las náuseas.

- La sensación táctil en el anciano suele estar disminuida, por lo tanto a nivel de este sentido puede no percibir sensaciones u objetos, etc.

Pero en cambio suelen tener una buena respuesta al contacto, lo que podemos decir que significa que este es un buen método de apoyo en el cuidado de ellos.

- Los receptores vestibulares están situados en los músculos y tendones, desde donde transmiten señales al sistema nervioso central en relación al movimiento articular y a la situación del cuerpo en el espacio.

Al disminuir la eficacia de estos sentidos aparece un déficit de estabilidad del cuerpo y de coordinación en los movimientos y como consecuencia se produce un mayor balanceo corporal.

- Como el proceso de envejecimiento provoca que disminuya el tamaño de la pupila, es necesario una mayor intensidad de luz para poder ver, pero a su vez por el mismo proceso de envejecimiento se produce un aumento de opacidad del cristalino, lo que se traduce en un aumento de sensibilidad al resplandor (se deslumbran con luz potente), por ello la luz que deben utilizar ha de ser brillante pero difusa.

- Los colores fríos como el verde, azul y violeta son difíciles de ver puesto que el tono amarillento del cristalino oculta estos colores. En cambio los colores considerados como calientes como el amarillo, naranja y rojo son percibidos con mayor claridad por las personas ancianas.

- Otro efecto es la disminución de lágrimas por parte de las glándulas lacrimales, cuya consecuencia es una córnea seca e irritada que precisa de tratamiento sintomático con instilación de gotas oculares que alivien la sensación de sequedad de la córnea.

- A nivel de los párpados las personas ancianas pueden presentar ptosis por atrofia de la musculatura palpebral. Y pueden tener entropión o ectropión en los párpados, que produce una mayor sequedad o irritación crónica causada por las pestañas que rozan la córnea o la esclerótica.

- La presbiacusia es la pérdida progresiva de la audición y discriminación de los sonidos, viene acompañada por la pérdida de percepción de los tonos altos.

- El acumulo o el impacto de cerumen es muy frecuente en los ancianos, y con frecuencia se puede llegar a suponer que la persona afectada tiene una pérdida de audición, que realmente tiene, pero provocada por el cerumen.

- Suelen tener los ancianos dificultades para filtrar las palabras cuando existen ruidos ambientales que interfieren en ello. Es típica la reacción de aislamiento de las personas mayores en reuniones tumultuosas porque les crea una sensación de aturdimiento.

- Con el paso del tiempo el órganismo presenta una pérdida de fuerza y resistencia muscular, causada por una atrofia de las células musculares y a su vez se produce una pérdida de masa magra, con una pérdida en ella de fibras elásticas que conducen a una reducción de la flexibilidad y a un aumento de la rigidez.

- Entre las personas mayores es frecuente la osteoporosis senil, siéndolo más entre las mujeres, que es una de las causas productoras de la falta de movimiento, la deficiente absorción e ingesta de calcio, la reabsorción excesiva del calcio óseo y los trastornos endocrinos.

- Se produce una pérdida de estatura por el estrechamiento del espacio existente entre los cuerpos vertebrales, con una reducción de la distancia occipitohumeral por inclinación de la cabeza hacia delante, dando lugar a una postura corporal característica en la que parece que los miembros superiores se han alargado, el tronco se ha acortado y con las extremidades inferiores en semifelxión para compensar el equilibrio corporal. Son modificaciones que se van produciendo de una forma progresiva, las medidas preventivas que se pueden tomar pasan, por la realización de ejercicio y realizar una dieta equilibrada.

- En el corazón, al igual que en otros músculos, se produce un acúmulo de colágeno y grasa. Su rendimiento decrece con los años, así como su peso y volumen. Este rendimiento es suficiente para realizar las actividades normales de la vida diaria, pero cuando padece alguna enfermedad, estrés o realiza un ejercicio fuerte nos encontramos con que puede ser que no sea capaz de satisfacer las demandas adicionales que se le exigen.

- El sistema vascular de las personas ancianas presenta habitualmente un cierto grado de ateroesclerosis que afecta a la aorta, a las arterias coronarias y carótidas. Así mismo se produce una esclerosis de los vasos arteriales medianos y pequeños, y una reducción de la red capilar.

- Hemos de tener presente que los corazones envejecidos suelen tener problemas de arritmia, y su consecuencia es un menor aporte de flujo sanguíneo a los tejidos y por tanto podrá causar mayores problemas cardíacos o cerebrales.

- Al existir una disminución de la tensión venosa y de la velocidad de circulación, se produce una mayor cesión de oxígeno a los tejidos y como consecuencia una pérdida de calor. Todo ello conduce, junto con la disminución del metabolismo en situaciones normales, a una disminución de la temperatura corporal.

- Al igual que en otros sistemas el proceso de envejecimiento, provoca que el pulmón pierda peso y volumen, es más rígido y menos distendible por la dificultad de contracción de los músculos inspiratorios, lo que junto con los cambios óseos descritos, reducen la capacidad pulmonar para expandirse plenamente.

- Otra alteración importante es la disminución de la efectividad de la tos junto con la actividad ciliar, lo que conduce a un aumento de la dificultad para poder eliminar las secreciones. Lo que es un problema potencial de infecciones respiratorias, ya que esa tos poco productiva aumenta la vulnerabilidad del anciano frente a las infecciones respiratorias.

- En los ancianos las glándulas salivares segregan menos saliva y esta es más alcalina, también hay una menor secreción de ptialina y amilasa. Presentan una retracción de las encias y una menor hidratación de la mucosa bucal.

- Por otro lado, debido a los cambios que se producen a nivel del músculo liso de la región digestiva y el déficit de estímulos que se dirigen al sistema nervioso autónomo, da lugar a que el peristaltismo desde el esófago al colon sea un proceso lento, por lo tanto el vaciado del esófago y el del estómago será más lento y ello provoca una sensación de plenitud o saciedad.

- Un trastorno frecuente entre los ancianos es el estreñimiento, causado por dificultad para relajar el esfínter anal por el frío y por úlceras, fisuras anales o hemorroides. A pesar de ello la mayoria de las personas ancianas, a pesar de la reducción del peristaltismo, la fuerza abdominal, la falta de ejercicio y la deficit ingesta de liquidos y fibra, suelen evacuar diariamente.

- Existe una falta de respuesta en la persona anciana a determinadas hormonas. En cambio en otras se produce el efecto contrario, es decir que aumenta la secreción, como sucede con la hormona antidiurética u otras como la del crecimiento, en respuesta a estímulos como los niveles bajos de glucemia.

- El descenso de los niveles de estrógenos se asocia a la osteoporosis o descalcificación ósea.

- La reacción de intolerancia a la glucosa, causada por una infrautilización de la insulina o bien por la lentitud con que el proceso de envejecimiento impregna al organismo retrasando las respuestas, que en este caso se traduciría en la lentificación del mecanismo encargado de mantener en equilibrio los niveles de glucemia en el organismo. Si no tenemos en cuenta esta posibilidad nos podemos encontrar con el diagnóstico de falsos diabéticos.

- En la mujer después de la menopausia hay una disminución brusca de la progesterona y un descenso también brusco de los niveles de estrógenos.

En cambio en el hombre los estrógenos se siguen produciendo a nivel de la corteza suprarrenal, la testosterona desciende su secreción pero no de una forma brusca, sino de una forma más lenta iniciándose ya en su juventud y es un descenso que se va producienso de una forma gradual, lo mismo sucede con la espermatogénesis.

- Los cambios sexuales en la mujer estan marcados por los cambios fisiolgicos del envejecimiento y el climaterio. Que afectan a las fases que componen el ciclo de respuesta sexual: excitación, meseta, orgásmica y resolución.

- Es cierto que la mujer mayor responde de una forma más lenta a la estimulación sexual y su respuesta es menos vigorosa. Pero como en otros aspectos del envejecimieto esto es cuestión de tiempo, por lo tanto su consecuencia no debe ser el trasformarse en una persona asexuada, sino todo lo contrario, la práctica del sexo ha de ser una experiencia agradable y satisfactoria. Eso sí teniendo siempre en cuenta todos handicaps anteriormente expuestos.

- En los hombres los cambios en la sexualidad vienen enmarcados por una serie de trasformaciones en el sistema reproductor que pueden afectar su respuesta ante la sexualidad. Hay una disminución de la testosterona, que tiene como consecuencia una serie de cambios, como son la tendencia a ganar peso y aparece una mayor susceptibilidad a la arterioesclerosis y osteoporosis.

- Como hemos visto tanto en la mujer como en el hombre se producen una serie de cambios que pueden interferir en la satisfacción de esta necesidad, que se podrían condensar, en que tanto la frecuencia como la intensidad y el vigor del acto sexual puede decrecer a medida que se envejece, ya que esta influenciada por situaciones tanto de carácter físico, psíquico y social, pero a pesar de ello su práctica es una necesidad que a pesar de los cambios puede y debería ser agradable, ya que las personas mayores pueden seguir llevándola a término, a pesar de los cambios a los que se ven sometidos por el proceso de envejecimiento. De esta forma dan así satisfacción a una de las necesidades básicas de las personas.

- Un cambio bien documentado que sucede a nivel renal es la disminucuión del número de nefronas del riñon y un cambio degenerativo gradual en las que quedan. Esto se acompaña de una disminución gradual de la corriente sanguínea renal a lo que acompaña una reducción en proporción de la filtración glomerular, siendo entre los 70-80 años de edad la mitad de la que se produce a los 30 años de edad.

- Sus túbulos renales son menos sensibles que en los jóvenes a un aumento de la acidez o basicidad y no son tan activos segregando amoníaco, que se transforma en cloruro amónico y que es necesario para eliminar el exceso de iones de hidrogeno de los líquidos corporales.

- El estigma que lleva consigo la incontinencia conduce con relativa frecuencia tanto a las mujeres como a los hombres mayores, que padecen esta problemática, a restringir la ingesta de líquidos por un lado y por otro a aislarse.

- Los cambios hematológicos presentes en los ancianos son el descenso de los valores o tasas de hemoglobina y una disminución de la función eritropoyética. Y la disminución en la formación de leucocitos, con lo cual habrá una reducción de respuesta frente a la inflamación o se responderá de forma poco eficaz frente a la infección.

- En los cambios psicosociales que se presentan en las personas mayores se ha de tener en cuenta no sólo su situación en el momento actual sino toda una serie de circunstancias que han influido y van a influir en los mismos junto con su proceso de envejecimiento.

- Los cambios psicosociales están relacionados con toda una serie de cambios cognitivos, que tienen lugar a causa del envejecimiento.

- El proceso de cambio es muy individual, y viene influenciado por toda una serie de factores tanto físicos, como culturales o socioeconómicos. Por tanto la adaptación a los mismos estará influenciada por aspectos de carácter social, cultural, económico, intelectual y religioso.

- Podemos afirmar que, por lo general, el tiempo de reacción se retarda con la edad, aumentando a medida que se van cumpliendo años.

- La lentitud es más notoria a medida que pasan los años, observable en las personas ancianas, siendo una de las características más destacadas del envejecimiento.

- Una definición de inteligencia de entre las muchas que se barajan y que se relaciona más con nuestra disciplina, puede ser la de Eisdorfer (1977), el cual la define como "la capacidad de comunicar, comprender y cuidar de uno mismo".

- El aprendizaje esta relacionado con toda una serie de factores complejos que influyen en él, como la salud, el tiempo de reacción y la motivación entre otros.

- Ante los problemas, las personas ancianas intentan buscar su solución a través de sus experiencias previas.

- El proceso de envejecimiento produce un deterioro mínimo a nivel de la memoria. La memoria la dividimos en inmediata, reciente y remota (La Rue, 1982).

- Una situación a la que se ven abocados con relativa frecuencia las personas mayores, es la dificultad de poder transferir datos desde la memoria reciente o a corto plazo a la memoria a largo plazo o remota, con la finalidad de recuperalos posteriormente.

- Los cambios en la motivación para la realización de unas determinadas actividades en los ancianos, suelen estar enmarcados por la utilidad que él les ve.

- En lo referente a los valores, las actitudes y los intereses en el ciclo vital, estos suelen ser constantes. Se considera que en este aspecto las personas mayores son muy conservadoras, pero lo que realmente ocurre es que los cambios les suelen generar inseguridad y miedo.

- El autoconcepto o el concepto de imagen propia, es decir lo que la gente cree de sí misma, se relaciona con una interpretación de las reacciones ajenas.

- Los ancianos presentan alteraciones de la autestima con frecuencia, causado por procesos patológicos agudos o crónicos, por cambios en el entorno físico, social o económico como las pérdidas de seres queridos, etc.

- Podemos decir que hay dos personalidades: una, la interna, donde encontramos la motivación, la autoestima y los valores; la otra, externa, que es la que la persona muestra a los demás.

CAPÍTULO 3

Cuidados de enfermería gerontogeriátrica I

3.1. INTRODUCCIÓN

En el presente capitulo vamos analizar diferentes aspectos que influyen en los cuidados dirigidos a las personas ancianas.

Ya sabemos por capítulos anteriores que el cuidado de los ancianos históricamente se ha basado en una obligación moral de sus descendientes hacia ellos, que siempre se ha fundamentado sobre bases religiosas-morales o bien sobre leyes de obligatoriedad.

A lo largo de los siguientes apartados, vamos a eliminar esos conceptos negativistas sobre el envejecimiento y dar a conocer todos los cambios precisos, así como las medidas necesarias y favorecedoras de la autonomía o independencia, que se traducirán en una mejor calidad de los cuidados dirigidos a las personas mayores.

También analizaremos los factores que pueden interferir el proceso de independencia de la persona anciana a la que dirigimos nuestros cuidados. Y además las actividades que favorecerán todo lo contrario, es decir la satisfacción de sus necesidades básicas, de una forma autónoma e independiente.

Para ello seguidamente vamos a pasar a enumerar los objetivos que pretendemos alcanzar con el presente capítulo.

OBJETIVOS:

1. Aprender la relación que debe existir entre la enfermera/o y las personas mayores.

2. Conocer y desprenderse de los estereotipos y perjuicios que se barajan con mayor frecuencia sobre las personas mayores.

3. Conocer cuáles son los sistemas de atención y cuidados de los que disponemos para atender a las personas mayores.

4. Analizar cuáles son los cambios necesarios que se han de introducir en los sistemas de asistencia sanitaria a los mayores.

5. Aprender la forma de utilizar los registros de enfermería geriátrica.

6. Aprender a realizar la valoración geriátrica.

7. Conocer las medidas preventivas prioritarias en el anciano.

8. Conocer la importancia de la nutrición en la vejez.

9. Relacionar la importancia existente entre la realización de ejercicio y la evolución de la vejez.

10. Conocer las consecuencias que tiene el consumo de fármacos en la vejez.

11. Conocer como influye la rehabilitación, aumentando la independencia en la vejez.

12. Conocer como influye la terapia ocupacional, aumentando la independencia en la vejez.

3.2. LA ENFERMERÍA Y LAS PERSONAS MAYORES

La profesión de enfermería fue creada para dar asistencia a personas o grupos centrándose en la salud y la promoción de la misma, pero esta ha tenido diferentes actitudes en relación con los ancianos.

Durante la primera parte del siglo XX, el cuidado de los ancianos por parte de la enfermería tuvo poca trascendencia pues el objetivo primordial era el de cuidar la juventud. En ese mismo período también se daba la circunstancia de que las enfermeras tenían un escaso nivel de autonomía, la enfermera seguía las normas del hospital y las órdenes del médico. Siendo el objetivo principal el cuidado del enfermo, no entraba dentro del mismo el mantenimiento de la salud así como la rehabilitación, que no despertaba excesiva atención. Por ello también podemos afirmar que la enfermería gerontológica no existía, sencillamente porque el número de ancianos era escaso, no como sucede en la actualidad. Y los que llegaban a edades avanzadas eran cuidados en hospitales o residencias de ancianos, y evidentemente en aquellos momentos ninguno se planteaba el retorno de estas personas mayores ancianas a su casa.

Pero a partir de la segunda guerra mundial y los años de posguerra (1940-1960), en el mundo occidental se produjo un cambio importante: el aumento de la población de personas ancianas.

Ese hecho se tradujo en nuevos planteamientos asociativos, estructurales, asistenciales y formativos.

En España son los años 40 cuando empezó a caminar la geriatría de manos de la fundación de la primera asociación que hacia referencia a la misma, la Sociedad Española de Gerontología. Formada en el inicio sólo por médicos, años después se incorporaron enfermeras y asistentes sociales. En la década de los 50, exactamente en el año 1955, se crearon una pequeña red de dispensarios geriátricos que tuvieron poca trascendencia social. En ese mismo período tuvo lugar la creación de servicios hospitalarios y dispensarios de geriatría en algunos centros hospitalarios como el Hospital de Nuestra Señora de la Esperanza en Barcelona y en el Hospital de la Cruz Roja en Madrid.

A partir de mediados del siglo XX surgen una serie de acontecimientos que podemos considerar como puntos fuertes en la enfermería o fundamentales de nuestra profesión, como son, en 1960, la definición del proceso de enfermería y el desarrollo y enunciado de los marcos teóricos-conceptuales de la enfermería. En 1970 se identificaron los diagnósticos de enfermería.

En España 1977 se crearon las Escuelas Universitarias de Enfermería, dándole a la enfermería el rango de estudios universitarios, y coincidiendo con este cambio evolutivo, se incluyó una nueva asignatura dentro de los estudios de enfermería a través de una orden del Ministerio de Educación que fue la de Enfermería Geriátrica. De esta forma se convierte en la única carrera del ámbito de la salud en esos momentos que contemplaba la geriatría como un área de conocimiento troncal dentro de su formación básica.

En 1987 se funda la Sociedad Española de Enfermería Geronto-Geriátrica, con un amplio abanico de actividades formativas, divulgativas, congresos y jornadas que continúan hoy. A su vez han surgido numerosos postgrados, masters en enfermería geriátrica o geronto-geriatría como títulos propios de muchas universidades. Lo que se traduce en una mejor formación de los profesionales de enfermería en el cuidado específico de las personas ancianas, ya que estas son los representantes con cara y ojos de un grupo de población, el cual tiene un factor de crecimiento exponencial dentro de nuestra sociedad.

Dando una paso más en esta evolución desde grupos como el formado por el IES (Instituto de Estudios de la Salud), salió un documento en el que se detallaban las competencias de las enfermeras, y dentro de ellas se hacia referencia a las que tienen lugar en el ámbito geriátrico o del cuidado de las personas ancianas. Dichas competencias fueron desarrolladas por diferentes grupos de trabajo auspiciadas por el Consejo de Colegios de Cataluña, dando lugar a unos objetivos y a unas líneas competenciales en el ámbito gerontológico, a través de las que se busca conseguir una mejor calidad en el cuidado de este creciente e importante núcleo de población.

Por todo esto, al colectivo de la enfermería, este ámbito de la geronto-geriatría también le supone una buena oportunidad para ejercer todas sus habilidades profesionales, aplicando el conocimiento clínico en la práctica y utilizando sus habilidades en la toma de decisiones. En el ejercicio con las personas mayores les permite ser creativos y hacer uso de la iniciativa en la prestación de los cuidados a las mismas. Pueden cuidar a los ancianos en distintos ámbitos como hospitales de agudos, hospitales socio-sanitarios, centros de día, hospitales de día, residencias o en el propio domicilio del anciano. Les permite relacionarse con otras disciplinas, a través de los equipos multidisciplinarios, para planificar y ejecutar los cuidados dirigidos a las personas ancianas. Están en condiciones de educar y apoyar a las personas ancianas en la realización de las actividades de la vida diaria y de esta forma mantenerlas autónomas o independientes. Les sirve para enriquecerse a través de las experiencias expresadas por medio de las reminiscencias de las personas mayores o ancianas, es decir a través de su historia de vida, la cual nos va a dar pautas de actuación ante los problemas que presente esta persona.

3.3. LOS ESTEREOTIPOS Y PERJUICIOS SOBRE LAS PERSONAS MAYORES

Los mitos y estereotipos sobre el envejecimiento dan lugar a ideas erróneas ante este fenómeno, como puede ser en estos momentos el que nuestra sociedad generalmente con mucha facilidad y de una forma superficial suele asociar a la ancianidad con términos negativos tales como aislamiento, marginación, aburrimiento, tristeza, pobreza, fealdad, rechazo, temor, desesperanza y muerte. Y en cambio no se utilizan términos considerados como más positivos, tales como: socarrones, juiciosos, sensatos, experimentados, divertidos, paternales o vivos. Seguro que la justificación de la ausencia de los últimos términos y la presencia de los primeros, se puede explicar por una falta de conocimiento de los que tienen esa conceptualización tan negativa sobre la ancianidad y lo expresan desde un punto de vista totalmente sesgado, posiblemente por la pertenencia a otro grupo de edad y sobre todo por la falta de conocimiento y de relación intergeneracional.

Se ha de tener presente, como ya hemos dicho, que el envejecer no es un proceso radical, o sea, no significa que por alcanzar una determinada edad entremos ya en un proceso de fragilidad inactiva. Es todo lo contrario. Su evolución es sutil y progresiva, y su intensidad y velocidad es una característica propia de cada persona.

Por ello los ancianos continuarán teniendo objetivos y metas a conseguir. A pesar de las enfermedades crónicas que actúan sobre ellos con su consecuente mella en su salud.

Dentro de los errores conceptuales más frecuentes acerca del envejecimiento encontramos los siguientes estereotipos:

1. La mayoría de pacientes de edad se sienten extremadamente desgraciados: La realidad es que, el grado de felicidad o desdicha de un paciente anciano suele ser el reflejo de su temperamento durante la juventud.

2. Las familias no se preocupan de sus familiares ancianos: Lo cierto es que la mayor parte de las personas mayores viven cerca de sus hijos y los suelen ver con frecuencia. Se calcula que sólo un 5% viven en centros residenciales.

3. La mayoría de los pacientes de edad son dementes seniles o psicóticos:

De hecho, los investigadores consideran que solo el 5% presentan caracteres psicóticos con un deterioro intelectual importante; un 20% muestran alteraciones cuantificables de la memoria, y aproximadamente otro 20% tienen algún grado de trastorno psicológico (desde neurosis moderada hasta psicosis).

Si se viven muchos años, todo el mundo terminará por padecer trastornos de la memoria y confusión. Esta situación confusa y la pérdida de memoria irreversible pueden ser producidas por la enfermedad de Alzheimer u otros trastornos. También existen alteraciones de salud capaces de producir idénticos síntomas, pero que al ser tratada la causa desencadenante de las alteraciones cognitivas o de memoria, desaparecen, es decir, que en estos casos son reversibles.

4. Los ancianos son inútiles e incompetentes: Aunque es cierto que reaccionan con mayor lentitud y tardan más tiempo en realizar ciertas labores que requieren destreza psicomotora, los trabajadores de edad tienen un rendimiento más regular, apenas cambian de trabajo y están menos expuestos a los accidentes y al absentismo.

5. Los ancianos no son capaces de realizar ejercicio: El ejercicio moderado y adecuado a cada persona es beneficioso. Pues reduce la descalcificación ósea, fortalece el corazón y los pulmones, reduce la tensión arterial, mejora la fuerza muscular.

6. La mayoría de los ancianos necesitan ayuda en las actividades diarias debido a problemas de salud: Aunque la senilidad se acompaña de ciertas enfermedades y cambios degenerativos, cerca del 80% de las personas de edad pueden mantener un estilo de vida activo e independiente. Sólo un 5% requieren internamiento en instituciones y únicamente un 15% presenta algún problema crónico incapacitante.

7. Las cardiopatías se presentan con más frecuencia entre los varones ancianos que entre las mujeres ancianas: Lo cierto es que entre las mujeres a partir de la menopausia la incidencia de las cardiopatías aumenta, llegando a tener tanto unos como las otras las mismas posibilidades de padecimiento de estas cardiopatías, a partir de los 65 años. Riesgo que si se siguen unas medidas dietéticas y de ejercicios adecuados puede disminuir notablemente.

8. Los ancianos se aislan ellos mismos de la sociedad: La realidad es que mantienen relaciones muy estrechas con familiares o amigos y conservan un cierto grado de actividad dentro de la comunidad en que viven. Sin embargo, muchos investigadores creen que la soledad es el principal problema de la "salud mental" del anciano.

9. Cuanto más edad se tiene, menos se duerme: Lo cierto es que no es la cantidad de sueño lo que se modifica, sino la calidad del mismo. Es un tipo de sueño más fragmentado, motivo por el cual las personas ancianas, suelen dormir por ejemplo más siestas que las jóvenes.

10. La mayoría de los ancianos suelen estar deprimidos: Esta afirmación no es cierta, evidentemente existirán casos en que sí lo estén, a causa de una medicación, de una enfermedad física, al estrés, etc. Pero siempre será tratable por medio de soporte familiar, psicoterapia o fármacos antidepresivos.

11. Las personas mayores no tienen interés por el sexo: Es una opinión totalmente gratuita, ya que las personas mayores en su mayoría pueden llevar una vida sexual regular, activa y satisfactoria. Y el mayor o menor grado de interés por el sexo, viene marcado por la misma regularidad presente en las anteriores etapas de su vida.

12. El envejecimiento produce cambios en la personalidad del individuo: Este mito es totalmente falso, ya que la personalidad es una de las pocas constantes que se mantienen a lo largo de la vida. Esto quiere decir que se envejece de la misma forma que se ha vivido.

13. Los ancianos no tienen tendencias suicidas: Lo cierto es que la prevalencia de suicidios entre las personas mayores de 65 años es alto en comparación con otros grupos de edad.

14. Los ancianos no son capaces de adquirir nuevos conocimientos: La realidad es que las personas mayores son capaces de adquirir nuevos conocimientos, como puede ser el uso de un ordenador.

Por todo ello, cuando el sujeto de nuestros cuidados es una persona anciana, hemos de huir de todos estos y otros estereotipos o mitos falsos.

Estos tópicos lo que hacen es entorpecer el objetivo prioritario de nuestras competencias profesionales, el cuidar con calidad.

Y desde luego es necesario enseñar a todos aquellos que tengan contacto con personas ancianas, que esta persona necesita un trato abierto y positivo para que alcance su bienestar y su independencia.

3.4. UN SISTEMA DE ATENCIÓN Y CUIDADOS DE LAS PERSONAS MAYORES

Es necesaria la existencia de un sistema específico para cuidar a la población anciana. El término sistema hace referencia a un enfoque metódico, que busca la eficacia, y que dispone de los recursos necesarios para llevar a término esos cuidados con un nivel de calidad óptimo.

Esta herramienta existe ya en España, aparte del Plan Gerontológico, pues disponemos de otros programas a nivel de las distintas comunidades autónomas, que pueden servir como esqueleto para desarrollar los distintos servicios que cubrirían las necesidades básicas de este importante y emergente grupo de población.

La estructura básica de este sistema pasa por la interrelación de diversos profesionales vinculados al mundo sanitario porque, como ya sabemos, en el cuidado de las personas mayores intervienen factores de carácter biológico, psicológico, social y económico. Es decir, cuidar desde un aspecto biopsicosocioeconómico.

Por ello es imprescindible la participación dentro de este sistema de diferentes profesionales a través del equipo multidisciplinar que desarrollará un trabajo interdisciplinar. No podemos olvidar, sin embargo, la importancia y la necesidad de que en este sistema o programa geriátrico participe el propio anciano y su familia o cuidadores naturales (informales), tanto en el diseño como en la ejecución de las actividades.

Este sistema multidisciplinario de atención geriátrica debe contar en su primer escalón básico de atención al anciano y a su familia, con la atención primaria, en la que encontramos, dentro de las áreas básicas de salud los primeros profesionales de la salud con los que van a entrar en contacto estas personas, que son el médico de familia, la enfermera, el trabajador social, los PADES, los odontólogos y la atención domiciliaría (ATDOM).

En el segundo escalón asistencial, tenemos los hospitales de zona de referencia, que puede ser comarcales o de tercer nivel, y donde podemos encontrar las UFISS. En el tercer escalón encontramos alternativas como los centros u hospitales de día, residencias asistidas, centros de convalecencia de corta o de larga estancia.

Se trata de un sistema que precisa de cambios cualitativos y estructurales, para dar una atención adecuada a la situación que nos plantea el actual mapa demográfico. Sus proyecciones ya hace tiempo que encendieron la luz de alarma.

Por ello en el siguiente apartado plantearemos los cambios que se precisan para ir avanzando.

3.5. CAMBIOS NECESARIOS EN LOS SISTEMAS DE ASISTENCIA SANITARIA A LOS MAYORES

Los cambios necesarios pasan primero por definir cuáles han de ser las cualidades que se deben desarrollar en los miembros del equipo geriátrico, que pasan por tener una formación conceptual adecuada de la disciplina a la que pertenece el profesional; reconocer tanto la importancia como la función del resto de disciplinas implicadas en el proceso; reconocer su parcela de responsabilidad por los resultados obtenidos sean exitosos o no; poseer flexibilidad y capacidad para hacer frente a situaciones nuevas e inesperadas; ofrecer alternativas ante el rechazo por parte del anciano de las actividades programadas por el equipo; saber hacer frente de forma positiva a los conflictos que puedan surgir en el equipo para evitar que éstos repercutan en los ancianos y finalmente ser capaces de desarrollar estrategias a través de las cuales poder captar tanto al anciano como a su familia para realizar determinas actividades generadas por el plan de cuidados diseñado, e implicarlos también en el diseño de los objetivos del mismo.

El siguiente paso es el de definir las competencias a desarrollar por cada miembro del equipo geriátrico según su disciplina y en relación con el paciente geriátrico. El médico buscará la resolución de los problemas médicos. La enfermera se centra en el cuidado personal e individual, en la valoración del estado biopsicosocial, haciendo hincapié en las relaciones familiares como fuente de apoyo. El fisioterapeuta insistirá en la reeducación de la marcha y en la potencialización de facultades físicas no afectadas. El terapeuta ocupacional basará su actuación en la reeducación para mantener a la persona anciana independiente en las actividades de la vida diaria (AVD), recomendará modificaciones del entorno si es preciso. El trabajador social desempeñará un papel capital en la búsqueda de recursos a nivel de residencias, centros de día, atención domiciliaría, etc.., es decir, en todos los aspectos sociales. El papel de la dietista resultará crucial para que el anciano tenga cubiertas sus necesidades nutricionales a través de programas de nutrición específicos.

El tercer paso son los cambios estructurales necesarios para dar una asistencia óptima a nivel geriátrico, aprovechando estructuras ya existentes. En el área básica de salud, el anciano y su familia deben encontrarse con

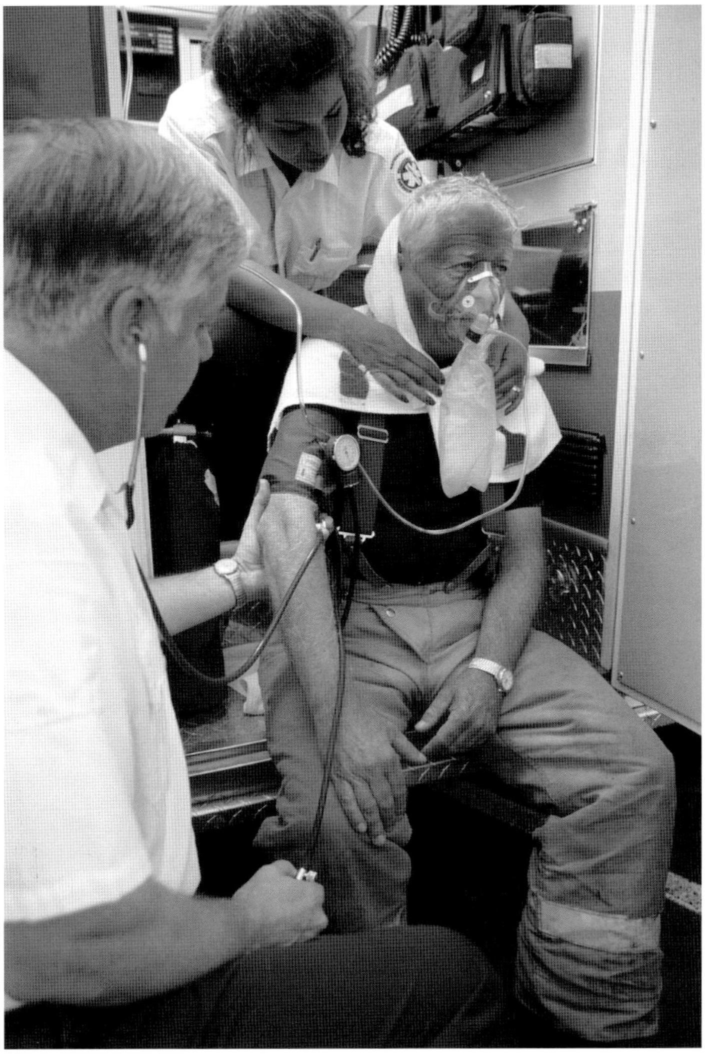

el equipo básico de geriatría, que debe estar asesorado por un geriatra o equipo de geriatría y formado por el médico, la enfermera, el trabajador social y el odontólogo.

En el siguiente nivel se encuentran los centros geriátricos de día que cuentan con el podólogo, el fisioterapeuta, el terapeuta ocupacional, el logopeda y el psicólogo. Y en el tercer escalón tenemos los servicios hospitalarios socio-sanitarios en los que encontramos las unidades de convalecencia, de larga estancia y de cuidados paliativos. En este mismo escalón podemos situar los servicios hospitalarios de agudos u hospitales generales, en los que podemos encontrar unidades geriátricas hospitalarias. También encontraremos en este nivel las residencias asistidas.

El conjunto de estos servicios daría a la persona anciana la asistencia precisa en cada momento. Sin embargo, debemos de tener presente que quizás se tengan que replantear algunos servicios generales como los de urgencias, y crear servicios específicos para atender las urgencias de las personas ancianas y formar en gerontogeriatría a los profesionales que componen los diferentes equipos asistenciales.

Por otra parte dentro de toda esta estructura asistencial, siempre debemos de tener presente que lo que debemos buscar es el retorno de la persona anciana a su entorno. Para ello hemos de saber utilizar todos los recursos alternativos que el sistema nos pueda brindar.

Nosotras, como enfermeras en los diferentes servicios, realizamos unas funciones determinadas. A continuación enumeraremos brevemente nuestras funciones en el desarrollo de programas de prevención y de educación sanitaria, en las consultas de enfermería de las áreas básicas de salud. También mencionaremos nuestras funciones en programas de cuidado y prevención de UUP, de incontinencias, de control de patologías crónicas que causan deterioro de la movilidad, de atención a los ancianos terminales junto con los PADES, de búsqueda de soluciones a problemas sociales junto al diplomado social y actividades de soporte a los familiares en general y especialmente al que desempeña el papel de cuidador principal en el ámbito de la atención domiciliaria (ATDOM).

En los centros de día nuestro papel pasa por desempeñar adecuadamente la valoración del anciano y su acogida o recepción. También planificamos los cuidados y colaboramos con el terapeuta ocupacional en las actividades a realizar por el anciano, integrándolas en el plan de cuidados, y en la ATDOM, asesoramos y darmos soporte a la familia.

Dentro de los hospitales de tercer nivel, si existen equipos de geriatría (UFISS), como enfermeras intervenimos en la valoración de los pacientes geriátricos y asesoramos en la planificación de los cuidados.

Finalmente, el papel que desempeñamos en los centros residenciales es el de promocionar la salud de los residentes, con medidas preventivas ante las patologías que presentan, planificando cuidados que ayuden a mantener o potencien las capacidades que conservan.

3.6. LOS REGISTROS EN ENFERMERÍA GERIÁTRICA

Como enfermeras necesitamos información de las personas a las que tenemos que cuidar. Para ello, el instrumento idóneo es la historia clínica de enfermería basada en un modelo conceptual, como puede ser el de Virginia Henderson.

Siguiendo su método, recogeremos y seguiremos de una forma estructurada las fases del proceso de atención, como podemos ver en el siguiente recuadro. (fig. 45).

FIGURA 45

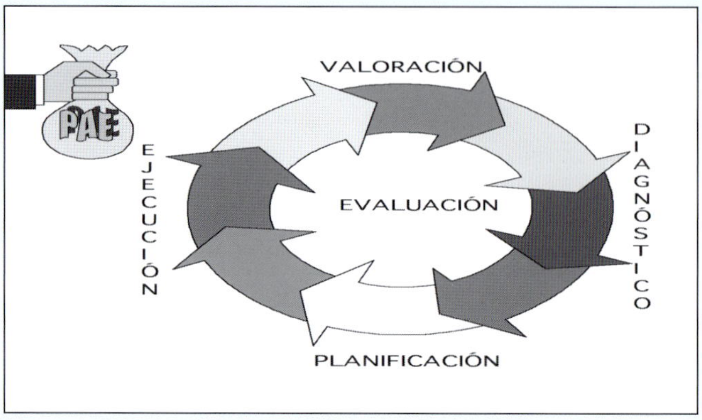

1. Valoración (recogida de datos):

Esta fase incluye tanto la recopilación de datos de la persona como sus necesidades, problemas, respuestas humanas, limitaciones, incapacidades, etc., que pueden estar presentes en la persona a cuidar. La recopilación se lleva a cabo por medio de la entrevista, la observación y la exploración.

Una vez recogidos, procedemos a su validación y organización, según clasifica-

FIGURA 46

Análisis funcional

Características		Utilidad		Ventajas
Sistemático	→	Impide omisiones y repeticiones	→	Continuo
Flexible	→	Favorece la individualización	}	Participación de la persona
Dinámico	→	Permite una buena comunicación	}	Participación de la persona

↓

Favorecer la calidad de atención

ciones conceptuales. Esto nos permitirá pasar al siguiente paso del proceso.

2. Diagnóstico:

En esta etapa se llevan a cabo la identificación de los problemas interdependientes y de los diagnósticos de enfermería, lo que nos permite establecer los objetivos a conseguir con el anciano y su familia.

3. Planificación:

Es la etapa en la que se elabora el plan de cuidados adecuado a cada situación teniendo en cuenta los objetivos a conseguir generales y específicos.

4. Ejecución:

Es la etapa de puesta en práctica del Plan de Cuidados, en la que aplicamos las actividades más idóneas para conseguir cada objetivo.

5. Evaluación:

Las actividades de esta fase determinan el progreso del paciente hacia los objetivos marcados en la etapa de planificación. Es decir, esta fase actúa como mecanismo de retroalimentación y de control para todo el proceso.

La evaluación entonces posibilita completar el ciclo completo del proceso y da idea de globalidad.

La utilización del proceso de atención como método de registro de enfermería, proporciona a la historia de enfermería las siguientes características que podemos ver en el siguiente cuadro, en el que se realiza un análisis funcional del proceso. (fig. 46).

En los registros de enfermería se debe tener en cuenta una serie de informaciones, que por las características de las personas ancianas, hemos de considerar prioritarias, como son las AVD (actividades de la vida diaria) que vienen a ser un análisis de muchas de las catorce necesidades básicas. Otro aspecto importante son los tratamientos farmacológicos y los instrumentos que necesita la persona a la que estamos valorando, como gafas, bastones, etc. que influyen en la satisfacción de sus necesidades básicas. También es prioritario conocer las alteraciones sensoriales de la persona anciana a la que vamos a cuidar, ya que el proceso de envejecimiento conlleva una serie de alteraciones que pueden condicionar la comunicación con ella. Finalmente, otro aspecto en este orden de prioridades a tener en cuenta es la valoración funcional, que nos va a dar las capacidades de independencia de esta persona anciana. Realizaremos esta valoración por medio de las distintas escalas validadas existentes y que podemos ver en el capitulo 18, al igual que el modelo de registro de enfermería basado en modelo conceptual de Virginia Henderson y sus catorce necesidades.

Por otra parte, en el inicio de este nuevo siglo tenemos ya a nuestra disposición diferentes formatos informáticos de historias o registros de enfermería, con una característica común que es su dinamismo y rapidez para gestionar los datos que les facilitamos. Esto nos permitirá cuidar mejor y con mayor calidad, aprovechando el tiempo que la tecnología nos facilita.

3.7. LA VALORACIÓN GERIÁTRICA

La valoración geriátrica integral (VGI) se le define como un proceso diagnóstico interdisciplinario y multidimensional, creado para identificar, describir y cuantificar, a través de diferentes escalas de valoración, los problemas biopsicosociofuncionales que pueden presentarse en las personas ancianas, para llegar a un plan de cuidados global, optimizando la utilización de los recursos y garantizando el seguimiento de cada caso.

En la definición se emplea el término de interdisciplinario por el hecho, de que en ella intervienen distintos profesionales, tales como médicos, enfermeras, trabajadores sociales, etc.

También remarcamos que es multidimensional, por analizar aspectos físicos, funcionales, sociales y mentales que influyen en la persona anciana.

Es una forma exhaustiva, estructurada y práctica de llegar a conocer los problemas que una persona anciana puede llegar a tener. Algunos de los problemas pueden ser reversibles, pero no identificados porque no se asocian con la dependencia que padece el anciano.

La VGI es una de las mejores herramientas de las que disponemos actualmente para detectar las disfunciones existentes en el anciano, para cuidarlo con mayor eficacia.

El beneficio de la VGI podría ser extensivo a todos los ancianos, pero el hecho determinante de su exhaustividad (se precisan unas dos horas para realizarla), fuerza a que por el déficit de recursos existentes, se limite su uso a las personas ancianas consideradas como frágiles, en las que con su aplicación obtendremos un mayor beneficio. Esta fragilidad consiste en una mayor vulnerabilidad del anciano ante las agresiones del entorno, situación patente en las personas ancianas que presentan una o más de las siguientes características: (fig. 47).

FIGURA 47

Anciano fragil

- Edad elevada > 80 años
- Pluripatologia
- Aislamiento social
- Trastorno cognitivo
- Trastorno afectivo
- Dificultad para la deambulación
- Incapacidad recientemente adquirida
- Incontinencia urinaria
- Caidas frecuentes
- Dados de alta hospitalaria recientemente con condicionamientos económicos y sociales

Las áreas que evalúa la VGI son la física, considerando los cambios propios del envejecimiento, la mental, haciendo hincapié en la esfera cognitiva y afectiva, y la social, en la que se analiza la economía, las relaciones sociales y su calidad de vida. Por último, existe el área de la capacidad funcional, teniendo en cuenta los factores físicos, mentales y sociales que la determinan. La capacidad funcional se define como la capacidad que tiene el anciano de vivir de forma independiente en su medio a pesar de las limitaciones físicas, mentales o sociales que padezca. Al realizar la valoración del anciano no debemos olvidar nunca las características individuales de cada persona, la presencia de pluripatologías con una sintomatología atípica y la presencia de los conocidos síndromes geriátricos.

Los objetivos que buscamos con esta valoración geriátrica integral son: averiguar cuál es la situación del anciano frágil que nos permita predecir su evolución, identificar o diagnosticar los problemas, establecer un plan de cuidados adecuado, asegurar una utilización apropiada de los recursos y de esta forma evitar en lo posible la institucionalización del anciano.

También se recomienda realizar la VGI a los ancianos que ingresan en un hospital y a los que presentan cambios duraderos en su situación funcional y no relacionados con procesos patológicos leves.

Los instrumentos de que disponemos son las escalas de valoración funcional, mental y social que son muy útiles para detectar problemas que no se reflejan en una entrevista habitual y para aumentar la objetividad. Son instrumentos que facilitan o mejoran la comunicación de los profesionales que intervienen en el cuidado del anciano y son los mejores parámetros para detectar los cambios que se producen a lo largo del proceso que afecta a la persona anciana que cuidamos.

Su inconveniente es que que simplifican la información que nos aporta la persona encuestada. Por ello sólo deben ser utilizadas las escalas que tengan una validez y fiabilidad demostrada a través de la evidencia científica contrastada. Una escala es válida cuando mide lo que realmente dice medir y a su vez es descriminativa, es decir, distingue las personas en que se presenta la característica a medir de las que no.

Será fiable cuando, sin existir cambios, los resultados sean los mismos si repetimos la escala o la repite otro miembro del equipo.

De todas formas sobre este tema vamos a profundizar en el capitulo 18, en él que se analizarán las diferentes escalas que se están utilizando en estos momentos.

Sin embargo, los resultados obtenidos por medio de la VGI y reflejados por estudios realizados en diferentes ámbitos de actuación del equipo interdisciplinario son óptimos, ya que conseguimos que en la persona anciana que cuidamos mejore su estado funcional, afectivo y cognitivo. También se aprecia una notable disminución del uso de fármacos. Los diagnósticos médicos, de enfermería y los patrones de actuación son más precisos y disminuye la necesidad de recurrir a la hospitalización causada por procesos agudos. También nos permite decidir con precisión donde es aconsejable que permanezca la persona anciana que cuidamos, disminuyendo en estos casos la institucionalización y aumentando el uso de los servicios domiciliarios. Esto se traduce en un incremento de la calidad de vida del anciano cuidado, ya que aumenta su supervivencia y como consecuencia también existe una reducción de los costes asistenciales.

En la VGI se da prioridad a los síndromes

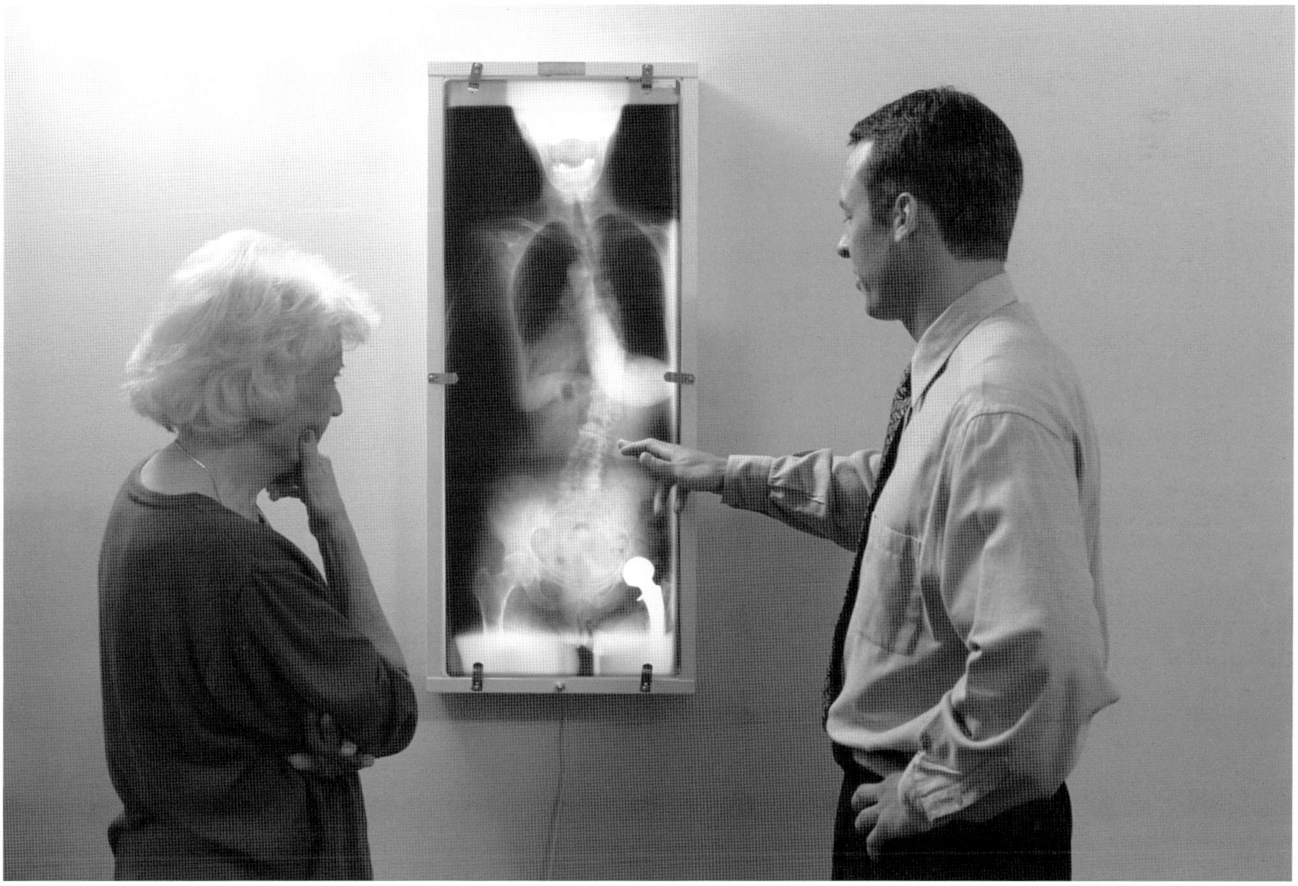

FIGURA 48

Procesos donde podemos intervenir como medida preventiva en las personas ancianas

Prevención primaria	Prevención secundaria	Prevención terciaria
- Infecciones (gripe, pneumonía)	- Trastornos sensoriales	- Rehabilitación
- Accidentes	- HTA	- Soporte geriátrico
- Reacciones adversas a los medicamentos	- Enfermedad cardiovascular	
- Nutrición	- Cáncer	
- Ejercicio	- Osteoporosis	
- Consumo de alcohol	- Incontinencia	
- Tabaquismo	- Depresión	
	- Demencia	

geriátricos que con mayor frecuencia afectan a los ancianos, y a las consecuencias que estos desencadenan en él, y que nos permite afinar tanto en el diagnóstico médico como en el de enfermería y conseguir que la planificación de los cuidados dentro del equipo interdisciplinario, que tiene en cuenta a la familia y a la persona anciana, sea la más adecuada a la situación del anciano e intente mantenerlo siempre dentro de sus entorno en las mejores condiciones posibles.

3.8. PREVENCIÓN EN EL ANCIANO

Por medio de la prevención en el anciano intentamos retrasar la aparición de los procesos patológicos conocidos como síndromes geriátricos y de sus consecuencias, como son las dependencias.

Con la prevención queremos promocionar la salud de las personas ancianas. Primero enumeraremos los componentes que intervienen en el concepto de salud en el anciano y que se interrelacionan: la ausencia de enfermedad o de síntomas, el estado funcional óptimo según la edad y un adecuado sistema de soporte social.

Para promover la salud nuestras prioridades son prevenir el deterioro biopsicosocial, mantener y potenciar la calidad de vida, prolongar la independencia de las necesidades básicas y de vida, y mantener al anciano en su entorno.

Para promocionar la salud debemos propiciar estilos de vida saludables como el ejercicio, nutrición, etc..

También hemos de tener presente los objetivos de salud marcados por la OMS para el año 2000 o para este nuevo siglo en Europa, que se enuncian todos ellos con el verbo añadir seguido de lo que se desea obtener: años a la vida, salud a la vida y vida a los años.

Objetivos que por otro lado, en España, ya han sido alcanzados algunos de ellos, como la expectativa de vida al nacer que es superior a los 75 años.

Las estrategias preventivas pasan por la actuación en la prevención primaria, secundaria y terciaria.

En la prevención primaria buscaremos la reducción de los riesgos, de la susceptibili-

FIGURA 49

Calóricas Liberadoras de calorías		**Acalóricas No liberan calorías**	
- Glúcidos	4 cal/gr.	- Vit.	0 cal.
- Proteínas	4 cal/gr.	- Sales minerales	0 cal.
- Grasas	9 cal/gr.	- Agua	0 cal.

dad y de la vulnerabilidad. En la prevención secundaria practicaremos la valoración, intentaremos anticiparnos a los problemas e intentaremos retrasar el inicio del problema o patología. En la prevención terciaria trataremos el problema o patología, buscaremos retrasar su final y aplicaremos medidas de rehabilitación.

Las principales herramientas de prevención son los cribages, consejos preventivos, programas de educación sanitaria y promoción de la salud, vacunaciones preventivas y quimioprofilaxis.

Por otro lado, según el nivel de prevención podemos intervenir sobre los procesos que se detallan en el siguiente cuadro. (fig. 48).

La guía preventiva que se puede utilizar pasa por el cribage, dentro del que se recogen datos o se realizan exploraciones como la toma tensión arterial, el peso y la talla, la búsqueda de sangre oculta en heces, la mamografía, el test de papanicolau, la valoración de la visión, la audición, el consumo de alcohol, etc.

Partiendo de este cribage, realizaremos unos consejos preventivos, que en las personas ancianas no se caracteriza por ser una tarea sencilla, ya que significa modificar hábitos adquiridos a lo largo de toda una vida. Para ello las enfermeras hemos de ser unas buenas negociadoras para poder alcanzar los objetivos marcados, que van a representar modificaciones en el consumo de sustancias tóxicas como tabaco o alcohol, de hábitos alimentarios, de fomento del ejercicio, de prevención de lesiones, que serán desarrollados en los siguientes puntos de este mismo capitulo o en otros capítulos.

Dentro de estas medidas preventivas tienen una relevante importancia la vacunación de los ancianos, y como enfermeras debemos saber que estos deben ser informados por nosotras de la importancia que tiene vacunarse del tétanos-difteria, de la gripe y de la antipneumococica.

Todas ellas recomendadas por la OMS, ya que su cumplimiento minimiza las múltiples complicaciones, en ocasiones fatídicas, que estos procesos generan en las personas ancianas.

3.9. NUTRICIÓN EN LA VEJEZ

Vamos a analizar las causas por las que nos interesa la alimentación en la vejez. Las personas que han vivido 60,70, 80 o más años, han tenido una forma de alimentarse que les ha dado, en general, buenos resultados, pocos problemas, sobre todo las personas que gozan de una buena posición económica y de la gratificante compañía de su conyugue o de sus familiares.

Pero, por desgracia, existen muchos ancianos que no gozan de estos beneficios, al contrario, están en situación de penuria económica y de soledad, que les suele conducir con frecuencia a la malnutrición.

La nutrición de las personas ancianas es un fenómeno que en la década de los 70 no preocupaba excesivamente ni a políticos ni a científicos, puesto que la población mayor de 65 años representaba menos del 10% de la población total.

La opinión que se tenía sobre los requerimientos nutricionales de este grupo de edad, es que era el mismo requerimiento que el de las personas adultas.

A partir de la década de los años 80, hubo unos cambios revolucionarios en la demografía respecto a este grupo de edad, con un crecimiento importante de las personas mayores de 65 años, siendo el grupo que más rápidamente creció, el de los mayores de 75 años.

Este crecimiento es un reflejo del aumento de la esperanza de vida. Este fenómeno fue el causante del interés por la nutrición de las personas de edad.

En los países desarrollados este grupo de personas son los que con mayor frecuencia presentan mayor riesgo de déficits nutricionales de forma moderada o subclínica, lo que plantea graves problemas médicos y sociales. En los países del tercer mundo esta malnutrición se observa en los niños, pero en un futuro próximo, esta situación que se da en los países occidentales también les afectara a ellos, ya que se espera un envejecimiento en estos países a causa de la emigración y del aumento de la esperanza de vida por el progreso de la medicina, higiene y alimentación.

Y nos hacemos esta pregunta, ¿se considera la alimentación como un factor ambiental que puede influir en la velocidad del proceso de envejecimiento?

En la actualidad se piensa que se puede actuar con medios dietéticos sobre algunas enfermedades llamadas degenerativas (ateroesclerosis, diabetes).

Desde 1941 (Mc Cay), se han venido realizando trabajos sobre animales (insectos, peces, mamiferos), en los que se ha demostrado que una dieta que consigue un rápido crecimiento y aumento de peso reduce la duración de la vida. En cambio, la restricción calórica que no permita un crecimiento óptimo (desde las fases iniciales de la vida) prolonga la duración de la vida.

En el ser humano está demostrado estadísticamente que el sobrepeso está asociado a un acortamiento de la vida. La traspolación de estos estudios hechos en animales al hombre tanto desde aspectos éticos como desde el coste beneficio obtenido con la restricción calórica, no está nada claro. En la actualidad no hay pruebas sobre la posibilidad de influir por medios dietéticos en la velocidad del proceso de envejecimiento. Lo que si podemos afirmar, es que, un buen estado de nutrición es necesario para mantener una salud óptima. De este modo, se evita el desarrollo de algunas enfermedades, cuya manifestación a estas edades avanzadas pueden complicar el envejecimiento fisiológico y contribuir a la mortalidad. Por esta razón se recomiendan unas normas alimentarias en la tercera edad, para mejorar la calidad de vida, tanto a nivel físico como psicológico y social.

Debemos tener en cuenta que un anciano no puede alimentarse de cualquier manera. Su organismo es muy sensible a las deficiencias o excesos nutricionales.

FIGURA 50

Recomendaciones energéticas de la OMS

	Calorías / Kg / Peso	
	Hombre	Mujer
- Reposo en cama	30	30
- Actividad ligera	42	36
- Actividad mediana	46	40
- Actividad intensa	54	47
- Actividad muy intensa	62	55

FIGURA 51

Edad	Hombre	Mujer	kcal/día
60-65 años	2400	1780	"
65-70 años	2200	1680	"
70-75 años	2100	1650	"
más 75 años	1900	1600	"

Funciones de los alimentos

Partiendo de la base de que los alimentos son sustancias nutritivas nos lleva a hablar de sus funciones, que son:

1. Plásticas, de reparación y de construcción, que son desempeñadas por las proteínas y las sales minerales.

2. Energéticas, necesarias para los movimientos voluntarios, los movimientos vegetativos y mantener la T° corporal y son desempeñadas por los glúcidos y lípidos.

3. Reguladoras, cuya función mantiene el equilibrio de las funciones fisiológicas del organismo, función que es desempeñada por las vitaminas y los minerales.

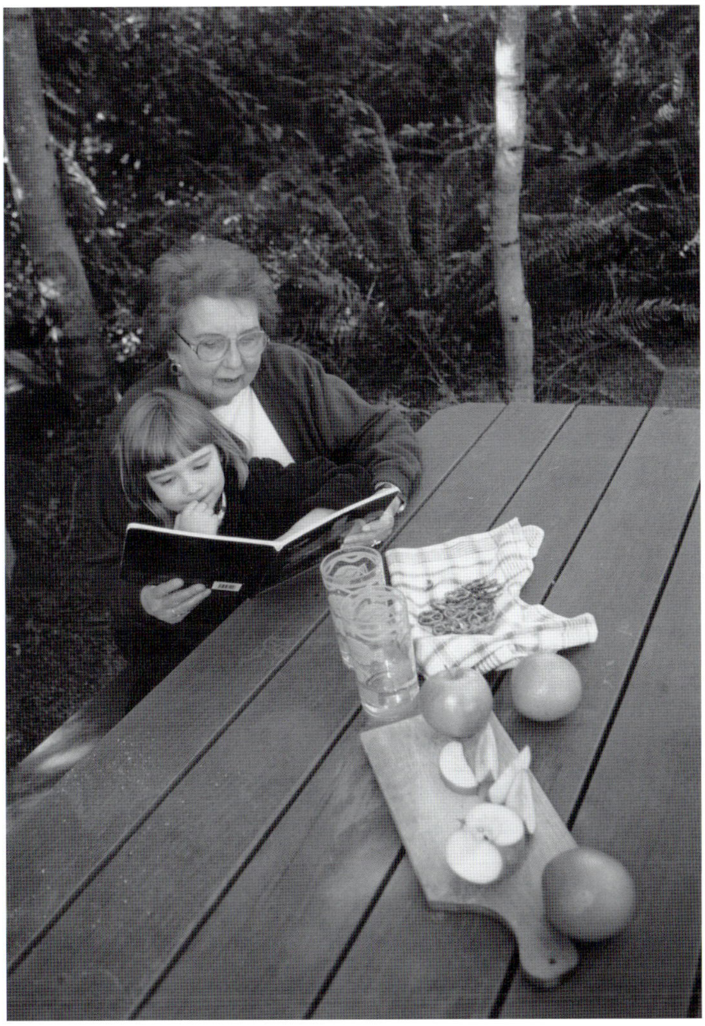

Las sustancias nutritivas que desempeñan estas funciones se dividen en: (fig. 49).

Recomendaciones y necesidades nutricionales

Los ancianos tienen una disminución de las necesidades energéticas, comparándolo con el adulto joven, debido a que hay una disminución del metabolismo basal. El metabolismo basal es la energía requerida para la actividad de los órganos internos y para mantener la temperatura corporal cuando el individuo está en completo reposo sin desarrollar un trabajo físico.

El descenso del metabolismo basal se estima en un 3% por década desde los 20 años a los 80 años. Está causado fundamentalmente por el descenso de la masa muscular que se transforma en grasa. El metabolismo basal de un adulto de 20-39 años es de 24 kcal x kg x día.

En el anciano se produce también una disminución de la actividad física, que suele reducirse conforme avanza la edad, por ello existe una disminución adicional de las necesidades energéticas. Hay también una disminución de los sentidos del gusto y del olfato (las papilas gustativas pasan 245 a 88), lo que desencadena una perdida del apetito y una disminución de la ingesta.

Según la OMS las necesidades energéticas disminuyen en un 5% cada década desde los 40 años a los 60 años y en un 10% a partir de los 60 años.

La OMS recomienda que las necesidades energéticas según la actividad y el sexo sean: (fig. 50)

Son cifras calculadas al alza, por ello se aconseja disminuirlas entre un 5-10%.

Por otro lado las recomendaciones propuestas varían de un país a otro, por ello se dan unas cifras medias, graduables a partir de los sesenta años (recordando que estas medidas de prevención dietética han de haberse iniciado antes de esta edad). (fig. 51)

Estas recomendaciones serán inferiores para las personas poco activas, pero no se aconseja que sean inferiores a 1900 kcal para evitar carencias.

Es recomendable mantener el ejercicio físico en las personas de edad frente al sedentarismo, ya que ayuda a evitar la disminución de la masa muscular y del metabolismo basal. Y con él se consigue retrasar la muerte, se pierde menos Ca, y mejora la eliminación intestinal. Las recomendaciones energéticas hechas son para un anciano "sano".

Las cifras citadas representan una disminución del 15% de las necesidades calóricas respecto a las de un adulto joven (40 años). Esta disminución está enmarcada por el factor edad y la disminución del ejercicio físico.

Si esta recomendación no se cumple conducirá a una situación de sobrepeso, lo que representa un factor de riesgo para la cardiopatía isquémica.

La dieta debe contener los siguientes nutrientes, que son necesarios para el cuerpo humano: hidratos de carbono o glúcidos, lípidos o grasas, proteínas, vitaminas, minerales y agua.

Los hidratos de carbono o glúcidos pueden ser monosacáridos, que forman los azúcares o hidratos de carbono simples y son de absorción rápida, y los polisacáridos que tienen una estructura más compleja y son de absorción más lenta.

Las principales fuentes de hidratos de carbono de absorción rápida son el azúcar (sacarosa), las frutas (fructosa, sacarosa y glucosa) y la miel (fructosa y otros azúcares); y los de absorción lenta son los cereales (almidón), las legumbres (féculas), las patatas y la leche (lactosa).

La fibra vegetal no es un nutriente esencial, es un hidrato de carbono no digerible, no proporciona energía y sus propiedades particulares son aumentar el volumen de las heces, aumentar la velocidad del tránsito intestinal y atrapar entre sus mallas de fibra algunas sustancias como el colesterol, la glucosa, etc. De esta forma, estas sustancias se absorben de forma más lenta o son eliminadas con la deposición.

Se aconseja el consumo de fibra de forma habitual en el anciano, sin determinar la cantidad, ya que su uso previene de la diberticulitis de colon, del cáncer de colon, de la apendicitis, de la litiasis biliar, de la hipercolesterolemia, del estreñimiento, de las hemorroides, de la obesidad y de la diabetes.

En la dieta equilibrada los glúcidos han de proporcionar entre el 50 y el 60% del valor calórico o energético global, evitando la sacarosa (azúcar sencillo) que no debe sobrepasar el 10% del total de glúcidos. Se debe dar preferencia a los almidones (féculas, cereales), un gramo de glucidos proporciona 4 calorías.

Los lípidos o grasas se encuentran mayoritariamente presentes en forma de triglicéridos. Las grasas son el material orgánico de reserva energética.

Los excesos de hidratos de carbono, grasas y proteínas de la alimentación se depositan en forma de triglicéridos en el organismo.

Estos triglicéridos se clasifican, en:

-Ácidos Grasos Saturados (AGS), los cuales son abundantes en las grasas de origen animal y tienen una alta incidencia en la arteriosclerosis, motivo por el que se recomienda evitar su consumo.

-Ácidos grasos insaturados (AGI), que poseen el mismo valor energético que los ags, pero que ante los procesos degenerativos vasculares son indiferentes (AG monoinsaturados) o beneficiosos (AG poliinsaturados).

-Ácidos grasos esenciales (AGE), se encuentran en las grasas de origen vegetal, aceite de semillas vegetales (oléico o linoléico). Sus necesidades diarias son bajas, de 3 a 5 gr. al día, y sirven para vehiculizar las vitaminas liposolubles.

-Colesterol, es un lípido de estructura aromática, se encuentra en las grasas de origen animal. Se conoce como colesterol exógeno o dietético.

La necesidad de lípidos en una dieta equilibrada está entre el 25-30% del total energético y la proporción de ags/agp no debe ser superior a 1.

El colesterol dietético no debe exceder de los 500 mgr./día. Un gramo de grasa proporciona 9 calorías.

Sus fuentes principales son los aceites, las margarinas, la mantequilla, la grasa visibles de las carnes, la grasa de la leche, el queso, las carnes, los embutidos, la yema de huevo, los frutos secos.

En el anciano las grasas por su valor energético en general y las de origen animal en especial deben limitarse o evitarse por su composición.

Se aconsejan carnes no grasas, no más de 2 o 3 huevos a la semana, y que los embutidos de cerdo, así como platos culinarios ricos en manteca u otras grasas, se consuman pocas veces.

Se recomienda el consumo de cantidades moderadas de aceite de oliva o semilla en crudo. Tanto los glúcidos como los lípidos son el combustible del organismo ya que dan la energía necesaria, pero si su consumo se realiza en exceso, se acumulan dando lugar a la obesidad.

En las proteínas se encuentran veinte aminoácidos, que a través de la transaminación se convierten unos en otros, menos ocho de ellos que son los que se conocen como esenciales (AA.EE), y se han de ingerir necesariamente con alimentos. Los AA.EE, son: la isoleucina, leucina, lisina, metionina, fenilalamina, treonina, triptofán y valina, que se encuentran en las proteínas de origen animal. En las de origen vegetal éstos siempre son deficitarios. Esta diferencia es lo que le da el valor biológico a la proteína.

En una alimentación equilibrada, se recomienda que el aporte proteínico sea mixto vegetal/animal, con una ingesta proteínica mínima de 0,8-1 gr de proteínas por kg/peso y día. Estas proteínas no deben representar más de un 12-13% de las calorías totales y en este porcentaje las de origen animal no han de pasar del 40%). Con esta reducción de las proteínas de origen animal evitamos el exceso de ácido urico y las grasa que les acompañan.

Las fuentes proteínicas de origen animal las encontramos en carnes, pescados, leche, queso y huevos. Y las de origen vegetal en las legumbres (lentejas, garbanzos, habas, judías secas, guisantes), frutos secos, cereales y en menor proporción en frutas y verduras.

Las vitaminas son nutrientes esenciales y están presentes en los alimentos en pequeñas cantidades. Su carencia produce en general enfermedades específicas y muchas veces graves.

Las provitaminas son sustancias alimentarias que en el organismo se transforman o convierten en una vitamina (la zanahoria es rica en la provitamina "A").

El aporte de vitaminas se consigue con una dieta variada de frutas y verduras.

Lo que debemos de tener presente es que las vitaminas son muy sensibles ante los agentes físico-químicos, tales como el calor, la luz, el oxígeno, los medios alcalinos o ácidos y por ello se aconseja limitar el tiempo de cocción, se debe procurar consumir productos frescos no sometidos a procesos tecnológicos.

En cambio la congelación no altera las vitaminas. Por ello las verduras se han de conservar en un sitio fresco y oscuro, no ponerlas en remojo, consumir en crudo, cocerlas enteras con poca agua y a fuego rápido y el agua de la cocción usarla para sopa y no recalentarlas.

Referente a los minerales los más importantes son el calcio (Ca), el fósforo (P), el magnesio (Mg), el iodo (I) y el hierro (Fe).

El calcio es necesario para la formación de los huesos y de los dientes; sus necesidades diarias son de 1000 mg/día. En el anciano hay una disminución de la absorción intestinal. Se encuentra en la leche y en sus derivados, en los vegetales (nabos y col rizada), en las legumbres y en los frutos secos. En las dietas terapéuticas con prohibición lácteos o en la intolerancia a los productos lácteos, este aporte de Ca se tendrá que sustituir por preparados farmacéuticos.

En la mujer postmenopausia que no ingiere estrógenos, debe ingerir 1500 mg/día de Ca.

Los requerimientos de fósforo son elevados pero como abunda en casi todos los alimentos, no es necesario realizar suplementos. Su carencia es muy rara; sólo hay descritos casos de falta de fósforo por el consumo prolongado de antiácidos y los afectados presentan en estos casos debilidad, malestar general y dolor óseo.

El magnesio tiene un requerimiento de 400 mgr/día, por formar parte de las estructuras óseas y por participar en varias reacciones metabólicas, es de 400 mg/día. Lo encontramos en la clorofila, por lo tanto abunda en las plantas verdes y en las carnes de los animales herbívoros. Su carencia no existe (pero puede aparecer en un futuro a causa del empobrecimiento de las tierras de cultivo).

No es necesario tomar suplementos de este mineral, al contrario, la ingesta de estas sales de magnesio puede ocasionar hipermagnesemia en las insuficiencias renales moderadas.

La carencia Yodo provoca el bocio endémico, abunda en el agua del mar y por tanto en los peces. Hay zonas en las que las aguas fluviales y las tierras de cultivo son deficitarias, en estos casos es útil el uso de la sal Yodada (Cl Na+ I Na). Su requerimiento es de 1,5 mgr/día, y los alimentos mas ricos en Iodo son los peces y las plantas marinas.

El hierro es imprescindible parta la formación de los hematíes. Si su requerimiento no es cubierto, se presenta la anemia ferropénica, muy frecuente en los piases occidentales. Una vez presente la anemia ferropénica se ha de seguir una terapéutica medicamentosa durante algunos meses, para reponer los depósitos; es un tratamiento que requiere una dieta rica en Fe. El requerimiento diario de Fe es de 12 a 15 mg., del que solo se absorbe 1 mg.

Los alimentos ricos en Fe, son el hígado, las carnes, la yema de huevo, las legumbres, los frutos secos y las verduras (las espinacas que tienen una pequeña cantidad).

El agua es un nutriente indispensable, es el que antes echa de menos el organismo, sin el cual no se puede vivir muchos días, pues todo el organismo está en contacto con ella, sangre, células y órganos en general.

El riñón la necesita para depurar las sustancias nocivas en una cantidad que va de 1'5 a 2 lt de agua/día. La ingesta de ella puede ser de forma directa o indirecta como la leche, la fruta, la verdura. Pero hemos de tener presente que el sudor es una fuente de pérdidas, causa por la que se tendrá que aumentar la ingesta de agua. La sensación de sed es suficiente, buena y conveniente, en general para beber lo necesario, pero en el anciano nos podemos encontrar que tenga una pérdida de esta sensación de sed, que es lo que le autorregula su ingesta liquida. Causa por la que se suelen deshidratar de forma peligrosa en el curso de enfermedades viricas (gripe). Por ello se debe insistir en la ingesta de líquidos y en el control de la diuresis en el anciano, a la familia y/o a los cuidadores.

Los alimentos para llevar a término las recomendaciones nutricionales o los grupos de alimentos son:

1. Grupo lácteo y derivados, es uno de los alimentos mas completos. El anciano, suele presentar intolerancia a la lactosa. En estos casos es mejor tomar yogurt por el contenido de Ca.

En cambio, su contenido de Na hace que se prohiba su uso en las dietas sin sal. Muchas vitaminas se destruyen en el proceso de esterilización (A, B2, D), y las liposolubles en los procesos en los que se les extrae la grasa a la leche. Este es un problema solucionado hoy en día ya que estas vitaminas se pueden añadir después (A, D, K, E).

Se aconseja al anciano que consuma leches descremadas, por los AGS y el colesterol. Los quesos tienen los mismos lípidos y proteínas que la leche, menos la lactosa, que ha sido eliminada con el suero de la leche. Por ello tienen una mayor concentración nutritiva por tener menos agua.

2. Carnes, pescados y huevos:

Las carnes son clasificadas erróneamente por su coloración en carnes rojas y blancas, en la creencia de que alimentan más unas que las otras, la realidad es que tienen el mismo valor nutritivo. Están formadas por tejido muscular, conjuntivo, grasa y agua. Las vísceras tienen un contenido proteico igual o inferior al de las carnes. En las personas ancianas se debe limitar su consumo por el elevado contenido de purinas. Los embutidos son alimentos difíciles de valorar por su composición, ya que varía notablemente de unas clases a otras y en las etiquetas no suelen encontrarse las indicaciones adecuadas. Suelen estar formados por carnes, grasas, harina de trigo o soja y aditivos autorizados (nitritos / nitratos). Se aconseja limitar su consumo por el elevado contenido de grasas y por los condimentos utilizados que pueden ocasionar trastornos gástricos.

Las aves son carnes blancas que presentan la grasa debajo de la piel, que se debe quitar cuando se requiere una ingesta reducida de la misma.

El pescado tiene una composición parecida a la de la carne. Se clasifican en blancos y azules. Los blancos son los pobres en grasas, como la merluza, rape, besugo, mero, lubina, lenguado, rodaballo, etc... Y los azules tienen un mayor contenido en grasas, pero estas grasas son preferibles a las de las de la carne, pues son de predominio insaturado. Los más habituales son la sardina, caballa, atún, arenque, congrio, boquerón, salmón. El contenido proteico de unos y otros es el mismo.

La congelación no modifica las propiedades nutritivas del pescado si ha sido realizada adecuadamente. En general el pescado es más digestible que la carne.

El huevo es un alimento de fácil asimilación, con un alto valor proteico, pues contiene todos los AA.EE. Su valor proteínico es de 5'5-6 gr. de proteínas por unidad, y es la proteína más barata. La clara esta formada por albúmina 2,5 gr, sal y agua, contiene un fermento (la avidina) que la hace inabsorvible de forma natural. Se ha de consumir cocida o bien batida para que pueda ser aprovechada por el tubo digestivo. La yema contiene menos proteínas, aunque contiene AGE, minerales, vitaminas y grasas (colesterol) 6 gr de lípidos. Su consumo debe de restringirse cuando hay una reducción de colesterol en dieta o una patología biliar.

La tolerancia al huevo depende de su preparación culinaria,. Los huevos son más fáciles de digerir en forma de huevo duro o pasado por agua (3'), que en forma de tortilla o fritos.

3. Cereales, legumbres y tubérculos son los alimentos más ricos en glúcidos, tienen un alto contenido en almidón y proporcionan la mayor parte de la energía que diariamente consumimos.

Los cereales son ricos en proteínas y contienen del 8-12% (gluten), los tubérculos un 2%, las legumbres un 20%. Contienen Vit.C los tubérculos y Vit. B, fibra vegetal, Ca y Fe las legumbres.

4. Frutas, verduras y hortalizas tienen en común varias características nutricionales: son ricas en fibra vegetal, en vitaminas hidrosolubles, contienen cantidades elevadas de minerales (K, Mg), pero son pobres en Na. A igualdad de volumen con otros alimentos, son mucho menos energéticos. En general son ricas en sustancias nutritivas reguladoras.

Las frutas proporcionan Vit. C y A, contienen glucosa, fructosa y sacarosa. Para ser aprovechadas las vitaminas de la fruta, ésta debe ser pelada en el momento de consumirla.

Las hortalizas y verduras proporcionan sus vitaminas consumiéndolas en crudo, ya que tras la cocción pierden gran parte de las vitaminas. No se han de dejar en remojo, pero la cocción no altera su contenido en fibra, en minerales y su hipocaloricidad.

5. Alimentos grasos y frutos secos son los alimentos ricos en lípidos.

Los de origen animal son los que contienen AGS y son ricos en colesterol. Los de origen vegetal son los que contienen AGI, los frutos secos (avellanas, almendras, nueces, cacahuetes), contienen glúcidos, proteínas, lípidos, Ca, Fe.

6. Pasteles, bebidas alcohólicas, estimulantes y refrescantes.

Los pasteles no aportan nutrientes interesantes, en cambio son muy energéticos y se deben consumir con mesura.

Las bebidas alcohólicas son euforizantes, dan una sensación de bienestar y por ello son peligrosas. El alcohol aumenta la sed, ya que inhibe la hormona antidiurética, y como consecuencia, hace orinar más, lo que induce a beber más. Las bebidas alcohólicas son energéticas 7 kcal/gr., pero son calorías vacías. En una dieta equilibrada se puede permitir hasta un 10% de las calorías en forma de alcohol lo que representa unos 30-40 gr. Las cantidades superiores a 80 gr de alcohol se consideran como alcoholismo, enfermedad que esta presente, en las personas de más de 60 años, en 1/3 de ellos, de los cuales 2/3 son mujeres, estas cifras coinciden generalmente en gente intelectual.

Muchas de estas bebidas contienen glúcidos en cantidad y otras son las llamadas sin alcohol, pero que en realidad lo contienen en pequeñas cantidades. Ejemplos clásicos los tenemos en los reconstituyentes a base de quina o en las aguas curativas (Agua del Carmen) 70º.

En el anciano, el consumo de bebidas alcohólicas no debe ser abusivo por el efecto diurético que tienen, el efecto energético y efecto tóxico, por el contenido de glúcidos.

Bebidas estimulantes como el café, té, colas, no es recomendable en las personas ancianas por el efecto excitante que tienen (cafeína), que les ocasionan insomnio. Por lo demás parece que son inofensivas, lo que ocurre es que el té y el café lo se suelen consumir con azúcar (sacarosa). Y las colas contienen sacarosa en su composición.

Bebidas refrescantes limonadas, naranjadas, etc. están formadas por sacarosa, aditivos, colorantes, etc. que pueden ser nocivos.

En general las bebidas estimulantes y las refrescantes no son recomendables en el anciano pues suelen ser suplementos calóricos, que favorecen la obesidad.

Principios de una alimentacion equilibrada

Una dieta equilibrada debe contener diariamente y en al cantidad adecuada uno de los alimentos de cada grupo de los que hemos enumerado.

Preparacion culinaria

Respecto a las grasas, se tendrán que limitar los fritos a 2/3 veces a la semana, evitar que el aceite humee, no reutilizar aceites para freír de nuevo aunque sea mezclándolos con nuevos, utilizar solo aceite de oliva para cocinar, los aceites de maíz etc.. sólo se deben consumir en crudo.

Si los primeros platos contienen sofritos, hay que evitar las frituras en los segundos. Las verduras se han de conservar en sitio fresco, oscuro y seco. Se han de lavar bien, pero no ponerlas en remojo. Hay que cocerlas a fuego rápido en poca agua, añadir la sal a media cocción y no recalentarlas.

Los condimentos no deben incluir picantes. Las cocciones se puede realizar a la plancha, vapor, hervido, horno, asado, parrilla y estofado en crudo. No se recomiendan los fritos, rebozados, salsas, guisos con sofrito.

Se aconseja usar sartenes que no haga falta engrasar, asar trozos de carne en papel de aluminio porque guarda los jugos y queda la carne más tierna, acortar el tiempo de cocción usando ollas a presión.

Los zumos de fruta cuando se han preparado, se han de consumir inmediatamente para evitar la pérdida de las vitaminas por efecto de la luz y el aire.

Problemas específicos

A causa del proceso de envejecimiento en los ancianos se producen una serie de cambios a nivel de la dentición que pueden crear dificultades para realizar una buena alimentación.

Por ello la dentadura debe mantenerse en buenas condiciones higiénicas y mecánicas. Se ha de hacer hincapié en la limpieza de los dientes y de la boca utilizando un cepillo de cerdas blandas. Insistiendo en el lavado de la dentadura después de las comidas, ya que los alimentos pueden quedar atrapados entre los dientes o pegarse debajo de la dentadura. El buen mantenimiento de la boca y de los dientes es de una importancia capital para que las personas ancianas puedan comer bien y equilibradamente. Si los dientes no están en buenas condiciones o padecen alguna enfermedad periodontal, ésta interferirá en la capacidad de masticar y deglutir, ya por si alterada por el descenso de la secreción salivar. Como enfermeras hemos de tener presente que en esas edades son frecuentes los problemas periodontales, las caries dentales y la pérdida total o casi total de los dientes, que dan lugar a las prótesis parciales o totales. Y si estas prótesis no están bien acopladas pueden dificultar la masticación y la deglución de los alimentos o aumentar la probabilidad de que padezcan una enfermedad periodontal. En esta situación la acción de comer puede resultar dolorosa y puede ser necesario triturar los alimentos.

Todo esto repercute en la alimentación, pues los ancianos recurren a comidas blandas, de menor valor nutritivo y deficientes en Vit. A, C, folato y fibra.

La economía disminuida es otro factor a tener en cuenta, como distorsionador, ya que las pensiones no aportan lo suficiente para alimentarse correctamente y para muchas de estas personas ancianas puede ser prohibitivo el consumo de carnes, frutas y verduras. Otro factor a tener presente es que la comida viene empaquetada en porciones o cantidades demasiado grandes para una o dos personas, y ellos suelen ser bastante reacios a gastar dinero en productos que no consuman a diario.

Las soluciones a estas situaciones vienen dadas por programas de ayuda económica para adquirir alimentos, a través de servicios sociales, municipales, Cruz Roja, Cáritas.

Los problemas afectivos, es otro factor a tener presenta, ya que los ancianos suelen padecer sentimientos de rechazo y de soledad que destruyen los incentivos para preparar los alimentos que tendrán que comer solos. Esta situación se suele presentar en las personas que viven solas, que no tienen motivación para cocinar, causada por la falta de alguien con quien compartir las comidas y entonces se tiende a desarrollar el síndrome anglosajón de "Té con tostadas". Esta situación afecta frecuentemente a los hombres ancianos que han enviudado, y que no saben cocinar o no conocen los componentes de una dieta (es decir que carecen de la capacidad para seleccionar y preparar comidas nutritivas y bien equilibradas). Si estas personas no son capaces de autocuidarse, se tendrán que remitir a un soporte dietético y emocional. También es muy útil el remitirlos a un comedor comunitario, donde se interrelacionan con otras personas.

Las dificultades para movilizarse puede ser otra fuente de malnutrición, nos referimos a las personas que viven solas en su domicilio, pero que tienen disminuidas sus capacidades físicas por carecer de la suficiente energía para preparar sus alimentos o no poder cocinar por problemas de visión o de movilidad. En estos casos no pueden realizar la compra, porque han ido desapareciendo las tiendas de barrio y no pueden desplazarse a los grandes supermercados,

Por otro lado también existe el problema del traslado de las bolsa, en estos casos, la sociedad recurre a través de bienestar social o de los municipios, a la ayuda de los trabajadores familiares que les ayudan en el hogar, a realizar la compra, que les cocinan y que tienen una dedicación a ellos en relación con las limitaciones que estos padezcan. En estos momentos están en expansión los centros de día en que el paciente es recogido y trasladado al centro donde permanece hasta la tarde en que es devuelto a su hogar. Durante su estancia participa en las diversas actividades como fisioterapia, laborterapia.

En ellos desayunan y comen y les sirve de interrelación e integración, sacándoles del aislamiento. Es un servicio para personas dependientes de familiares, con un grado de autosuficiencia óptima.

Variaciones dietoterapéuticas

Dentro de los regímenes dietéticos hemos de distinguir entre "dieta basal" y "dieta terapéutica". La dieta basal es el menú básico de las personas que no requieren una dieta terapéutica. La dieta terapéutica es una variación de la dieta basal, cuya finalidad es ayudar a la curación de una enfermedad, siendo en muchos casos la base del tratamiento.

Normas generales que se han de tener en cuenta

La elaboración de una dieta terapéutica debe ser lo más parecida a la dieta habitual del paciente, a menos que ésta esté contraindicada. Aportará el máximo de nutrientes esenciales que permita la situación del enfermo. No ha de ser monótona. Ha de tener en cuenta los hábitos dietéticos del paciente, sus gustos culinarios, situación económica, creencias religiosas y cualquier otro factor que pueda influir en la aceptación o rechazo de la dieta.

Se considerará la existencia de enfermedades asociadas y la toma de fármacos.

Los pasos que hemos de seguir en la prescripción de una dieta terapéutica son los siguientes.

1. La prescripción de la dieta por parte del médico que realizará la definición genérica de la dieta terapéutica, con sus parámetros nutricionales básicos.

2. Paso de la definición genérica a parámetros concretos, como cal/día, glúcidos totales o cantidad de Na o proteínas.

3. Transformación en alimentos permitidos y prohibidos, en raciones día, en las dietas cuantitativas, previamente se habrá realizado la encuesta alimentaria al paciente, con sus gustos, rechazos, etc.

4. Adaptación en lo posible a su patrón anterior de alimentación. Se confeccionarán propuestas de las diferentes ingestas por día (desayuno, almuerzo, cena y otros, si cabe).

Los pasos 2-3-4 son realizados por la enfermera ya que nosotros podemos conseguir mejores resultados en el cumplimiento de estas dietas, por parte de los pacientes. Teniendo siempre presente la máxima siguiente: *¡Negociación, no imposición!*.

Dietas terapeuticas

Dieta hipoenergética o hipocalórica. Es una modificación de la dieta basal, que tiene como objetivo llevar a su peso ideal al paciente obeso.

Pero ¿cuál es el peso ideal?. Se define como peso ideal el que estadísticamente ofrece la mayor esperanza de vida y se deduce según el sexo, talla y la edad.

Una vez aclarado los conceptos básicos a tener en cuenta, del por qué de una dieta hipocalórica, ésta se basa en la administración de una dieta con una tasa energética inferior a la que precisa el paciente con el fin de reducir el peso disminuyendo la grasa corporal, que es la principal reserva de energía y mantener dicha pérdida. Desde el punto de vista energético son fáciles de realizar, pero el problema es la aceptación y seguimiento de la dieta por las personas afectadas y sobre todo en geriatría, pues estos pacientes suelen asociar, por razones socioculturales, obesidad con salud.

Existen varias indicaciones especificas para la reducción de peso en las personas ancianas que están en sobre peso y a su vez padecen alguna de los siguientes procesos considerados como crónicos, como son la insuficiencia respiratoria (sd. pickwick), la diabetes mellitus (> incidencia en pacientes obesos o con sobrepeso), la Hta (la pérdida de peso disminuye la T.A), la insuficiencia cardiaca (la pérdida de peso mejora las expectativas de vida), la artrosis (disminución de peso mejora la sintomatologia), la claudicación intermitente, etc. En general, la pérdida del exceso de peso beneficia a las personas de edad avanzada, al permitirles una mayor actividad física y así aumentar sus expectativas de vida con una menor dependencia y morbilidad.

Si partimos de que el valor energético de las grasa es el doble que el de los hidratos de carbono y de las proteínas a igualdad de gramos, una dieta hipocalórica es igual a una restricción de grasas y glúcidos (sacarosa).

Hay que tener presente más la cantidad de alimentos que se ingieren que la composición de ellos, ya que el problema está en la cantidad.

Es muy importante averiguar si existen fuentes ocultas de engorde (bebidas alcohólicas, refrescos, aperitivos, etc.).

En las personas de edad se desaconsejan las dietas hipocalóricas, con bajo contenido de hidratos de carbono, pues dan lugar a problemas importantes como la cetosis, la elevación del ácido úrico e inducen a la hipercolesterolemia y a la hipopotasemia en ocasiones.

Toda dieta hipocalórica debe ser nutricionalmente adecuada y debe guardar el equilibrio entre los distintos nutrientes. De esta forma son comestibles y cubren el mínimo proteico. En estas dietas el "número de calorías ha de disminuir" hasta conseguir movilizar los depósitos grasos.

Estas dietas deben ser de 1000 kcal/día. y si son de menor aporte se les tendrá que añadir un suplemento de vitaminas y minerales. Lo usual es que estas dietas hipocalóricas sean de 1200 kcal/día para disminuir peso de forma "ambulatoria".

Si tomamos como dieta hipocalórica estándar la de 1000 cal. su fórmula equilibrada sería de 120 gr de hidratos de carbono (480 cal) 48%, 65 gr de proteínas (260 cal) 26% y 35-40 gr de grasas (315 cal) 31%.

Una dieta hipocalórica "equilibrada", será de 15-20 cal/kg de peso teórico, repartidas en los siguientes porcentajes: el 20% de proteínas, un 45% de hidratos de carbono y el 35% de grasas.

Observaciones que hemos de tener en cuenta en los pesos de los alimentos es la parte comestible y en crudo, la sal y agua están permitida en cantidades normales si no existe restricción, pueden tomar libremente café descafeinado, infusiones, zumo de limón, vinagre. Si existe la prohibición de ingerir "azúcar", pueden usar edulcorantes (sacarina) en cantidades moderadas. Dos o tres veces por semana se puede sustituir la verdura por sopa de verduras (sopa juliana) o por 25 gr. de arroz o pasta de trigo.

Hay una serie de alimentos que no pueden dejar de tomarse a diario como es la leche o yogurt, la carne o pescado, la fruta o ensalada, el agua.

Otra patología crónica, en la que es importante seguir una dieta hipocalórica, es en la hipertensión arterial (HTA). El tratamiento de la HTA se basa fundamentalmente en la dieta hiposódica y la reducción de peso si el paciente esta obeso.

Se ha demostrado que en los obesos la reducción de peso por si sola, sometiéndolos a una dieta hipocalórica, no hiposódica, reduce las cifras de TA, sin ser necesario que lleguen al peso ideal que les corresponda.

En lo referente a la dieta hiposódica, hemos de partir de que en nuestro país en una dieta libre o basal lo habitual es una dosis de "10-15 gr de ClNa" = 4-6 gr de Na+ = más de 174 meq (lo que significa que la acción media de los diuréticos es ineficaz) (el ClNa x 0,40 = gr Na+).

De esta cantidad sólo una pequeña parte procede de los alimentos en sí mismo, siendo la sal añadida lo que representa el mayor porcentaje del aporte diario. Desde el punto de vista nutricional "la sal es superflua", pues para cubrir sus requerimientos diarios es suficiente 1 gr de Na+ (2,5 gr de ClNa), necesidad que aumenta cuando las personas sudan profusamente (calor, fiebre, etc)

Las recomendaciones para una dieta hiposódica pasan por no añadir sal a las comidas, limitar el consumo de vísceras animales y leche (si el aporte de Ca. es inadecuado se dará un suplemento oral de Ca.), no usar sacarinas u otros edulcorantes ya que son fuentes ocultas de Na+ , si el paciente toma fármacos hemos de saber la cantidad de Na+ que contienen (barbitúricos, sulfamidas, antibióticos, antitusígenos, bicarbonato o antiácidos, analgésicos, laxantes salinos, dentríficos, etc.), suprimir o evitar pescados salados o ahumados, pescados en conserva, crustáceos y mariscos en general, los concentrados de pescado, carnes saladas y ahumadas, charcutería en general incluido el jamón de york, los quesos a excepción del blando sin sal o requesón, las materias grasas saladas, mantequillas saladas, tocino fresco salado, la pastelería, el pan y biscotes salados que se sustituyen por la misma cantidad pero sin sal, los condimentos salados como pepinillos, mostaza, aceitunas,etc., las bebidas carbónicas incluida el agua mineral con gas, los platos preparados o en conserva, y las sopas de sobre.

Cuando no se pueden consumir alimentos frescos, se aconseja que se consuman los congelados, pues éstos no precisan el Na+ para su preparación.

El seguimiento de esta dieta por parte del anciano es muy difícil ya que a causa de la edad, el número de papilas gustativas se ha reducido y necesita añadir más sal y condimentos a los alimentos para poder saborearlos y nos encontramos con la paradoja de que la sal por sí misma atrofia las papilas gustativas, con lo que se produce un circulo vicioso.

Para deshabituar al paciente hemos de ir negociando la dieta, disminuyendo la cantidad de sal "poco a poco" y ofreciéndole alternativas para la condimentación. Por ejemplo cambiar sal por perejil, ajo, cebolla, tomillo, limón, hierbas provenza o del pirineo y en menor cantidad pimienta, nuez moscada y azafrán.

Se ha de tener presente que una dieta hiposódica de menos de 2,5 gr de ClNa (40 meq/día), fuera del ámbito hospitalario es difícil de mantener por largos períodos. En una HTA severa el aporte permitido es de 2,5-5 gr de ClNa (40-90 meq/día), en la moderada y leve será de 5-8 gr de ClNa (90-150 meq/día).

Pero estas cantidades no son de sal añadida, sino de alimentos permitidos.

Ante una persona anciana con insuficiencia cardíaca, las medidas dietéticas son las mismas que tomamos ante la HTA. Es decir es necesaria una dieta hiposódica para así disminuir la retención de agua y de Na+. La restricción de sodio en la ICC representa una ingesta del mismo no añadido de 1,3-5 gr de ClNa/día (20-90 meq Na+), pero si el paciente presenta obesidad, es un factor de riesgo añadido, pues genera un incremento de las demandas metabólicas. Ante esta situación será necesario actuar con la aplicación de una dieta hipocalórica equilibrada, pero teniendo cuidado cuando la dieta hipocalórica sea de 800-1000 cal., pues ésta no proporciona todos los nutrientes necesarios y por tanto el médico debe prescribir preparados específicos en vitaminas y de minerales.

En caso contrario se produciría una desnutrición que incrementaría el riesgo de ICC, ya que la desnutrición conduce a una ICC a causa de los trastornos metabólicos que desencadena, con fatiga del miocardio y desequilibrio hidroelectrolítico.

En las personas ancianas que presentan hipercolesterolemia, ésta es debida a un aumento de la colesterolemia, causado por el consumo excesivo de AGS que se contrarrestan por los AGP y AGM que disminuyen las cifras de colesterolemia.

La dieta para una hipercolesterolemia debe intentarse que sea cuantitativa y ha de seguir los parámetros nutricionales siguientes: adecuada energía, colesterol dietético inferior a 300 mgr/día su consumo influye menos que las grasas, grasas totales inferiores al 35% del total energético, siendo lo ideal alrededor del 30%, siendo menor el consumo de AGS que el AGP y el resto de parámetros como los de una dieta equilibrada.

En una dieta restringida en grasas, se debe tener en cuenta que es necesario suprimir la leche entera y sus derivados, permitiendo la leche descremada; también suprimiremos la mantequilla, carnes grasas, vísceras, carnes saladas, jamón, concentrados de carne, pescados salados y ahumados, conservas, platos cocinados de tiendas, conservas en general, sopas, caldos y purés preparados, frutas oleaginosas, legumbres secas (judías, garbanzos, lentejas), alcohol en cualquier forma, los huevos deben limitarse a 1/semana al menos las yemas. Se escogerán las carnes por su apariencia magra recortando toda la grasa visible, para hamburgueses se picará carne magra, se eliminará la piel del pollo, se tomarán pescados blancos frescos o congelados pero no en escabeche o en conserva, Se cocinara con aceite de oliva (una cucharada sopera para todo el día) ya que el aceite de oliva disminuye los niveles de colesterol sanguíneo y estimula la secreción biliar. Se aliñara con aceite de maíz, etc. en cantidad no restringida si no existe obesidad.

Una dieta pobre en colesterol de 1600 cal., se compone de 185 gr. de hidratos de carbono, 70-75 gr. de proteínas, 60-65 gr. de grasas (disminución de los AGS y con un colesterol inferior a 300 mgr).

Ante la diabetes mellitus la modificación dietética consiste en el control de los hidratos de carbono aprovechables, que son los que utilizan de forma directa los tejidos como fuente de energía. Es una dieta con una restricción total de los hidratos de carbono solubles, no así los complejos, el resto de nutrientes no difiere ni en la cantidad ni proporcionalidad con los que se aplican a la población no diabética.

Simplificando, lo que se prohibe en la dieta es la ingesta de carbohidratos solubles, pues son de absorción rápida e "influyen bruscamente sobre la glucemia".

En el anciano la pérdida de la sensación gustativa hace difícil el cumplimiento de esta norma. Las personas de edad tienden a abusar de la azúcar para así poder saborear los alimentos dulces.

La dieta debe ser individualizada y sencilla siendo su objetivo principal evitar las hiperglucemias marcadas y conseguir que el diabético alcance su peso ideal. Hay que evitar el caer en el error de restringir por sistema el aporte energético sin antes considerar el estado nutricional del paciente.

En un anciano diabético, lo que pretendemos a través de la dieta es mantener un equilibrio metabólico normal y conseguir un buen estado nutricional. Las líneas generales de la dieta diabética son similares a una normal, pero existen una serie de aspectos diferenciales, tales como que los azúcares de absorción rápida (caña, miel, pastelería) "están contraindicados", el horario de las comidas debe ser fijo, todos los dias, en especial en las personas tratadas con insulina, la cantidad de alimentos debe ser cuantificada, bien pesándolos o midiéndolos por otros sistemas, la proporción entre las diferentes sustancias nutritivas es básicamente igual que en la alimentación normal.

Hay ocasiones en las que se aconseja una reducción de los carbohidratos (45-50%), un ligero aumento de las proteínas (15-20%), y que las grasas sean de predominio insaturado, todo ello en el total de las calorías/día.

Las vitaminas y sales minerales son idénticas a las requeridas por el resto de personas; lo mismo ocurre con el agua, que no se debe restringir en los diabéticos en general.

La recomendación es que los hidratos de carbono estén entre el 50-55%, las proteínas aporten el 15% y las grasas entre el 30-35% de la dieta.

Las dietas pobres en glúcidos o carentes de ellos ""no tienen ninguna utilidad en el tratamiento de la diabetes; la intención que tenían de reducir o suprimir la insulina en los insulinodependientes no se cumple nunca y en cambio comporta riesgos importantes a corto y largo plazo. A corto plazo, por ejemplo cetosis, y a largo plazo arteriosclerosis ya que el déficit de glúcidos era compensado con un aumento en las cantidades de grasas y proteínas.

Una pregunta que siempre nos asalta es la siguiente, sobre todo por parte de las personas que cuidamos o por parte de la persona que se hace cargo de la dieta del paciente diabético: ¿es realmente necesario pesar los alimentos?.

FIGURA 52

Calorías basales: Peso Ideal (libras x 10)

- Calorías añadidas según nivel de actividad:

Sedentarismo: . . . . PI x 3
Moderado: . . . . PI x 5
Intenso: . . . . PI x 10

- Añadir de 300-500 cal, para ganancia de peso
- Restar 500 cal, pérdida de peso (obesidad)

Como enfermeras debemos responder que en la diabetes es necesario controlar la cantidad de hidratos de carbono, esta cantidad ha de ser fijada todos los días y el contenido de ellos en las diferentes comidas ha de ser el mismo todos los días.

Es bueno y a veces necesario controlar el peso de los alimentos, pero teniendo en cuenta algunos matices como que los alimentos que no contienen glúcidos (carnes, pescado, queso, grasas) no exigen un control estricto de la pesada, pero sin alejarse en un sentido u otro de la cantidad fijada, pues entonces se desequilibraría la dieta.

Los alimentos con muy escaso contenido de glúcidos (algunas hortalizas como la lechuga, escarola, apio, rábanos, acelgas,

FIGURA 53

Grados de obesidad

Grado I (Discreta)	15%	del P.I
Grado II (Moderada)	15-25%	del P.I
Grado III (Grave)	25-50%	del P.I
Grado IV (Morbida)	> 50%	del P.I

FIGURA 54

Índice de masa corporal

- Por debajo de 20	- Es aconsejable subir peso
- Entre 20-25	- Aceptable para la mayoría de las personas
- Entre 25-30 hombres	- Hay riesgos para la salud
- Entre 24-30 mujeres	- Hay riesgos para la salud
- Por encima de 30	- Alto riesgo de padecer problemas de salud

etc.), no requieren una cuantificación exacta, ya que pasarse en 30 gr. de lechuga significa ingerir 1 gr. mas de glúcidos.

Las personas habituadas a pesar alimentos llegan a obtener una imagen visual bastante exacta del volumen que alcanza el peso de los distintos alimentos, pero a pesar de que es fiable esta capacidad, se recomienda pesar los alimentos por lo menos una vez a la semana. De esta forma se evita la progresiva deformación visual, que suele tener tendencia a la alza.

Hemos de saber que muchos alimentos permiten la conversión de sus pesos en volumen utilizando utensilios de cocina (caseros). Por ello es útil saber en cuantas cucharadas soperas rasas, cuantos cucharones, cuantas tácitas de café, se convierten por ejemplo 80 gr de arroz o 60 gr de garbanzos cocidos, lo cual nos va a permite llevar a cabo la dieta, sin necesidad de preparar comidas a parte para la persona diabética lo cual favorece la integración familiar.

FIGURA 55

Desayuno	20 - 25%
Comida	30 - 40%
Merienda	6 - 8%
Cena	25 - 33%

Método para valorar la alimentación seguida por un individuo y proponer cambios

Primeramente realizaremos un cálculo aproximado de la energía de la dieta seguida. Para ello antes tenemos que realizar al paciente una encuesta alimentaria, en la que recogemos datos personales como edad y sexo, estructura familiar, nivel socioeconómico, nivel cultural, hábitat, estilo de vida ligado a la alimentación (alcohol, tabaco, ejercicio físico), hábitos alimentarios, evaluación de la ingesta alimentaria, cuestionario de motivación alimentaria, cuestionario de conocimientos en materia de alimentación y nutrición, presupuesto dedicado a la alimentación, consumo de medicamentos, indicadores antropométricos (relación peso-talla, comparándolo con tablas según sexo y edad). Dentro de esta encuesta alimentaria la utilización del método conocido como "recuerdo dietético" nos va a dar una información más detallada sobre los hábitos alimentarios de la persona enquestada. Este método consiste en averiguar minuciosamente a través de la entrevista la cantidad y calidad de alimentos consumidos por la persona durante uno o varios días previos a la entrevista. El periodo a recordar puede ser más largo comprendiendo una o dos semanas, pero en estos casos aumentan las probabilidades de error.

La mejor estrategia en la aplicación de este método es el de interrogar primero sobre los gustos alimentarios y a continuación usar el método de recuerdo de 24 horas o sea el del día anterior, pidiéndole a la persona encuestada que primero nos relate la comida que mejor recuerda. La mayoría suele coincidir con el desayuno, pues su composición suele ser constante. Las preguntas irán dirigidas a cada comida principal, sin dejar de averiguar los alimentos ingeridos entre comidas, se determinará el tipo de alimento, la cantidad, la forma de prepararlo y la hora de consumo.

Si son platos preparados, se averiguará la cantidad de ingrediente, condimentos y aceites usados, teniendo cuidado de restar los alimentos no consumidos o restos dejados en el plato.

La cantidad de alimentos se apreciará mediante volúmenes o medidas caseras (vasos, platos, cucharas, porciones). A continuación, el entrevistador transformará dichas medidas en pesos. La apreciación de la cantidad de alimentos es mejor realizarla con la ayuda de un archivo fotográfico.

Las cantidades finales las anotaremos en gr. o unidades (ejemplo: 1 huevo duro, 1 quesito 30% graso, 3 yogurts descremados, 30 gr de jamón salado, etc.), anotaremos la marca comercial de los alimentos preparados y su composición si es posible.

La entrevista la realizaremos con el familiar que esté al cuidado o el que se haga cargo de la alimentación. Es recomendable repetir el método durante 3 días (incluyendo un festivo).

Una vez tenemos las cantidades de alimentos en gramos, las podemos clasificar por grupos de alimentos, calculando su contenido en hidratos de carbono (4 cal/gr), proteínas (4 cal/gr), grasas (9 cal/gr).

De esta forma sabremos el aporte energético de la dieta del paciente, mediante el uso de las tablas de composición de los alimentos.

Cálculo de las necesidades nutricionales

Un método para calcular las necesidades nutricionales de las personas mayores puede ser el de la transformación del peso en libras (1 libra = 0'454 kg.). Es el que se describe en el siguiente recuadro. (fig.52).

Existen diferentes grados de obesidad, que van desde el grado I al IV, como podemos ver en la siguiente tabla: (fig. 53).

También en relación con la obesidad un método de cribage es el cálculo del índice de masa corporal, por medio de la siguiente fórmula:

IMC = Peso (en Kg) / Altura^2 (en metros)

El resultado obtenido lo compararemos con la siguiente tabla, en que podemos ver reflejados los límites establecidos, desde el déficit hasta el sobrepeso (fig. 54).

Una vez establecido el requerimiento calórico del paciente, se podrá precisar la cantidad necesaria de hidratos de carbono 50-60%, proteínas 12-15%, lípidos 25-30%. En los glúcidos se evitarán los azúcares sencillos a un 10%, dando prioridad a los almidones y féculas. Las proteínas de origen animal sólo el 40%, así evitamos el aumento de ácido úrico y de los lípidos. En los lípidos evitaremos las grasas de origen animal. La distribución de estas calorías, se realizará de forma individual según la preferencia del paciente. En lo único que se insiste es que el 20-25% de estas calorías se den con el desayuno. (fig. 55).

3.10. EJERCICIO Y VEJEZ

Sólo en medio de la actividad desearás vivir cien años (máxima japonesa).

Esta máxima confirma lo que ya conocemos, que el ejercicio físico favorece la calidad de vida a través del aumento de la capacidad respiratoria, de la activación de la circulación, estimula el ejercicio mental, ayuda al mantenimiento y mejora del aparato locomotor.

En cambio, en la población anciana podemos observar con frecuencia el desconocimiento existente respecto a la importancia del ejercicio físico, la ausencia del hábito de su práctica, la falta de estímulos

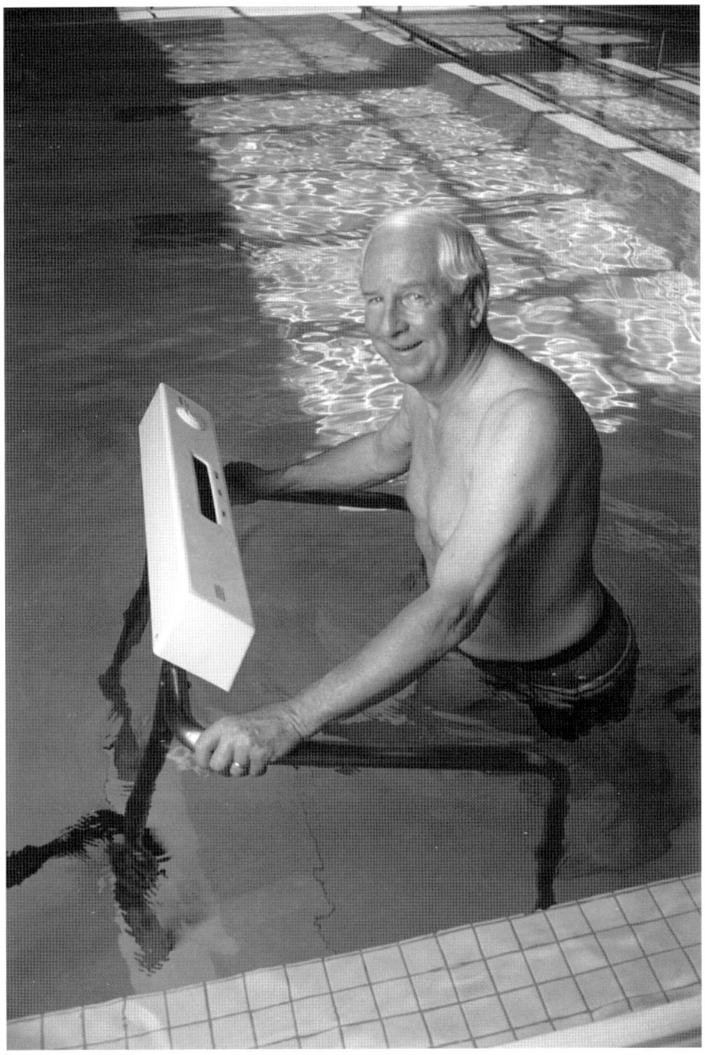

por parte de los familiares al respecto, la tendencia que suelen tener hacia el sedentarismo, la preferencia por actividades que requieren pocos o nulos esfuerzos y las concepciones erróneas o estereotipos sobre que el ejercicio no es sano para su edad o que son cosas de jóvenes.

Por ello, como enfermeras, hemos de procurar concienciar a los ancianos de la importancia que tiene la realización de ejercicio, que conozcan los ejercicios más idóneos para ellos, conseguir que practiquen de una forma habitual algún tipo de actividad física y una actitud activa de los familiares al respecto.

Estas metas las podemos conseguir a través de la insistencia en la importancia que el ejercicio tiene en relación con el mantenimiento de la salud y la recomendanción del tipo de actividad más adecuado para las personas ancianas y los lugares en los que la pueden practicar y las horas más apropiadas para realizarlo.

Pero se debe tener siempre en cuenta que el ejercicio en las personas ancianas se debe caracterizar por ser de fondo, en sustitución del de fuerza y velocidad y siempre tendremos en cuenta las capacidades de la persona.

El tándem ejercicio reposo debe estar regulado adecuadamente.

El paseo, la natación, la petanca, la gimnasia, etc, son formas de ejercicio que están indicadas en las personas ancianas por la disminución de la tolerancia al ejercicio que presentan las personas mayores.

Como enfermeras hemos de conocer y tener presentes todos estos conceptos, que con el proceso de envejecimiento nos marcarán el tipo de actividad física que pueden realizar las personas ancianas.

En los programas de actividad física primero hemos de marcarnos la finalidad del mismo, es decir, qué es lo que queremos conseguir, que puede ser:

1. Un mayor nivel de autonomía física y psicológica, que compensaría las pérdidas de este orden por el propio proceso de envejecimiento, las cuales tienen como consecuencia una alta situación de dependencia del anciano hacia el entorno que le acoge.

2. Mejorar el equilibrio emocional, pues los ancianos están sometidos a pérdidas continuas, lo que les conduce a procesos de duelo.

3. Mejorar su capacidad de adaptación a las nuevas situaciones que los cambios a los que se ven sometidos les fuerza, y así evitar la tendencia a la rutina.

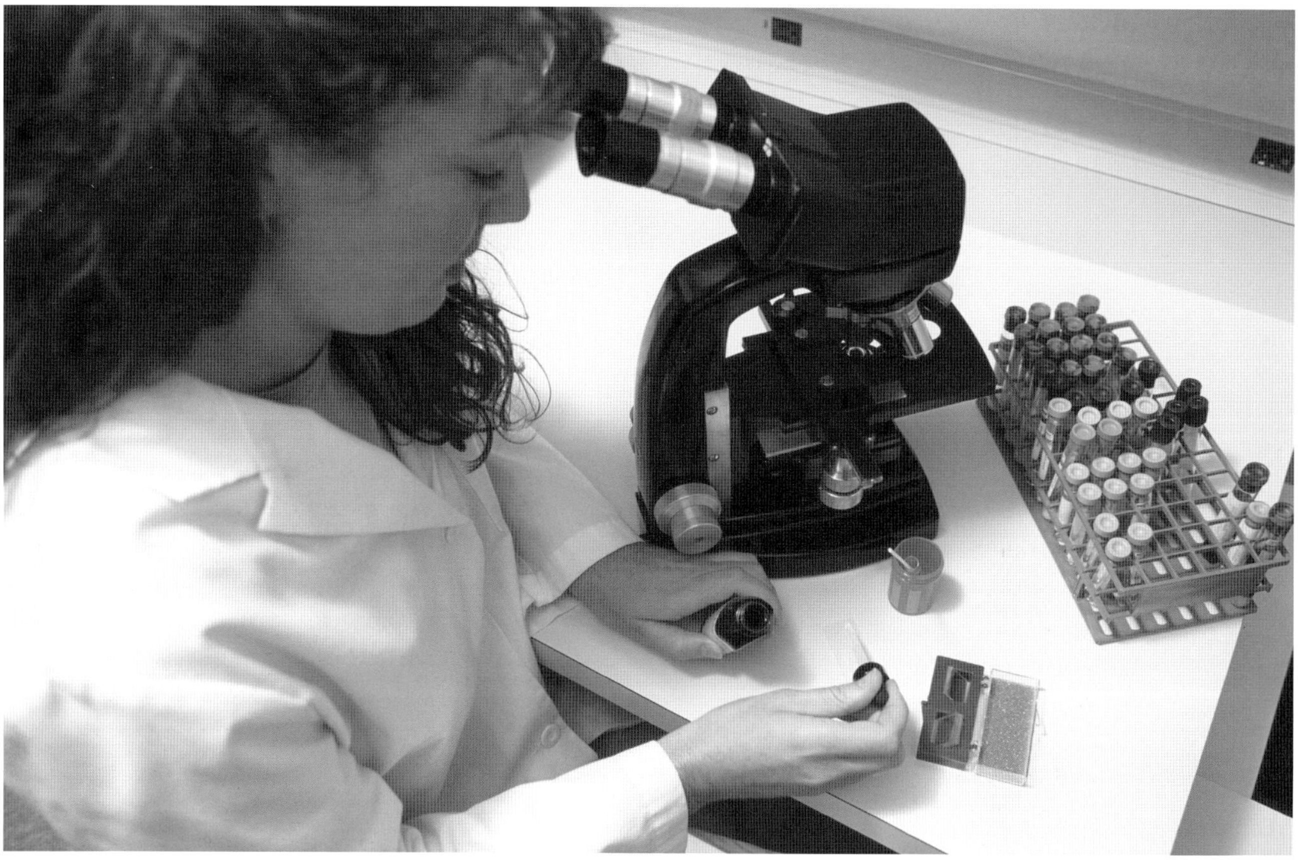

4. Mejorar su sociabilidad, porque así logramos su mejor integración al medio, y las sesiones de ejercicio se convierten en un punto de referencia que les hace despegar del aislamiento y del sedentarismo.

5. Una buena utilización del ocio, transformando la actividad física en recreativa.

A parte de estas finalidades, dentro del programa de actividad física, hemos de tener presente que el ejercicio en las personas ancianas ha de mantener una pauta:

1. La duración de la sesión debe estar entre 15 y 60 minutos, y su frecuencia semanal entre 3 y 5 veces.

2. Su inicio no debe ser exhaustivo, es decir, de baja intensidad al inicio e irá aumentando de forma progresiva a medida que pasen las semanas, y siempre bajo control.

3. Para minimizar los riesgos, las sesiones tienen que ser de poca intensidad pero de mayor duración, ya que así se obtienen mejores resultados.

4. La sesión de actividad física debe pasar por el calentamiento, preparación muscular, ejercicios aeróbicos y por el período de recuperación.

5. El profesional encargado de las sesiones debe incentivar la motivación de los participantes.

6. Deben ser sesiones grupales, para favorecer la socialización.

7. El programa de actividad física dará prioridad al ejercicio aeróbico.

Todas estas pautas han de tener en cuenta la individualidad del anciano.

La secuencia de cada sesión de actividad, debe pasar por:

1. Una fase de precalentamiento de más o menos 5 minutos de duración.

2. La realización de ejercicios de flexibilidad y coordinación, que deben durar un 20% del tiempo total de la sesión.

3. La realización de ejercicios que potencien la fuerza muscular deben durar el 10% del tiempo total.

4. A los ejercicios destinados a mejorar la resistencia aeróbica se les destina el 70% del tiempo.

5. Y al enfriamiento y relajación final se deben dedicar 5 minutos.

En la pauta anterior se hace referencia a tres tipos de actividades físicas con las que se busca conseguir un beneficio para el anciano como se consigue con los estiramientos, pero siempre deben realizarse con extrema suavidad, para así minimizar las posibles complicaciones musculotendinosas. Tienen la característica de que su propia práctica potencia de forma progresiva la flexibilidad. En las actividades físicas dirigidas a la coordinación de movimientos se busca la integración de ambos hemisferios cerebrales.

En la actividad física para potenciar la fuerza muscular se incluyen en los ejercicios, además de los realizados contra resistencia, que deben realizarse a base de repetición, es decir, con poca carga o peso, las contracciones isométricas e isotónicas ya que cuantos más músculos intervengan en el ejercicio muscular más beneficios obtendremos a nivel cardiovascular, sin dejar de lado las características individuales de cada persona.

Y finalmente para mejorar las condiciones de resistencia física, cardiorespiratoria y musculoesquelética del anciano, hacemos hincapié en la realización de ejercicios aeróbicos, entre los que tenemos el caminar, nadar, etc., pero sin metas competitivas. Estas actividades al igual que la gimnasia se recomienda que se realicen a unas horas determinadas: a última hora de la mañana o bien por la tarde y desde luego después de haber dejado pasar como mínimo dos horas desde la última ingesta.

Debemos de tener presente que los resultados no son inminentes, e insistir en la continuidad del ejercicio, ya que su interrupción dará lugar a un retorno a su situación inicial.

En un programa de ejercicios, podemos recomendar o empezar por la ejercitación de las diferentes partes del cuerpo, teniendo eso si presente las condiciones de la persona a la que van dirigidos, realizándolos de forma individual o grupal y utilizando música para marcar el ritmo.

Se puede ejercitar las EEII, realizando los siguientes ejercicios:

1. Partiendo de la situación de bipedestación, los ejercicios consistirán en:

1.1. Sentarse y levantarse de una silla

1.2. Elevar la rodilla hasta el pecho y bajarla, alternando una y otra pierna.

1.3. Con los pies juntos alternar la postura de puntillas y talones.

1.4. Alternar el equilibrio sobre una pierna y sobre la otra.

1.5. Alternativamente estirar y doblar las piernas.

2. Desde la posición de sentado:

2.1. Alternativamente llevar un talón hacia la rodilla contraria y volver a la posición normal.

2.2. Alternativamente estirar una pierna y realizar giros en el aire.

3. En la posición de decúbito:

3.1. En decúbito supino, alternativamente doblar la rodilla dirigiéndola hacia la nariz, y agarrarla con la mano. Y volver a la posición normal.

3.2. En la misma posición con las rodillas dobladas y apoyando los pies en el suelo se eleva la pelvis y se baja.

3.3. Manteniendo la posición, el ejercicio consiste en separar y juntar las rodillas.

3.4. Siguiendo en decúbito supino realizar giros internos y externos con ambos tobillos.

Los ejercicios a realizar con el tronco, son los siguientes:

1. En la posición de bipedestación se pueden realizar los siguientes ejercicios:

1.1. Situando las manos en la cadera, se mira hacia un lado, después al frente y luego hacia el otro lado, girando únicamente la cabeza.

1.2. Manteniendo la misma posición realizar inclinaciones laterales.

1.3. Siguiendo en esta posición realizar flexiones del cuello hacia delante y volver a la posición inicial.

2. En la posición de decúbito supino se realizan los siguientes ejercicios:

2.1. Con las rodillas dobladas apoyando los pies en el suelo, pegar la columna al suelo y relajar volviendo a la posición inicial.

2.2. En idéntica posición con los brazos en cruz, levantar las rodillas apoyando los pies en el suelo y desplazarlas lentamente hacia un lado y luego hacia el otro.

Los ejercicios a realizar con los miembros superiores, son los siguientes:

1. En bipedestación o en sedestación se pueden realizar los siguientes ejercicios:

1.1. Se elevan los brazos hacia delante hasta alcanzar el nivel horizontal, se abren y cierran las manos, y se vuelve a la posición original.

1.2. Levantamos los brazos lateralmente hasta alcanzar la horizontal, y doblamos los codos hasta tocar los hombros con las manos.

1.3. Con la mano tocamos la oreja contraria y acontinuación la espalda de forma alternativa.

1.4. Encoger los hombros y a continuación relajarlos haciendo descenderlos como si se arrastrará un peso.

1.5. Con un palo o bastón sujeto por ambas manos, lo elevamos hacia el techo y volvemos a la posición normal.

1.6. Tocar con el dedo pulgar cada uno de los otros dedos de la misma mano, en ambas manos.

2. En la posición de decúbito supino podemos realizar los siguientes ejercicios:

2.1. Con un bastón sujeto entre las manos, levantarlo hacia el techo, doblar los codos y volver a estirarlos.

2.2. Con los brazos en cruz dar una palmada delante de la cara y volver a la posición inicial.

También existen recomendaciones sobre ejercicios respiratorios en los cuales se enseña al anciano a utilizar la respiración abdominal potenciando el diafragma, y así evitar el cansancio de la musculatura accesoria respiratoria y por tanto conseguir una ventilación más efectiva. Los ejercicios se pueden realizar utilizando un espejo, ante el cual se sitúa el anciano en la posición de sedestación, situando sus manos sobre su abdomen, se le indica que relaje el abdomen dejándolo distendido al inspirar por la nariz y que la contraiga al espirar el aire por la boca. Esto mismo se puede realizar en la posición de decúbito supino teniendo las rodillas flexionadas. En ambas posiciones el anciano utilizará como referente de su efectividad el movimiento de las manos sobre su abdomen. En bipedesteación los ejercicos recomendados para favorecer la respiración, consisten en levantar los brazos en el momento en que se inspira y en bajarlos en la espiración.

También se puede utilizar el ejercicio respiratorio de la toalla, el cual se realiza en la posición de sedestación, utilizando una toalla que rodea el abdomen y de la cual se tira de sus extremos al espirar y la soltamos al inspirar.

3.11. FÁRMACOS Y ANCIANOS

Es un hecho bien documentado que las personas a partir de los 65 años, toman más medicamentos porque enferman más en su conjunto que otros grupos de edad. Este hecho parece que afecta más a las mujeres que a los hombres.

En los pacientes ancianos, la respuesta a los fármacos está modificada por una serie de factores, tales como la polifarmacia, la disminución de la función de los órganos que participan en la distribución y eliminación de fármacos en el organismo, el pobre cumplimiento del tratamiento por fallos de memoria o dificultad en la interpretación de las prescripciones.

Estas personas, al enfermar más, toman más medicamentos (polifarmacia), lo que representa un factor de riesgo importante para que aparezcan más reacciones adversas.

Los cambios en la fisiología humana, condicionados por la edad o el proceso de envejecimiento tienen una importancia relevante. Entre todos ellos vamos a destacar los que tienen relación de alguna manera con el proceso de los fármacos en el organismo:

1. A nivel del aparato digestivo, encontramos una menor acidez del ph del estómago, un enlentecimiento en el vaciado gástrico, una disminución del peristaltismo intestinal y dificultades para la deglución.
Todo ello se traduce en una absorción más lenta y se presenta especialmente sobre todo en personas muy ancianas (80 años o más).

2. A nivel del sistema cardiocirculatorio, los cambios presentes son un descenso de hasta el 40% del volumen minuto cardíaco.

Una disminución de la luz o estrechez de los vasos (arteriosclerosis), lo que conlleva a déficits importantes en la perfusión histica, produciéndose una disminución de la absorción de los fármacos administrados por vía intramuscular.

FIGURA 56

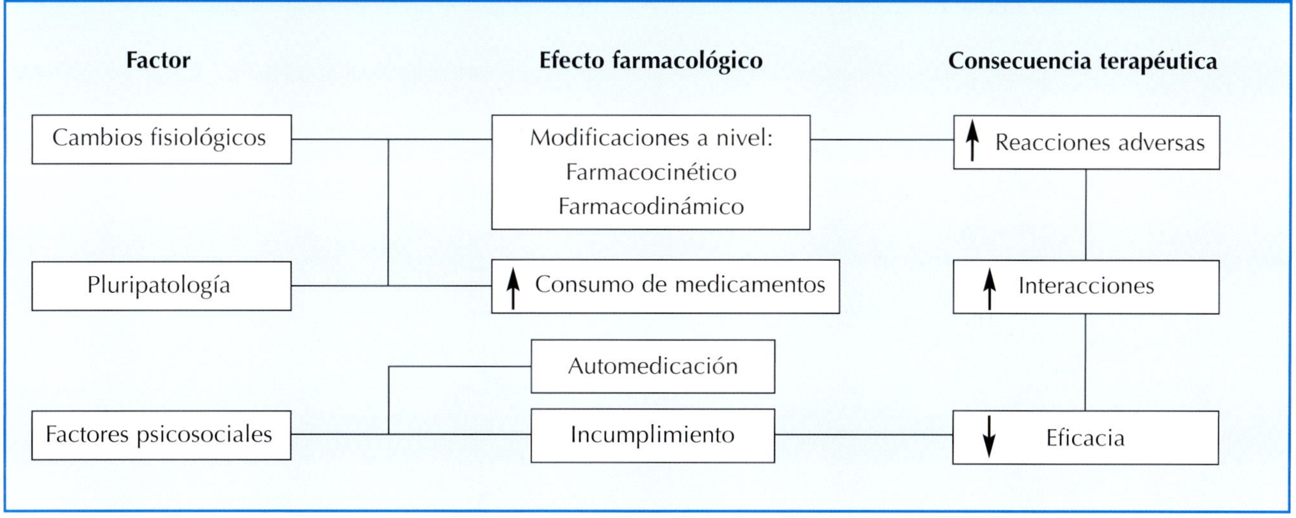

FIGURA 57

Acción del Fármaco en el organismo del anciano

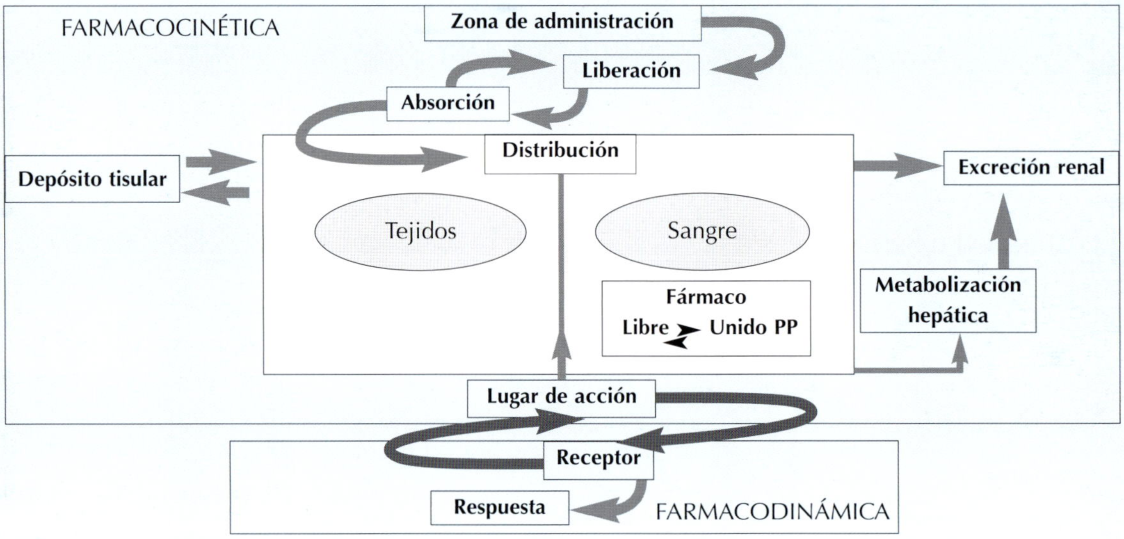

3. A nivel de la grasa y el agua se presenta un descenso del cociente agua/grasa corporal, que alterará el volumen de distribución de los fármacos. Las dosis de los fármacos hidrosolubles han de ser menores, ya que su volumen de distribución esta disminuido. En cambio, en los de carácter liposoluble las dosis han de ser mayores, al ser retenidos en los depósitos de lípidos.

4. A nivel de los componentes de la sangre, encontramos una menor tasa de albúmina, lo cual dificulta la unión de los fármacos a las proteínas, en especial los de carácter ácido.

En cambio, los fármacos de carácter básico se unen con más facilidad a las proteínas alfaglobulinas, que en el anciano están aumentadas.

5. A nivel endocrino se presenta un descenso importante de producción de insulina pancreática y de esteroides, que influye directamente sobre los procesos bioquímicos hepáticos.

6. En el sistema nervioso central se producen deficiencias que afectan tanto a la función vegetativa como la cognitiva de las personas mayores.

El flujo plasmático a nivel cerebral es mayor en los ancianos, motivo por el cual los psicofármacos producen una mayor toxicidad en ellos.

7. Por último, los órganos que influyen en la eliminación de los medicamentos, presentan un descenso y un enlentecimiento marcado de las reacciones de biotransformacion hepática (oxidación y conjugación: eliminación de sustancias tóxicas, combinadas con ácido sulfúrico o glucoronico).

También encontramos una pérdida de la función renal, que puede llegar hasta el 30% a los 80 años, debida a un descenso de la filtración y de la secreción tubular, por

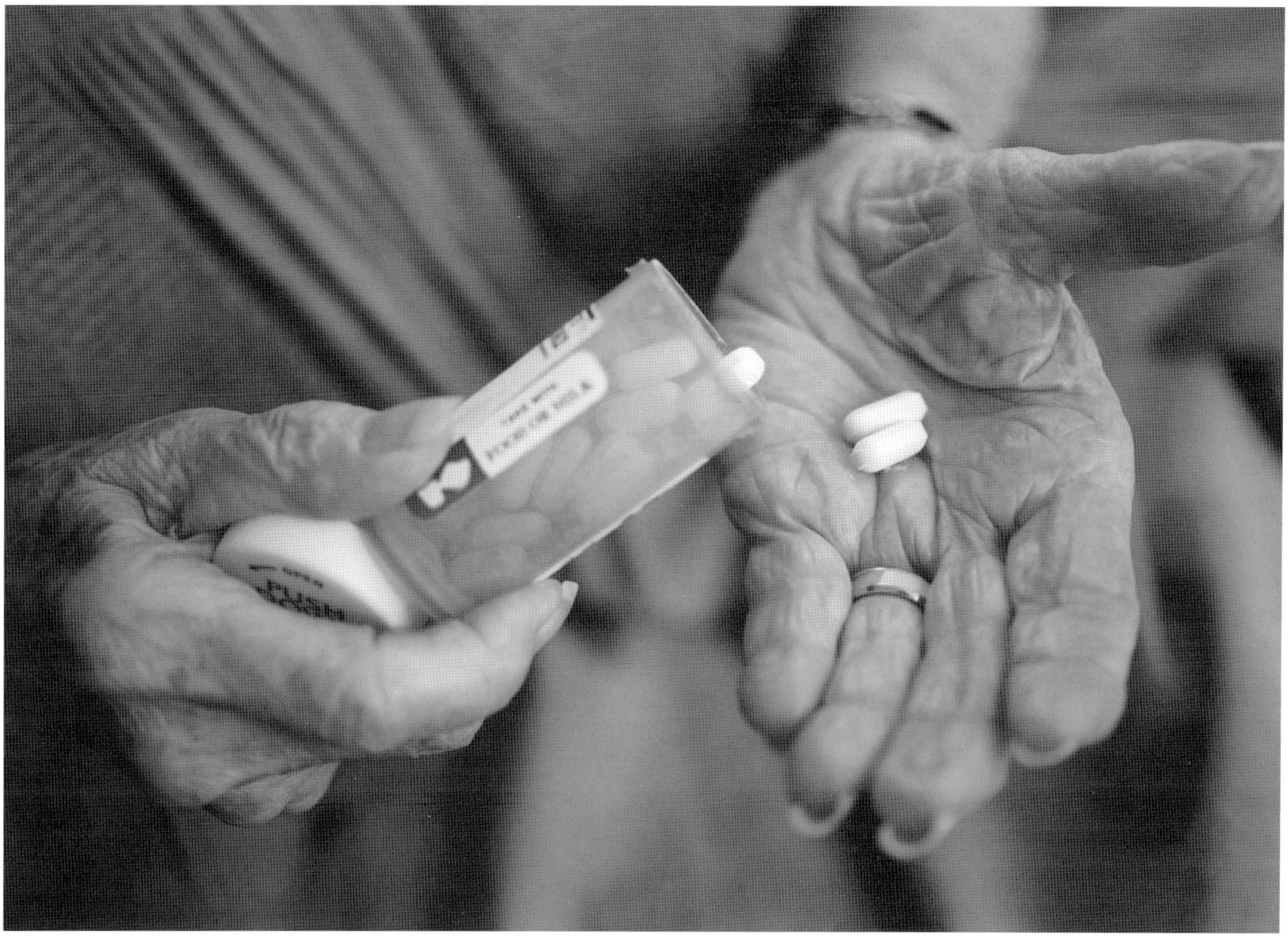

lo que la capacidad para producir orina es considerablemente menor.

Todos estos cambios causados por el proceso de envejecimiento influyen en las respuestas a los medicamentos, pero también existen circunstancias asociadas al proceso de envejecimiento que influyen del mismo modo, como podemos ver en el siguiente esquema. (fig. 56).

Además los cambios biológicos presentes en el envejecimiento tienen una consecuencia directa sobre la acción de los fármacos en el organismo de las personas ancianas, causado por las diferentes modificaciones que éstos causan a nivel de los diferentes sistemas y órganos. Esto se traduce en modificaciones farmacocinéticas y farmacodinámicas, como podemos apreciar en el siguiente esquema: (fig. 57).

Los cambios biológicos del envejecimiento afectan a todas las fases de la farmacocinética de los fármacos, ello tiene como consecuencias entre otras que estos tengan una pérdida de su absorción, de su transporte, de su velocidad de absorción en especial los medicamentos poco solubles, de su degradación a nivel gástrico si son fármacos ácido sensibles, de su grado de solubilidad y de ionización, en este caso dependiendo del tipo de medicamento pueden estar aumentadas. Y evidentemente se produce un aumento de la biodisponibilidad de los medicamentos que son de absorción lenta y de los que utilizan el hígado como primer paso antes de llegar a la circulación sistémica. Como se ha visto en el anterior esquema, después de la absorción el siguiente paso es la distribución, que, como hemos visto en los cambios de los sistemas a causa del proceso de envejecimiento, está modificada y como consecuencia da lugar, dependiendo de las características del medicamento, a que se produzca un aumento o una disminución del volumen de distribución del fármaco (Vd. volumen de distribución aparente). Según el tipo de fármaco también estará aumentada o disminuida la fracción libre del mismo y evidentemente su capacidad de actuación.

Y finalmente, teniendo en cuenta los cambios que se dan a nivel hepático y renal, podemos decir que la metabolización y eliminación de los medicamentos es más lenta, y en consecuencia, se acumulan en el organismo, ocasionando cuadros de toxicidad medicamentosa.

Las modificaciones de la farmacodinámica en los ancianos pasan por unas modificaciones en los receptores, en la que se producen un aumento de la sensibilidad del receptor, una disminución de la sensibilidad del mismo y una disminución del número de receptores. Por otro lado, el mecanismo homeostático también está alterado, ya que los barorreceptores pierden eficacia, los quimiorreceptores pierden actividad y el sistema inmunológico como ya sabemos pierde eficacia y al igual que la capacidad termorreguladora.

FIGURA 58

Fármacos que causan reacciones adversas, con mayor frecuencia en las personas mayores de 65 años

Analgésicos opiáceos	Psicofármacos
Salicilatos	Digoxina
AINE	Potasio
Anticoagulantes	Aminoglucósidos
Diuréticos	Antagonistas del calcio
Esteroides	Vasodilatadores
Bloqueantes	Antihistaminicos H_1
Metoclopramida	Bromocriptina
Antidiabéticos	Cimetidina

FIGURA 59

Fármacos considerados como responsables de alteraciones frecuentes en los ancianos

Confusión	Depresión	Caídas	Hipotensión ortostática
Sedantes	Metildopa	Sedantes	Antihipertensivos
Antidepresivos	Reserpina	Antidepresivos	Diuréticos
Antipsicóticos	Bloqueantes beta	Antipsicóticos	Antianginosos
Anticolinérgicos	Sedantes	Antihistamínicos	Hipnóticos
Metoclopramida	Levodopa	Carbamacepina	Sedantes
Levodopa	Corticoesteroides	Fenitoína	Antidepresivos
Bromocriptina	Antihipertensivos	Fenobarbital	Antipsicóticos
Corticoesteroides		Nitroglicerina	Antihistamínicos
Glucósidos digitálicos			Levodopa
Anticonvulsionantes			Bromocriptina
Cimetidina			

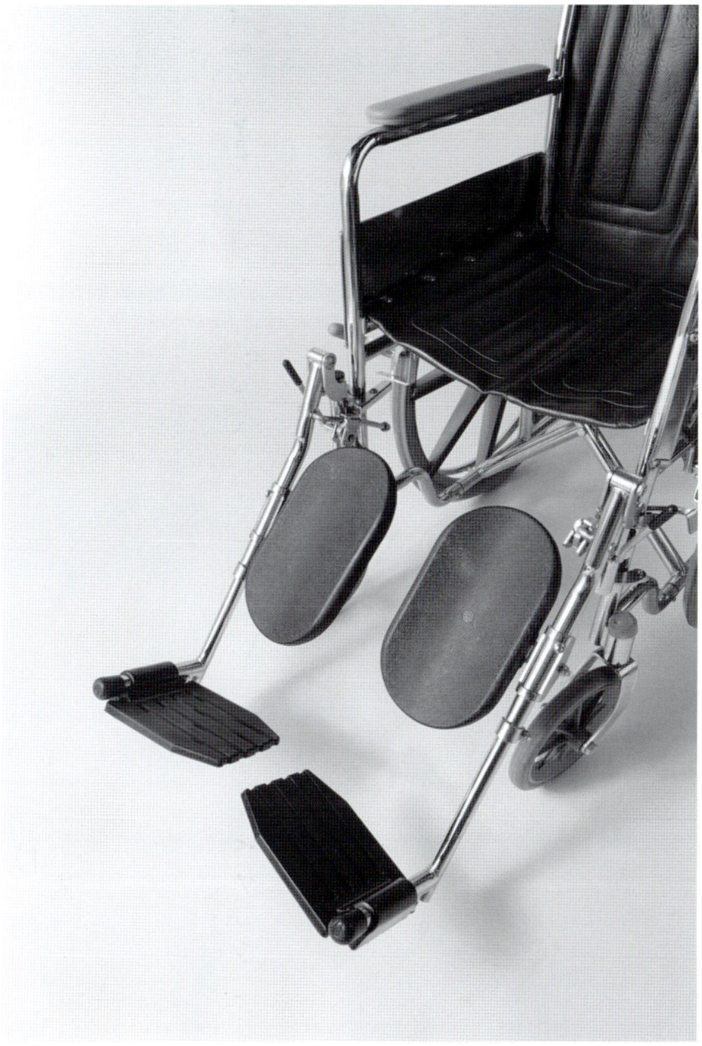

Estas alteraciones dan lugar a que los fármacos produzcan en los ancianos efectos no deseados, como son las reacciones adversas por sustancias que suelen ser utilizadas para tratar sus problemas con mucha frecuencia, siendo las más destacadas por la frecuencia con que generan alteraciones de este tipo las que podemos ver en la siguiente tabla. (fig. 58).

Algunos de estos efectos ocasionados por los fármacos pueden dar lugar a trastornos como los estados confusionales, la depresión, las caídas o la hipotensión ortostática. Las cuales se relacionan muy directamente con ciertos fármacos como podemos ver en la siguiente tabla. (fig. 59).

Por otro lado las personas ancianas también están sometidas a tratamientos con productos farmacológicos de dudosa utilidad y que lo que hacen es complicar más la situación del anciano. Algunos de los más conocidos son los medicamentos antidemencia, oxigenadores cerebrales, antiprostáticos, expectorantes, analépticos, antiobesidad y los extractos de tejidos.

La respuesta de los fármacos en los ancianos se ve afectada por el ""incumplimiento"" del tratamiento, debido al olvido, falta de información adecuada, la falta de interés (resignación), o la imposibilidad física o psíquica para medicarse (no pueden abrir los frascos).

Para conseguir minimizar ese incumplimiento es necesario que, como enfermeras, realicemos una buena educación sanitaria al respecto con la persona anciana. Y para ello es imprescindible una guía que facilite y simplifique ese cumplimiento terapéutico. En dicha guia deben figurar con claridad una serie de conceptos y normas como las que vamos a describir a continuación, que pueden ayudar a la persona anciana a obtener el máximo beneficio de su tratamiento y como consecuencia a sentirse más independiente. (fig.60).

Y finalmente comentaremos el incumplimiento terapéutico "inteligente", que consiste en el rechazo a determinado tratamiento farmacológico porque causa efectos negativos.

Por todo lo dicho la terapéutica farmacológica en el anciano debe tener unas connotaciones especiales que la distinguen de la terapéutica en el adulto.

En este tema se recomiendan una serie de medidas. (fig. 61).

3.12. REHABILITACIÓN EN LA VEJEZ

La vejez se caracteriza por su fragilidad e instable equilibrio entre la independencia y la dependencia, y a través de la rehabilita-

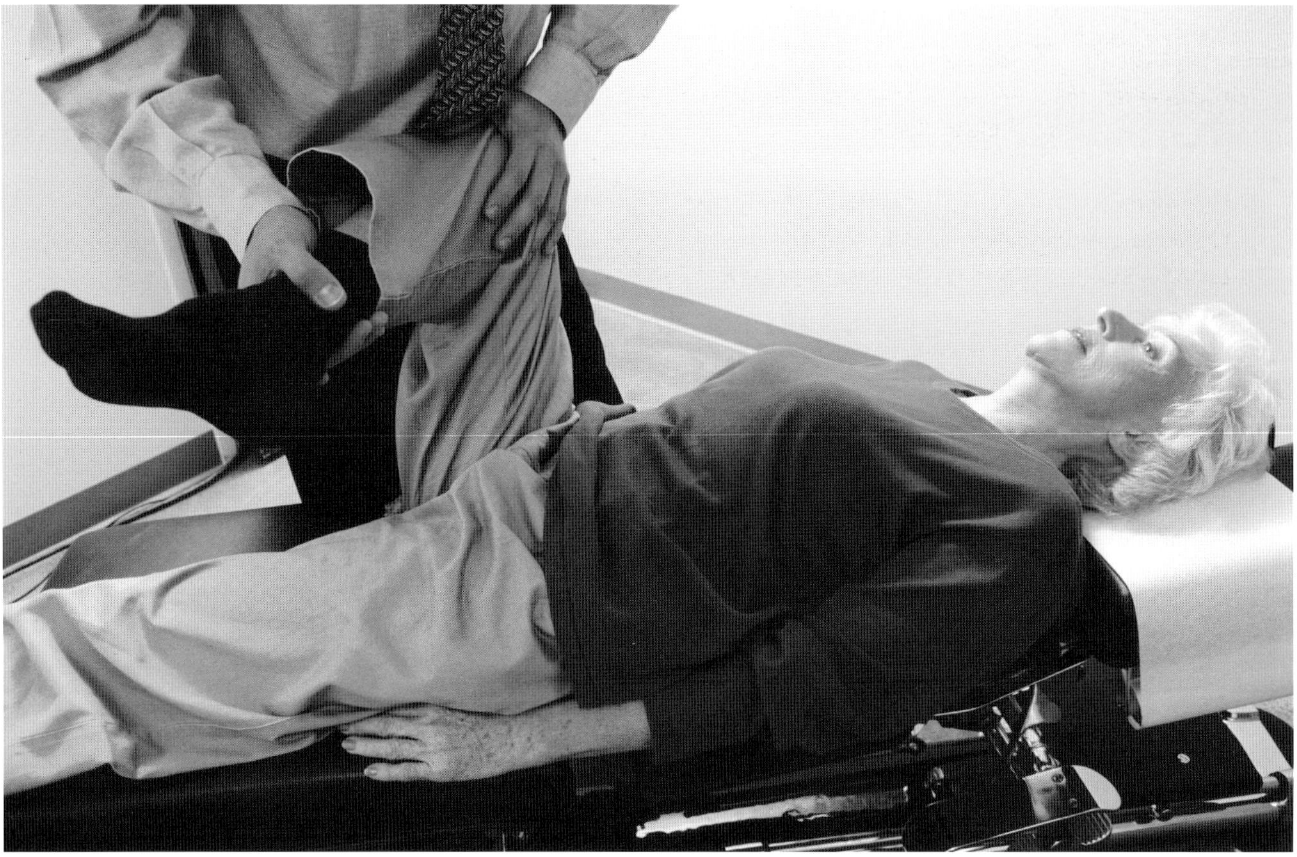

ción se puede aminorar el riesgo de desequilibrio o mejorar las situaciones de dependencia.

La rehabilitación en la vejez y su reinserción social o en el entorno es fundamental en el cuidado del anciano.

Sus objetivos son el control de la enfermedad, la prevención de las enfermedades secundarias, la recuperación de la capacidad funcional, el aprovechamiento al máximo de las capacidades funcionales residuales del paciente y la reintegración del paciente en su medio habitual.

La rehabilitación en la vejez se puede resumir en tres palabras: reactivación (estimular la actividad del anciano que se encuentra en estado de pasividad, letargia e inmóvil), resocialización (conseguir que el anciano reemprenda el contacto social con amigos, familiares, comunidad y así salir del aislamiento) y la reintegración (es la reincorporación del anciano a la sociedad, con la participación de él en la vida diaria).

Esta rehabilitación se realiza incluyendo tres aspectos: el físico, el psíquico y el social que se aplican en conjunto y de forma integrada. A su vez se realiza educación sanitaria y se les informa de cómo acceder a las prestaciones sociales.

El protagonismo de la rehabilitación en el anciano lo tiene la fisioterapia geriátrica, ya que ella es la que trata las necesidades rehabilitadoras de la población. Actúa potenciando las capacidades residuales de las personas ancianas y tratando las secuelas funcionales producidas por los procesos patológicos, teniendo presentes siempre las consecuencias de tipo psicológico, social y ambientales que conlleva el envejecimiento en todo su proceso.

FIGURA 60

Directrices del contenido de la educación sanitaria para el cumplimiento terapéutico

- El nombre del Fármaco o medicamento.
- Las veces que diariamente lo debe tomar.
- Cuándo debe tomarlo (antes, mientras o después de las comidas).
- Como debe prepararlo y que precauciones debe tener.
- Qué cantidad debe tomar.
- Por qué lo debe tomar (cual es el efecto que se busca).
- Cuales son sus efectos secundarios más frecuentes.
- Que tiene que hacer si se presentan estos efectos secundarios.
- Que debe hacer si se olvida de tomar una dosis.
- Que debe hacer si presenta náuseas y vómitos y no puede tomar la medicación por vía oral.

Los fisioterapeutas se enfrentan con problemas de movimiento en el anciano, que se relacionan con problemas cardiorespiratorios, del aparato locomotor, etc., lo que hace de él un profesional con una importancia creciente en el entorno de la geriatría, que complementa los cuidados dispensados por las enfermeras, con una meta común a ambos profesionales que es la recuperación de la salud en la persona anciana y su reinserción en el entorno social y familiar.

FIGURA 61

Recomendaciones farmacológicas en los ancianos

1. El anciano deberá tomar el menor número de medicamentos.
2. No todos los padecimientos del anciano necesitan medicación.
3. Los regímenes terapéuticos para el anciano deberán ser claros y sencillos de comprender y realizar.
4. Los ancianos soportan mejor las formas farmacéuticas liquidas que las sólidas.
5. Los ancianos son susceptibles de reacciones adversas y soportan peor dichos inconvenientes.

Podemos destacar cinco grandes síndromes o procesos que influyen en la situación de independencia en los ancianos: la incontinencia, la inmovilidad, la inestabilidad, el deterioro cognitivo y la yatrogenia. Estos procesos son capaces de desencadenar grandes dependencias en ellos y por ello la intervención de la fisioterapia, que en el cuidado de las personas ancianas dentro del equipo interdisciplinario ha demostrado que es altamente eficaz como prevención o tratamiento de las secuelas generadas frecuentemente por la pluripatologia que padece el anciano.

Por la gran prevalencia dentro de la población anciana de una serie de procesos que están relacionados con sistemas como el respiratorio, el circulatorio y el locomotor, da lugar a la indicación de una serie de tratamientos fisioterapéuticos a nivel de estos sistemas. Como se describen seguidamente:

1. En los procesos del aparato respiratorio el tratamiento rehabilitador tiene un objetivo que puede ser de prevención o de curación, con el establecimiento de medidas como la potenciación de la respiración abdominal, los ejercicios de relajación del tórax y extremidades superiores, la reeducación de la tos para aumentar su productividad expectorativa, el drenaje bronquial por medio de cambios posturales y la readaptación a las AVD, entre otras. El objetivo de estas medidas es solucionar, prevenir o minimizar etiquetas diagnósticas de enfermería reales o potenciales: limpieza ineficaz de las vías aéreas, patrón respiratorio ineficaz, deterioro del intercambio gaseoso, potencial de intolerancia a la actividad, potencial de infección, que pueden ser generados por procesos crónicos como BNCO o infecciosos como la neumonía.

2. En los procesos del aparato circulatorio el tratamiento rehabilitador va a ser preventivo y terapéutico, buscando la readaptación del ejercicio a la nueva situación, que puede ser aguda (IAM) o crónica (ICC). El tipo de ejercicio es siempre aeróbico, entre los que se pueden llevar a cabo siempre de una forma moderada están el caminar, la gimnasia, etc. Su finalidad es solucionar, prevenir o minimizar las consecuencias de las siguientes etiquetas diagnósticas reales o potenciales de enfermería: intolerancia a la actividad, disminución del gasto cardíaco, deterioro del intercambio gaseoso, alteración de la perfusión histica de los órganos o sistemas que puedan estar afectados y por el compromiso respiratorio asociado estadísticamente a las patologías circulatorias, el potencial de alto riesgo de infección. El resultado beneficioso de la potencialización del ejercicio moderado e individualizado, se puede medir en descensos de cifras de glucemia, de tensión arterial, de lípidos y a través de aspectos cualitativos como el aumento de la autoestima o el bienestar.

3. En los procesos patológicos que afectan al aparato locomotor encontramos que en los ancianos existe una prevalencia muy alta de procesos degenerativos a nivel articular y óseo, como la artrosis y la artritis reumatoide, que dañan el cartílago articular dando lugar a una serie de diagnósticos reales o potenciales de enfermería, tales como: dolor crónico, deterioro de la integridad cutánea, trastorno de movilidad física, trastorno de la imagen corporal, intolerancia a la actividad, déficit de autocuidados en las diferentes áreas implicadas en el mismo (baño, alimentación, vestido, uso del WC, etc). Para hacer frente a estas etiquetas diagnósticas, la rehabilitación debe estar presente siempre en los planes de cuidados, pero el tratamiento rehabilitador ha de tener unas connotaciones muy especiales como que los ejercicios activos o pasivos no deben causar dolor ni deben forzar la articulación. Su objetivo primordial es buscar la máxima amplitud de la articulación y evitar las deformaciones que se pueden presentar por el proceso degenerativo de la articulación, usando correctores especiales como las órtesis.

La rehabilitación es extensiva a otros procesos patológicos que afectan a las personas ancianas, dentro del plan de cuidados de las mismas, como las enfermedades del SNC, en las que a través de la rehabilitación buscamos la potencialización de las partes no afectadas o mantenidas y el retraso de la evolución de los procesos por medio de la psicoestimulación, que se desarrollan en el capítulo cinco.

3.13. TERAPIA OCUPACIONAL EN LA VEJEZ

La terapia ocupacional tiene un papel esencial en el cuidado de las personas ancianas o pertenecientes al grupo considerado como geriátrico. A través de su disciplina debe hacer frente a la pluripatología, al déficit funcional, a la recuperación limitada, al aislamiento social y a la degradación de la calidad de vida que caracteriza la dependencia en los ancianos. El término ocupacional adquiere aquí otro cariz distinto al de lúdico o recreativo, ya que lo que buscamos es una recuperación que ofrezca a la persona anciana el máximo nivel de autonomía posible.

Por tanto, el objetivo que busca la terapia ocupacional es conseguir que el anciano se pueda valer por sí mismo el máximo de tiempo y en el entorno que desea.

Por medio de la terapia ocupacional buscamos la readaptación a las nuevas situaciones presentes en las actividades de la vida diaria que se han visto alteradas. Para ello se dispone de numerosas ayudas técnicas, que se propondrán en el momento que aparezca la dificultad para llevar a cabo determinada actividad. Evidentemente el

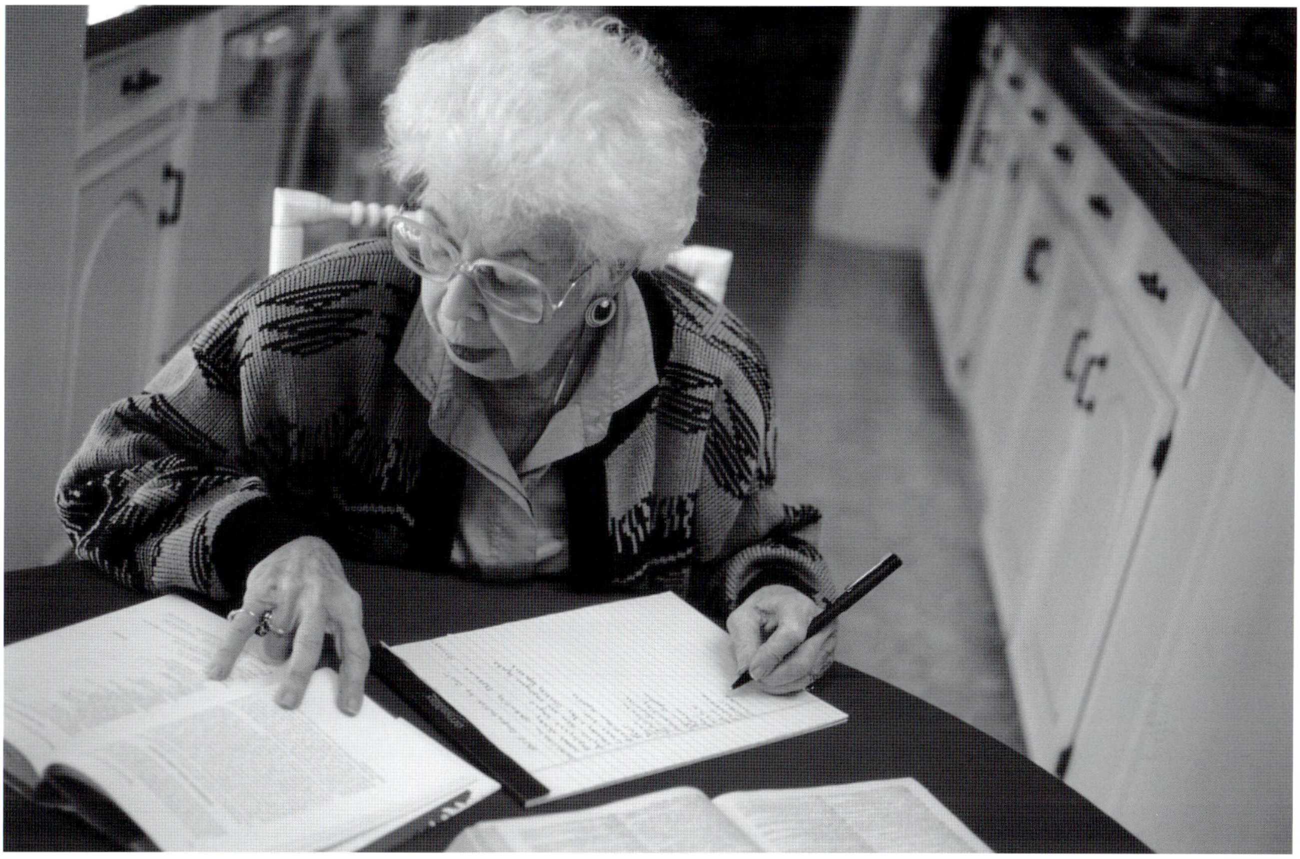

uso de estas ayudas requiere un aprendizaje y entrenamiento en su utilización.

3.14. RESUMEN Y REFERENCIAS

- Durante la primera parte del siglo XX, el cuidado de los ancianos por parte de la enfermería tuvo poca trascendencia, pues el objetivo primordial era el de cuidar la juventud.

- En España en los años 40 empezó a caminar la geriatría de manos de la fundación de la primera asociación que hacia referencia a la misma, que fue, la Sociedad Española de Gerontología. Formada al inicio sólo por médicos a la que años después se incorporaron enfermeras y asistentes sociales. En la década de los 50 exactamente en el año 1955 se creo una pequeña red de dispensarios geriátricos que tuvieron poca trascendencia social. En ese mismo período tuvo lugar la creación de servicios hospitalarios y dispensarios de geriatría en algunos centros hospitalarios como el Hospital de Nuestra Señora de la Esperanza en Barcelona y en el Hospital de la Cruz Roja en Madrid.

A partir de mediados del siglo XX surgen una serie de acontecimientos que podemos considerar como puntos fuertes en la enfermería o fundamentales de nuestra profesión, como son en 1960 la definición del proceso de enfermería y el desarrollo y enunciado de los marcos teóricos-conceptuales de la enfermería. En 1970 se identificaron los diagnósticos de enfermería.

En España 1977 se crearon las Escuelas Universitarias de Enfermería, dándole a la enfermería el rango de estudios universitarios, y coincidiendo con este cambio evolutivo, se incluyo una nueva asignatura dentro de los estudios de enfermería a través de una orden del Ministerio de Educación que fue la de Enfermería Geriátrica. Siendo la única carrera del ámbito de la salud en esos momentos, que contemplaba la geriatría como un área de conocimiento troncal dentro de su formación básica.

- En 1987 se funda la Sociedad Española de Enfermería Geronto-Geriátrica, con un amplio abanico de actividades formativas, divulgativas, congresos y jornadas que continúan hoy. A su vez han surgido numerosos postgrados,

- Las competencias de enfermería, detalladas por grupos como el formado por el IES (Instituto de Estudios de la Salud), figuran en un documento en el que se detallan todas ellas y dentro de las mismas se hacia referencia a las que tienen lugar en el ámbito geriátrico y del cuidado de las personas ancianas. Estas competencias fueron desarrolladas por diferentes grupos de trabajo auspiciados por el Consejo de Colegios de Cataluña, dando lugar a unos objetivos y a unas líneas competenciales en el ámbito gerontológico, y a través de ambos se buscó conseguir una mejor calidad en el cuidado de este creciente e importante núcleo de población.

Por ello a la enfermería el ámbito de la geronto-geriatría, también le puede representar una oportunidad para ejercer todas sus habilidades profesionales, aplicando el conocimiento clínico en la práctica y utilizando sus habilidades en la toma de decisiones.

- En el ejercicio con las personas mayores les permite ser creativos y hacer uso de la iniciativa en la prestación de los cuidados a las mismas.

Pueden cuidar a los ancianos en distintos ámbitos como hospitales de agudos, hospitales socio-sanitarios, centros de día, hospitales de día, residencias o en el propio domicilio del anciano.

- Los mitos y estereotipos sobre el envejecimiento dan lugar a ideas erróneas sobre el envejecimiento, como puede ser en estos momentos el que nuestra sociedad generalmente con mucha facilidad y de una forma superficial suele asociar a la ancianidad con términos negativos tales como aislamiento, marginación, aburrimiento, tristeza, pobreza, fealdad, rechazo, temor, desesperanza, muerte. Y en cambio no se utilizan términos considerados como más positivos, tales como socarrones, juiciosos, sensatos, experimentados, divertidos, paternales, vivos.

- Es necesario la existencia de un sistema específico para cuidar a la población anciana. A través del cual buscamos la eficacia y la disposición de los recursos necesarios para llevar a término esos cuidados con un nivel de calidad óptimo.

- Las herramientas para dar una atención adecuada a las personas mayores, ya existe en España, a través del Plan Gerontológico Nacional, y de otros programas a nivel de las distintas comunidades autónomas, que pueden servir como esqueleto para desarrollar los distintos servicios que cubrirían las necesidades básicas de este importante y emergente grupo de población.

- Dentro de estos Planes Gerontológicos, es imprescindible la participación de diferentes profesionales a través del equipo multidisciplinar el cual desarrollará un trabajo interdisciplinar, pero no podemos olvidar la importancia y la necesidad de la participación en este sistema o programa geriátrico del propio anciano y de su familia o cuidadores informales tanto en el diseño, establecimiento de objetivos, así como en la ejecución de las actividades.

- Los cambios necesarios en los sistemas de asistencia sanitaria destinados a cuidar a las personas mayores, pasan primero por definir cuales han de ser las cualidades, que se deben desarrollar en los miembros del equipo geriátrico, que pasan por tener una formación conceptual adecuada de la disciplina a la que pertenece el profesional, reconocer tanto la importancia como la función del resto de disciplinas implicadas en el proceso, reconocer su parcela de responsabilidad junto con el resto del equipo de los resultados obtenidos sean exitosos o no, poseer flexibilidad y capacidad para hacer frente a situaciones nuevas e inesperadas, tener alternativas ante el rechazo por parte del anciano a las actividades programadas por el equipo, saber hacer frente de forma positiva a los conflictos, que puedan surgir en el equipo para evitar que estos repercutan en los ancianos y finalmente han de ser capaces de desarrollar estrategias a través de las cuales se puedan captar tanto al anciano como a su familia, para realizar determinas actividades generadas por el plan de cuidados diseñado, e implicarlos también en el diseño de los objetivos de los mismos.

El siguiente paso es el de definir las competencias a desarrollar por cada miembro del equipo geriátrico, según su disciplina y en relación con el paciente geriátrico. Nuestro papel como enfermeras se centrará en el cuidado personal e individual, en la valoración del estado biopsicosocial, haciendo hincapié en las relaciones familiares como fuente de apoyo.

- Dentro de los cambios propuestos para mejorar la asistencia a los ancianos. Se ha de tener presente que quizás se tengan que replantear algunos servicios generales como los de urgencias, creando servicios específicos para atender las urgencias de las personas ancianas.

Así como la formación en geronto-geriatría de los profesionales que componen los diferentes equipos asistenciales.

Por otra parte dentro de toda esta estructura asistencial, siempre hemos de tener presente, que lo que debemos buscar es el retorno de la persona anciana a su entorno, para ello hemos de saber utilizar todos los recursos alternativos que el sistema nos pueda brindar para ello.

- Nuestro papel como enfermeras en los diferentes servicios donde desempeñamos nuestras competencias, realizamos unas funciones determinadas, como son:

• Desarrollar programas de prevención.
• De educación sanitaria en las consultas de enfermería de las áreas básicas de salud.
• De cuidado y prevención de UUP.
• De incontinencias.
• De control de patologías crónicas que causan deterioro de la movilidad.
• De atención a los ancianos terminales junto con los PADES.
• De búsqueda de soluciones a problemas sociales junto al diplomado social y actividades de soporte a los familiares en general y especialmente al que desempeña el papel de cuidador principal en el ámbito de la atención domiciliaría (ATDOM).

- En los registros de enfermería hemos de tener en cuenta una serie de información que por las características de las personas ancianas, se han de considerar prioritarias como las AVD (actividades de la vida diaria) que vienen a ser un análisis de muchas de las catorce necesidades básicas descritas en el modelo de la V. Henderson.

Otros aspectos importantes son los tratamientos farmacológicos y los instrumentos que necesita la persona a la que estamos valorando como: gafas, bastones, etc. que influyen en la satisfacción de sus necesidades básicas.

También es prioritario el conocer las alteraciones sensoriales de la persona anciana a la que vamos a cuidar, ya que el proceso de envejecimiento conlleva una serie de alteraciones que pueden condicionar la comunicación con él.

Y finalmente otro aspecto en este orden de prioridades a tener en cuenta es la valoración funcional, la cual nos va a dar las capacidades de independencia de esta persona anciana.

- El beneficio de la VGI podría ser extensiva a todos los ancianos, pero el hecho determinante de su exhaustividad, ya que se precisan unas dos horas para realizarla, fuerza y obliga a que por el déficit de recursos existentes, se limite su uso a las personas ancianas consideradas como frágiles, en las cuales con su aplicación obtendremos un mayor beneficio. Esta fragilidad consiste en una mayor vulnerabilidad del anciano a las agresiones del entorno, situación patente en las personas ancianas que presentan una o más de las siguientes características:

Anciano frágil
- *Edad elevada > 80 años*
- *Pluripatología*
- *Aislamiento social*
- *Trastorno cognitivo*
- *Trastorno afectivo*
- *Dificultad para la deambulación*
- *Incapacidad recientemente adquirida*
- *Incontinencia urinaria*
- *Caídas frecuentes*
- *Dados de alta hospitalaria recientemente*
- *Con condicionamientos económicos y sociales*

- En la utilización de la VGI, se le da prioridad a los síndromes geriátricos que con mayor frecuencia afectan a los ancianos y a las consecuencias que estos desencadenan en él. Lo que nos permite afinar tanto en el diagnóstico médico como en el de enfermería lo que redunda, en conseguir que la planificación de los cuidados dentro del equipo interdisciplinario teniendo en cuenta a la familia y a la persona anciana, sea la más adecuada a la situación del anciano e intentando mantenerlo siempre dentro de su entorno en las mejores condiciones posibles.

- Utilizando las medidas preventivas en el anciano buscamos retrasar la aparición de los procesos patológicos conocidos como síndromes geriátricos y su consecuencia como es la dependencia.

En la búsqueda de esta promoción de la salud las prioridades que nos marcamos pasan por prevenir el deterioro biopsicosocial, mantener y potenciar su calidad de vida, prolongar la independencia de sus necesidades básicas y de vida y mantener al anciano en su entorno.

- Los objetivos de salud marcados por la OMS, para el año 2000 en Europa, se enuncian todos ellos con el verbo "añadir" seguido de lo que se desea obtener, que es años a la vida, salud a la vida y vida a los años.

Objetivos que por otro lado en España ya han sido alcanzados algunos de ellos, como la expectativa de vida al nacer que es superior a los 75 años.

- Partiendo de un cirbage podemos pasar a realizar lo que podríamos titular como consejos preventivos, que en las personas ancianas no se caracteriza por ser una tarea sencilla, ya que significa modificar hábitos adquiridos a lo largo de toda una vida. Por ello las enfermeras hemos de ser unas buenas negociadoras para poder alcanzar los objetivos marcados, que van a representar modificaciones a nivel del consumo de sustancias tóxicas como tabaco o alcohol, de hábitos alimentarios, de fomento del ejercicio, de prevención de lesiones.

Dentro de estas medidas preventivas tienen una relevante importancia la vacunación de los ancianos, y nosotras, como enfermeras, debemos saber que éstos deben ser informados por parte nosotras de la importancia que tiene el vacunarse del tétanos-difteria, de la gripe y de la antipneumococica.

Todas ellas recomendadas por la OMS, ya que su cumplimiento minimiza las múltiples complicaciones en ocasiones fatídicas, que estos procesos generan en las personas ancianas.

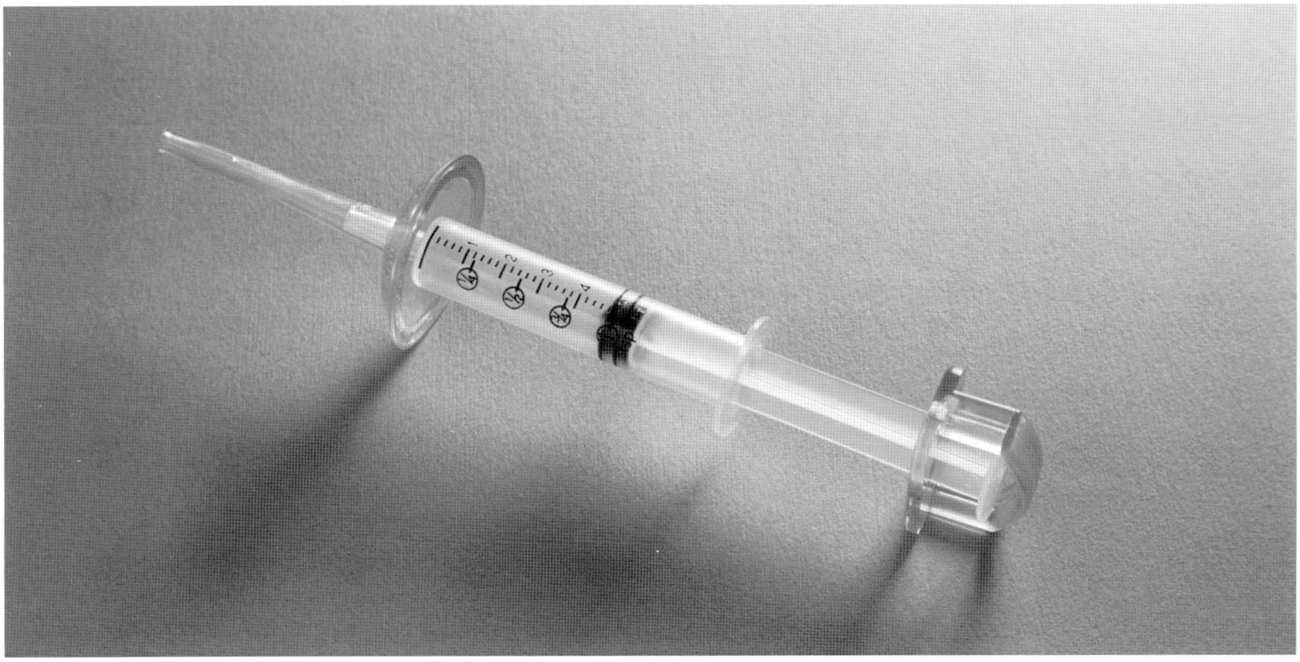

- La preocupación por la nutrición de las personas ancianas es un fenómeno que empezó a despertar interés desde la década de los 80, en la que hubo unos cambios revolucionarios en la demografía respecto a este grupo de edad, con un crecimiento importante de las personas mayores de 65 años, siendo el grupo que más rápidamente creció el de los mayores de 75 años.

Este crecimiento es un reflejo del aumento de la esperanza de vida.

La opinión que se tenía sobre los requerimientos nutricionales de este grupo de edad, hasta entonces, era que no se diferían de los de las personas adultas.

En los países desarrollados este grupo de personas, son los que con mayor frecuencia presentan mayor riesgo de déficits nutricionales de forma moderada o subclínica. Lo que plantea graves problemas médicos y sociales.

- Las enfermeras hemos de procurar concienciar a los ancianos de la importancia que tiene la realización de ejercicio y conseguir que practiquen de una forma habitual algún tipo de actividad física, y también conseguir una actitud activa de los familiares al respecto.

- Las enfermeras han de tener siempre en cuenta que el ejercicio en las personas ancianas se ha de caracterizar por ser de fondo, en sustitución del de fuerza y velocidad. Y siempre teniendo en cuenta las capacidades de la persona. Hemos de regular el tandem ejercicio reposo de una forma equilibrada.

- El paseo, la natación, la petanca, la gimnasia, etc, son formas de ejercicio que están indicadas en las personas ancianas. Siempre teniendo presente la disminución de la tolerancia al ejercicio que presentan las personas mayores.

- La respuesta a los fármacos en los ancianos, esta modificada por una serie de factores como son: la polifarmacia, la disminución de la función de los órganos que participan en la distribución y eliminación, y el pobre cumplimiento del tratamiento

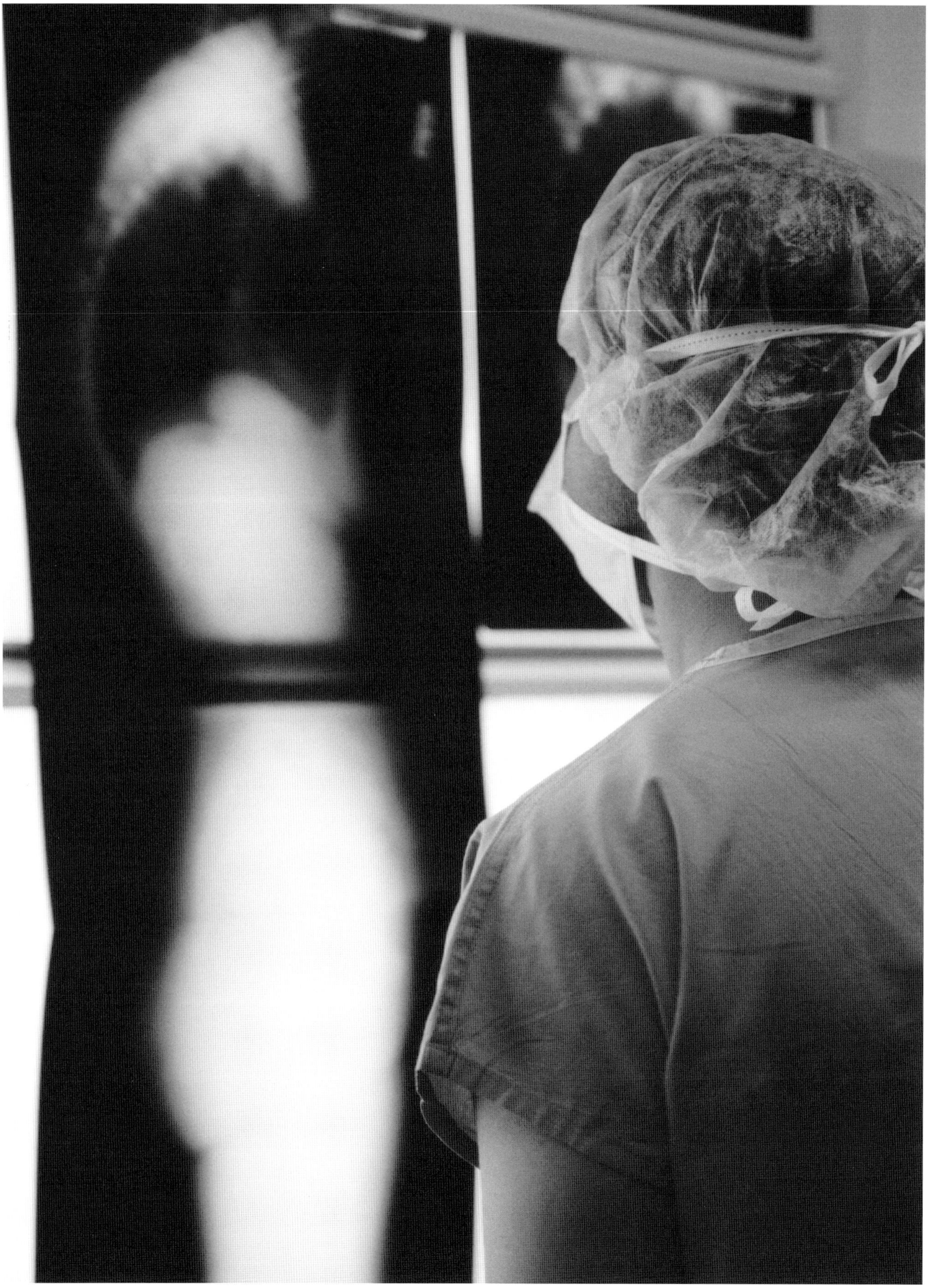

por fallos de memoria o dificultad en la interpretación del tratamiento prescrito.

- Los cambios biológicos presentes en el envejecimiento, tienen una consecuencia directa sobre la acción de los fármacos en el organismo de las personas ancianas, causado por las diferentes modificaciones que esto causa a nivel de los diferentes sistemas y órganos. Y que se traduce en modificaciones farmacocinéticas y farmacodinámicas.

- Según el tipo de fármaco que ingiera el anciano estará aumentada o disminuida la fracción libre del mismo y evidentemente su capacidad de actuación.

- Los cambios presentes a nivel hepático y renal, producen una metabolización y eliminación del medicamento de una forma más lenta, motivo por el cual estos se acumulan en el organismo, ocasionando cuadros de toxicidad medicamentosa.

- La rehabilitación en la vejez, se puede resumir en tres palabras reactivación (estimular la actividad del anciano que se encuentra en estado de pasividad, letargia e inmóvil), resocialización (conseguir que el anciano reemprenda el contacto social con amigos, familiares, comunidad y así salir del aislamiento), reintegración (es la reincorporación del anciano a la sociedad, con la participación de él en la vida diaria).

- Existen cinco grandes síndromes o procesos que influyen en la situación de independencia en los ancianos: la incontinencia, la inmovilidad, la inestabilidad, el deterioro cognitivo y la yatrogenia. Todos ellos son capaces de desencadenar grandes dependencias en las personas mayores y son el caballo de batalla de la rehabilitación.

- Existe una gran prevalencia dentro de la población anciana de una serie de procesos que están relacionados con sistemas como el respiratorio, el circulatorio y el locomotor, y dan lugar a la indicación de una serie de tratamientos fisioterapéuticos a nivel de estos sistemas.

- El término de *ocupacional* dentro de la "terapia ocupacional" adquiere otro cariz distinto al lúdico o recreativo, ya que lo que buscamos es una recuperación que le dé a la persona anciana el máximo nivel de autonomía posible. Por tanto el objetivo que busca la terapia ocupacional es el de conseguir que el anciano se pueda valer por si mismo, el máximo de tiempo y en el entorno que desea.

CAPÍTULO **4**

Cuidados de enfermería gerontogeriátrica II

4.1. INTRODUCCIÓN

En este capítulo vamos analizar las alteraciones que encontramos en los ancianos, a causa del propio envejecimiento, a través de una serie de problemas de salud prevalentes como son las pérdidas sensoriales, los trastornos del sueño, las pérdidas de piezas dentarías, las alteraciones dermatológicas y las alteraciones podológicas.

Estos problemas causan en las personas ancianas niveles importantes de insatisfacción en sus necesidades básicas, y como consecuencia, dependencia, patrones sobre los que debemos actuar como enfermeras que somos.

Tenemos que tener presente que estas modificaciones funcionales darán lugar a una serie de posibles etiquetas diagnósticas de enfermería, así como actividades que estarán en muchas ocasiones interrelacionadas y que incluso cabalgarán entre ellas. Nosotras, a través de su aplicación, y como enfermeras, buscaremos favorecer la satisfacción de sus necesidades básicas y que las realicen de una forma autónoma e independiente.

Por ello seguidamente vamos a pasar a enumerar los objetivos que pretendemos alcanzar con el presente capítulo.

OBJETIVOS:

1. Conocer las medidas más idóneas para cuidar a las personas ancianas con problemas desencadenados por la alteración del sueño.

2. Tener presente la influencia que los cambios sensoriales en el anciano ejercen en las actividades de enfermería dirigidos a ellos.

3. Aprender a relacionar la importancia de los cuidados de enfermería, para conseguir un buen estado bucodental, y tener presente la trascendencia que tiene su alte-

ración en la satisfacción de necesidades en el anciano.

4. Conocer cuáles son las alteraciones de carácter dermatológico que con mayor frecuencia se dan en los ancianos, sus consecuencias a nivel de la satisfacción de las necesidades y las repercusiones en los cuidados de enfermería.

5. Aprender la repercusión que un buen cuidado de los pies tiene en la satisfacción de las necesidades básicas.

4.2. ALTERACIONES DEL SUEÑO

El proceso del sueño en las personas ancianas, por causa del propio proceso de envejecimiento, sufre importantes modificaciones tanto a nivel cualitativo como cuantitativo.

Encontramos estudios en los que se demuestra que esta alteración está presente en España en un 30% del total de la población, y dentro de este grupo de afectados, el 45% son personas ancianas. Los síntomas relacionados con los trastornos del sueño representan el 5% de las consultas que se realizan a la atención primaria.

Los trastornos más prevalentes relacionados con la satisfacción del sueño son el insomnio que en su fase crónica afecta en España al 12% de la población y la hipersomnia diurna (exceso de sueño durante el día) que afecta al 7% de la población española y suele ser la principal causa provocadora de accidentes de tráfico o de otro tipo.

La evolución de estas alteraciones son de una forma tan gradual que ni los ancianos ni sus familias son conscientes de la magnitud que estos cambios producen con el tiempo.

El sueño es un proceso activo en el que intervienen unos mecanismos neurofisiológicos y neuroquímicos determinados, que llevan a una interrupción periódica de la conciencia en la que se restauran las funciones corporales. Durante el sueño nocturno considerado como normal, se producen una serie de idas y venidas cíclicas en las diferentes etapas del sueño. Existen dos tipos de etapas durante el sueño; la primera se caracteriza por un movimiento ocular no rápido (No REM), con cuatro estadios que conocemos por los números 1, 2, 3 y 4. Los dos primeros (1, 2) corresponden a la etapa de sueño ligero y los otros dos (3, 4) a la del sueño profundo. Es la fase en la que la persona, a medida que avanza en sus etapas, realiza su sueño más profundo.

La segunda etapa del sueño es la que corresponde a la del movimiento ocular rápido (REM), que se corresponde a un tipo de sueño profundo durante el cual se aparecen los sueños, se sueña.

En los ancianos los patrones del sueño están alterados. Presentan un aumento en cantidad de tiempo de los estadios de sueño ligero característico de las etapas 1 y 2 del sueño No REM y una disminución en cantidad de tiempo del sueño profundo, que corresponde a las etapas 2 y 3 del sueño No REM, a las que se les reconoce la propiedad de restablecer las funciones físicas corporales y por tanto la de cubrir sus necesidad. En las edades superiores a los 75 años, aparece una característica común, que es que prácticamente el estadio 4 del sueño "No REM" no existe y la proporción del tiempo del estadio 3 es menor a la presente en las etapas de vida anterior. En cambio, la proporción del sueño REM se mantiene con la edad, aunque puede ser más corto.

La alteración de esta necesidad suele afectar más y en etapas más tempranas a los hombres que a las mujeres. En líneas generales la dificultad para conciliar el sueño aumenta, al igual que la ligereza del mismo y la dificultad para retomarlo de nuevo. Todo esto se relaciona con factores morfológicos, funcionales del organismo y aspectos estructurales del entorno o ambientales.

Por ello la insatisfacción del sueño provoca una dependencia de la necesidad básica de "reposo/sueño", que interaccionará con otras necesidades, ya que la persona

FIGURA 62

Trastornos del sueño

Mujeres	**Hombres**
- Insomnio por dificultad de inicio del sueño. - Dificultad para mantener el sueño. - Despertarse durante la noche. - Despertarse muy pronto. - Mioclonías nocturnas.	- Ronquidos. - Apnea del sueño.

anciana, al no tenerla satisfecha, se cansará con mayor facilidad, con lo que su actividad decaerá, dejando de lado incluso actividades que le eran divertidas y en las cuales se autorrealizaba.

Valoración enfermera

La detección de los trastornos del sueño no suelen estar relacionados con consultas específicas sobre el problema mayoritariamente, más bien suelen relacionarse con consultas generadas por otras situaciones, que en realidad han desencadenado la insatisfacción de la necesidad de reposo/sueño. Ni la persona anciana afectada ni su entorno familiar la han asociado a la alteración del patrón del sueño, pues sus cambios como dijimos anteriormente se han producido de una forma tan gradual que se consideran como normales.

En esta valoración se debe tener presente la individualidad de la persona que cuidamos. Como personas únicas se ha de tener presente que podemos encontrarnos con algunas que pueden dormir menos horas que otras, oscilando de menos de 5 a más de 9 horas. En España las estadísticas nos dicen que la mayoría de las personas suelen dormir entre 6 y 8 horas diarias, pero las hay que necesitan 11 horas y otras 4 horas. También sabemos que existen diferencias de tiempo total de sueño según el sexo, siendo superior en los hombres, al igual que la somnolencia posterior a las comidas durante el día.

Esta última situación suele predisponer a la práctica de la siesta, hecho que no podemos de todas maneras generalizar.

Siguiendo con esta relación de sexos podemos afirmar que los hombres suelen conciliar el sueño con mayor rapidez que las mujeres, pero en general a ambos les cuesta iniciar el sueño.

En la misma línea comparativa, en la siguiente tabla se pueden apreciar los trastornos que con mayor frecuencia se suelen dar en las personas ancianas que tienen alterada esta necesidad: (fig. 62).

Los trastornos del sueño se suelen relacionar con una serie de problemas, como los que detallamos en la siguiente tabla: (fig. 63a).

Para valorar esta necesidad es preciso realizar una entrevista en la que recogeremos todos los datos suficientes para conocer cual es su ritmo de sueño. Esta información se recibe a través del anciano, de la familia o del cuidador.

En esta fase de valoración hemos de profundizar en el problema que presenta la persona a la que van a ir dirigidos nuestros cuidados, que se suele quejar por lo general de dificultad para conciliar el sueño y para mantenerlo, también se suelen quejar de somnolencia durante el día y de cansancio al despertarse. Partiendo de estas quejas hemos de seguir realizando una búsqueda focalizada y centralizada en una serie de puntos, como:

1. La percepción que tiene la persona anciana del problema (alteración del sueño), y los cambios que producen mejoría o empeoramiento en él. Este punto facilita el aislamiento de los posibles factores desencadenantes.

FIGURA 63a

Problemas desencadenantes de trastornos en el sueño

Problemas	Consecuencias	Trastorno
- Enfermedades respiratorias	- Tos, disnea, ortopnea	- Impiden dormir
- Enfermedades de las EEII	- Trastornos vasculares	- Sus molestias no dejan dormir
- Nicturia	- Aumento de la frecuencia de micción	- Provoca que el anciano se despierte con frecuencia
- Enfermedades tiroideas	- Hipertiroidismo - Hipotiroidismo	- Interrumpe el sueño - Somnolencia diurna
- Dolor	- En general abdominal o torácico	- No deja dormir
- Tratamientos farmacológicos	- Diuréticos, etc.	- Interrumpen el sueño
- Depresión	- Trastorno del sueño	- No deja dormir
- Ansiedad	- Nerviosismo	- Dificulta la conciliación del sueño

2. La búsqueda de sustancias o síntomas que se puedan relacionar con el problema, entre los que podemos encontrar la cafeína, la nicotina, los fármacos, las patologías, el dolor y la nicturia. Factores que al ser identificados y reconocidos por el anciano como potenciales causantes de la alteración sobre el sueño, facilitará la intervención frente al problema.

3. La existencia de apnea, sacudidas de las EEII (piernas) y las parestesias nocturnas. Suelen ser causantes de los trastornos del sueño.

4. La identificación de los hábitos rutinarios durante el día y la noche servirán para establecer qué modificaciones se tendrán que establecer en los mismos para minimizar su impacto sobre el sueño.

5. Los fármacos que tiene pautados, para poder identificar los que pueden interferir en el sueño. Es el caso de los analgésicos y diuréticos, que de su correcta utilización dependerá que se produzcan o no interferencias en el sueño. Por ejemplo, saber que si la analgesia se pauta de una forma correcta evitaremos la presencia del dolor y facilitaremos la sensación de bienestar, lo que promueve el sueño y el descanso. Para conseguir el mismo efecto cuando el fármaco es un diurético se administrará por las mañanas, para evitar que la persona se tenga que levantar por la noche a orinar y así evitar la interrupción del sueño.

6. El conocer cómo y cuándo realiza actividades durante el día y de qué tipo, ya que suelen ser facilitadoras o dificultadoras

FIGURA 63b

Historia del trastorno del sueño en el anciano

1. Percepción del problema:
- Que el anciano describa el problema de sueño que padece
- ¿Cuánto tiempo hace que lo padece?
- ¿Cómo ha ido cambiando su patrón de sueño?
- ¿Cómo mejora el problema de sueño?
- ¿Qué causas le dificultan el poder dormir?
- ¿Qué gravedad le parece que tiene el problema?

2. Identificación de factores relacionados:
- Recordatorio alimentario de las últimas 24 horas.
- Toma con frecuencia café, té, alcohol, tabaco o refrescos con cola.
- ¿Qué fármacos esta tomando?
- Se esta tratando para la depresión, ansiedad u otros problemas.
- Esta bajo tratamiento farmacológico con broncodilatadores, descongestivos nasales, betabloqueantes o antihipertensivos.
- ¿Toma algún medicamento inductor del sueño?
- Presenta signos de depresión o ansiedad.
- Padece una enfermedad crónica.
- Tiene dolor. Y este es abdominal o torácico.
- Tiene miedo.
- Este cambio en el ritmo del sueño, lo relaciona con situaciones nuevas como una enfermedad, cambios de alojamiento, cambios de hábitos alimentarios o cambios de carácter mental o físico, que se hayan producido últimamente.
- Se levanta para orinar.
- Se levanta porque no puede respirar.
- Esta preocupado por algo.

3. Alteraciones del sueño:
- Suele roncar cuando duerme.
- Siente sacudidas en las EEII durante la noche o el día.
- Siente hormigueo en las EEII que le obliguen a levantarse y caminar.
- Tiene sensación de somnolencia durante el día.

4. Descripción de las actividades típicas durante el día:
- ¿Cómo ha modificado esta alteración del sueño la rutina de sus AVD?
- Tiene que realizar siestas.
- Con que frecuencia, tiempo y cuando ha de realizar las siestas.

5. Descripción del tipo de sueño:
- Dónde duerme.
- Qué toma de comida o bebida una hora antes de ir a dormir.
- Qué hace al ir a dormir.
- Cuánto tiempo tarda en dormirse.
- Cuántas veces se despierta.
- Cuánto tiempo está despierto durante la noche.

FIGURA 63b
Historia del trastorno del sueño en el anciano
- Qué medidas toma para volver a dormirse. - Cuántas horas duerme. - A qué hora se despierta por la mañana. **6.** Rememorización del problema: - ¿Ha presentado problemas de sueño anteriormente y durante cuánto tiempo? - En los últimos meses o años ha notado cambios en su patrón de sueño.

de la conciliación del sueño sobre todo cuando son realizadas antes de acostarse.

7. El conocer qué estímulos sociales tiene, porque su déficit o exceso en ocasiones puede influir en la calidad del sueño.

8. La ingesta de alimentos y líquidos, sobre todo en su regularidad. Evitando que las cenas sean copiosas lo que dificultaría el sueño, así como limitar los líquidos antes de acostarse, lo que evitará el despertarse durante la noche para ir a orinar.

9. Las medidas que utiliza para conciliar el sueño, que serán una fuente de información, a partir de la cual podremos corregir hábitos incorrectos.

Para ello se debe utilizar un instrumento con el que podamos recoger toda la información necesaria, que nos permita valorar de una forma completa el sueño y el descanso en el anciano. Como la historia de sueño, que se desarrolla en la siguiente tabla: (fig. 63b).

Esta tabla nos sirve para orientarnos en el problema de sueño que presenta la persona a la que cuidamos, pero sin olvidarnos de que se ha de tener también en cuenta cualquier tipo de alteración patológica que pueda desencadenar esta situación. Que en el anciano es muy variopinta a causa de los cambios a los que se ve sometido por su propio proceso de envejecimiento y a la pluripatología que suele padecer.

Por otro lado hemos de tener presente que suelen consumir con frecuencia gran número de fármacos, como ya se ha comentado en el capítulo 3. Y ello conlleva una yatrogenia potencial con respecto a los trastornos del sueño.

Este efecto lo podemos ver en la siguiente tabla de efectos potenciales de los fármacos consumidos con mayor frecuencia por las personas mayores: (fig. 64).

También tenemos que comentar que existen sustancias tóxicas como el alcohol, que puede producir apnea, suprimir la fase REM y provocar el despertar fácil y frecuente.

En esta valoración después de recoger todos los datos necesarios a través de los instrumentos descritos, pasamos a analizarlos buscando qué necesidades pueden estar alteradas y qué problemas presenta. Ello nos llevará a establecer los diagnósticos de enfermería y las intervenciones al respecto por medio del plan de cuidados.

Pero un primer paso es el conocer cuáles

FIGURA 64

Fármacos que alteran el sueño

Fármacos	Efecto potencial
- Benzodiazepinas	Un aumento del inicio del sueño. Una reducción del sueño profundo. Una supresión de los movimientos oculares rápidos, es decir de la fase REM. Una somnolencia diurna. La presencia de vértigo.
- Narcóticos	Una supresión de la fase REM. Una supresión de la oxigenación cerebral. Insomnio, sueños no habituales y somnolencia diurna.
- Barbitúricos	Un aumento del inicio del sueño. Una reducción del sueño profundo. La supresión de la fase REM. Una rápida tolerancia.
- Tranquilizantes	Una somnolencia diurna. Una pérdida de la memoria a corto plazo.
- Antipsicóticos	Una somnolencia diurna. Una pérdida de la memoria a corto plazo. Confusión y deterioro de la atención.
- Antidepresivos	La supresión de la fase REM. Un aumento del cansancio.
- Estimulantes	Un retraso en el inicio del sueño. Un aumento de la debilidad. Una disminución del sueño profundo. Una disminución del sueño total.
- Antihistamínicos	Presentan somnolencia diurna, confusión y delirio.
- Antihipertensivos	Provocan despertares frecuentes para orinar si son administrados a última hora del día.
- Beta-bloqueantes	Provocan insomnio / pesadillas. Una somnolencia diurna. Insomnio. La supresión de la fase REM. Un sueño fragmentado.
- Cardiovasculares	Provocan somnolencia, pesadillas. Confusión. Una pérdida de la memoria a corto plazo.

son los trastornos más prevalentes en relación con la alteración de la necesidad del sueño, que pasamos a definir a continuación:

Insomnio

Se define como la dificultad o incapacidad de iniciar o mantener el sueño y también como la falta de sueño reparador. Tiene como consecuencia una sensación de disconfort, con cansancio y somnolencia diurna.

Para poder confirmar que existe insomnio, estos episodios se han de presentar como mínimo tres veces por semana a lo largo de un mes. Y además, sus consecuencias deben ser observadas por las personas allegadas, reflectadas con la presencia de irritabilidad, de cansancio o de deterioro de la actividad diurna.

Entre lo expresado por el insomne y las personas del entorno, suele existir discrepancias, ya que la persona que padece el problema suele magnificar las consecuencias del mismo. Las necesidades medias de sueño en los ancianos se estima que están alrededor de siete horas.

Anteriormente hemos dicho que las causas desencadenantes son multifactoriales y ya descritas en este capítulo, pero no está de más destacar el hecho bien documentado de que las personas ancianas que ingresan en centros sanitarios o residenciales suelen presentar alteraciones del sueño producidas por el nuevo ambiente, los ruidos ambientales, el exceso de iluminación, el compartir la habitación, la cama, la almohada, las interrupciones del sueño para la administración de medicamentos o controles, etc. Todo lo que se suele traducir en una deambulación nocturna.

El insomnio se clasifica en:

1. Insomnio transitorio o situacional:

Dura días, lo desencadena situaciones de tipo emocional como viajes, etc.

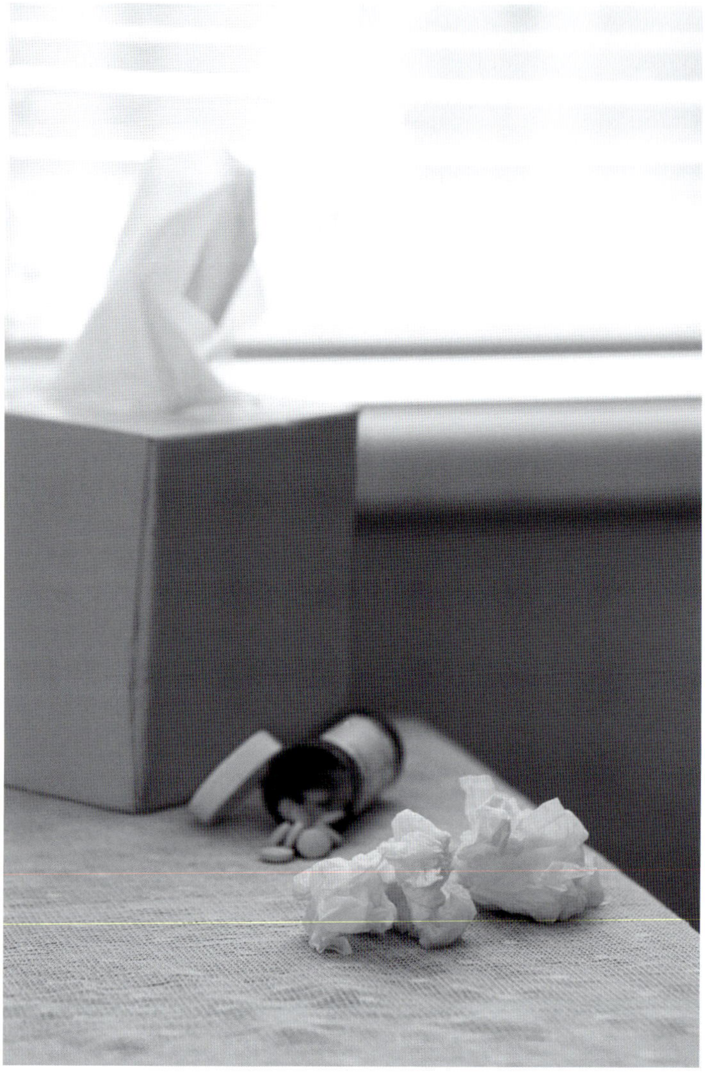

2. Insomnio de corta duración:

Su duración es de hasta tres semanas y se relaciona con situaciones de estrés grave como un duelo, etc.

3. Insomnio persistente o crónico:

Su duración es de meses o años y está relacionado con procesos patológicos médicos o psiquiátricos.

Hipersomnia

Se define como un aumento del estado de somnolencia tanto nocturna como diurna.

Las causas que la desencadenan son descompensaciones de procesos patológicos crónicos como la hipoglucemia, etc. O el consumo de fármacos como los antihistamínicos, analgésicos, benzodiacepinas de vida media larga, etc.

Apnea del sueño

Se define como la interrupción de la respiración durante el sueño, que afecta al sistema cardiorrespiratorio, y se clasifica en tres tipos:

- *Apnea Obstructiva,* que es una relajación anormal de la musculatura de la garganta en la faringe posterior, en la úvula, en el paladar blando y en la base de la lengua.

- *Apnea Central,* causada por alteraciones de los centros respiratorios encargados de estimular el diafragma y la musculatura implicada en la respiración.

- *Apnea Mixta,* su inicio se produce con una apnea central y continúa con una apnea obstructiva.

La apnea suele estar presente en un tercio de las personas ancianas, en las que se suelen presentar unos 30 episodios de apnea durante el sueño nocturno, llegando a ser cada uno de ellos de hasta 120 segundos.

Es quince veces más frecuente en los hombres que en las mujeres, y está asociada a la obesidad y a ciertas características morfológicas como el cuello corto y grueso. Una de las quejas más frecuentes de las personas que padecen apnea del sueño suele ser la somnolencia diurna causada por la interrupción del sueño nocturno.

Es frecuente el hecho de que no se den cuenta de que padecen apnea del sueño. Normalmente son las personas que conviven con ellas las que detectan que roncan de una forma determinada, que se caracteriza por un ronquido fuerte producido por la liberación de la vía aérea bloqueada. Tanto el ronquido como la apnea se pueden agravar por el consumo de alcohol y medicamentos (psicofármacos) por parte de la persona anciana que padece este problema.

Si no se trata convenientemente esta apnea del sueño puede dar lugar a complicaciones cardiovasculares y respiratorias, cuyas consecuencias pueden ser una amenaza para la vida de la persona que lo padece, ya que puede producir, además de la ya citada somnolencia diurna, deterioro neuropsicológico, hipertensión arterial, arritmias cardíacas y una deficitaria saturación de oxihemoglobina.

Movimientos periódicos de las EEII

El movimiento periódico de las extremidades inferiores durante el sueño, denominado también como mioclonías nocturnas, son contracciones repetitivas de una o ambas piernas, que se traducen en movimientos de flexión y extensión de las mismas, en forma de sacudidas. Este problema aumenta tanto su incidencia como su prevalencia entre las personas ancianas.

La duración de los episodios puede ser de varios segundos, pudiendo repetirse cada 30 segundos, lo que puede producir una fragmentación del sueño e incluso el insomnio.

Actualmente no se conoce un factor desencadenante concreto de estas mioclonías nocturnas, pero lo que si sabemos es que su aparición se relaciona con procesos como la diabetes, la neuropatía periférica, la anemia, el consumo abusivo de alcohol, cafeína, etc.

Parestesias nocturnas de las EEII

Producen un trastorno del sueño que se caracteriza por una sensación desagradable de hormigueo o reptación de gusanos en los músculos de las extremidades inferiores, que se desencadenan cuando la persona está soñolienta en sedestación, o en la cama intentando conciliar el sueño. Sin embargo, estas parestesias se suelen presentar mientras el anciano duerme y provocar que se despierte. Como su forma de presentación es cíclica durante la noche, termina por fragmentar el sueño reduciendo su tiempo total e incluso provocando el insomnio.

Todos estos trastornos vemos que tienen la propiedad de alterar la necesidad de reposo/sueño creando una insatisfacción o dependencia en ella.

Diagnósticos enfermeros

Una vez recogida toda esta información dentro de la valoración de enfermería pasamos a realizar un análisis completo de la misma, con él que podremos detectar los problemas/diagnósticos y la dependencia que se produce por cualquiera de los trastornos del sueño antes citados, lo que nos conduce a poder utilizar una etiqueta diagnóstica de enfermería que nos permitirá establecer un plan de cuidados idóneo.

La etiqueta definitoria del problema es *"Alteración del patrón del sueño"*, que se define como *el trastorno de la cantidad y calidad del sueño (suspensión de la conciencia periódica, natural) limitado en el tiempo,* pero como la dependencia en esta necesidad conlleva repercusiones en otras necesidades, también vamos a tener que utilizar y trabajar con otros diagnósticos enfermeros potenciales o reales según las circunstancias, algunos de ellos pueden ser:

- Alto riesgo de lesión relacionado con el hecho de despertarse repetidamente durante la noche.

- Deterioro de la movilidad física relacionado con somnolencia diurna causada por el insomnio.

- Déficit de autocuidados: alimentación, baño/higiene, vestido, uso del WC relacionado con el estado de somnolencia diurna causado por el insomnio.

- Fatiga relacionada con el insomnio.

A partir de aquí estamos en condiciones de establecer los objetivos, que se deben alcanzar a través de actuaciones que apoyen las habilidades funcionales de la persona anciana, para prevenir o minimizar cualquier lesión o dependencia que se pueda presentar como causa de los trastornos ocasionados por las alteraciones del sueño.

Pero hemos de tener presente que los patrones de sueño en los ancianos se caracterizan por su individualidad y su variabilidad. Y nos podemos encontrar con situaciones en las que la persona anciana se ha adaptado a un tipo de patrón de sueño que nos puede parecer poco adecuado, pero que no interfiere en sus actividades de la vida diaria, y por tanto lo consideraremos como independiente y evidentemente no será necesaria ningún tipo de intervención.

Objetivos

Partiendo de los diagnósticos podemos pasar a enumerar una serie de objetivos que pretendemos que la persona anciana a la que cuidamos alcance en relación con el problema que representa la alteración del sueño.

1. La persona anciana describirá todos los factores biopsiocosociales y ambientales, que influyen en la alteración del sueño.

2. La persona anciana aprenderá a controlar los factores ambientales para favorecer el sueño.

3. La persona anciana identificará las medidas que a de poner en marcha para fomentar el sueño.

4. La persona anciana diferenciará entre un trastorno del sueño temporal y otro permanente o real.

5. La persona anciana conocerá los

recursos disponibles que tiene, para hacer frente a la alteración del sueño.

Plan de cuidados de Enfermería

Partiendo de estos objetivos pasaremos a establecer las recomendaciones, actividades e intervenciones más idóneas o adecuadas a cada situación. Las cuales pasan por recomendaciones centradas en hábitos higiénico-dietéticos que parten de una serie de consejos sencillos de comprender y realizar, como los que pasan:

- Por la realización de ejercicio físico moderado durante el día, pero nunca antes de acostarse.

- Por acostumbrarse a utilizar el dormitorio sólo para dormir, así como usar una ropa para dormir cómoda.

- Por no cenar copiosamente, evitar el consumo de sustancias excitantes desde media tarde tales como el tabaco, café, alcohol y refrescos de cola.

- Por reducir la ingesta líquidos después de la cena, y antes de acostarse proceder a un completo vaciado de la vejiga, lo que ayudará a que disminuya la interrupción del sueño por la necesidad de orinar.

- Por recomendar que si después de estar 30 minutos en la cama y no es capaz de dormirse, lo mejor es levantarse y realizar alguna actividad de distracción e intentar conciliar de nuevo el sueño dentro de 1 hora.

- Por el consumo de un vaso de leche caliente, que facilita la inducción del sueño, ya que contiene un sedante natural que es el triptófano, y a la vez sirve como tentempié para prevenir la posible disminución de la glucemia durante la noche, la cual provoca la interrupción del sueño durante la noche con sensación de apetito, y evidentemente tiene como consecuencia el consiguiente insomnio.

- Por recomendar medidas de relajación como el control de respiración, yoga, etc, que consigan inducir el sueño.

Y por una serie de intervenciones de enfermería, tales como:

- Educar a la persona anciana en las medidas que favorezcan en la inducción del sueño, como puede ser el uso de analgésicos ante la presencia de dolor o el utilizar la posición más cómoda para la persona, entre otras.

- Minimizar los factores ambientales que interfieran en la inducción del sueño en la persona anciana como el exceso de luz, los ruidos y la temperatura ambiental, etc.

- Pautar la administración de fármacos prescritos a la persona anciana, de forma que no coincidan siempre que sea posible con las horas de sueño.

- Aconsejar a la persona anciana que sus siestas no sean prolongadas.

- Desaconsejar a la persona anciana que realice actividades intensas antes de acostarse.

- Promover en la persona anciana actitudes que favorezcan el sueño como la ingesta de bebidas calientes antes de acostarse, etc.

- Enseñar a la persona anciana ejercicios de relajación que faciliten la inducción del sueño.

- Educar a la persona anciana en el uso de los fármacos prescritos por su médico, para inducir el sueño, insistiendo en que los deben tomar siempre a la misma hora.

4.3. ALTERACIONES SENSORIALES

Los cambios sensoriales en las personas ancianas, causadas por el cambio biológico al que les somete el proceso de envejecimiento, se presentan a nivel de los diferentes órganos o aparatos implicados en la visión, el gusto, el olfato, el tacto, el oído y la percepción del dolor. Producen en ellos una pérdida en las capacidades orgánicas, psicológicas y sociales. Además influyen en la independencia de la persona anciana, ya que el desequilibrio en estos sistemas impide desarrollar una vida dentro de la normalidad.

Visión

La mayoría de personas ancianas mantienen una capacidad visual suficiente para realizar las actividades de la vida diaria sin dificultad. Pero a partir de los 70 años lo normal es presentar algún tipo de alteración visual. Las modificaciones en la visión suelen aparecer a partir de los 40 años aproximadamente, siendo su deterioro progresivo a medida que se avanza en la edad.

Son cambios que pasan desapercibidos, a causa de su presentación gradual, hasta que la alteración interfiere en la capacidad de realizar las actividades de la vida diaria. Los cambios más destacados son la dificultad para acomodar la visión, la alteración en la percepción de los colores, la hipersensibilidad frente a la luz y el resplandor, y la disminución de la agudeza visual.

Esta disminución de la visión en las personas ancianas se caracteriza por manifestaciones como las que se reflejan en el siguiente cuadro: (fig. 65).

FIGURA 65

Manifestaciones de la disminución de la visión en las personas anciananas

- Dificultad para leer carteles con gran intensidad de luz.
- Incapacidad para realizar la compra y preparar la comida, con la consiguiente malnutrición.
- Dificultad para distinguir escalones azules en un suelo azul.
- Aumento de las caídas a medida que disminuye la visión, ya que tienen dificultad para captar los objetos y los cambios de superficie.
- Dificultad para autorrealizarse.
- Dificultad para autocuidarse.
- Aumento del aislamiento.

Modificaciones fisiológicas normales relacionadas con la edad

Existen un gran número de cambios en la visión que están relacionados con el proceso de envejecimiento. Se producen a nivel de los diferentes componentes del sistema visual, es decir a nivel del globo ocular, la órbita, las vías ópticas, la corteza visual, los órganos del sistema nervioso central implicados en la visión y los elementos vasculares, así como de los nervios afines a ellos.

Lo podemos ver en el siguiente cuadro. (fig. 66).

Alteraciones patológicas visuales en el anciano

Los procesos patológicos que se presentan con mayor frecuencia entre los ancianos son:

Patologías oculares en los ancianos

- *Cataratas*
- *Maculopatía degenerativa*
- *Retinopatía diabética*
- *Retinopatía hipertensiva*
- *Glaucoma*

Cataratas

Es una de las enfermedades de la visión más frecuentes entre las personas ancianas.

FIGURA 66

Cambios fisiológicos de la visión por el envejecimiento

Vítreo	- Condensaciones en el vítreo que originan los cuerpos flotantes, que son descritos por las personas afectadas como puntos flotantes o moscas volantes.
Córnea	- Disminución de células endoteliales en la córnea lo que conduce a una opacidad corneal por edema corneal. - La córnea se enturbia, pierde brillo y transparencia. - Aparecen depósitos lipídicos en la periferia de la córnea, formando lo que se conoce como anillo o arco senil. Este cambio conduce a una disminución de la sensibilidad corneal. - Aparecen irregularidades a nivel del epitelio y las fibras corneales aumentan de grosor, todo ello causado por la disminución del contenido de agua que se produce a nivel general en el proceso de envejecimiento.
Pupila e Iris	- Pierde tamaño la pupila, es decir se hace más miótica, con lo que permite una menor entrada de cantidad de luz, todo esto lo causa la rigidez del iris. Y la consecuencia es un aumento de sensibilidad a la luz (deslumbramiento) y dificultad de adaptación a la oscuridad por la lentitud del reflejo pupilar delante de un estímulo luminoso. - El iris pierde pigmentación y por ello los ancianos suelen tener los ojos de color azul claro o grisáceo.
Cristalino	- Se produce un aumento de su tamaño, densidad y rigidez de la lente, y como consecuencia da lugar a una disminución de su elasticidad entre los 45-50 años, estabilizándose a partir de los 55-60 años, lo que produce una acomodación más lenta, siendo la causa de la presbicia o presbiopía, que es la dificultad para enfocar los objetos que se encuentran cerca o para la visión de cerca, por ello les cuesta distinguir las indicaciones de los frascos de los fármacos, números de teléfono, etc. - Tiene una tendencia a adquirir una coloración amarillenta, producida por los cambios a nivel de la estructura proteínica del cristalino, transformándolo en opaco y como consecuencia final da lugar a las cataratas. Este mismo cambio en la coloración da lugar también a una incapacidad para diferenciar los colores, distinguiendo mejor los colores caliente como el amarillo, rojo y anaranjados. Y peor los de tono frío como los colores pastel o pálidos, al igual que los marrones oscuros, el negro y el azul oscuro, pues tienden a verlos todos juntos. También tienen dificultad para diferenciar los colores con longitud de onda corta en el extremo azul del espectro, situación que se da en los colores azul, violeta y verde.
Retina y Mácula	- En la retina la pérdida de células no altera la agudeza visual. Pero los cambios en ella colaboran a dificultar el reconocimiento de los colores junto con el amarilleo del cristalino. - En la mácula los cambios producidos por el envejecimiento a nivel vascular, provocan una disminución del aporte sanguíneo, dando lugar a cambios degenerativos en ella y como consecuencia de ellos, se produce una disminución de la agudeza visual.

FIGURA 66

Cambios fisiológicos de la visión por el envejecimiento

Aparato lacrimal	- Hay una disminución de la producción de lagrimas, por ello los ojos estarán secos, irritados e incluso se puede complicar produciendo conjuntivitis. Por lo que es preciso la utilización de un colirio de lagrimas artificiales de forma preventiva. - En ocasiones hay ancianos que presenta epifora, que es un lagrimeo constante ocasionado por una oclusión del conducto oculonasal.
Desplazamiento posterior del globo ocular	- Da lugar a un enoftalmos, que es el hundimiento del globo ocular en la órbita, producido por la pérdida de la grasa periorbitaria, la alteración del colágeno y la deshidratación.
Ptosis palpebral	- Descenso o caída del párpado superior con imposibilidad de abrir completamente el ojo. Y disminución de la capacidad de mirar hacia arriba.
Disminución de la elasticidad del músculo del párpado	Puede producir: - Entropión: Inversión del párpado inferior hacia dentro. - Ectopríon: Inversión del párpado inferior hacia fuera, situación mucho más frecuente que el entropión.

Se le define como la opacidad del cristalino, como consecuencia final de las modificaciones que el envejecimiento produce en la lente ocular, que impide el paso de la luz necesaria para poder ver.

Es una de las causas más frecuentes de pérdida de visión entre las personas ancianas.

Es un proceso que se desarrolla a medida que la persona envejece, siendo el envejecimiento el mayor factor de riesgo de padecerlas, pero también puede existir una predisposición familiar o hereditaria a que se formen cataratas, que en ocasiones se asocia a traumatismos oculares anteriores o causados por una yatrogénia medicamentosa como el uso prolongado de cortisona.

Durante la formación de la catarata la persona anciana se queja de que ve las imágenes deformadas y borrosas, lo suelen definir como una bruma o velo situado delante de los ojos, también expresan que el exceso de luz los deslumbra y por ello se sienten más cómodos en entornos poco iluminados.

Otras de las características de las cataratas es la de producir una pérdida de la agudeza visual de una forma progresiva e indolora, el cambio de color de pupila que pasa de su color negro a un grisáceo y finalmente adquiere un aspecto blanquecino, fácilmente observable con la visualización del ojo con una linterna.

Es una afectación bilateral pero que no cursa de una forma paralela en ambos ojos.

Las cataratas se clasifican según su localización y su estadio de desarrollo, como se puede apreciar en las siguientes tablas: (figs. 67-68).

FIGURA 67

Cataratas según la localización	
Corticales	Son bilaterales de instauración rápida y son muy frecuentes.
Nucleares	Producen miopía, se presentan a edades muy avanzadas y su presencia es más rara.
Subcapsulares	Los trastornos funcionales que causan suelen presentarse de una forma precoz y pronunciada, agravándose con gran rapidez.

FIGURA 68

Cataratas según el estadio de desarrollo	
Inmadura	Las opacidades están separadas por arcas de lente clara.
Madura	La opacidad del cristalino es total.
Intumescente	El cristalino hinchado y agrandado se introduce en la cámara anterior.
Hipermadura	Hay un plegamiento de la parte anterior del cristalino.
De Morgagni	Hay una licuefacción total de la corteza de la lente.

La solución de las cataratas pasa por una intervención quirúrgica para restaurar la visión. Y su indicación siempre vendrá marcada por la interferencia que la opacidad del cristalino tenga en las actividades de la vida diaria de la persona anciana, independientemente del grado de madurez de la catarata.

La intervención quirúrgica dura más o menos de 20-30 minutos, y se puede realizar con anestesia local o general y en ella se procede a la extracción de la lente opaca. Posteriormente a la intervención, para compensar la retirada de la lente y solucionar la visión, se pueden utilizar tres métodos.

Uno de los métodos pasa por la utilización de gafas para cataratas que reducen la visión periférica y producen un aumento del tamaño de las imágenes hasta un 25%, por eso es un sistema que no puede usarse si sólo se interviene un ojo, ya que nuestro cerebro no puede integrar e interpretar la diferencia de proporción de las imágenes que le llegan de cada ojo.

Otra medida es la utilización de lentes de contacto que corrigen la visión central y periférica y aumentan en un 6% las imágenes. Pero tienen el inconveniente de que son difíciles de usar por parte de las personas ancianas.

Y la tercera opción es la implantación de lentes intraoculares, que son las más idóneas en las personas ancianas, a pesar de los riesgos potenciales que puedan producir.

Plan de cuidados de enfermería

Pasará por una serie de estadios como son el preoperatorio, durante la intervención, el postoperatorio y la planificación del alta.

1. En el preoperatorio se realizan todos los cuidados prescritos y protocolizados previos a la intervención como son:

- El explicarle en qué consiste la intervención.

- El aliviarle en la angustia que puede generar la intervención.

- El hacerle saber que incluso el mismo día puede volver a su domicilio.

- El tratamiento local antibiótico preventivo.

- La permanencia en ayunas del anciano el día de la intervención.

- La dilatación de las pupilas con la instilación de gotas oftálmicas midriáticas.

- La administración de diuréticos, cuyo efecto disminuirá la tensión ocular y facilitará la maniobrabilidad durante la intervención quirúrgica.

- Una buena higiene de la cara de la persona anciana que se va a intervenir, lavando con jabón la misma con la finalidad de retirar todos los restos de suciedad o cremas que pudieran estar presentes, y así minimizar los riegos de contaminación.

2. Durante la intervención si se realiza con anestesia local, conversar con la persona tranquilizándola constantemente y animándola.

3. Durante el postoperatorio siguiendo el estándar de cuidados protocolizado se llevarán a término las siguientes actividades:

- El control de las constantes vitales.

- El prevenir los posibles y frecuente síndromes contusiónales que las personas ancianas suelen desarrollar en los períodos postoperatorios en general.

- El posicionar a la persona anciana intervenida de forma que la cabecera de su cama este aproximadamente en un ángulo de 30º, el objetivo de ello es el evitar la tensión en la sutura del ojo.

- La detección de dolor, supuración e hipertermia cuya presencia es un indicativo de complicaciones.

- El advertir a la persona intervenida de que no debe tocarse el ojo ni acostarse o apoyarse sobre el lado operado, para evitar el aumento de la presión intraocular.

- La administración de la medicación local prescrita.

- El evitar que el anciano intervenido realice actividades físicas que puedan aumentar la tensión intraocular.

4. En la planificación del alta llevaremos a cabo una serie de actividades educativas centradas en la persona anciana y también dirigidas a la familia o al cuidador principal, tales como:

- El enseñar a la persona anciana intervenida, a la familia o a su cuidador como debe administrase la medicación tópica ocular.

- El enseñar las medidas que se deben seguir en su domicilio después del alta, para prevenir las posibles complicaciones posquirúrgicas.

Maculopatía degenerativa

La degeneración macular senil es muy frecuente en las personas ancianas siendo su presentación con relativa frecuencia bilateral.

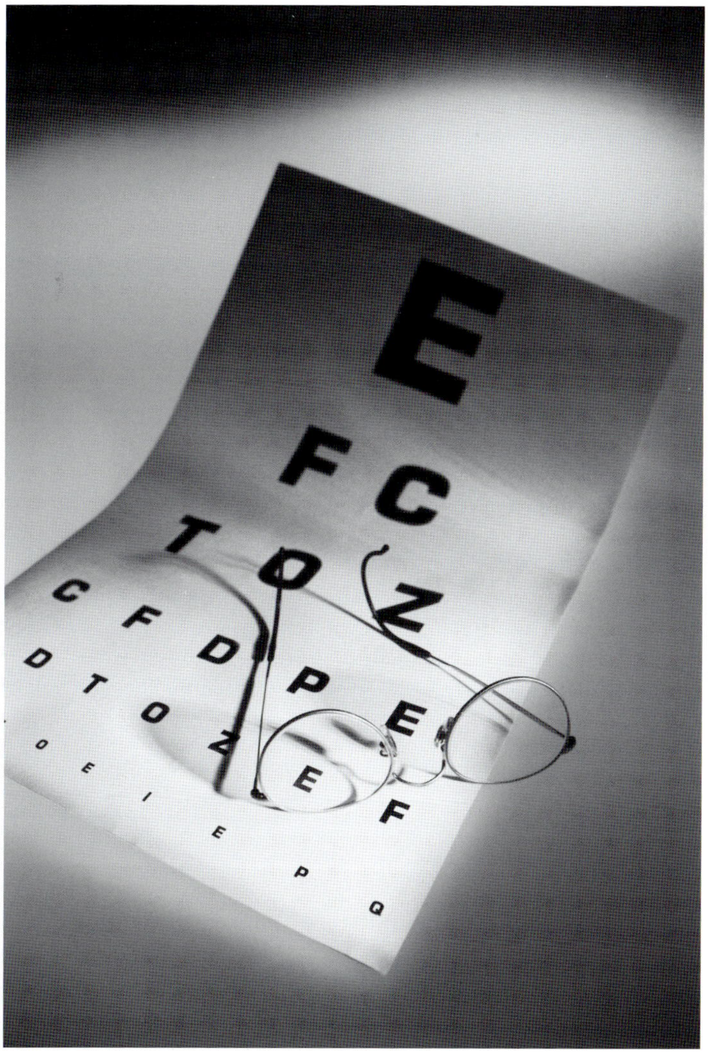

Consiste esta degeneración en una alteración de la membrana de Bruch que permite el paso patológico de líquido y capilares a través de ella, dando lugar a una hemorragia subretiniana. Afecta generalmente a la porción más vulnerable de la retina que es la mácula, la cual tiene a su cargo la visión central, que se va a ver alterada. Esta alteración o deterioro de la visión se produce de una forma gradual, lenta e indolora, y su duración es de meses o años, y a medida que avanza el proceso las personas ancianas afectadas por ella notan que las líneas rectas se convierten en tortuosas y que las letras impresas de un libro se vuelven borrosas, y el procesos acaba con la pérdida total de la visión central denominada escotoma (espacio oscuro o vacío en el centro de su campo visual), pero quedando indemne la visión periférica, lo que a la persona anciana afectada por este proceso patológico le permite tener un cierto grado de orientación en los ámbitos que conoce.

Por tanto tendrá afectadas necesidades relacionadas con actividades como el leer, coser, reconocer rostros, conducir y escribir. En cambio como la ceguera no es completa podrá llevar a término otras actividades.

Es un deterioro que se relaciona con la edad, factores hereditarios, traumatismos, arteriosclerosis, hipertensión arterial, diabetes, dislipemias, alcoholismo, tabaquismo, obesidad, etc.

Es un proceso para el que no existe un tratamiento específico, solamente en los períodos o estadios precoces la utilización del láser sirve de prevención ante la progresiva pérdida de la visión. También el uso de lentes de aumento potentes les sirve de ayuda para facilitar la visión residual y por lo tanto la mayoría con ellas mejoran su visión.

Retinopatía diabética

Es un proceso que se produce en las personas diagnosticadas de diabetes, como consecuencia de una microangiopatía diabética cuya consecuencia final es una ceguera irreversible.

Respecto a la diabetes mellitus existe la evidencia científica bien demostrada y contrastada de que es la causa de ceguera bilateral más frecuente en el mundo occidental entre las personas afectadas por esta enfermedad. Existe una relación directa entre el tiempo que hace que se padece la diabetes y la probabilidad de padecer la retinopatía diabética. No está demostrado que la eficacia del control metabólico para prevenir los niveles de glucemia elevados sirva también

FIGURA 69

Grados de afectación de la retinopatía hipertensiva

Primer grado	Se produce un estrechamiento de las arterias retinales de carácter leve o moderado.
Segundo grado	Se produce una esclerosis moderada con cambios en el entrecruzamiento arteriovenoso, acompañado de un aumento del reflejo luminoso.
Tercer grado	Se caracteriza por la aparición de manchas algodonosas y/o de hemorragias.
Cuarto grado	En este aparece la tumefacción papilar.

para prevenir la retinopatía. Una vez instaurada cursa de una forma independiente al control de la glucemia.

Además de la diabetes como factor principal se pueden citar otros como la arteriosclerosis, la hipertensión arterial y la hiperlipidemia que favorecen su presencia.

Sus síntomas suelen ser sutiles, quejándose la persona afectada de una pérdida progresiva de la agudeza visual con descripciones de sensaciones de ver moscas volantes y visión borrosa.

No existe un tratamiento médico eficaz, a parte de un buen control de la diabetes, se recurre a la fotocoagulación con láser.

Retinopatía hipertensiva

El aumento de la constricción de las arterias retínales provoca un aumento de la presión arterial. Se caracteriza por poder producir hemorragias y manchas algodonosas a nivel de la retina, sobre todo cuando la compresión es generalizada.

En la retinopatía hipertensiva se reconocen diferentes grados según el nivel de afectación, como podemos apreciar en la siguiente tabla: (fig. 69).

Los factores que influyen en su aparición pasan por procesos patológicos como la anemia, la diabetes, el lupus eritematoso y la insuficiencia renal, entre otros.

Es un proceso en el que su tratamiento se basa sobre todo en el control de la presión arterial para evitar las oscilaciones bruscas, como son la hipotensión o la hipertensión. Y al igual que en la retinopatía diabética, también se utiliza la fotocoagulación por láser como tratamiento.

Glaucoma

Se suele presentar con frecuencia entre las personas ancianas y afecta a su agudeza visual.

Es una patología cuya característica es el aumento de la presión intraocular, causado por una aumento de la secreción del humor acuoso y también puede ser ocasionado por una disminución de la evacuación de este.

El aumento de la presión causa una lesión progresiva en el ojo debido a que el nervio óptico no es capaz de tolerar el aumento de esa tensión intraocular, lo que conduce a una lesión y evidentemente a la muerte de las células nerviosas y de sus fibras, pudiendo producir ceguera, si no es tratado. Primero viene precedida por una pérdida de la visión periférica y posterior-

FIGURA 70

Valores de tensión introcular

Normal	10-20 mmHg
Sospechoso	20-24 mmHg
Patológico	> 24 mmHg

mente de la visión central. Estas pérdidas de visión son las que definen al glaucoma que se presenta con mayor frecuencia entre las personas ancianas, y que se conoce como *glaucoma crónico de ángulo abierto*, y que se caracteriza por presentarse de una forma insidiosa e indolora, pero en el que existen una serie de factores predisponentes como pueden ser los hereditarios, la diabetes, la raza negra, las personas tratadas con cortisona, la miopía elevada y las enfermedades cardiovasculares por un lado, y por otro también se relaciona su presencia de forma secundaria con infecciones, traumatismos, cataratas inflamadas o tumores.

Este aumento de la presión intraocular conduce a que la persona anciana afectada cambie con frecuencia de gafas pero sin conseguir una mejora en la visión, presente una incapacidad de adaptación de la visión a los lugares oscuros y por las mañanas al despertarse se suelen quejar de que su visión es borrosa o nublada.

Si se reducen las cifras de presión intraocular es posible detener la progresión del proceso patológico.

Como vemos en el siguiente cuadro los valores de la presión intraocular se mueven entre las cifras que van desde la normalidad, pasando por la sospecha y acabando en las consideradas como patológicas, que son: (fig. 70).

Su tratamiento puede ser medicamentoso a través de una serie de fármacos que se pueden usar de forma individual o bien combinados.

En principio se suelen utilizar los de uso tópico como los colirios parasimpaticomiméticos, alfa-agonistas y beta-bloqueadores, cuyo riesgo en los ancianos es el de su absorción sistémica, pero se pueden combinar con otros por vía oral de acción sistémica, tanto un tipo de tratamiento como el otro es de por vida. Y si esta alternativa no funciona se ha de recurrir al tratamiento quirúrgico con láser.

Otra forma de presentación del glaucoma es la *forma aguda* en las personas ancianas de edad avanzada, y que se caracteriza por un aumento de la tensión intraocular brusca por encima de 40 mmHg, acompañada de dolor intenso y enrojecimiento ocular entre otras manifestaciones clínicas. Se relaciona con algunos factores predisponentes, como la presencia en personas a raíz de una hipermetropía de un cristalino aumentado de tamaño, cámara anterior estrecha y ojo pequeño. Pero una midriasis media, desencadenada por fármacos simpaticomiméticos, la oscuridad y el estrés en personas nerviosas pueden ser desencadenantes de una crisis de glaucoma agudo.

Ante una situación así, el abordaje pasa por la administración urgente de fármacos mióticos como la pilocarpina al 2%, de diuréticos como la furosemida, manitol o los inhibidores de la anhidrasa carbónica y por una intervención quirúrgica como la iridectomía o mediante el láser.

Una medida recomendable de carácter preventivo es que las personas ancianas que tengan factores de riesgo, se controlen como mínimo una vez al año la tensión intraocular.

Por otro lado como enfermeras hemos de revisar y evaluar si la administración de los colirios prescritos se realiza de la forma adecuada por parte de la persona anciana o de su cuidador.

Proceso de atención en pacientes con alteraciones visuales

Como se ha visto en la descripción de las diferentes patologías oftálmicas, la disminución de la visión en las personas ancianas tiene una repercusión importante, en su capacidad de poder desenvolverse de una forma independiente y los coloca en una situación de alto riesgo de aislamiento.

Por ello como enfermeras en la primera fase del proceso (valoración) hemos de detectar si existen problemas de visión, que puedan alterar la capacidad de la persona anciana para llevar a cabo las actividades de la vida diaria y también evaluaremos la adaptación de esta persona a la pérdida de visión, pues ésta a causa del propio proceso de envejecimiento va disminuyendo de una forma gradual. Por ello en la fase de valoración es preciso focalizar la entrevista y la exploración, en las posibles alteraciones de la visión.

Entrevista

En la fase de valoración a través de la entrevista podemos utilizar una serie de preguntas que nos facilitarán la detección de problemas funcionales ocasionados por la disminución de la visión.

Como ésta va disminuyendo de una forma gradual, motivo por el cual a la persona anciana le suele pasar de una forma desapercibida estos cambios e inconscientemente se va adaptando a las nuevas situaciones sin relacionarlas con ellos.

Las preguntas que podemos realizar entre otras muchas, pueden ser las que se incluyen en el siguiente recuadro: (fig. 71).

En esta fase de recogida de información focalizada en las consecuencias de la pérdida de visión, es también necesario indagar en las repercusiones que puede tener este déficit, en necesidades como la de comunicarse, de actividades recreativas. etc., cuya consecuencia puede ser la soledad o el aburrimiento.

FIGURA 71

Preguntas focalizadoras sobre la disminución de visión

- ¿Ha notado algún cambio en su vista?
- ¿Usa usted gafas?
- ¿En este momento ve tan bien con las gafas como cuando se las hizo?
- ¿Tiene problemas para desenvolverse en donde reside?
- ¿Tiene problemas para elegir los alimentos en las tiendas y en la preparación de estos en su casa?
- ¿Le es problemático el realizar cuidados personales, tales como lavarse, afeitarse, realizar la higiene dental o de su dentadura postiza?
- ¿Tiene dificultad para ver las etiquetas o colores de los medicamentos?
- ¿Presenta algún problema que le impida tomar los medicamentos?
- ¿Tiene problemas con el transporte?
- ¿Es capaz de conducir?
- El conducir ¿le representa alguna complicación?
- Como no conduce, ¿qué medios utiliza para desplazarse?
- ¿De noche tiene problemas para ver?
- ¿Los problemas para ver persisten aunque la zona esta bien iluminada?
- ¿Puede leer el listín telefónico?

Para ello podemos realizar en estos casos específicos preguntas como: (fig. 72).

Exploración

Siguiendo en la misma fase de valoración recogeremos información utilizando la exploración y por medio de la observación objetiva podremos ver si la persona anciana, por ejemplo:

- Tantea con el pie cuidadosamente el

FIGURA 72

Preguntas focalizadoras sobre la repercusión de la pérdida de visión

- ¿Cuál es su actividad en un día de cada día?
- ¿Cómo se divierte: leyendo, viendo la televisión, con trabajos manuales (costura, etc), realizando actividades de jardinería, etc?
- ¿Sale de su casa con frecuencia?
- ¿Repercute su visión en las salidas?
- ¿Realiza actividades recreativas que le apetecen o ha tenido que limitarlas a causa de su dificultad de visión?
- ¿Tiene algún problema como resultado de su pérdida de visión, destacable, como podría ser alguno de carácter social, de inquietud futura, etc?

suelo antes de dar un nuevo paso, sobre todo cuando cambia la textura o el color del mismo.

- Si su ropa presenta manchas.

- Si utiliza las manos para orientarse tocando por ejemplo el respaldo de la silla y su asiento para saber donde sentarse.

- Si su ropa está conjuntada.

- Si utiliza gafas de sol o visera para reducir el resplandor.

- Si cuando nos dirigimos verbalmente a él nos mira o bien dirige la mirada hacia el entorno, es decir que utiliza la visión periférica en lugar de la central.

El hallazgo a través de la inspección externa de los ojos de un hundimiento de ellos es normal, buscaremos si aparecen signos de inflamación en los párpados, así como lesiones a nivel de la conjuntiva.

Observaremos la coloración de la esclerótica, que debe ser blanca, y la conjuntiva, de color rosado, pero por causa del propio proceso del envejecimiento la podemos encontrar seca por la disminución lacrimal.

Centrándonos en el iris, éste debe de ser redondo y estar intacto, pero puede presentar el arco senil, anillo opaco de tono grisáceo que circunda la córnea, producido por depósitos de lípidos de características benignas y sin consecuencias en las personas ancianas.

En las pupilas buscaremos su simetría y su respuesta a la luz. La acomodación suele estar afectada por la disminución de su tamaño a causa del proceso de envejecimiento y es más lenta que en el adulto.

Para determinar la agudeza visual se puede utilizar, los siguiente instrumentos:

- El esquema visual de letras, números y si la persona mayor no puede leer podemos utilizar flechas.

- El mostrar a la persona que estamos explorando los dedos de la mano de forma alternativa, registrando la identificación del número de dedos como percepción digital.

- Si no es capaz de identificar los dedos, utilizaremos la luz de una linterna que pasaremos por delante de él y la capacidad de identificar la luz se registrará como percepción de la luz.

- Para la detección de la presbiopía le pediremos a la persona que estamos explorando que lea por ejemplo la prensa, manteniéndola a una distancia de sus ojos de unos 30 cm.

Es conveniente tener presente que una persona mayor, que con las gafas que utiliza habitualmente no es capaz de leer por ejemplo el periódico a una distancia de 30,5 cm se le debe recomendar que acuda al oftalmólogo.

Diagnósticos enfermeros

Una vez recogida toda esta información dentro de la valoración de enfermería pasamos a realizar un análisis completo de la misma y podremos detectar los problemas / diagnósticos y la dependencia que se produce por cualquiera de los trastornos de la visión antes citados.

Y partiendo del hecho de que estas patologías limitan la capacidad en ellos para cuidar de si mismos, tendremos que determinar de una forma individual que actividades son capaces de realizar de forma independiente, para así poder ayudarles a ellos y a su familia a través de una adecuada atención en las necesidades, en las que presentan dificultades o dependencia para realizarlas.

Todo esto nos conduce a poder utilizar una etiqueta diagnóstica de enfermería, que nos permitirá establecer un plan de cuidados idóneo.

La etiqueta definitoria del problema es *"Alteraciones sensoriales o de percepción relacionadas con la visión"*, la cual se define como *el estado en que la persona anciana experimenta, o bien presenta el riesgo de padecer una modificación en el número, el modelo o la interpretación de los estímulos visuales*, pero como la dependencia en esta necesidad conlleva repercusiones en otras necesidades, también vamos a tener que utilizar y trabajar con otros diagnósticos enfermeros potenciales o reales según las circunstancias, que están relacionados con la pérdida o disminución de la visión, algunos de los cuales pueden ser:

- Aislamiento social
- Potencial de infección
- Déficit de autocuidado
- Deterioro de la movilidad
- Déficit de conocimientos
- Potencial de lesión
- Alteración en el mantenimiento de la salud

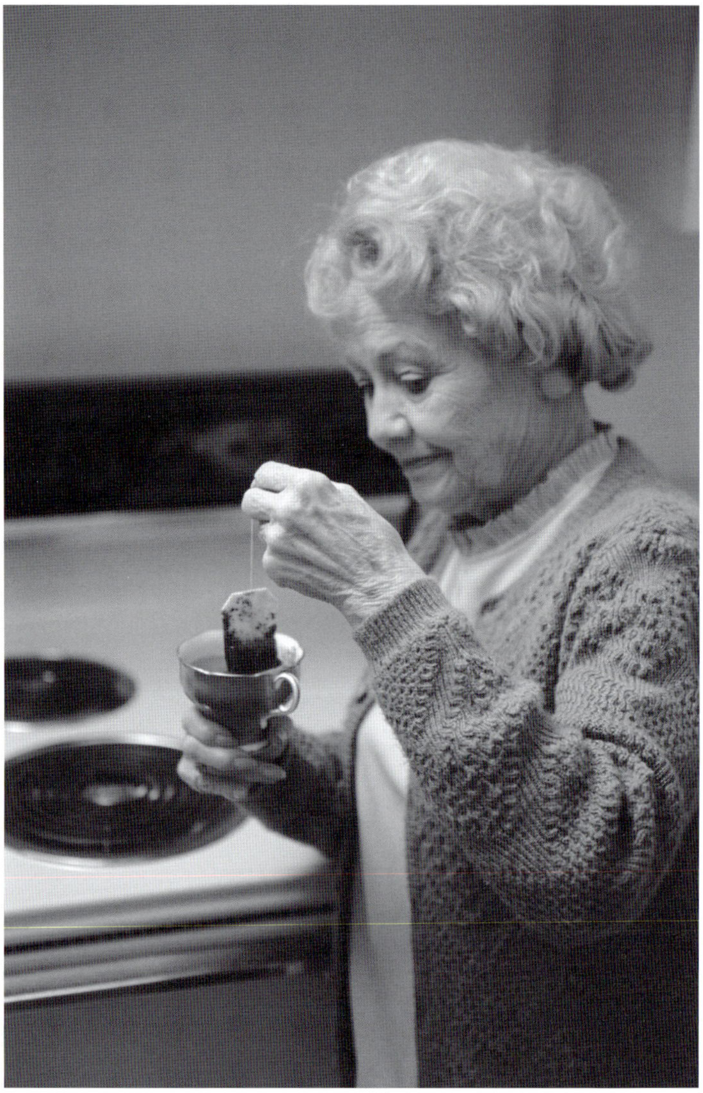

- Alteración de la nutrición
- Ansiedad

Objetivos

Partiendo de los diagnósticos podemos pasar a enumerar una serie de objetivos que pretendemos alcance la persona anciana a la que cuidamos en relación con el problema que representa la alteración de la visión. Objetivos que se han de formular en forma de metas a alcanzar por la persona anciana junto con su familia o cuidadores y han de tener presentes los recursos disponibles.

Por ello a partir de las etiquetas que se pueden presentar en las personas ancianas con alteraciones de la visión, podemos establecer objetivos a alcanzar por ellas, como:

1. Que la persona anciana perciba el entorno donde se encuentra y sea capaz de moverse con un óptimo grado de independencia en su casa o lugar de residencia permanente.

2. Que la persona anciana se relacione con los demás utilizando los recursos disponibles, en lugar de aislarse.

3. Que la persona anciana aprenda a utilizar las medidas higiénicas y de barrera necesarias para minimizar la infección.

4. Que la persona anciana aprenda a autocuidarse utilizando los recursos a su disposición.

5. Que la persona anciana aprenda a moverse con seguridad minimizando los riesgos ocasionados por el déficit.

6. Que la persona anciana adquiera todos los conocimientos necesarios para hacer frente a su déficit.

7. Que la persona anciana y su familia aprendan a utilizar todas las técnicas de protección que eviten las lesiones, modificando el entorno para evitarlas y a su vez favorecer la independencia del anciano.

8. Que la persona anciana adquiera la formación necesaria para mantener la salud.

9. Que la persona anciana aprenda que recursos puede utilizar para mantener su estado nutricional.

10. Que la persona anciana adquiera la información y recursos necesarios que disminuyan el estrés y la ansiedad que le genera el déficit.

Plan de cuidados de Enfermería

Pasará por una serie de recomendaciones e intervenciones de enfermería encaminadas a prevenir o solucionar las deficiencias detectadas, contando en su planificación tanto con la persona anciana a la que van dirigidos como con su familia o cuidadores y con los recursos disponibles.

Las recomendaciones que indicaremos como enfermeras pasan por:

1. Hacer desaparecer o modificar las barreras arquitectónicas tales como muebles, puertas entreabiertas, escaleras sin señalizar entre otras.

2. Mejorar la iluminación procurando utilizar la luz natural y evitando el deslumbramiento, como ocurre con suelos encerados o muebles barnizados que reflejan la luz. También se pueden discriminar las zonas límites utilizando los contrastes, utilizando colores oscuros sobre fondos blancos, así como pintar con colores vivos las puertas de las zonas que queramos destacar como puertas de lavabos o escaleras.

3. Aumentar el tamaño de los contenidos de los carteles con letras grandes, calendarios con viñetas visibles y llamativas o relojes murales con numeración bien visible y clara.

4. Orientaremos al paciente anciano que cuidamos en el entorno en que se encuentra cuando hablemos con él.

5. Le daremos tiempo para que reaccione o bien realice una actividad que le hallamos indicado, evitando crearle angustia, ansiedad o impotencia.

6. Le reforzaremos siempre su autoestima.

7. Informaremos siempre sobre las limitaciones que generan los déficits visuales y sobre la forma de superarlos para seguir manteniendo la autonomía.

Las intervenciones que la enfermera ha de realizar ante el proceso de pérdidas visuales en las personas mayores, pasan por promover la salud a través de la prevención y la detección precoz de los procesos.

Nuestro papel como enfermeras estará centrado en estimular a las personas ancianas que cuidamos, en el cuidado de su vista.

Esto pasa por una serie de medidas de actuación como son:

1. El valorar el grado de pérdida visual, los déficits que le ocasionan y las modificaciones que los diversos tipos de iluminación le provocan.

2. Aplicar los tratamientos y la realización de las curas según la prescripción y protocolo. Enseñándoles a ellos, a su familia o al cuidador informal, la técnica correcta y las instrucciones concretas de la administración de colirios y cremas intraoculares.

3. Prevenir las lesiones de la persona anciana que cuidamos, adaptando el entorno a las limitaciones de ella y a sus necesidades.

4. Facilitar la realización de actividades como el aseo personal, la lectura o el comer. Procurándole a la persona anciana una iluminación adecuada.

5. Explicarle a la persona anciana que estamos cuidando, como está distribuido el entorno donde se encuentra, enseñándole la localización de los diversos objetos, como pueden ser los utensilios de aseo entre otros, así como el mobiliario.

6. La comunicación con la persona anciana que tiene problemas de visión, es una prioridad y tendrá que tener presente las siguientes normas de actuación. Normas podrán ser modificadas según el grado de déficit que presente la persona anciana.

- Como el identificarse tanto uno mismo como a la persona que nos acompañe, ya que no podemos esperar que la persona anciana identifique nuestra voz. Y evidentemente en el momento de irnos nos despediremos informándole que nos vamos.

- Como hablarle antes de darle un objeto a una persona invidente, o informarles de la distancia a la que se encuentra la silla en la que se puede sentar.

- Nos acercaremos a la persona anciana siempre por delante, para entrar en su campo visual.

- Les preguntaremos siempre si necesita ayuda.

- Como ayudarle a localizar los brazos del sillón al sentarse.

- Como enseñarle a utilizar las manos para identificar y localizar los bordes de las estanterías, mesas, sillones, sillas, etc.

- A las personas con una alteración de la visión, no debemos cogerlas para guiarlas, sino todo lo contrario, ofrecerles nuestra mano, brazo u hombro en el cual se apoyarán, y adelantándonos un paso a él, al caminar podrá identificar la dirección del camino que tomamos, lo que les da una mayor seguridad.

- Como el enseñar a la persona mayor con déficit visual a localizar los alimentos en la bandeja, situando los platos siguiendo el orden de las agujas del reloj. Partiendo de esta distribución le indicaremos a que hora se encuentra los distintos alimentos.

- Debemos orientarlos en la distribución de la habitación cuando ingresan en una institución, comunicándoles los cambios de objetos o de mobiliario.

- Les hablaremos con normalidad sin modificar el vocabulario, pero siempre lo más cercano posible a ellos.

- Preguntarles que tipo de ayuda precisa.

El oído

La pérdida de audición asociada a la edad se considera un cambio normal del propio del envejecimiento, al que incluso no se le presta la misma atención que a otros procesos. Lo cierto, es que este déficit tiene una prevalencia alta ya que una tercera parte de las personas de más de 65 años la suele padecer, siendo su frecuencia más alta entre los hombres. Es un gran problema para la comunicación.

De todas formas las personas ancianas se suelen adaptar mejor a la hipoacusia que al déficit de visión.

Las persona ancianas con hipoacusia suelen tener unas características propias, que suelen producir cambios de carácter y de personalidad que pueden agravar las relaciones de convivencia e incluso procesos mentales previos. Es frecuente que no reconozcan su déficit negándose a usar una prótesis auditiva y achacando el problema a las personas que le rodean, lo que genera por tanto conflictos en sus relaciones sociales.

Por otra parte, se transforman en unas personas recelosas, desconfiadas e inseguras. Esta situación suele tener como consecuencia una disminución de la confianza en sí mismos, así como el temor a cometer errores. Y como sólo perciben parte de lo que se les dice, piensan que se está hablando mal de ellos.

Pueden llegar a sentir indiferencia de una forma progresiva por el entorno que les rodea, y por tanto se producirá un retraimiento social y aumentará el riesgo de caer en una crisis de depresión.

Los cambios fisiológicos del envejecimiento se producen en todos los niveles del oído, siendo lo más comunes la disminución del número y actividad de las glándulas ceruminosas que tiene como consecuencia la impactación de la cera del conducto auditivo externo seca y endurecida, la cual contiene más queratina a consecuencia del envejecimiento y esta impactación interfiere en el movimiento del tímpano y evidentemente en la transmisión del sonido. Otro de los cambios causado por los años, es el adelgazamiento de la membrana timpánica, que se vuelve de un tono más pálido y es más fibrosa produciendo una disminución de su capacidad de transmisión de los sonidos.

Estos cambios generan alteraciones en la transmisión de las ondas sonoras desde el exterior a través del conducto auditivo y la membrana timpánica, denominándose **"hipoacusia de conducción propia de la edad o del envejecimiento"**.

La lesión de estructuras del oído interno como las que afectan al octavo par craneal, y la atrofia del órgano de Corti en el que se encuentran las estructuras sensitivas y nerviosas transmisoras del sonido a los centros acústicos del cerebro, se le denomina **"hipoacusia sensorial o de percepción"**. En las personas ancianas que presentan los dos tipos de hipoacusia utilizamos para clasificarlas el término de **"hipoacusia mixta"**.

Los procesos más frecuentes y específicos desencadenantes de hipoacusia en las personas ancianas son la prebiacusia, el acumulo de cerumen y la oteoesclerosis.

Prebiacusia

Es la disminución progresiva de la audición y discriminación de los sonidos como consecuencia del envejecimiento, es decir de la agudeza auditiva para los sonidos o tonos de alta frecuencia. Y se relacionan con los cambios presentes a nivel de la

FIGURA 73

Grados de pérdida auditiva en la prebiacusia

Sensorial	Se produce una caída de los tonos agudos.
Neurológico	Oyen, pero no entienden lo que se les dice, es decir que discriminan mal las palabras.
Lesión de la estría vascular	Es una hipoacusia de tipo pantonal (afecta a todos los tonos) pero con la capacidad de discriminación del lenguaje conservada.
Conductor o coclear	Se produce por un aumento de la lentitud en la integración y la comprensión a nivel cortical.

cóclea específicamente del órgano de Corti, con la pérdida de las células nerviosas en el octavo nervio o par craneal y de los huesos del oído.

La consecuencia de estas alteraciones se refleja en la dificultad para oír las consonantes como la "S, F, T, Z y G" en las que intervienen tonos de alta frecuencia. En contraposición, los sonidos de todas las vocales que se caracterizan por tener una frecuencia baja, mantienen su percepción intacta y son los últimos sonidos que se dejan de percibir.

Esta diferencia de percepción de los sonidos afecta la audición de las conversaciones trasformándolas en inteligibles, así como la intervención en ellas por parte de la persona anciana ya que no entienden lo que se dice.

Por ello para conseguir que nos puedan oír con claridad no debemos chillar, sino todo lo contrario, nos dirigiremos a ellos con un lenguaje más lento, modificando las palabras que utilicemos para aumentar la capacidad de percepción del sonido y nos situaremos delante de él para que vea el movimiento de nuestros labios.

Es mucho más frecuente en los hombres, su inicio es insidioso, nunca de una forma brusca, se suele iniciar entre los 50 y 60 años progresando lentamente con la edad, y se caracteriza por ser bilateral y bastante simétrica. Afectando tanto la percepción como la integración del sonido.

Los factores relacionados con esta pérdida son endógenos, genéticos y exógenos; en éstos últimos encontramos el haber estado expuesto a ruidos muy elevados durante largos periodos de tiempo en edades más tempranas, el ambiente, la alimentación, el tabaco, el alcohol y fármacos como los aminoglucósidos (antibiótico), la furosemida, el ácido acetilsalicílico a dosis altas y quininas entre otros.

Los déficit en la audición se suelen medir utilizando un audiograma tonal, técnica que nos permite observar la pérdida progresiva de los tonos altos o agudos, como consecuencia del envejecimiento.

Según la localización de las alteraciones degenerativas de los tonos los podemos clasificar, como vemos en el siguiente cuadro, en cuatro grupos. (fig. 73).

Se suele solucionar con la utilización de prótesis auditivas o audífonos, los cuales actúan como un amplificador que recoge los sonidos y emite señales acústicas.

Su función es la de mejorar la percepción de los sonidos que la persona anciana no es capaz de percibir, como es el caso de

FIGURA 74

Características idóneas de un audífono

1. Han de cubrir toda la gama de frecuencias del lenguaje humano.
2. Han de amplificar las consonantes por ser las más silenciosas.
3. Han de aplanar los extremos de variación de intensidad que causan el reclutamiento.
4. Han de filtrar los sonidos ambientales.

las consonantes. Y a su vez filtra el ruido ambiental.

Estas prótesis deben tener las siguientes características, para evitar que sea molesto su uso e incluso su desuso por parte del anciano, que se describen en el siguiente cuadro: (fig. 74).

Estas prótesis se deben revisar periódicamente ya que el déficit va progresando. De la misma manera, deben tener un mantenimiento adecuado, tanto de limpieza como de cambio de sus baterías.

También pueden producir un aumento de la formación de tapones de cerumen, que repercutirán en la eficacia de la audición provocando pitidos por una reflexión del sonido amplificado hacia el micrófono. Y otras complicaciones locales en el conducto del oído externo como infecciones locales o eczemas.

Otosclerosis

Es la neoformación (osificación) de tejido esponjoso en el laberinto y en especial del estribo, inmovilizándolo y por tanto, como no puede vibrar, impide la transmisión que recibe de la vibración del martillo y el yunque, y por ello se interrumpe la transmisión del sonido hasta el oído interno, causando tinnitus y una sordera total.

Es un proceso que se relaciona con factores hereditarios y que se inicia en la juventud de la persona o en su edad adulta joven y que suele detectarse alrededor de la mitad de la edad adulta madura o en la vejez. Se presenta con mayor frecuencia entre las mujeres que entre los hombres en una proporción de dos a uno.

Suele debutar como una pérdida progresiva y bilateral de la audición, y la persona anciana afectada presenta la característica de escuchar mejor cuando se le habla a distancia o en voz baja.

La solución es quirúrgica con una estribectomía, que consiste en la extracción del estribo y su sustitución por una prótesis y un injerto autólogo, por medio del que se recupera la audición.

Cerumen

El acumulo de cerumen compacto en el conducto del oído externo es muy común entre las personas ancianas, siendo una de las principales causas de hipoacusia llegando a producir una pérdida de la audición.

La causa del endurecimiento de la cera del oído externo ya la hemos descrito en los cambios fisiológico normales ocasionados en las personas ancianas por el propio proceso de envejecimiento.

La solución a esta disminución de la audición pasa primero por la exploración del conducto auditivo externo mediante la utilización del otoscopio para confirmar la existencia de la impactación de cerumen. Luego, su posterior extracción de estos tapones de cera, que para ello se recomienda previamente el uso de unas gotas otológicas ablandadoras de la cera, y posteriormente se extraen utilizando la técnica de lavado otológico. La persona afectada la audición la recuperará de una forma llamativa.

Hay otras modificaciones a nivel del oído, que también se suelen presentar por sí solas pero con menor prevalencia, como puede ser el ya nombrado anteriormente tinnitus, que se define como un sonido de campanas o zumbidos en el oído, que además de relacionarse con la otosclerosis, también lo está con la pérdida de audición mixta, con tumores, con toxicidad farmacológica (aspirinas, estreptomicina, etc) e incluso también puede presentarse en personas ancianas que no tengan una hipoacusia significativa.

Otro proceso conocido pero poco frecuente es la enfermedad de Ménière, que es un proceso crónico que afecta al oído interno al que se le denomina también como **vértigo laberíntico paroxístico**, presentando episodios recidivantes de vértigo, sordera nerviosa unilateral progresiva y acúfenos o tinnitus.

La causa desencadenante es desconocida, pero se le relaciona con infecciones anteriores del oído medio y traumatismos craneoencefálicos.

Se suele acompañar de náuseas, vómitos y sudoración profusa.

Se presenta en forma de crisis que pueden durar desde unos minutos hasta varias horas.

Es un proceso que se trata con medidas dietéticas como la ingesta de una dieta hiposódica, farmacológicas con la utilización de fármacos específicos como el dimenhidrinato, la difenhidramina o el sulfato de atropina y quirúrgicas en los casos graves con cirugía del nervio laberíntico o vestibular, o la laberintectomía ultrasónica.

FIGURA 75

Preguntas focalizadoras sobre la disminución de la audición

- ¿Oye mi voz?
- ¿Qué antecedentes traumáticos craneales ha tenido?
- ¿Qué antecedentes patológicos relacionados con el oído tiene o ha tenido?
- ¿Ha padecido infección de los oídos?
- ¿Tiene o ha tenido supuración de los oídos?
- ¿Qué fármacos consume?
- ¿Tiene dolor en los oídos?
- ¿Tiene que poner el sonido de la radio, TV. etc, muy alto para poder oírlo?
- ¿Oye bien los timbres del teléfono y de la puerta de casa?
- ¿Nota pitidos en los oídos?

FIGURA 76

Preguntas focalizadoras sobre la repercusión de la pérdida del oído

- ¿Tiene dificultad para seguir las conversaciones?
- ¿Le molesta cuando hablan muchas personas a la vez?
- ¿Tiene problemas con las persona que convive o con los vecinos, relacionados con el volumen de la TV, etc?
- ¿Se relaciona con sus amigos y familiares?
- ¿Acude a centros sociales?
- ¿Tiene alguna dificultad para realizar la compra?

Proceso de atención en pacientes con alteraciones de la audición

Como se ha visto en la descripción de los diferentes cambios fisiológicos que se dan a nivel del oído, éstos provocan la disminución de su funcionalidad en las personas ancianas con una repercusión importante en su capacidad de poder identificar situaciones de peligro y los coloca en una situación de alto riesgo, así como de incomunicación social con el entorno.

Por ello, como enfermeras, en la primera fase del proceso (valoración) hemos de detectar la existencia de problemas a nivel del oído que puedan alterar la capacidad de la persona anciana para llevar a cabo las

FIGURA 77

Normas a seguir en la utilización del otoscopio

1. Usar el especulo de mayor tamaño que nos permita el canal auditivo del oído externo.
2. Enderezar el conducto auditivo externo, para lo cual procederemos a tirar de la oreja hacia arriba y hacia atrás, si esta manipulación desencadena dolor puede ser un indicador de la existencia de una otitis externa.
3. Inclinaremos la cabeza de la persona anciana hacia el hombro contralateral, maniobra que compensa la dirección oblicua del conducto auditivo externo y que nos facilitará la exploración.
4. Buscaremos la presencia de cerumen o de folículos pilosos en el conducto auditivo externo. En el anciano la consistencia de la cera suele ser sólida. También se observará el aspecto de la membrana del tímpano.

actividades de la vida diaria y también evaluaremos la adaptación de esta persona a la pérdida de percepción auditiva, ya que esta percepción a causa del propio proceso de envejecimiento va disminuyendo de una forma gradual. Por ello en esta fase de valoración es preciso focalizar la entrevista y la exploración en las posibles alteraciones de este sentido.

Entrevista

Lo primero que hemos de tener en cuenta es una serie de premisas que pasan por determinar primero cual es la distancia a la que nos hemos de situar de la persona anciana para que pueda oírnos, después la utilización de un vocabulario corriente, a la vez que debemos acortar y simplificar las preguntas para ser más entendibles y, finalmente debemos situarnos de forma que la persona anciana nos pueda ver con facilidad, ya que ello facilita que pueda ver y leer el movimiento de nuestros labios, hablándole directamente a ella. Utilizaremos siempre un lenguaje lento y exagerado manteniendo una frecuencia de sonido baja.

En la fase de valoración a través de la entrevista podemos utilizar una serie de preguntas que nos facilitarán la detección de problemas funcionales ocasionados por la disminución del oído. Ya que este va disminuyendo de una forma lenta y gradual, motivo por el cual a la persona anciana le suele pasar de una forma desapercibida el cambio e inconscientemente se va adaptando a las nuevas situaciones sin relacionarlas con el oído.

Suele advertirse por primera vez cuando se quejan de que todo el mundo parece estar murmurando, o por el incremento del volumen de los sonidos de aparatos como radio, TV, etc, hasta niveles intolerables para las personas con una audición normal.

Las preguntas que podemos realizar entre otras muchas, pueden ser las que se incluyen en el siguiente recuadro, y que van orientadas hacia aspectos relacionados con la percepción de la audición: (fig. 75).

En esta fase de recogida de información focalizada en la disminución de la audición, indagaremos en las repercusiones que puede tener este déficit, en necesidades como la de comunicarse, evitar los peligros, etc. Una de las consecuencias puede ser la incomunicación social o el riesgo de padecer lesiones. Para ello podemos realizar en estos casos específicos preguntas sobre estas repercusiones, tales como: (fig. 76).

Exploración

Valoraremos la integridad y la sensibilidad del oído en la persona anciana.

Para ello hemos de tener en cuenta toda una serie de síntomas que se pueden presentar, el grado de hipoacusia y sus consecuencias como la capacidad de audición y comunicación verbal.

En la exploración de la pérdida de audición buscaremos síntomas como el vértigo, los acúfenos o tinnitus, los mareos, el dolor

FIGURA 78

Pruebas recomendadas según los tipos de hipoacusia

Tipo de hipoacusia	Causa	Pruebas de evaluación
Conducción	- Cerumen impactado - Otitis externa Perforación timpánica - Otitis media - Otosclerosis	- Exploración otoscopia - Audiometría - Pruebas con diapasón
Sensorial	- Presbiacusia - Ototoxicidad medicamentosa - Tumores del nervio auditivo	- Audiometría - Pruebas con diapasón
Mixta	- Tinnitus - Otosclerosis	- Audiometría - Pruebas con diapasón

y también las repercusiones sociales y emocionales que puede generar este problema.

Utilizaremos diferentes instrumentos y técnicas, como el otoscopio para realizar una exploración otológica, en la que se ha de tener presente una serie normas, como son: (fig. 77).

El diapasón se utiliza en las exploraciones auditivas con la finalidad de valorar la audición y las pruebas utilizadas son:

1. La Prueba de Rinne, en que se evalúa la transmisión ósea frente a la aérea, es positiva cuando la percepción del sonido del diapasón por la vía aérea es mejor que la ósea. En ese caso la persona anciana escucha con más intensidad el sonido del diapasón colocado delante del conducto auditivo que cuando se apoya su base sobre la apófisis mastoides. Situación presente en el oído normal y en la hipoacusia de percepción, en cambio en la hipoacusia de conducción ocurre lo contrario. Y las personas ancianas que perciben el sonido igual de bien en ambas localizaciones, pueden tener una hipoacusia mixta, es decir sensorial y de conducción.

2. La Prueba de Weber evalúa la transmisión ósea del sonido. Para realizarla colocamos el diapasón en la parte superior de la cabeza, exactamente en la línea media en inicio del pelo. En el oído sano y en las hipoacusias simétricas el sonido se localiza en el centro, en cambio en las sorderas de conducción se localiza en el oído afectado.

3. La Prueba del Tic-Tac del Reloj, que consiste en explorar la audición, situándonos a la espalda de la persona anciana y realizarle una pregunta sencilla en un tono de voz normal y lento, que debe contestar utilizando una respuesta abierta, o bien acercarle un reloj y preguntarle qué oye. Al no poder vernos la respuesta no estará influida por las capacidades adaptativas, como la de leer los labios o la interpretación del lenguaje no verbal.

4. La Audiometría es la prueba complementaría más importante para el diagnósti-

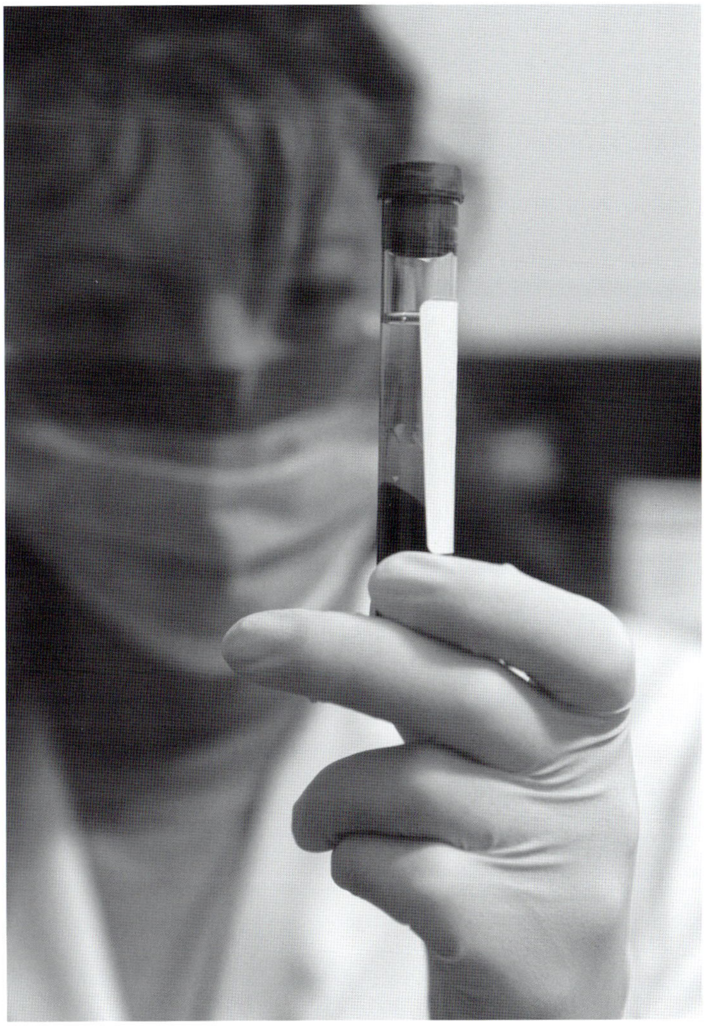

co del tipo de hipoacusia que afecta a la persona con sordera.

Para ello se utiliza un estímulo sonoro, musical o palabras habladas, a través de las cuales se determina la capacidad para escuchar y discriminar los sonidos.

Según sea el tipo de sordera o hipoacusia se recomiendan unas u otras pruebas exploratorias de la audición, como se puede apreciar en la siguiente tabla: (fig. 78).

Diagnósticos enfermeros

Una vez recogida toda esta información dentro de la valoración de enfermería realizamos un análisis completo de la misma y podremos detectar los problemas / diagnósticos y la dependencia que se pueden producir a causa de la hipoacusia o sordera y como repercute en la calidad de vida de la persona anciana.

Todo ello nos conduce a poder utilizar una etiqueta diagnóstica de enfermería, que nos permitirá establecer un plan de cuidados idóneo.

La etiqueta definitoria del problema es **"Alteraciones senso-perceptivas auditivas relacionadas con la hipoacusia causada por el envejecimiento"**, que también se define como *el estado en que una persona experimenta un cambio en la cantidad o en el patrón de los estímulos que percibe acompañado por una respuesta disminuida, exagerada, distorsionada o deteriorada a tales estímulos.*

Pero como las repercusiones del déficit auditivo *pueden* afectar a otras necesidades, también vamos a tener que utilizar y trabajar con otros diagnósticos enfermeros potenciales o reales según las circunstancias, que están relacionados con esta pérdida sensoperceptiva, algunos de los cuales pueden ser:

1. Deterioro de la comunicación verbal relacionado con la hipoacusia.

2. Deterioro de la interacción social relacionado con la hipoacusia.

3. Déficit de actividades recreativas relacionado con la hipoacusia.

4. Riesgo de soledad relacionado con la hipoacusia.

5. Potencial de lesión relacionado con la falta de atención a los peligros ambientales.

Objetivos

Partiendo de los diagnósticos podemos pasar a enumerar una serie de objetivos que

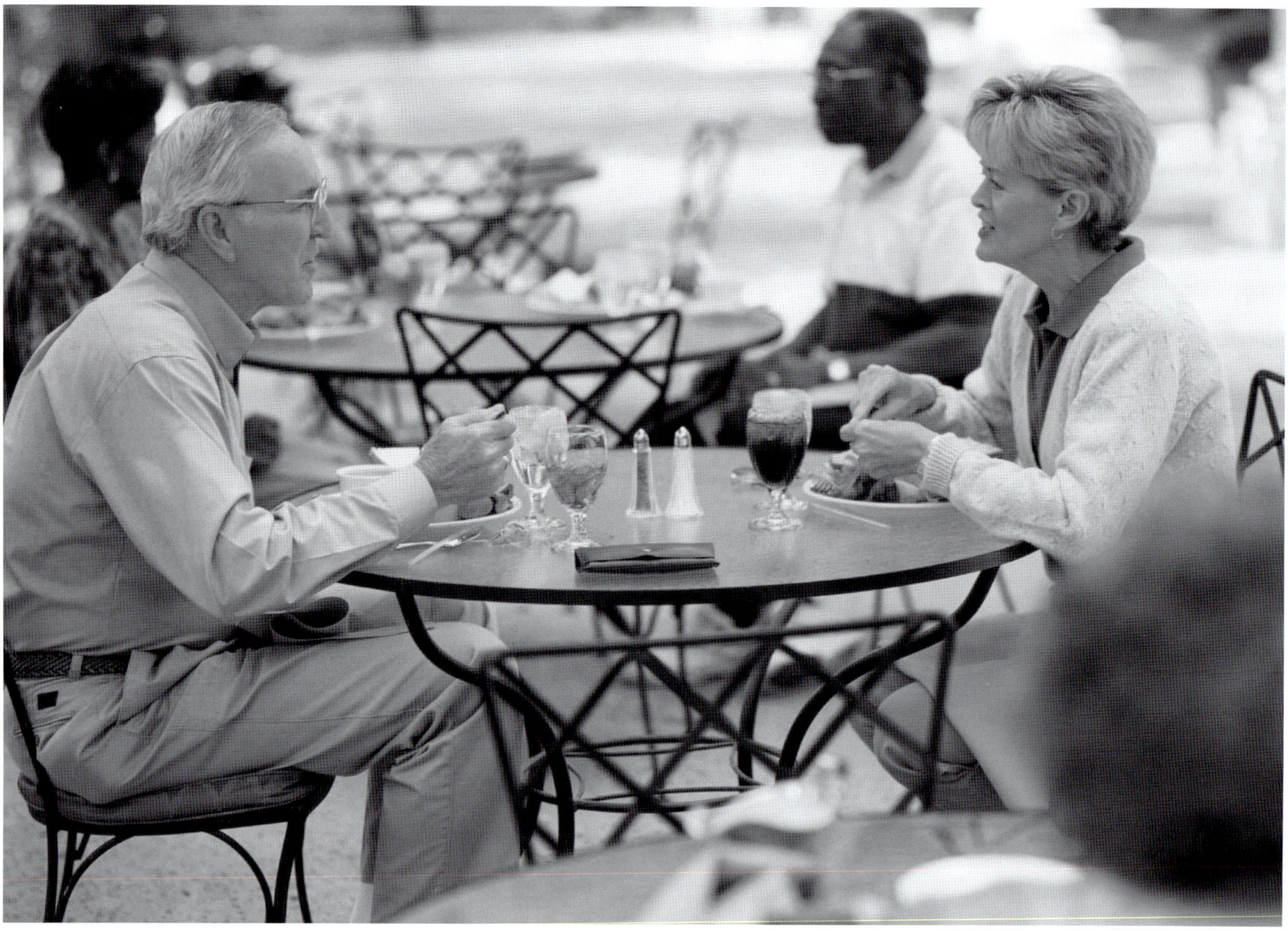

pretendemos que la persona anciana a la que cuidamos alcance en relación con el déficit de audición que padece. Objetivos que hemos de formular teniendo en cuenta a la persona anciana, a su familia o a los cuidadores, y los recursos disponibles.

Por ello, a partir de las etiquetas que se pueden presentar en las personas ancianas con alteración auditiva, podemos establecer objetivos a alcanzar en ellas, como:

1. Que la persona anciana acepte el uso de una prótesis auditiva.

2. Que la persona anciana comprenda la importancia de mantener una correcta higiene y mantenimiento de la prótesis auditiva.

3. Que la persona anciana se relacione dentro de su entorno social.

4. Que la persona anciana identifique las situaciones de riesgo y como prevenirlas.

5. Que la persona anciana se comunique de una manera eficaz con los demás.

6. Que la persona anciana sea capaz de ser autónoma de nuevo.

Plan de cuidados de Enfermería

Pasará por una serie de intervenciones de enfermería encaminadas a prevenir a través de la promoción de la salud y a detectar precozmente los problemas que se pueden generar, a través de la prevención o solución de las deficiencias detectadas, antes de que interfieran en las relaciones sociales y personales. Para ello hemos de contar en su planificación tanto con la persona anciana, a la que va dirigida, como con su familia o cuidadores y sus recursos.

Nuestro papel como enfermeras estará centrado en estimular a las personas ancianas que cuidamos, a través de una serie de medidas de actuación como son:

1. Evaluar el grado de hipoacusia y las consecuencias que tiene en la persona anciana para poder oír y comunicarse.

2. Que cambien los timbres de la puerta, teléfono, etc, por otros con sonidos más graves o por señales luminosas intermitentes.

3. Subir la frecuencia de los sonidos graves de la TV, radio o equipos de música.

4. Facilitar la comunicación con el anciano, evitando los tonos altos, gritos en el oído.

5. Procurar que el ambiente sea lo más silencioso posible.

6. Utilizar frases cortas y sencillas vocalizando bien.

7. Al hablar con una persona anciana debemos situarnos de forma que nos pueda ver fácilmente y hablar directamente hacia él, de una forma lenta y sin exagerar la voz.

8. Mantener los labios a la vista de la persona anciana a la que nos dirigimos, y procurar que la zona esté bien iluminada, para facilitar la lectura de los labios en caso de una hipoacusia grave.

9. Fijar la atención de la persona anciana utilizando el contacto suave con la mano o dirigiéndonos a él utilizando su nombre.

10. Identificar los problemas más frecuentes de las prótesis auditivas y el modo de resolverlos.

11. Enseñar el uso correcto del audífono.

12. Realizar y enseñar a la persona anciana y a sus familiares o cuidadores las medidas de higiene del oído.

13. Enseñar a la persona anciana y a sus familiares o cuidadores las técnicas para facilitar la audición y la comunicación, que pasan por el modo de hablarle al anciano, como leer los labios, etc.

14. Explicar a la familia o al cuidador de la persona anciana, la situación que le afecta, para evitar el aislamiento y la potencial depresión del mismo.

15. Eliminar el cerumen con la utilización previa de reblandecedores de cera que pueden ser preparados de laboratorio o domésticos como agua oxigenada diluida, aceite a temperatura ambiente. Y finalmente con la extracción del cerumen por medio de una irrigación otológica.

16. Instruir a las personas ancianas, que suelen sufrir otitis externas recurrentes, en el uso de los tapones u otras medidas para bloquear el conducto auditivo externo al bañarse, nadar o lavarse la cabeza.

17. Evaluar los fármacos que toma la persona anciana, en busca de los que pueden causar tinnitus como efecto tóxico conocido. Y ante su presencia para mitigar la molestia, animar a que escuche la radio por la noche que generará un sonido ambiental artificial que mitigará la molestia.

Gusto y olfato

Tanto el gusto como el olfato son considerados como sistemas sensoriales cuya importancia es secundaria frente a la vista y el oído. Por otra parte, sus disfunciones o alteraciones son menos evidentes que las que generan los déficits de visión u oído.

En cambio a pesar de su valoración secundaria, son unos sentidos que se relacionan directamente con el placer de comer y su mantenimiento es esencial para que el nivel nutricional sea el adecuado. Y su déficit pone a la persona anciana en situación de riesgo potencial de lesiones, ya que por ejemplo, a través del olfato se identifica el humo de un incendio, un escape de gas o el mal estado de los alimentos.

A causa del proceso de envejecimiento, se produce una disminución del número de papilas gustativas y a su vez estas están atrofiadas, que se añade a la ya mencionada disminución de la secreción salivar.

Provocan en la persona anciana una disminución del sentido del gusto conocida como hipoagenesia y una alteración en la percepción de los sabores que se denomina disgenesia.

Al igual que el gusto, el olfato se ve alterado en las personas ancianas por cambios que producen una atrofia de las fibras olfatorias de la mucosa nasal, producidas según algunas investigaciones por el efecto acumulativo a diversas infecciones virales, a la exposición continuada a productos ambientales contaminantes durante años o por traumatismos de cara que destruyen los axones olfatorios, entre otras causas.

Este proceso de disminución de la percepción olfatoria puede llegar, en torno a los 80 años, a una pérdida total del olfato conocida como anosmia.

La consecuencia final de la pérdida del olfato lleva a la persona anciana a unas situaciones en las que presentan una disminución en su capacidad de disfrutar de los alimentos o una reducción de su apetito.

Cuando la alteración del gusto y del olfato es importante puede conducir a la persona anciana a situaciones de malnutrición.

FIGURA 79

Preguntas focalizadoras sobre la disminución del olfato y el gusto

- ¿Qué antecedentes traumáticos de cara o craneales ha tenido?
- ¿Qué antecedentes patológicos relacionados con el sistema neurológico tiene o ha tenido?
- ¿Ha padecido infección de los senos o inflamación de la cara?
- ¿Tiene o ha tenido secreción nasal frecuentemente?
- ¿Qué fármacos consume?
- ¿Ha tenido alguna lesión por ejemplo como úlceras en la boca o un herpes en el labio?
- ¿Fuma o ha fumado?
- ¿Cuáles son sus hábitos en relación con la higiene de boca?
- ¿Cuáles son sus hábitos alimentarios?

Proceso de atención en pacientes con alteraciones del gusto y el olfato

Como se ha visto en la descripción de los diferentes cambios fisiológicos que se dan a nivel del olfato y el gusto, estos provocan la disminución de su funcionalidad en las personas ancianas con una repercusión importante en su capacidad de poder identificar situaciones de peligro y los coloca en una situación de alto riesgo de malnutrición.

Por ello, como enfermeras, en la primera fase del proceso (valoración) hemos de detectar si existen problemas a nivel del olfato y el gusto que puedan alterar la capacidad de la persona anciana para llevar a cabo las actividades de la vida diaria y también evaluaremos la adaptación de esta persona a la pérdida de las mismas, ya que estas a causa del propio proceso de envejecimiento van disminuyendo de una forma gradual. En esta fase de valoración es preci-

FIGURA 80

Indicadores de déficit de olfato	Indicadores de déficit del gusto
- Quejas frecuentes sobre que la comida no sabe bien, o de que las comidas están sosas.	- Quejas frecuentes sobre que la comida no sabe bien, o de que las comidas están sosas.
- Condimentar excesivamente los alimentos.	- Condimentar excesivamente los alimentos.
- No percibir olores corporales o ambientales intensos.	- Una pérdida o disminución del interés y de la motivación para comer.
- El perfumarse excesivamente.	

so focalizar la entrevista y la exploración en las posibles alteraciones de ambos sentidos.

Entrevista

En la fase de valoración a través de la entrevista podemos utilizar una serie de preguntas que nos facilitarán la detección de problemas funcionales ocasionados por la disminución del olfato y el gusto.

Como estos van disminuyendo de una forma gradual, motivo por el cual a la persona anciana le suele pasar de una forma desapercibida estos cambios e inconscientemente se van adaptando a las nuevas situaciones sin relacionarlas con ellos.

Las preguntas que podemos realizar entre otras muchas, pueden ser las que se incluyen en el siguiente recuadro, y que van orientadas hacia aspectos relacionados con la cabeza, nariz y boca: (fig. 79).

Partiendo de estos temas que orientará la entrevista, hemos de buscar indicadores que nos sugieran alteraciones a nivel del olfato y del gusto, como pueden ser los que describimos en la siguiente tabla. (fig. 80).

En esta fase de recogida de información focalizada en las consecuencias de las pérdidas presentes en relación con el olfato y el gusto, indagaremos en las repercusiones que puede tener este déficit, en necesidades como la de nutrirse, evitar los peligros, etc. Su consecuencia puede ser la malnutrición o el riesgo de padecer lesiones. Para ello podemos realizar en estos casos específicos preguntas sobre estas repercusiones, tales como: (fig. 81).

FIGURA 81

Preguntas focalizadoras sobre la repercusión de la pérdida del olfato y el gusto

- ¿Se ha de poner más cantidad de colonia o perfume, por qué no percibe el aroma de los mismos?
- ¿Tiene dificultad para reconocer, sin verlos, los alimentos que se están preparando sólo por su aroma?
- ¿Le molestan los olores desagradables?
- ¿Distingue las mezclas de sustancias aromáticas?
- ¿Necesita añadir sal a los alimentos para saborearlos?
- ¿Tiene que añadir más de dos cucharillas de azúcar al café, al té, etc?
- ¿Tiene dificultad para identificar los alimentos por su sabor?
- ¿Encuentra los alimentos que ingiere en general sosos o amargos?

Exploración

Valoraremos la integridad y la sensibilidad del olfato en la persona anciana, analizando cada lado de su nariz por separado. Para ello utilizaremos toda una serie de sustancias aromáticas fáciles de identificar, que deben de ser volátiles pero no irritante como el café, el limón, etc. Las sustancias se deben mantener cerradas herméticamente antes de ser usadas. Con esta prueba recogeremos el número total de identificaciones positivas y las diferencias de sensibilidad posibles entre ambos lados de la nariz, que luego registraremos.

La valoración del gusto la realizaremos aplicando toques tópicos de soluciones ácidas como el limón, dulces, saladas y amargas como la quinina, en ambos lados de la lengua, en la punta y en la parte posterior.

Estos toques se repetirán dos veces con cada sustancia y entre cada toque y sabor utilizado, le daremos un trago de agua para evitar la mezcla o enmascaramiento de los sabores.

Diagnósticos enfermeros

Una vez recogida toda esta información dentro de la valoración de enfermería pasamos a realizar un análisis completo de la misma, y podremos detectar los problemas/diagnósticos y la dependencia que se pueden producir por la alteración del olfato y el gusto, repercutiendo en la calidad de vida de la persona anciana.

Esto nos conduce a poder utilizar una etiqueta diagnóstica de enfermería, que nos permitirá establecer un plan de cuidados idóneo.

La etiqueta definitoria del problema es **"Alteraciones sensoriales o de percepción relacionadas con las perdidas olfativas y gustativas causadas por el envejecimiento"**, que se define como *el estado en que una persona experimenta un cambio en la cantidad o en el patrón de los estímulos que percibe acompañado por una respuesta disminuida, exagerada, distorsionada o deteriorada a tales estímulos.*

Pero como las repercusiones del déficit olfativo y gustativo pueden afectar a otras necesidades también vamos a tener que utilizar y trabajar con otros diagnósticos enfermeros potenciales o reales según las circunstancias, que están relacionados con esta pérdida sensoperceptiva, algunos de los cuales pueden ser:

1. Alteración de la nutrición por defecto relacionado con la falta de olfato y gusto.

2. Alto riesgo de intoxicación relacionado con la disminución de los sentidos del olfato y del gusto.

3. Trastorno de la autoestima relacionado con las deficiencias en el olfato y el gusto.

4. Deterioro de la interacción social relacionado con las deficiencia en el olfato y el gusto.

5. Déficit de autocuidado; baño/higiene, vestido/acicalamiento relacionado con el déficit olfativo.

Objetivos

Partiendo de los diagnósticos podemos pasar a enumerar una serie de objetivos que pretendemos que la persona anciana a la que cuidamos alcance en relación con el problema que representa la alteración del olfato y el gusto. Objetivos que hemos de formular teniendo en cuenta a la persona anciana a su familia o a los cuidadores y los recursos disponibles.

Por esto, a partir de las etiquetas que se pueden presentar en las personas ancianas con alteraciones olfatorias y gustativas, podemos establecer objetivos a alcanzar por ellas, como:

1. Que la persona anciana comprenda la importancia de mantener una correcta higiene bucal.

2. Que la persona anciana ingiera una dieta equilibrada.

3. Que la persona anciana, su familia o el cuidador preparen los alimentos de forma que le resulten apetecibles al anciano/a.

4. Que la persona anciana mantenga unos hábitos higiénicos regulares.

5. Que la persona anciana comprenda la importancia de revisar las fechas de caducidad de los alimentos y las repercusiones que puede tener el no hacerlo.

Plan de cuidados de Enfermería

Pasará por una serie de recomendaciones e intervenciones de enfermería encaminadas a prevenir o solucionar las deficiencias detectadas, antes de que interfieran en la nutrición adecuada y en las relaciones sociales y personales. Para ello hemos de contar en su planificación tanto con la persona anciana a la que van dirigidos como con su familia o cuidadores y sus recursos.

Las recomendaciones que indicaremos como enfermeras pasan por:

1. Presentar los alimentos cocinados de una forma atractiva, con la finalidad de que entren por los ojos, y así compensar el déficit de sensibilidad existen a nivel de olfato y gusto.

2. Permitir que el aroma de la comida impregne el ambiente, con la finalidad de estimular y motivar a la persona anciana a comer.

3. No mezclar los alimentos en el mismo plato, para así poder mantener la diferenciación de los distintos sabores.

4. Utilizar especias aromáticas en el cocinado de los alimentos, en sustitución o para disminuir el abuso en exceso de la sal o el azúcar.

5. Servir las comidas cuando tengan hambre.

6. La instalación de detectores de humo y de gas, que favorecerá la seguridad de esta persona y del entorno.

Las intervenciones que la enfermera ha de realizar ante el proceso de pérdidas olfativas y gustativas en las personas mayores, pasan por promover la salud a través de la prevención y la detección precoz de los problemas que se pueden generar.

Nuestro papel como profesionales estará centrado en estimular a las personas ancianas que cuidamos, a través de una serie de medidas de actuación como son:

1. El valorar tanto el sentido del olfato como el del gusto con la identificación de olores aromáticos y volátiles como el café, el limón, etc, y de sabores como el salado, el dulce, el amargo y el ácido.

2. Insistiremos en la importancia de mantener una buena higiene de la boca con un buen cepillado después de cada comida.

3. Insistiremos en las personas ancianas que son grandes fumadores en que reduzcan o abandonen el hábito. El abuso del mismo incrementa el déficit sensorial del gusto y olfato.

4. Insistir en que las dietas han de ser equilibradas y por ello debe estar equilibrada en lo concerniente a los nutrientes, vitaminas, oligoelementos, agua y los suplementos necesarios siguiendo la prescripción.

5. Insistiremos en la importancia en el caso de vivir sola la persona anciana, de que se revisen periódicamente las fechas de caducidad de los alimentos almacenados, por el propio anciano o su familia. En esta misma situación los familiares o allegados también deberán con la misma carencia identificar la presencia de olores desagradables en el entorno.

6. Educar a la persona anciana en una rutina diaria de higiene personal, en la que se incluirá el uso de sustancias desodorante.

Tacto

El tacto se inicia y esta relacionado con una gran variedad de receptores, existentes a nivel de la piel, los cuales reaccionan frente a la presión. Y por causa del envejecimiento la sensibilidad táctil y el número de receptores del tacto disminuyen, y se produce en la persona anciana una disminución en su percepción táctil y del dolor, que se relaciona con neuropatías por lesiones, por deterioro circulatorio o por una enfermedad. Podemos decir que en la vejez se produce una pérdida parcial de los receptores del tacto, motivo por el cual existe una menor capacidad para reconocer objetos a través de él exclusivamente, y también hay una pérdida de la sensibilidad de la piel lo que comporta una mayor tolerancia al dolor.

La consecuencia del déficit en la percepción táctil es la torpeza, que suele producir que rompan objetos, etc. Esta torpeza genera una sensación de falta de competencia y de autoestima en la persona anciana.

También se relaciona con cambios como la inseguridad en la forma de caminar o de moverse de la persona anciana, lo que puede generar un aumento en las probabilidades de sufrir un accidente, como el quemarse en el baño, por no ser capaces, de percibir el que la temperatura del agua caliente es muy elevada.

La utilización como enfermeras del tacto para mejorar la interacción con las personas mayores, puede ser beneficioso, ya que es una forma de trasmitirles a ellos preocupación y sensación de ser cuidados por parte nuestra. Pero se ha de tener en cuenta la reacción que ello puede generar, que puede estar influenciada por aspectos socioculturales muy arraigados, que toleren o rechacen el contacto y que deben ser respetados.

Proceso de atención en pacientes con alteraciones del tacto

Como se ha visto en la descripción de los cambios fisiológicos que se dan a nivel del tacto, estos provocan la disminución de su funcionalidad en las personas ancianas con una repercusión importante en su capacidad de poder identificar situaciones de peligro y los coloca en una situaciones de alto riesgo.

Por ello, en la primera fase del proceso (valoración) hemos de detectar los problemas existentes a nivel del tacto, que puedan alterar la capacidad de la persona anciana para llevar a cabo las actividades de la vida diaria y también evaluaremos la adaptación de esta persona a la pérdida del mismo, ya que éste, a causa del propio proceso de envejecimiento va disminuyendo de una forma gradual. Por ello en esta fase de valoración es preciso focalizar la entrevista y la exploración en las posibles alteraciones que puede presentar.

Entrevista

En la fase de valoración a través de la entrevista podemos utilizar unas preguntas relacionadas con la sensibilidad táctil, la falta de estabilidad o la dificultad para realizar tareas de psicomotricidad fina, etc. Que nos facilitarán la detección de problemas funcionales ocasionados por la disminución del tacto.

Ya que su disminución es de una forma

gradual a la persona anciana le suele pasar de una forma desapercibida este cambio e inconscientemente se va adaptando a las nuevas situaciones sin relacionarlas con él.

Exploración

Valoraremos la integridad y la sensibilidad del tacto ligero; para ello utilizaremos una gasa pequeña o trozo de algodón con el que le tocaremos, haciéndole cerrar previamente los ojos a la persona anciana a explorar, e indicándole que nos avise en el momento que lo nota y anotaremos el resultado.

Esta prueba la realizaremos en ambos lados del tórax, abdomen, en uno y otro brazo, etc. De esta forma compararemos la sensibilidad en ambos lados del cuerpo, al igual que las partes dístales y proximales del mismo.

También podemos valorar la localización del tacto, utilizando la técnica de estimulación simultánea doble, en la que le pedimos a la persona anciana que cierre los ojos y a continuación nosotros le tocamos dos zonas de su cuerpo de forma simultanea pidiéndole que identifique donde le hemos tocado. De esta forma averiguáremos si identifica los dos estímulos táctiles.

Otra forma es la de discriminación entre dos puntos de presión, que nos sirve para conocer si son capaces de distinguir un estímulo de dos.

Otra exploración puede ser la capacidad de identificar un objeto depositado en la palma de su mano, manteniendo los ojos cerrados, esta operación se realiza primero en una mano y luego en la otra, a la que se le conoce como la exploración de la estereognosia.

Diagnósticos enfermeros

Después de recoger toda esta información dentro de la valoración de enfermería a través de las diferentes exploraciones, pasaremos a analizarla en búsqueda de los problemas/diagnósticos y la dependencia que se puede producir por la alteración del tacto, repercutiendo en la calidad de vida de la persona anciana.

Esto nos conduce a poder utilizar algunas etiquetas diagnósticas de enfermería potenciales o reales, que están relacionados con esta pérdida sensoperceptiva y que nos permitirán establecer un plan de cuidados idóneo, algunos de los cuales pueden ser:

1. Déficit de autocuidado en el vestido relacionado con las deficiencias táctiles.

2. Trastorno de la autoestima relacionado con una deficiencia en el sentido del tacto.

3. Alteraciones sensoperceptivas táctiles relacionadas con la perdida del tacto.

4. Alto riesgo de lesión relacionado con la disminución en su percepción táctil y del dolor.

Objetivos

Los diagnósticos enumerados nos permiten establecer una serie de objetivos que pretendemos que sean alcanzados por la persona anciana a la que cuidamos, en relación con los problemas que representan la alteración del tacto, como:

1. Que la persona anciana y su familia conozcan las ayudas técnicas existentes, que le facilitarán el poder vestirse de una forma autónoma.

2. Que la persona anciana realice actividades que estimulen el contacto físico.

3. Que la persona anciana realice actividades de terapia ocupacional que estimulen la sensopercepción.

4. Que la persona anciana tome medidas de protección ante actividades de la vida diaria, en las que se puede lesionar. Por ejemplo, que utilice un termómetro para medir y regular la temperatura del agua del baño antes de utilizarlo.

Plan de cuidados de Enfermería

Pasará por una serie de recomendaciones e intervenciones de enfermería encaminadas a prevenir o solucionar las deficiencias detectadas, antes de que interfieran en las relaciones sociales y personales. Para ello hemos de contar en su planificación tanto con la persona anciana a la que van dirigidos como con su familia o cuidadores y sus recursos.

Las recomendaciones que indicaremos como enfermeras pasan por el contacto terapéutico, sinónimo en este caso de físico, con la persona anciana.

Pero en este punto hemos de tener en cuenta que este contacto físico con fines terapéuticos y funcionales ha de tener la característica de ser individualizado. Tendremos que observar una serie de aspectos como el hecho de que la necesidad de recibir un contacto físico puede variar según la persona y su entorno sociocultural de procedencia.

Ahora bien, su utilización es beneficiosa en personas con alteraciones como la depresión, la falta de autoestima y sentimiento de inutilidad. Así como en los desorientados o desaliñados para disminuir su potencial sensación de aislamiento.

Las intervenciones que la enfermera ha de realizar ante el proceso de pérdidas táctil en las personas mayores, pasan por promover la salud a través de la prevención y la detección precoz de los problemas que se pueden generar.

Nuestro papel como enfermeras estará centrado en estimular a las personas ancianas que cuidamos, a través de una serie de medidas de actuación como son:

1. Valorar las alteraciones que existan a nivel de la sensibilidad táctil en la persona anciana y su localización.

2. El enseñarles a moverse despacio y con precaución, para evitar los accidentes.

3. El establecer estrategias que minimicen los riesgos de lesión, como la utilización de andadores, etc.

4. El agacharse para tocar y hablar con la persona anciana que está en una silla. Esta actitud se traduce en un contacto más personal y de apoyo.

5. Estimular el tacto de la persona anciana a través de objetos que le resulten familiares o sean de su agrado.

6. Sensibilizar tanto a la persona anciana como a su familia en los riesgos que representa la disminución del tacto, como puede ser:

- El de caídas como consecuencia de la pérdida táctil en la planta de los pies.
- El de quemarse por falta de percepción del calor.

7. Enseñar a la persona anciana, a su familia o a su cuidador que medidas se han de adoptar para evitar los trastornos cutáneos por presión, quemaduras u otros factores, ante la alteración en la percepción de la temperatura y del dolor.

8. Enseñar al anciano y a su familia la importancia que tiene el tacto como mecanismo de comunicación, sobre todo, cuando fallan o pierden eficacia los otros sentidos.

Dolor

El dolor es un tema que se va ha ir desarrollando a lo largo de diferentes capítulos por su trascendente importancia. Representa un problema muy importante en las personas ancianas, se sabe que su prevalencia es muy elevada, hay estudios realizados en centros residenciales en los que se ha detectado que el dolor afecta al 83% de las personas ancianas institucionalizadas, siendo muy intenso en muchos casos.

Por otro lado se considera que entre un 70-80% de las personas ancianas presentan algún proceso crónico que se acompaña de la presencia de dolor.

Es un síntoma que las personas ancianas suelen creer que forma parte de su proceso de envejecimiento, y por ello no le dan la importancia que debieran, llegando incluso a negar su presencia.

Los dolores que se suelen presentar con mayor frecuencia en las personas ancianas son las cefaleas, el lumbago, el dolor neuropático (neuropatía diabética, el miembro fantasma tras una amputación, la neuralgia de trigémino), el dolor neoplásico, el artrítico por artrosis o artritis reumatoide.

Como vemos, el dolor de una forma crónica suele afectar a las personas ancianas, pero por otra parte, como sucede con el tacto, la percepción del mismo es distinta y en ocasiones mala, en comparación con las personas jóvenes.

De todas formas su presencia suele desencadenar sintomatología de carácter depresivo causada por las alteraciones funcionales de movilidad e independencia para realizar las AVD en general, junto con las pérdidas sensoriales, sociales, alteraciones del sueño, etc, que la falta de control de él puede generar.

Ya que su presencia suele dar lugar a la siguiente secuencia

"Dolor – Cronicidad – Inmovilidad – Incapacidad – Depresión – Invalidez"

Aunque no siempre se suelen presentar en este orden lo que sí es cierto es que las etapas de una forma u otra siempre aparecen. Y produce en la persona anciana un alto grado de sufrimiento.

Por ello, siguiendo unas líneas generales debemos tener presente que el dolor en las personas ancianas, puede presentar una serie de características diferenciales propias de la personas ancianas, como es el hecho bien conocido de que la tolerancia al dolor a nivel cutáneo es mayor. A pesar de que puede ocurrir que no comuniquen la presencia del dolor, lo cierto es que se suelen quejar de dolor con mayor frecuencia que las personas pertenecientes a otros grupos de edad. El motivo desencadenante son las afecciones múltiples que sufren. Como son las enfermedades musculoesqueléticas, cardíacas o neoplásicas, que tienen una mayor prevalencia en ellos.

Pero también nos podemos encontrar con otros procesos, como la depresión que lo puede enmascarar.

Por ello para tratarlo eficazmente y conseguir controlarlo, es preciso primero realizar una valoración precisa y exacta del mismo, mediante métodos verbales, escalas que cuantifiquen el dolor acompañadas de escalas que identifiquen los trastornos cognitivos y que nos valoren la situación social.

El método verbal se basa en la información que la persona anciana aquejada del síntoma nos facilita, que podemos cuantificar a través de las escalas numéricas y visuales de medición del dolor siempre y cuando mantengan una buena capacidad cognitiva, ya que un déficit cognitivo puede ser una barrera para poder valorar la presencia del dolor, así como los condicionamientos sociales desfavorables, los cuales pueden ser hasta el origen de su presencia.

También hemos de tener presentes la comunicación no verbal como la inquietud, posturas, gesto, expresiones faciales, etc.

Para controlar el dolor disponemos de recursos farmacológicos y otros alternativos, como la aplicación de calor o frío según el tipo de dolor, la sofrología, la acupuntura, etc., que acostumbra a resultar muy eficaz combinando ambas alternativas.

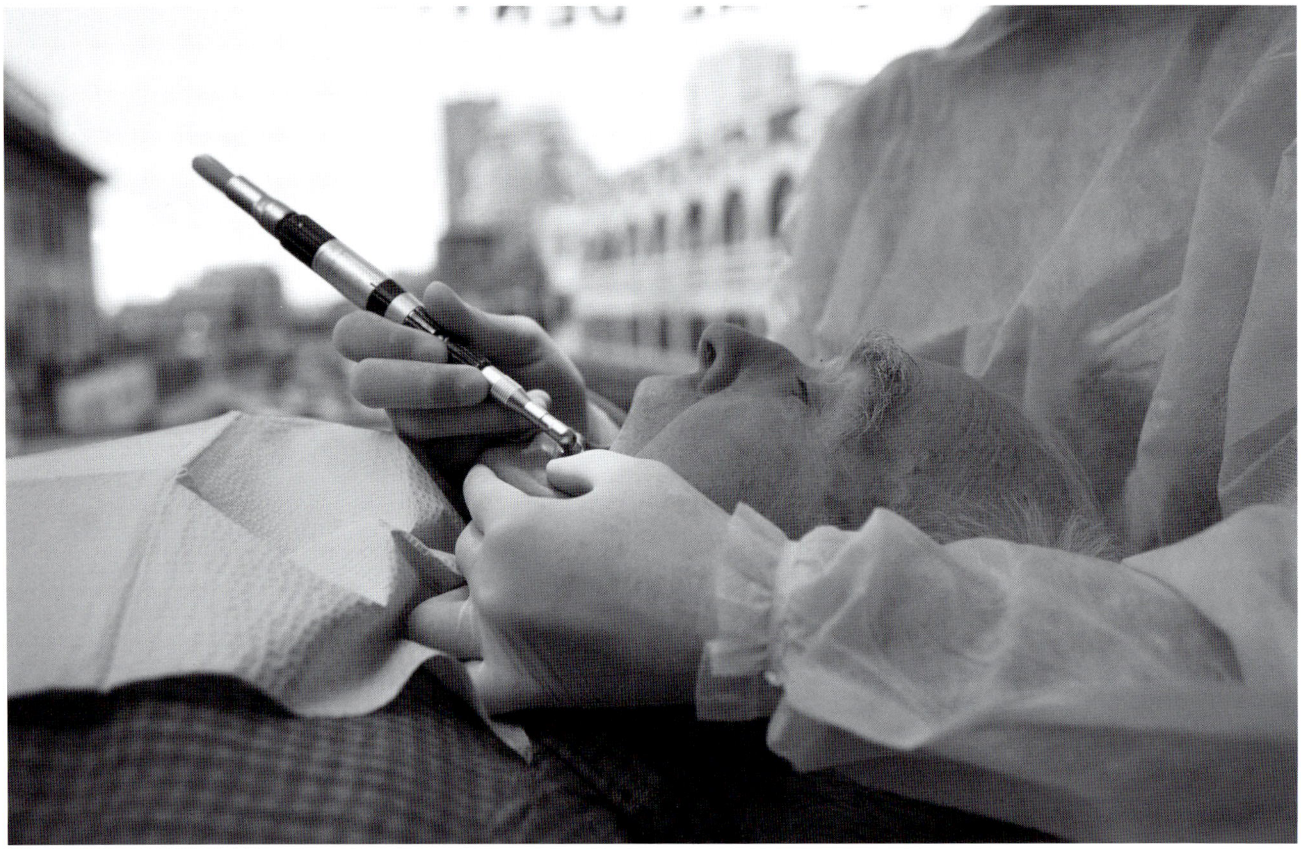

La falta de control del dolor como alteración sensorial puede tener una serie de repercusiones importantes, a nivel de alteraciones como la del sueño y la del bienestar y confort entre otras muchas más, que se irán desarrollando en los diferentes capítulos.

4.4. ALTERACIONES BUCALES

Unas de las características más frecuente en las personas ancianas es la pérdida de líquidos en sus tejidos con todo lo que ello comporta, y que a nivel de la boca se caracteriza por el hecho bien conocido de que la secreción de las glándulas salivares disminuyen su secreción (xerostomía) y en especial la de componentes de la misma como son la ptialina y amilasa, y a su vez su Ph es más alcalino, estos cambios se acompañan de una retracción de las encías, y también cambia la estructura ósea bucal que se encoge.

Todos estos cambios afectan a las piezas dentarías, que se pierden o bien presentan caries y también a su estructura de soporte las encías, etc., y cómo no, a la mucosa bucal. Todos estos cambios tienen una repercusión directa que es el aumento de la dificultad para poder comer y a la vez esta necesidad de alimentarse puede perder el aspecto agradable que tenia en edades anteriores, transformándose en una sensación desagradable e incluso dolorosa.

Xerostomía

La xerostomía se define como la sequedad de la boca por falta o disminución de la secreción salivar. Se asocia al proceso de envejecimiento, pero también tiene un papel importante en su presencia, el consumo de fármacos que dentro de sus efectos secundarios tienen la producción de xerostomía, y como ya sabemos, las personas ancianas consumen un número importante de medicamentos a causa de su pluripatología, y por ella también son sometidos a tratamientos físicos no farmacológicos que producen la reducción de secreción salivar, por otro lado son propensos a padecer trastornos anímicos y déficits hídricos que también la pueden desencadenar.

Además, como la saliva desempeña numerosas funciones: la lubricación de la mucosa, interviene en la formación del bolo alimentario, en la limpieza y protección antibacteriana, actúa como transportador de los sabores a los sensores gustativos, etc., la disminución ya citada de su secreción tiene unas consecuencias directas sobre todas las funciones citadas alterándolas y disminuyendo su efectividad. Y conlleva una serie de procesos patológicos como las caries, infecciones bucales como la candidiasis bucal y los problemas periodontales.

La sintomatología más característica es la sequedad constante de boca junto con la dificultad para deglutir e incluso hablar.

Proceso de atención en pacientes con alteraciones en la boca

Los cambios fisiológicos que se dan en la boca provocan la disminución de su funcionalidad en las personas ancianas con una repercusión importante en la salud dental con pérdidas importantes en su capacidad de poder alimentarse adecuadamente y los coloca en una situación de alto riesgo de mal nutrición.

Por ello, en la primera fase del proceso (valoración) hemos de detectar los problemas existentes a nivel de la cavidad bucal, que puedan alterar la capacidad de la persona anciana para llevar a cabo una actividad prioritaria de la vida como es el alimentarse y evaluaremos la adaptación de esta persona a las pérdidas que presente, ya que la salud bucal a causa del propio proceso de envejecimiento va disminuyendo de una forma gradual. Por esto en esta fase de valoración es preciso focalizar la entrevista y la exploración en las posibles alteraciones que puede presentar.

Entrevista

En la fase de valoración a través de la entrevista podemos utilizar una serie de preguntas relacionadas con las dificultades que presenta para deglutir, si la acción de comer desencadena molestias como el dolor, si tiene problemas para masticar, si tiene o ha tenido problemas dentales, si le sangran con frecuencia las encías, si suele tener mal sabor de boca, si tiene piezas dentarías que se muevan y si las prótesis dentarías no se le ajusta bien, entre otras. Esta valoración nos facilitarán la detección de problemas funcionales ocasionados por las alteraciones presentas a nivel bucal.

Exploración

Observaremos y exploraremos zonas anexas a la cavidad bucal como la mandíbula o el cuello en búsqueda de adenomas, de zonas dolorosas por palpación o no, de neoformaciones labiales, etc.

Dentro de la cavidad oral buscaremos, utilizando una linterna y un depresor, la presencia de sangre o zonas purulentas en las encías o en la base de los dientes, de úlceras en la mucosa, de fístulas, de placa dental en los dientes o encías, se observará el aspecto de la lengua y la presencia de lesiones, la presencia de restos alimentarios, el estado higiénico de la dentadura y puentes, la presencia de dientes que se mueven, si la dentadura es una prótesis completa si se acopla correctamente y si se mantiene una correcta higiene de la misma.

Diagnósticos enfermeros

Después de recoger toda esta información dentro de la valoración de enfermería a través de las diferentes exploraciones, pasaremos a analizarla en búsqueda de los problemas/diagnósticos así como las dependencias que se pueden producir por las alteraciones a nivel bucal, que pueden repercutir en la calidad de vida de la persona anciana.

Estos diagnósticos nos conducen a poder utilizar algunas etiquetas diagnósticas de enfermería potenciales o reales, que están relacionados con las alteraciones que se pueden presentar a nivel de la cavidad bucal y que nos permitirán establecer un plan de cuidados idóneo, algunos de los cuales pueden ser:

1. Alteración de la mucosa oral relacionada con el déficit de la secreción salivar.

2. Deterioro de la deglución relacionado con la dificultad para formar el bolo causado por la xerostomía.

3. Alteración de la nutrición por defecto relacionado con el mal estado de la dentición.

4. Riesgo de infección relacionado con la xerostomía.

Objetivos

Partiendo de los diagnósticos podemos pasar a enumerar una serie de objetivos que pretendemos que la persona anciana a la que cuidamos alcance en relación con el problema que representan las alteraciones bucales. Incluyendo en ellos a su familia o cuidadores y teniendo presentes los recursos disponibles. Algunos de ellos son:

1. Que la persona anciana comprenda el beneficio que representa para ella el cepillado después de cada comida de la boca.

2. Que la persona anciana conozca los efectos secundarios que tiene el consumo excesivo de alimentos azucarados, como es la aparición de caries.

3. Que la persona anciana y la familia adquiera los conocimientos necesarios para compensar la sequedad de la cavidad bucal.

4. Que la persona anciana o su familia utilice los medios necesarios para mantener bien hidratada la mucosa oral.

Plan de cuidados de Enfermería

Pasará por una serie de recomendaciones higiénicas e intervenciones de enfermería encaminadas a prevenir o solucionar las deficiencias detectadas, antes de que estas provoquen un proceso de malnutrición. Para ello hemos de contar en su planificación tanto con la persona anciana a la que van dirigidos como con su familia o cuidadores y sus recursos.

Las recomendaciones higiénicas que indicaremos como profesionales de la enfermería pasan por pedir que eviten el consumo de alimentos azucarados, así como insistir en el cepillado diario, por lo menos una vez al día, de las piezas dentarías y de la lengua, el realizar colutorios con antisépticos de acción local cuando existan procesos infecciosos bucales de carácter bacteriano o micótico.

Las intervenciones que la enfermera ha de realizar para mantener en buen estado la cavidad oral, cuando la persona anciana no puede realizar las actividades pertinentes, son enseñar a la familia o al cuidador cómo se debe realizar en las personas ancianas inconscientes la higiene bucal utilizando, por ejemplo gasas impregnadas en sustancias antisépticas o refrescantes según la situación del anciano, enrollándolas en el dedo índice enguantado, y limpiando con ellas la cavidad oral de restos alimentarios e hidratando las mucosas. La

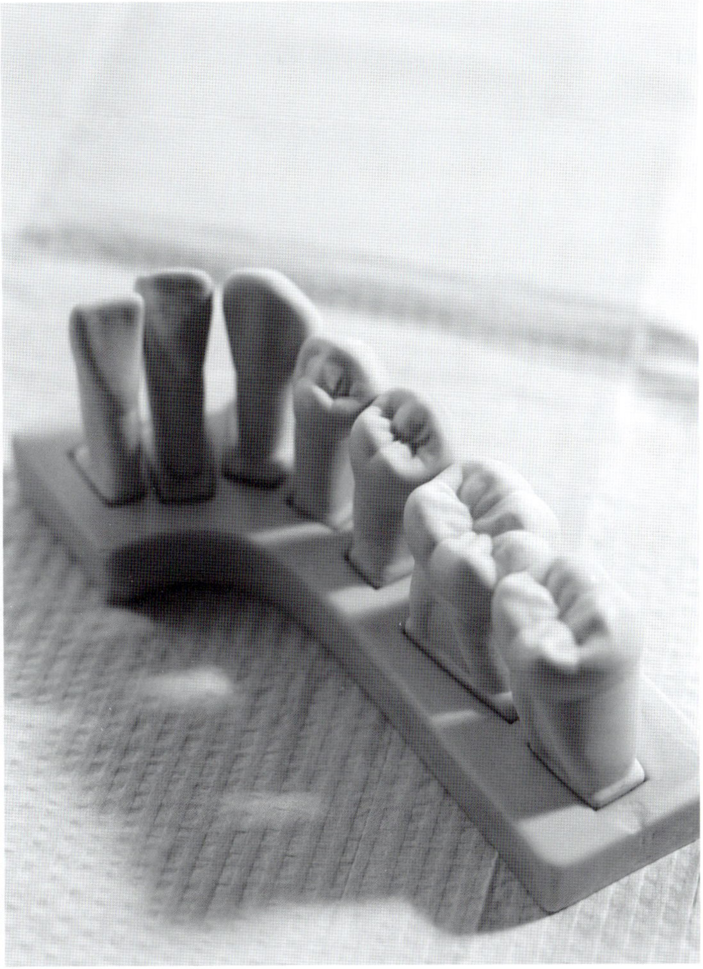

enfermera también interviene promoviendo la salud a través de la prevención y la detección precoz de los problemas que se pueden generar.

4.5. ALTERACIONES DERMATOLÓGICAS

Los cambios en la piel diferencian a las personas ancianas de las jóvenes en una sociedad que mayoritariamente está orientada a ensalzar la juventud.

Por ello las personas, por el miedo a hacerse viejos (gerontofobia), con frecuencia se lanzan a una carrera frenética de consumo de productos farmacológicos, cosméticos, tratamientos quirúrgicos y una amplia gama de productos de dudosa efectividad y en ocasiones con repercusiones negativas y peligrosas para su integridad, para intentar frenar o camuflar lo inevitable, es decir los signos del envejecimiento.

Los trastornos en la piel de las personas ancianas son frecuentes al igual que en su pelo y sus uñas, pero son previsibles y tratables de forma ambulatoria en su mayoría, en cambio otros de gran prevalencia como las UPP suelen requerir ingresos prolongados en instituciones y causan un gran sufrimiento en la persona afectada con un aumento en su mortalidad del 27% y a su vez un alto coste económico.

Hay alteraciones cutáneas como el prurito y el herpes zoster que pueden ser el signo de alarma de procesos patológicos sistémicos. Y como ya sabemos, la diferenciación diagnóstica en las personas ancianas es arduamente complicada por los cambios que el proceso de envejecimiento causan, por eso es recomendable, en las alteraciones dermatológicas en el anciano, la práctica de biopsias diagnósticas.

El envejecimiento de la piel se asocia, debido a los cambios inmunitarios causados por el proceso de envejecimiento, con una mayor probabilidad de que se desarrollen en él infecciones vírales, micóticas y heridas. Y también por la misma causa la cicatrización de heridas accidentales o quirúrgicas son más lentas.

Como enfermeras nuestro papel en la prevención, el cuidado y detección de problemas en la piel, uñas y pelo del anciano es primordial. Ya que con una valoración regular se pueden detectar alteraciones que se remitirán al médico para ser valoradas por él, y con las medidas preventivas de protección de la piel se evitará que se produzcan alteraciones en la continuidad de la piel (UPP) o se instaurará el tratamiento de una forma precoz ante su presencia. Todo esto, junto con la formación tanto de la persona anciana como de su familia en las medidas a tomar, por parte de la enfermera en las medidas preventivas que se deben llevar a termino, repercutirá en la salud de la persona anciana manteniendo así un alto grado de confort y bienestar.

El envejecimiento conlleva a nivel cutáneo una serie de cambios fisiológicos normales inherentes al proceso de envejecimiento, como son a nivel de las diferentes capas de la piel. En la epidermis, con la edad, se reduce el recambio celular de los queratinocitos motivo por el cual la cicatrización de las heridas es más lenta, así como la producción de Vit.D y a su vez puede aumentar el riesgo de desarrollarse infecciones postraumáticas. El grosor de la epidermis en las zonas protegidas al efecto solar no varía pero en las expuestas a la irradiación solar se atrofia. La reducción del número de melanocitos que se estima entre un 10 - 20% por década, produce una pérdida de coloración del cabello (canas) y una disminución de la fotoprotección de la piel frente a los rayos ultravioleta, pérdida que ocasiona un aumento en el riesgo de padecer cáncer de piel. La reducción del número de células de Langerhans estimadas en un 40%, se relaciona con la falta de respuesta inmunitaria a nivel de la piel lo que se traduce en un probable aumento del desarrollo de patologías víricas o infecciosas, así como tumorales a nivel de la piel. En la membrana basal se produce una disminución de su superficie, lo provoca una disminución de la adhesión de la epidermis-dermis y un aumento posible de la aparición de ampollas.

El descenso de grosor de la dermis en casi un 20% como consecuencia de la edad, es la causa por la que las personas ancianas tienen una piel fina y traslúcida, en la dermis las fibras de elastina aumentan de grosor y se fragmentan, y en cambio disminuye el colágeno y los fibroblastos con una disminución de la fuerza de tensión y de la elasticidad, facilitando las heridas tipo laceración; estos cambios elásticos junto con la pérdida de la grasa subcutánea tiene como consecuencia la aparición de las arrugas. También se produce una disminución de la vascularización sanguínea y un adelgazamiento de las paredes vasculares, que afecta a la termorregulación con el desarrollo de hipotermias más frecuentes o hipertermias al asociarse la pérdida de vascularización con el descenso del tejido subcutáneo. Este déficit de vascularización dificulta la cicatrización de las heridas y la pérdida de grosor de las paredes vasculares facilita la aparición frecuente de hematomas en las personas ancianas sin una relación directa con un traumatismo importante. La atrofia de la dermis produce una disminución de la sensibilidad y un aumento del umbral del dolor.

Todos los cambios descritos hasta aquí tanto en la epidermis como en la dermis suelen ser la causa de la piel seca y aspecto curtido, así como la inflamación de la piel, la presencia de arrugas, la despigmentación, rotura de capilares y aparición de nódulos y lesiones premalignas.

También como consecuencia del proceso de envejecimiento se produce una atrofia del tejido subcutáneo, que afecta a diferentes partes del cuerpo de la persona anciana como la cara, las manos, las piernas. Y en otras zonas como en el abdomen existe una tendencia a producirse una acumulación de células grasas, formando un flotador entorno a su cintura en el hombre y en las mujeres en la zona de los muslos conocido popularmente como pistoleras, este acumulo de grasa en estas zonas determinadas se presentan en las personas ancianas indistintamente hayan o no aumentado su ingesta calórica.

Así mismo los cambios a nivel de piel también afectan a los problemas crónicos de los pies, que se pueden presentar en las personas ancianas, como las callosidades, durezas, etc., relacionadas todas ellas con la atrofia tisular y que se desarrollara en el siguiente punto del capítulo.

Por otro lado los corpúsculos de Meissner y Pacini que pertenecen al sistema nervioso periférico, sufren una desorganización progresiva con una disminución de su número, cuya consecuencia es la disminución funcional de los mismos que se evidencia en la persona con un descenso de la sensibilidad táctil, de presión y vibratoria. Que se traduce en la aparición de dificultades para la movilidad, para la psicomotricidad fina, así como un aumento del riesgo potencial de sufrir accidentes o lesiones como pueden ser las quemaduras.

Otro de los cambios se dan a nivel de las diferentes glándulas cutáneas, como en el caso de las glándulas sebáceas que aumentan de tamaño pero disminuye su secreción, y en las personas expuestas al sol les produce una hiperplasia de las glándulas sebáceas pudiendo generar la formación de comedones y quistes.

El número de glándulas ecrinas desciende así como su secreción, produciendo una disminución de la transpiración en las personas ancianas, alterando la función de termorregulación en ellas.

Las glándulas apocrinas secretoras de un sudor de olor característico, en las personas ancianas disminuyen en número, en secreción y en la intensidad del olor.

Las transformaciones que se presentan a nivel del pelo pasan por las citadas canas, por la alopecia al disminuir los folículos pilosos. Así como con el vello que en las mujeres aumenta a nivel facial. También es característico la presencia de pelos gruesos en la barbilla y labio superior en las mujeres, y en los hombres en las fosas nasales y orejas. En cambio, se reduce de una forma progresiva la presencia de pelo en las piernas y en las regiones axilares y púbica este cambio afecta por igual a ambos sexos.

Los cambios que presentan las uñas de las personas ancianas, pasan por ser estas más frágiles, con estrías longitudinales y con un crecimiento más lento, aunque las de las manos lo hacen más rápido que las de los pies, y con una coloración opaca con tonalidad entre amarillento o blanco. Crean. las alteraciones en las uñas de los pies, importantes problemas que pueden generar grandes dependencias, como veremos en el siguiente punto del presente capítulo.

Alteraciones cutáneas anormales más frecuentes

Seguidamente pasamos a enumerar y describir brevemente los diferentes procesos patológicos más relevantes por su incidencia, que a nivel dermatológico pueden afectar a las personas ancianas. Destacando sobre todos los que se van a exponer, las UPP por su elevada prevalencia y múltiples repercusiones motivo por el cual profundizaremos detalladamente sobre ellas en el presente capítulo.

Las desviaciones de salud más frecuentes que se pueden presentar a nivel de piel en las personas ancianas, son:

Acrocordones

Se les conoce como cuernos o apéndices cutáneos y son lesiones cutáneas benignas en forma de pápulas pedunculadas de una coloración que va del rosa al marrón, y que se presentan en el cuello, en la axila o en la ingle, por debajo de las mamas en la mujer y cerca del ojo. Se eliminan fácilmente mediante un raspado, o bien por cauterización con electrocauterización o con nitrógeno líquido.

Xerosis

Es sinónimo de piel seca, es decir, que es el término que por si sólo define uno de los problemas más frecuente de piel en las personas ancianas. Se asocia a la disminución de la humedad, así como a la alteración en el funcionamiento de las glándulas ecrinas y sebáceas, cambios a los cuales el acompañamiento del aire caliente y seco en invierno de las calefacciones, contribuirán a la presencia de la afección. Junto a otros factores irritantes y contribuyentes como el uso de jabones alcalinos, etc.

Las personas ancianas afectadas presentan un piel reseca y fragmentada con escamas secas y blancas sobre todo en la parte inferior de las piernas, y suelen ir acompañadas de prurito e inflamación.

Para su tratamiento se recomienda evitar la utilización de jabones alcalinos por su irritación y en cambio se recomiendan los que tienen un alto contenido graso. Así como una ingesta de líquidos diaria de aproximadamente de 2.000 ml. Es beneficioso el mantener un nivel alto de húmeda en la habitación, humedecer la piel, realizar los baños o duchas con agua dejando los jabones para las zonas pilosas.

Elastosis solar

Se le conoce como fotoenvejecimiento causado por exposición solar, es una piel de pigmentación irregular con un aspecto arrugado, áspero y curtido. Con unas placas o pápulas cuyo color puede ser amarillo, rojo, marrón o carnosos.

Es una afección que se trata sobre todo con medidas preventivas como, el uso de filtros solares de protección 15-25, evitando la incidencia directa del sol sobre la piel, utilizando medidas protectoras frente al sol como sombreros, etc.Y con criocirugía, también se recomienda la realización de una biopsia para descartarlas de otras lesiones.

Dermatitis seborreica

Se caracteriza por una lesión primaria eritematosa, con escamas cuya coloración puede ser blanco o amarillo grisáceo localizado en el cuero cabelludo, orejas, alas nasales y cejas o entrecejo.

Se pueden tratar con cremas tópicas con corticoides o antimicóticas e incluso con antibióticos sistémicos para tratar la infección secundaria. La zona afectada se debe mantener limpia y seca, para ello se debe realizar la higiene de la zona con un champú antiseborreico.

Acné rosácea

Son lesiones en forma de pápulas o pústulas acneiformes, y puede presentar una hiperplasia inflamatoria crónica de las glándulas sebáceas, localizadas en la parte media de la cara, frente y mentón.

Se trata con fármacos tópicos en forma de pomadas (eritromicina, clindamicina, corticoides, etc.). Y educando a la persona afectada para que evite los factores desencadenantes de la vasodilatación como pueden ser medicamentos, líquidos calientes, alcohol, la exposición solar o el estrés, etc.

Dermatitis de contacto

Se caracteriza por una reacción en la piel en la que se presenta una erupción vesicular acompañada de eritema y prurito, con costras y escamas en la zona de la piel que ha estado expuesta al contacto con la sustancia que ha producido la irritación o la alergia.

La prioridad en el tratamiento pasa por detectar cual ha sido la causa que ha desencadenado el proceso y retirarla. Y posteriormente se aplican de forma tópica cremas con corticoides e incluso por vía sistémica antihistamínicos y corticoides en casos graves. Para limpiar la zona afectada no se deben usar jabones alcalinos.

Dermatitis por estasis

Es una afectación común entre las personas ancianas con insuficiencia venosa profunda y con varicosidades, que afecta la piel de sus miembros inferiores produciendo edema variable, prurito y eritema, se caracteriza por presentar la zona unos puntos rojos parduscos lo que da lugar a una coloración marrón o rojiza de las lesiones, producido por el deposito en la piel de la hemosiderina de los hematíes que han pasado al espacio extravascular. Una de las complicaciones más frecuentes es la ulceración en las zonas dístales de la extremidad, junto con las infecciones debido al rascado o a pequeños traumatismos.

El tratamiento se centra en la etiología del problema, es decir en reducir la insuficiencia venosa y el edema, a través de medidas que pasan por evitar que la persona anciana afectada este largos períodos de tiempo sentada o de pie, manteniendo las piernas elevadas cuando este sentada, utilizando medias elásticas cuando este levantada.

Aplicación de pomadas tópicas y medicamentos de acción sistémica contra la inflamación, el prurito y la infección. Cuando aparecen las ulceras estas pueden ser tratadas por ejemplo: con apósitos hidrocoloides.

Herpes zoster

Es una enfermedad vírica que se caracteriza por presentarse como vesículas agrupadas con una base enrojecida, distribuidas en forma de banda a lo largo de un dermatoma sin cruzar la línea media. El tratamiento pasa por controlar los síntomas, para lo cual se utilizan compresas húmedas, esteroides por vía tópica u oral, analgesia, antivirales, etc.

Candidiasis

Es una infección micótica frecuente entre las personas ancianas asociada a la diabetes, a la inmunodepresión o a tratamientos prolongados con antibióticos de amplio espectro. Se suele localizar en los pliegues cutáneos con alto grado de humedad como axilas, ingles, etc., y en las mucosas de la boca, etc.

En la piel produce lesiones eritematosas, demarcadas, húmedas, con pápulas o pústulas satélites y prurito. El tratamiento pasa por la utilización de antifúngicos por vía tópica, una buena higiene de la zona afectada y evitar en ella la humedad. Cuando la afectación es en la cavidad bucal los antifúngicos se utilizaran por vía oral.

Psoriasis

Suele ser frecuente en las personas ancianas, se caracteriza por unas lesiones circulares o elípticas papuloescamosas, que podemos encontrar en los codos, rodillas, cuero cabelludo, etc. Existen factores como el estrés y algunos fármacos (betabloqueante, litio) que pueden precipitar o reagudizar la enfermedad. Su tratamiento pasa por la utilización de medicamentos tópicos como los corticoides, etc. o incluso la exposición a los rayos solares.

Penfigoide bulloso

Es un proceso patológico vesicular autoinmune, que suele afectar a las personas ancianas con relativa frecuencia, causado por una IgG circulante que actúa como anticuerpo contra una proteína que es el antígeno pénfigoide bulloso. Sus lesiones son bullas grandes de aspecto eritematoso que producen prurito y que se localizan en el tronco, axilas y zonas flexoras de los antebrazos, también se localizan en la mucosa oral. Las bullas que presentan se pueden romper dejando la dermis al descubierto. Se tratan utilizando corticoides.

Pénfigo

Es un proceso patológico potencialmente letal, que se produce por la acción de anticuerpos IgG contra una glicoproteína de la superficie celular de los queratinocitos. Antes de utilizar para su tratamiento los corticoides tenia una mortalidad del 100%. Desde la utilización de ellos junto a los inmunosupresores, etc., en su tratamiento, esta mortalidad se ha reducido notablemente, no pasando del 5 al 10%.

Perleche

Es la inflamación de los ángulos de la boca con fisuración y maceración. Se trata con la aplicación tópica de medicamentos antimicóticos y antibacterianos.

Queratosis seborreica

Se presenta con frecuencia entre las personas ancianas sobre todo de piel blanca, se le considera como una neoplasia benigna. También se le denomina mugre de las personas ancianas.

Tienen una coloración entre amarilla, marrón y negra, apareciendo con mayor frecuencia en la cara, el cuello, el cuero cabelludo, el tronco y las extremidades superiores. Al inicio son pequeñas pápulas que van adquiriendo de una forma progresiva un aspecto verrugoso, suelen ser asintomáticos, excepto cuando sufre algún tipo de irritación como un roce, rascado, etc. El tratamiento pasa por la aplicación tópica de esteroides o por la extirpación quirúrgica.

Queratosis actínica

Es el tumor más frecuente en las personas ancianas, de mayor prevalencia en las personas de piel blanca, que han estado expuestos al efecto solar y les ha causado lesiones.

Presentan unas lesiones enrojecidas que se van volviendo más ásperas, transformándose en costras o escamas amarillentas, son lesiones precursoras en 1% de cáncer de células escamosas sobre todo en la cara y las manos que normalmente han estado más expuestas a la acción solar.

Se tratan con criocirugía que es aplicación de nitrógeno líquido sobre la lesión, con la extirpación quirúrgica o con la aplicación tópica de quimioterapia.

También se le recomendará a la persona que utilice protección frente a las radiaciones solares, tales como el uso de cremas protectoras solares de factor entre el 15-25, así como la utilización de gorros.

Léntigo maligno

Se presenta en las zonas expuestas al sol, como una mácula hiperpigmentada de bordes irregulares, que puede malignizarse. El tratamiento pasa por la extirpación quirúrgica y por tomar medidas de protección frente a la acción de los rayos solares y en especial los ultravioleta.

Leucoplaquia

Son lesiones localizadas en las mucosas, que se presentan como lesiones ligeramente elevadas, que pueden presentar un aspecto de color blanco, traslúcido o denso, y puede o no acompañarse de úlceras.

El tratamiento pasa por una extirpación quirúrgica, por la criocirugía, por la electrocirugía o por la aplicación tópica medicamentosa.

También recomendaremos el abandono del tabaco, así como educaremos a la persona en la autoexploración de la mucosa oral, los labios y la vulva. E insistiremos en la necesidad de que se deben cuidar y controlar las zonas de la boca que padecen una irritación bucal crónica.

Carcinoma basocelular

Es el más frecuente de los cánceres dermatológicos, se relaciona con la exposición solar y se localiza con mayor frecuencia en la cabeza, nariz, cuello y en el dorso de las manos. Presenta un aspecto de pápula circular u oval en forma de nódulos perlados translúcidos con telangiectasias, con áreas de induración que pueden ulcerarse en el centro con costras. Su presentación puede ser única o múltiple, no produce metástasis, pero si no es tratado puede producir una gran destrucción tisular. Los tratamientos utilizados pueden ser el raspado y la electrodesecación, la extirpación quirúrgica, la criocirugía, las radiaciones ionizantes (radioterapia) o la quimioterapia tópica. Y también insistiremos en la protección, con medidas de barrera frente a los rayos solares ultravioleta.

Carcinoma espinocelular

Está por detrás del carcinoma basocelular en frecuencia entre las personas ancianas. Al igual que el anterior se asocia a las exposición prolongada a las irradiaciones solares, así como a otros elementos como puede ser la infección por papilomavirus, el arsénico inorgánico, etc.

Su aspecto es rosado tirando a rojizo, de un tamaño que puede oscilar de milímetros a centímetros, bien demarcado y de consistencia indurada, y lo encontramos en zonas de la piel que han estado expuestas al sol de una forma crónica. Es un tipo de cáncer que puede metastatizar por vía linfática. La forma de tratarlo es con las mismas técnicas que el carcinoma de células básales, y cuando existe metástasis, se asocia al tratamiento clásico la radioterapia y la quimioterapia.

Carcinoma de células escamosas

Se presenta como una lesión dermatológica en forma de úlcera hueca con un borde elevado, ancho, indurado, con costras y que suele sangrar con facilidad. Una zona de queratosis actínica puede predisponer a la lesión o bien ser el origen de la misma.

El abordaje terapéutico puede ser el raspado, la electrodisección, disección ganglionar en los procesos avanzados, la radioterapia y la quimioterapia.

De todas formas, si es detectado y tratado precozmente, suele tener un buen pronóstico, y si esto no sucede puede metastatizar.

En este caso también se ha de insistir en la protección, con medidas preventivas de barrera, frente a los rayos ultravioleta.

Melanoma

Es una lesión dermatológica maligna muy grave que se caracteriza por su alta mortalidad. Es un proceso que se relaciona con una serie de factores predisponentes como la piel blanca, la historia familiar de melanoma, un nevus displásico, la edad avanzada y la exposición crónica al efecto del sol. Se caracteriza por presentar bordes asimétricos e irregulares, por presentar una coloración variable que puede ir del ocre al negro pasando por pigmentaciones que se presentan como sombras tostadas, marrones y negras. Suele alcanzar un diámetro de más de 6 milímetros.

Se puede confundir con la queratosis seborreica, con el carcinoma basocelular pigmentado o con un nevus. Diferenciándose de estos por su crecimiento rápido y la presencia de hemorragias, cuando existen dudas se realiza una biopsia para diferenciarlo definitivamente.

Tiene la propiedad de metastizar rápidamente, siendo las zonas de mayor frecuencia de esta metástasis los ganglios linfáticos, la piel, los pulmones, el hígado, el bazo y el cerebro.

Cuando ya ha metastizado su mortalidad es muy elevada, por ello cuando se detecta el tratamiento debe ser muy precoz a través de una extirpación quirúrgica amplia que se caracteriza por realizar una incisión ancha y profunda, la cual incluye piel y tejido subcutáneo. Que puede ir acompañada de la disección de ganglios linfáticos, de radioterapia y quimioterapia.

Prurito

Se define como picor en la superficie de la piel, relacionado con alteraciones cutáneas como la dermatitis de contacto o atópica, la urticaria, los hongos, la xerosis, los parásitos, alteraciones endocrinas, enfermedades hepatobiliares, ect.. Pero también puede estar ocasionado por procesos sistémicos como la insuficiencia renal crónica, reacciones a fármacos, etc. A su presencia se asocian también lesiones cutáneas en forma de erosiones causadas por el rascado. Y tiene en ocasiones como consecuencia el insomnio.

Su tratamiento se ha de centrar en la etiología de la causa, actuando sobre ella, y tratar las molestias locales con medios como las compresas húmedas, sustancias emolientes e incluso con antihistamínicos entre otros.

Úlceras venosas

Se les conoce como úlceras por estasis, se localizan en las extremidades inferiores, son indoloras, epidérmicas y dérmicas. Afectan a las capas de piel y al tejido subcutáneo. La piel que las rodea tiene una pigmentación parduscа, con pérdida de pelo. Y el lecho de la úlcera es de color cianótico y sangra con facilidad.

La estrategia a tomar ante ellas pasa por realizar estudios venosos y arteriales mediante la utilización del ultrasonido Doppler para detectar el nivel de lesión. Por facilitar el retorno venoso alzando las piernas cuando este sentado y procurar que se movilice con frecuencia. Evitar las lesiones sobre la pierna afectada protegiéndola debidamente. Utilizar medias elásticas o vendajes según proceda. Así como emolientes sobre la piel seca, y recomendar el uso de prendas de vestir holgadas. Limpiar y desbridar la úlcera, tratar farmacologicamente las infecciones de forma sistémica e incluso tópica. La utilización de fármacos fibrinolíticos e incluso la realización de injertos de piel en las úlceras grandes llegando en ocasiones a realizar una derivación quirúrgica.

Úlceras arteriales

Se localizan como las venosas en las extremidades inferiores las cuales presentan una coloración pálida y están frías, son unas úlceras con escaso tejido de granulación.

Los bordes de la úlcera aparecen infartados y necróticos cuando se localiza en los pies, dedos de los pies, talones y en la parte distal de la pierna. Ello es debido a la oclusión arterial de carácter crónico, va acompañado de una claudicación y dolor en reposo, continuo e intenso.

La forma de tratarlas pasa por realizar un estudio arterial mediante el Doppler. Y otras medidas como el reposo en cama, evitar los traumatismos en la zona afectada, dejar de fumar, administrar medicamentos vasodilatadores y adrenérgicos, etc.

Vigilar la coloración de la zona afectada así como la temperatura, valorar los pulsos periféricos. Controlar el dolor y recomendar el uso de vestidos holgados.

Úlceras por presión (UPP)

Las úlceras por presión o por decúbito son lesiones producidas por necrosis celular en una zona determinada, debido a la isquemia causada por el aplastamiento de los tejidos entre dos planos, uno de ellos pertenece a la persona y es su plano óseo y el otro es externo a ella, y son la cama, el sillón, etc. Es decir que las úlceras por presión se producen cuando la presión externa sobre la piel de las zonas con prominencias óseas supera la presión hidrostática capilar. Coincidiendo con una reducción en la zona afectada de la perfusión y oxigenación hística.

Hay otros factores de riesgo de poder padecer úlceras además de la presión directa, como son la humedad, las arrugas de la piel, las fuerzas de roce, fricción y las de cizallamiento o tangenciales. Y también deberemos tener presentes cuando valoremos a la persona anciana otros factores predisponentes de la necrosis tisular tales como, la pérdida de sensibilidad y de movilidad, la sedación, el dolor, la insuficiencia vasomotora, la hipotensión, la vasoconstricción periférica, la insuficiencia cardiaca, los fármacos simpaticomiméticos, la deshidratación, la septicemia, los déficits nutricionales y su consecuente malnutrición, la pérdida de peso, la anemia, los edemas, la obesidad, las infecciones y las alteraciones endoteliales entre otras.

Las personas que están más predispuestas a poder padecer UPP, son independientemente de la edad, las que tienen una lesión medular espinal completa que los deja en una situación de tetraplejía o paraplejia, también las que padecen enfermedades neurológicas como la esclerosis múltiple, AVC, enfermedad de Parkinson, fractura de cadera, demencia en fases avanzadas, infecciones sistémicas, etc, que se caracterizan por generar inmovilidad, así como a las personas ancianas con dependencias físicas y/o psíquicas que les incapacitan para moverse precisando de la ayuda de otras personas. Afecta a todas las personas, como ya hemos dicho antes, independientemente de la edad, que estén obligadas a la inmovilidad, que se encuentren postradas o en la fase terminal del proceso patológico que les afecta.

Históricamente las UPP han sido consideradas como procesos secundarios y sumergidos, los cuales no se referenciaban en los informes de alta, y cuya responsabilidad era sólo de las enfermeras.

Lo cierto es que es un problema que tiene la categoría de endemia para las personas ancianas debilitadas.

Es difícil establecer la prevalencia de las UPP, existen estimaciones de algunos autores que establecen una prevalencia entorno al 23% en las unidades de atención a crónicos (Panel for the Prediction and Prevention of Pressure Ulcers in Adults, 1992), pero son datos poco precisos y no comparables. Como podemos apreciar en la siguiente recopilación de datos realizados por el "Departament of Health and Human Service. Public Health Service Agency for Health Care Policy and Research de EE.UU", los cuales en el ámbito hospitalario la prevalencia de las UPP varia entre el 3,5% (Shannon y Skorga, 1989) y el 29,5% (Giromini, Bidwell, Heller, et al., 1989). Un estudio realizado por Meehan (1990) en 148 hospitales, en las UCI se encontró una prevalencia del 9,2% de UPP. En un estudio sobre la prevalencia de las UPP en personas con lesiones medulares que les produjeron tetraplejia Richardson y Meyer (1981) hallaron que esta se situaba entorno al 60%.

En referencia a los centros sociosanitarios y residencias, la prevalencia encontrada oscila entre el 2,45% (Petersen y Bittmsann,1971) y el 23% (Langemo, Olson, Cazador et al.1989).

La prevalencia de las UPP de las personas que eran cuidadas a domicilio bajo el soporte o asistencia de profesionales de los EAP, es bastante confuso, pues nos movemos en porcentajes que van desde el 8,7% que informaron Barbenel, Jordania, Nicol et al. (1977) de UPP en estadio II o más. Hasta una incidencia del 20% en pacientes domiciliarios informado por Clarke y Kadhom (1988) sobre una muestra pequeña (N=30).

En un reciente estudio realizado por Hentzen, Bergstrom y Pozehl (1993), durante un año sobre 326 personas atendidas domiciliariamente dio como resultado que las UPP presentaban una incidencia del 4,3% y una prevalencia del 12,9%.

Por otro lado encontramos que autores (G. Brabo Fernández de Araoz, S. Corrales Fernández, R.Jiménez Fernández y J.J. Baztán Cortés, 1994), que analizando diversos estudios hallan en ellos que entre el 3-11% de las personas ingresadas en los hospitales desarrollarán UPP, y que el

70% de las lesiones se producirán en las dos primeras semanas de hospitalización. Pero el dato que más llama la atención es que el 60% de las personas que padecen una UPP, esta se ha desarrollado en un hospital. En cuanto a la incidencia entre la población en general en la comunidad, recogieron los datos de un estudio longitudinal que cifraba la incidencia anual de las UPP en un 1,7% en el grupo de edad comprendido entre los 55-69 años frente al 3,3% para las personas pertenecientes al intervalo de edad comprendida entre los 70-75 años.

Todo lo anterior nos indica que las UPP

FIGURA 82

Escala de Norton para la valoración del riesgo de UPP

Parámetros					**Puntuación**
Estado físico	4. Buena	3. Regular	2. Mala	1. Muy mala	
Estado mental	4. Alerta	3. Apático	2. Confuso	1. Estuporoso	
Actividad	4. Ambulante	3. Ayuda para andar	2. Confinado al sillón	1. Encamado	
Movilidad	4. Completa	3. Limitación ligera	2. Muy limitada	1. Inmóvil	
Incontinencia	4. No	3. Ocasional	2. Urinaria habitual	1. Doble	

Nombre paciente: .... Fecha: .... Total:

Nombre evaluador: ....

son un proceso patológico frecuente entre las personas ancianas y si a ello le sumamos el índice de personas que tienen factores de riesgo de padecerlas, las cifras obtenidas son espeluznantes. Las UPP son un proceso que afecta a los diferentes niveles asistenciales tanto hospitalarios como extrahospitalario, como es el caso de los EAP. Este aspecto genera un incremento importante en la actividad del equipo de cuidados.

Produce también un aumento importante tanto en la morbilidad devaluando el nivel de salud de la persona afectada por la lesión, que se traduce en un aumento del riesgo de infección y de las complicaciones metabólicas, así como en la mortalidad en las personas afectadas, estimándose que esta está entorno al 23-27% a nivel hospitalario según algunos estudios y autores en las personas que las padecen, establecen estos mismo un incremento de la mortalidad en los centros residenciales entorno a 2-5 veces más. En cambio otros autores habla a nivel general de una aumento del riesgo de mortalidad de las personas que padecen UPP en seis veces más que el resto de personas. A pesar de los recursos que se destinan a su tratamiento, que por otro lado son elevados, como demuestran los datos aportados por Miller y Delozier (1994), en que el coste medio del tratamiento de una UPP como diagnóstico principal se cifraba en 23.575 dólares y cuando era considerada como una complicación a otro proceso patológico como puede ser una fractura de cadera incrementaba el coste en 11.186 dólares.

Por otro lado, está el incremento medio de la estancia hospitalaria y la sobrecarga de los cuidadores.

Por otra parte, su presencia es un indicador negativo de calidad asistencial tanto a nivel hospitalario como residencial.

Siendo las zonas de localización de mayor riesgo de aparición de UPP la piel de los codos, rodillas, trocánter mayor (cadera), sacro, cóccix, escápulas, crestas ilíacas, tuberosidades isquiáticas (nalgas), el maléolo lateral (tobillo), orejas, tuberosidad del calcáneo (talón) y el occipucio, en estas zonas se suelen localizar más del 95% de las UPP, siendo la zona sacra en la que se presentan con mayor frecuencia en las personas ancianas inmovilizadas.

Por esta razón las UPP representan un reto para nosotros como profesionales de enfermería, que tenemos a nuestro cargo el

FIGURA 83

Escala "Emina"

	Estado mental	Movilidad	Humedad R/A Incontinencia	Nutrición	Actividad
0	Orientado	Completa	No	Correcta	Deambula
1	Desorientado o apático o pasivo	Ligeramente limitada	Urinaria o fecal ocasional	Ocasionalmente incompleta	Deambula con ayuda
2	Letárgico o hipercinético	Limitación importante	Urinaria o fecal habitual	Incompleta	Siempre necesita ayuda
3	Comatoso	Inmóvil	Urinaria y fecal	No ingesta	No deambula

cuidado de personas ancianas enfermas, ya que la mayor parte de las úlceras se pueden prevenir. Y la prevención pasará por una valoración integral de la persona con riesgo de padecer UPP, a través de la utilización de dos escalas específicas como son la de Norton, la de Emina y la de Braden.

Proceso de atención en pacientes con UPP

Partiendo de las diferentes fases que componen el proceso de atención, vamos a remarcar en cada una de ellas las diferentes estrategias, de las que podemos hacer uso para prevenir y detectar las UPP.

Valoración

A través de la valoración buscaremos la identificación de las personas ancianas de riesgo de poder padecer UPP, y lo que valoramos es a la persona anciana, a su familia y a su entorno.

Para realizar la valoración disponemos de numerosos instrumentos, por medio de los cuales podemos valorar el riesgo de UPP en las personas ancianas.

Tres de los instrumentos validados y utilizados mayoritariamente la escala de Norton, Emina y la Braden.

Seguidamente pasamos a describir las tres escalas, la primera de ellas la de Norton es de las más utilizadas para calcular el riesgo de úlceras por presión. Consta de cinco criterios de valoración, por medio de los cuales llegamos a una puntuación máxima de 20 puntos, si esta es > 16 puntos podemos ya afirmar que no existe riesgo de UUP, pero cuando esta puntuación es menor o igual a 14 puntos es un indicativo de que existen posibilidades de aparición de úlceras y una puntuación igual o inferior a 12 nos indica un riesgo muy alto del 48%, de que la persona que valoramos pueda padecer una UPP. (fig. 82)

La siguiente escala es la Emina que contempla cinco factores de riesgo: Estado mental, Movilidad, Incontinencia, Nutrición y Actividad. Con la primera letra de cada factor se forma el nombre de la escala.

Cada factor se puntúa de 0 a 3, según el grado de alteración que presenten. A partir de la valoración del paciente según los factores de la escala, se puntúa cada uno y se

FIGURA 84

Escala de Braden para predecir el riesgo de úlceras de decúbito

Nombre del paciente:	Nombre del evaluador:	Fecha de valoración:
....	....	....

Percepción sensorial Capacidad para responder adecuadamente a molestias relacionadas con la presión.	**1. Completamente limitada:** No responde (no se queja, vacila ni aprieta) a los estímulos dolorosos, debido a una disminución del nivel de conciencia o a la sedación. O tiene la capacidad limitada para sentir dolor en la mayor parte de la superficie corporal.	**2. Muy limitada:** Responde sólo a estímulos dolorosos. No puede comunicar sus molestias excepto por quejas o intranquilidad. O tiene un deterioro sensorial que limita la capacidad para sentir dolor o molestias en la mitad del cuerpo.	**3. Ligeramente limitada:** Responde a órdenes verbales, pero no siempre puede comunicar sus molestias o necesidad de cambiar de posición. O Tienen algún deterioro sensorial que limita su capacidad para sentir dolor o molestias en 1 o 2 extremidades.	**4. Sin deterioro:** Responde a órdenes verbales. No tiene déficit sensorial que pueda limitar su capacidad para sentir o manifestar de viva voz dolor o molestias.
Humedad Grado de humedad al que está expuesta la piel.	**1. Constantemente húmeda:** La piel se mantiene húmeda de forma casi constante por la transpiración, la orina, etc. La humedad se detecta cada vez que se gira o se mueve al paciente.	**2. Muy húmeda:** La piel está húmeda a menudo, pero no siempre. Se le debe cambiar al menos una vez por turno.	**3. Ocasionalmente húmeda:** La piel está húmeda en ocasiones, requiriendo un cambio adicional de ropa, aproximadamente una vez al día.	**4. Rara vez húmeda:** La piel suele estar seca, sólo requiere cambios de ropa según intervalos rutinarios.
Actividad Grado de actividad física.	**1. Postrado en cama:** Confinado en cama.	**2. Postrado en una silla:** Capacidad de caminar muy limitada o inexistente. No puede soportar su propio peso y/o debe ser atendido en una silla o silla de ruedas.	**3. Ocasionalmente camina:** Camina en ocasiones durante el día, aunque distancias muy cortas, con y sin ayuda. Pasa la mayor parte de cada turno en la cama o la silla.	**4. Camina frecuentemente:** Pasea fuera de la habitación al menos dos veces al día, y dentro de la habitación al menos una vez cada dos horas cuando está despierto.
Movilidad Capacidad para cambiar y controlar la posición del cuerpo.	**1. Completamente inmóvil:** No hace ni los más leves cambios en la	**2. Muy limitada:** Hace cambios ligeros ocasionales en la posición del cuerpo o	**3. Ligeramente limitada:** Hace cambios frecuentes aunque	**4. Sin limitaciones:** Realiza cambios importantes y frecuentes en la posi-

FIGURA 84

	posición del cuerpo o las extremidades sin ayuda.	las extremidades, pero es incapaz de hacer cambios frecuentes o importantes de forma independiente.	ligeros en la posición del cuerpo o las extremidades de forma independiente.	ción del cuerpo sin ayuda.
Nutrición Patrón habitual de ingesta de alimentos.	**1. Muy mala:** Nunca termina una comida. Rara vez come más de 1/3 del alimento ofrecido. Toma 2 raciones o menos de proteínas (carne o producto lácteo) al día. Toma pocos líquidos. No toma ningún suplemento dietético líquido. O NPB y/o mantenido con líquidos claros o por vía IV durante más de 5 días.	**2. Probablemente insuficiente:** Rara vez toma una comida completa y generalmente toma sólo aproximadamente la mitad de cada alimento ofrecido. La ingesta de proteínas comprende sólo 3 raciones de carne o productos lácteos al día. En ocasiones toma un suplemento dietético. O recibe una cantidad de dieta líquida o de alimentación por sonda inferior a la óptima.	**3. Suficiente:** Come más de la mitad de la mayoría de las comidas. Come un total de 4 raciones de proteínas (carne, productos lácteos) al día. Rechaza en ocasiones una comida, pero habitualmente toma un suplemento cuando se la ofrece. O Sigue un régimen de alimentación por sonda o NPT que probablemente satisfaga la mayor parte de sus necesidades nutricionales.	**4. Excelente:** Come casi todas las comidas. Nunca rechaza una comida. Suele tomar un total de 4 raciones o más de carne y productos lácteos. En ocasiones bebe entre comidas. No precisa suplementos.
Fricción y cizallamiento	**1. Problema:** Requiere una ayuda moderada o máxima para moverse. Es imposible levantarlo por completo sin deslizarlo sobre las sábanas. Con frecuencia se escurre en la cama o la silla, y es preciso volverle a colocar de nuevo y con un ayuda máxima. La espasticidad, las contracturas o la agitación le llevan a una fricción casi constante.	**2. Problema potencial:** Se mueve débilmente o requiere una ayuda mínima. Durante el movimiento es probable que la piel se roce algo contra las sábanas, la silla, las sujeciones u otros aparatos. Mantiene una posición relativamente buena en la silla o en la cama la mayor parte del tiempo, pero en ocasiones se escurre.	**3. Sin problema evidente:** Se mueve en la cama y en la silla con independencia y tiene la suficiente fuerza muscular como para levantarse completamente durante el movimiento. Mantiene una buena posición en la cama y en la silla en todo momento.	
				Puntuación total:

suman los resultados, lo que nos lleva a un valor total que determina el nivel de riesgo. Según la puntuación podemos clasificar al paciente de riesgo cero (0 puntos), riesgo bajo (entre 1 y 3), riesgo medio (entre 4 y 7) y riesgo elevado (entre 8 y 15).

Es un escala fácil de utilizar, que relaciona el riesgo con la puntuación, a mayor riesgo mayor puntuación, y los factores que mide están definidos para garantizar una mayor fiabilidad a la hora de usarla. (fig. 83).

La otra escala es la de Braden, validada y compuesta por seis subescalas que analizan: la percepción sensorial, la humedad, la actividad, la movilidad, la nutrición y la fricción y cizallamiento. Su puntuación oscila entre muy alta 23 lo que significa ausencia de riesgo y muy bajas lo que se traduce en mayor riesgo de desarrollar una UPP (Barden, 1987).

Tanto unas como otras se pueden usar inicialmente y con regularidad para detectar los cambios que se presenten en relación con la situación patológica de la persona que estamos cuidando, es decir para realizar una valoración continuada y así detectar si se produce una disminución o un aumento de riesgo, en las posibilidades de padecer una úlcera por presión.

Y además poder actuar consecuentemente a través de los protocolos preventivos adecuados. (fig. 84).

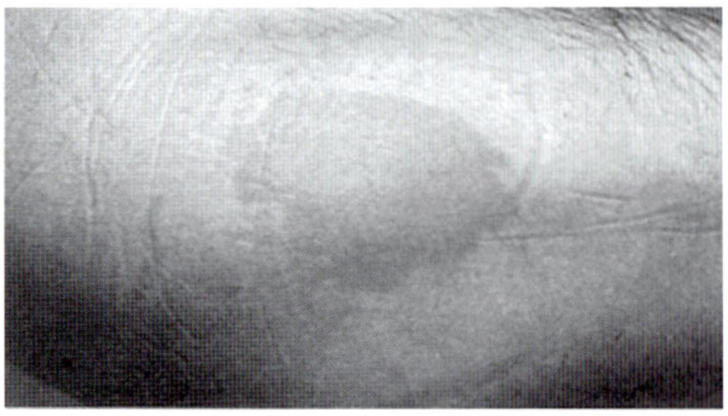

Estadio I

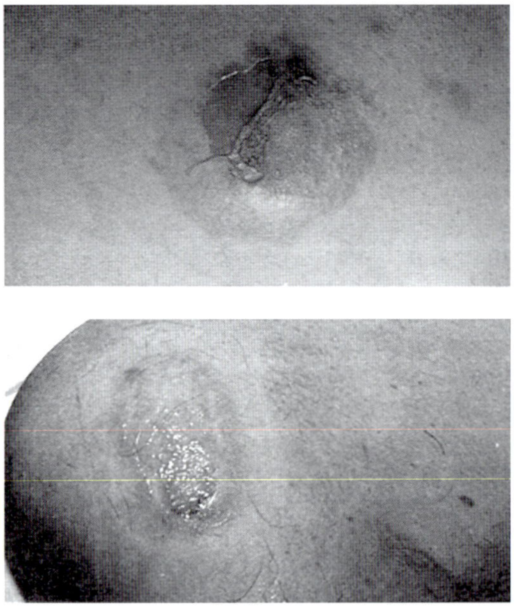

Estadio II

Entrevista

En la entrevista pasaremos a realizar una valoración de la familia y del entorno. A través de la entrevista informaremos a la familia sobre el efecto que pueden tener los problemas cutáneos en su familiar, y a su vez la utilizaremos para averiguar quién es el cuidador principal dentro de su entorno. Así como las actitudes, habilidades y conocimientos que poseen. Lo que nos permitirá establecer la estrategia educativa a emprender como enfermeras con la persona a cuidar y su familia, y en especial con el cuidador principal. Para llevar a cabo los cuidados específicos de la piel en esta persona anciana con riesgo de alteración de la integridad cutánea o con una UPP. También nos permitirá valorar y conocer el entorno donde se desenvuelve esta persona, así como los recursos de que dispone y los riesgos ambientales a los que puede estar sometida.

Todo ello nos permitirá establecer recomendaciones como, por ejemplo, sobre la importancia de que la ropa de cama debe de estar bien estirada para evitar las arrugas, de que tanto el vestido como el calzado deben estar ajustados.

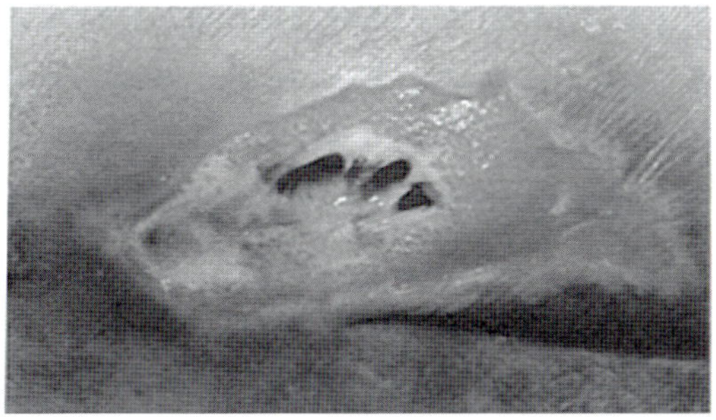

Estadio III

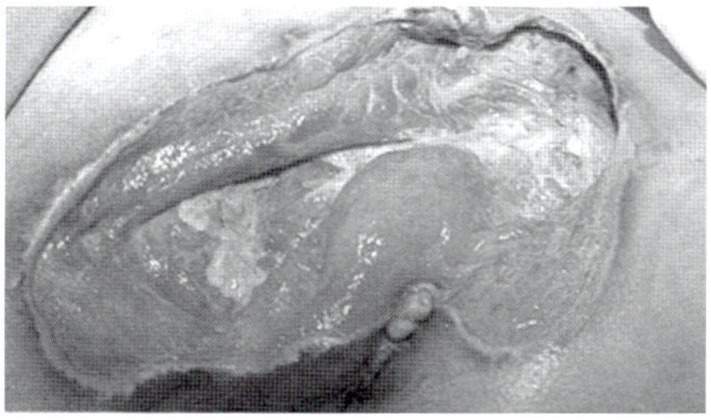

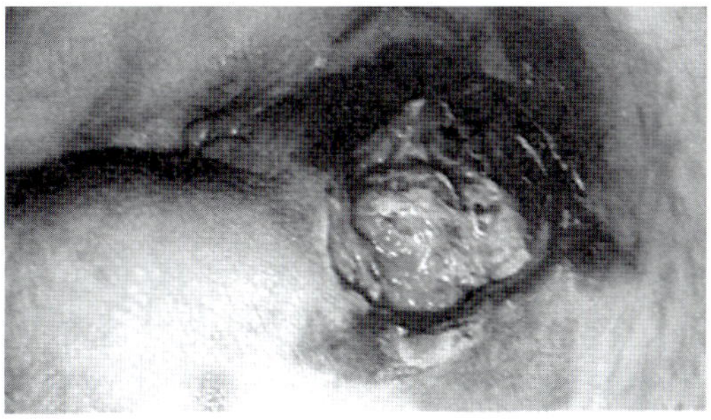

Estadio IV

Y si la persona anciana a la que cuidan está inmovilizada, les podemos indicar cuales son los materiales preventivos más adecuados para proteger la integridad de la piel, como son cojines, colchones, lociones, etc, así como enseñarles las medidas que deben emprender, como por ejemplo son los cambios posturales frecuentes, para evitar las potenciales UPP.

Exploración

Empezaremos por identificar en las personas de riesgo, a través de un exhaustivo examen, los primeros signos de modificación morfológicas de la piel indicativas de una posible úlcera. Cuando ya está establecida se reconoce con mucha facilidad tanto por el contexto clínico como por las zonas donde se presentan.

En la exploración de una úlcera establecida hemos de establecer el estadio de la misma, que se clasifican en cuatro, los cuales siguiendo las directrices marcadas, unificadas y consensuadas por el GNEAUPP (Grupo Nacional para el Estudio y Asesoramiento en Úlceras por Presión), pasamos a describir.

Estadio I:

Eritema cutáneo que no palidece, con la piel intacta, en las personas de piel oscura hemos de observar la presencia de edema, induración, decoloración y calor local.

Estadio II:

Pérdida parcial del grosor de la piel afectando a la epidermis, a la dermis o a ambas. Úlcera superficial que tiene aspecto de abrasión, ampolla o cráter superficial.

Estadio III:

Pérdida total del grosor de la piel que implica lesión o necrosis del tejido subcutáneo, que puede extenderse hacia abajo pero no por la fascia subyacente.

Estadio IV:

Pérdida total del grosor de la piel con destrucción extensa, necrosis del tejido o lesión en músculo, hueso o estructuras de sostén (tendón, cápsula articular, etc.).

En este estadio como en el III, pueden presentarse lesiones con cavernas, tunelizaciones o trayectos sinuosos.

Hemos de tener presente que en todos los casos que proceda, se deberá retirar el tejido necrótico antes de determinar el estadio de la úlcera.

Además de la clasificación y su registro por estadios de las lesiones una vez por semana, es conveniente también valorar y registrar algunos parámetros más, como la localización de la lesión, sus dimensiones (longitud-anchura, superficie), si existen tunelizaciones, los tipos de tejidos en el lecho de la úlcera (necrótico, esfacelado, granulación), estado de la piel perilesional (íntegra, lacerada, macerada, etc), el tipo de secreción (escasa, profusa, purulenta, hemorrágica, serosa), el dolor, signos clínicos de infección local (exudado purulento, mal olor, bordes inflamados, fiebre), el tiempo que hace que existe la lesión y el curso-evolución de la misma.

Diagnósticos enfermeros

Después de recoger toda esta información dentro de la valoración de enfermería a través de las diferentes exploraciones, pasaremos a analizarla en búsqueda de los problemas/diagnósticos así como las dependencias que se pueden producir por las alteraciones de la integridad de la piel, que pueden repercutir en la calidad de vida de la persona anciana.

Todo esto nos conduce a poder utilizar algunas etiquetas diagnósticas de enfermería potenciales o reales, que están relacionados con las alteraciones que se pueden presentar a nivel de la piel y que nos permitirán establecer un plan de cuidados idóneo, algunos de los cuales pueden ser:

1. Deterioro de la integridad cutánea relacionado con lesiones/úlceras.

2. Potencial de infección relacionado con la UPP/lesiones por rascado.

3. Dolor relacionado con la UPP.

4. Alteración del patrón del sueño relacionado con el dolor/prurito.

5. Alto riesgo de deterioro de la integridad cutánea relacionado con la inmovilidad física.

6. Deterioro de la integridad tisular relacionado con el roce/cizallamiento/presión.

Objetivos

Partiendo de los diagnósticos podemos pasar a enumerar una serie de objetivos que pretendemos que la persona anciana a la que cuidamos alcance en relación con el problema que representan las alteraciones cutáneas. Incluyendo en ellos a su familia o cuidadores informales y teniendo presentes los recursos disponibles. Algunos de ellos son:

1. Conseguir que las personas ancianas comprendan la importancia de la ingesta de líquidos, para que su piel se mantenga en buen estado.

2. Fomentar que la persona anciana realice cambios de posición como mínimo cada dos horas, como medida preventiva frente a las UPP.

3. Fomentar que las personas ancianas con una úlcera consuman una dieta equilibrada y especialmente rica en Vit. A y C.

4. Conseguir que las personas ancianas identifiquen el inicio del umbral del dolor, para que antes de su pico más alto, consuman la analgesia necesaria y de esta forma controlar el insomnio.

5. Conseguir que la persona anciana y su familia sean conscientes de la importancia de usar jabones suaves para la higiene corporal y así evitar la xerosis y el prurito.

6. Conseguir que la familia de la persona anciana inmóvil colabore en el mantenimiento de la integridad cutánea.

Plan de cuidados de Enfermería

Pasará por una serie de recomendaciones preventivas e intervenciones de enfermería encaminadas a prevenir en primera instancia y a curar cuando ya están establecidas las UPP. Para ello hemos de contar en su planificación tanto con la persona anciana a la que van dirigidos, como con su familia o cuidadores y con sus recursos.

Las medidas preventivas son, como ya hemos dicho anteriormente la mejor forma de tratar las úlceras por decúbito y dentro de ellas están los cuidados protocolizados de la piel, que detallamos seguidamente.

- Cuidados protocolizados de la piel:

1. Identificar a las personas con riesgo de sufrir decúbitos.

2. Movilizaciones frecuentes para cambiar los puntos de apoyo (cambios posturales c/2 h), colocar a la persona inmovilizada en un ángulo de 30 grados, posición oblicua, para evitar la presión directa sobre el sacro, trocánter mayor, tuberosidades isquiáticas, maléolos externos y talones.

3. Períodos cortos de encamamiento y evitar la elevación de la cabecera más de 30 grados, ya que por encima de este ángulo aumentan las fuerzas de cizallamiento.

4. Vigilancia de los puntos de apoyo susceptibles de ulceración.

5. Mantener una correcta higiene corporal mediante lavado con agua y jabón con alto contenido graso seguido de un perfecto secado, así evitamos la destrucción del manto ácido de la piel y la aparición de erosiones, prurito e infecciones.

6. Mantener la ropa limpia, seca, sin arrugas y sin objetos extraños (restos de comida, migas, etc.).

7. Hidratación de la piel aplicando cremas o aceites mediante masaje circular para así estimular la circulación.

8. Fisioterapia pasiva en las personas paralizadas o inconscientes para mejorar la irrigación tisular.

9. Alimentación adecuada, dieta equilibrada con un soporte nutricional rico en proteínas de alto valor biológico, con suplementos de Vit. C, A, B y suficiente aporte de líquidos (no menos de 1500 cc)

10. Utilización de colchones especiales (agua o aire) o similares para proteger las zonas más sensibles.

11. Colocación de almohadas en diferentes sitios para así descargar las zonas de mayor riesgo de ulceración.

12. Arcos para evitar el peso de la ropa.

13. Si la persona está en una silla de ruedas, se insistirá en que cumpla un horario de cambios posturales, pues hay una desigual distribución del peso de su cuerpo.

14. Evitaremos el uso de almohadillas y vendajes de talones y otras zonas de presión. Ya que en contra de lo que se creía, no se elimina el riesgo de UPP, pues estas protecciones no eliminan los factores predisponentes como son la presión sobre la zona y la disminución del flujo sanguíneo capilar. Y si existe una lesión lo que hacen es favorecer la infección por gérmenes anaerobios.

15. Se debe evitar el contacto de las prominencias óseas (talones, codos, etc..) con las superficies duras. Para evitarlo utilizaremos almohadas, etc., formando bloques que situaremos de forma que se mantengan los miembros elevados y así se impedirá que las prominencias óseas rocen las superficies duras.

A continuación pasamos a describir las medidas de intervención desde enfermería, para tratar las úlceras por presión.

- Cuidados de las úlceras por presión:

El plan básico para cuidar una UPP pasa por:

1. Desbridar el tejido necrótico.

2. Limpiar la herida.

3. Prevenir y abordar la infección bacteriana.

4. Elección del producto más adecuado para mantener el lecho de la úlcera húmedo y a temperatura corporal.

- Desbridamiento:

El tejido necrótico en el lecho de la úlcera actúa como caldo de cultivo para la contaminación bacteriana e impide la curación de la lesión. Este tejido puede variar en su aspecto pudiendo tener una coloración negra o amarilla y ser un tejido necrótico seco o húmedo.

Los métodos de desbridamiento pueden ser quirúrgicos, enzimáticos (químicos) y autolíticos. El uso de unos u otros dependerá de la situación global de la persona con la UPP, y por otro lado no son excluyentes o incompatibles entre ellos, sino todo lo contrario es aconsejable combinarlos para obtener mejores resultados.

Quirúrgico:

Es la forma directa y rápida de eliminar el tejido necrosado seco o húmedo adherido en los planos profundos de la úlcera.

Se requiere para su realización la aplicación de conocimientos técnicos. así como una cierta destreza, el uso de material estéril y de anestésico tópico (gel de lidocaina al 2%, u otro antiálgico) para evitar la aparición del dolor al proceder a aplicar esta técnica de desbridamiento. Se realiza en varias sesiones y por planos, excepto cuando se realiza un limpieza radical, ya que entonces se lleva a término en el quirófano. La complicación más frecuente es la hemorragia que se suele controlar fácilmente mediante compresión directa o con apósitos hemostásicos, sino existe un trastorno de la coagulación de base, que por otro lado contraindicaría el desbridamiento quirúrgico, de todas formas una vez controlado el episodio hemorrágico es aconsejable durante las siguientes 8 o 24 horas la utilización de apósitos secos, pasado este tiempo pasaremos de nuevo al apósito húmedo.

Químico:

Es un método a utilizar cuando la persona afectada por una UPP no tolera el desbridamiento quirúrgico y siempre y cuando no tenga signos de infección.

Uno de los productos más empleados es la colagenasa, de la cual existen evidencias científicas de su acción desbridadora y favorecedora a la vez del crecimiento del tejido de granulación.

Autolítico:

Se produce con la utilización de apósitos capaces de producir condiciones de cura húmeda en general, ya que para que se produzca el proceso deben de concurrir tres factores que son, la hidratación del lecho de la úlcera, la fibrinolisis y la acción de las enzimas endógenas sobre los tejidos desvitalizados.

Siendo de forma específica los hidrogeles en estructura amorfa los que tienen la capacidad de producir desbridamiento autolítico.

Por otro lado, es un método más lento, pero más selectivo, menos traumático, que no requiere una habilidad técnica específica y es bien tolerado por la persona afectada.

- Limpieza de la herida:

Se realiza una limpieza de la lesión en cada cura, con suero fisiológico salino, utilizando la mínima fuerza mecánica para ello al igual que para el secado.

Utilizaremos un presión de lavado efectiva, pero evitando que sea traumática en los tejidos sanos, para así facilitar el arrastre de los detritus, bacterias y restos de curas anteriores. La presión adecuada de lavado es la que proporciona la caída del chorro de suero por gravedad o la que generamos nosotros con una jeringa de 35 ml con una aguja o catéter de 0,9 mm.

No se deban utilizar antisépticos o limpiadores locales en general para limpiar la herida, ya que todos ellos son agentes químicos citotóxicos para los nuevos tejidos y además pueden ser absorbidos por el organismo dando lugar a problemas sistémicos.

- Prevención y abordaje de la infección bacteriana:

Partiendo de la base de que el hecho de que todas las lesiones ulcerosas están contaminadas por bacterias, no significa que estén infectadas.

Permite que en la mayoría de los casos una buena limpieza, acompañado de un desbridamiento eficaz neutraliza la colonización bacteriana e imposibilita que progrese hacia una infección clínica.

La prevención pasa por cumplir las siguientes recomendaciones a tener en cuenta para controlar la infección:

1. Utilizar guantes limpios con cada persona a la que vamos a curar y debemos lavarnos las manos entre una y otra cura.

2. En la persona con diferentes úlceras empezaremos por las menos contaminadas.

3. Usaremos material estéril en el desbridamiento quirúrgico de las UPP.

4. No utilizaremos antisépticos locales.

5. Los antibióticos sistémicos se han de administrar bajo prescripción médica a las personas que tienen una bacteriemia, sepsis, osteomielitis o celulitis avanzada.

Para confirmar el diagnóstico de infección asociado a la úlcera por presión, hemos de buscar los síntomas clínicos clásicos de la infección local, que en la úlcera cutánea son: inflamación (eritema, edema, tumor, calor), dolor, olor y exudado purulento.

Cuando todos ellos están presentes hemos de intensificar la limpieza y el desbridamiento. Y si en dos o cuatro semanas, la lesión no evoluciona favorablemente o continua con la sintomatología de infección local, y no existe una osteomielitis, celulitis o septicemia que justifique el cuadro, se deberá proceder a tratar la úlcera, un tiempo máximo de dos semanas, con un antibiótico local (sulfadiazina argéntica, entre otros) que sea efectivo frente a los microorganismos que con mayor frecuencia suelen colonizarlas.

Si el proceso no mejora con este tratamiento, se deberán realizar cultivos bacterianos de la zona. Y para ello procederemos a realizar un aspirado percutáneo con aguja o bien una biopsia del tejido. A partir del cultivo se detectará el agente causante de la infección, lo que nos permitirá tratar la infección de la lesión con el antibiótico específico indicado por el antibiograma.

- Elección del apósito:

La cura en ambiente húmedo de las úlceras esta demostrado que es más efectiva que la cura tradicional, y de ello existen evidencias científicas que lo corroboran a través de diferentes investigaciones clínicas.

El apósito ideal es el que tiene la característica de ser biocompatible, y a su vez tiene la capacidad de proteger la lesión ulcerosa de agresiones externas físicas, químicas y bacterianas, así como el mantener el lecho de la úlcera constantemente húmedo y en cambio la piel circundante seca, también a de ser capaz de eliminar y controlar exudados y tejido necrótico mediante su absorción, debe dejar la mínima cantidad de residuos en la herida y finalmente debe ser adaptable y de fácil aplicación a las distintas localizaciones donde se puedan presentar las UPP y por supuesto su retirada debe ser sencilla.

La elección de uno u otro apósito de cura en ambiente húmedo, se deberá realizar teniendo en cuenta toda una serie de variables como las que podemos ver en el siguiente esquema. (fig. 85).

Hemos de tener presente que para evitar la formación de abscesos o cierres en falso de la úlcera, es necesario que con productos basados en el principio de la cura húmeda, se rellenen entre la mitad y tres cuartas partes las cavidades y tunelizaciones existentes en la úlcera.

Respecto a la frecuencia de cambio del apósito, éste vendrá determinado por las características propias del producto que hallamos elegido. Ahora bien el apósito escogido ha de permitir un óptimo manejo del exudado, pero sin que deseque el lecho de la úlcera, ni evidentemente lesione el tejido periulceral.

Los apósitos basados en cura húmeda disponibles se pueden ver en la siguiente tabla. (fig. 86).

4.6. ALTERACIONES DEL PIE EN EL ANCIANO

Las alteraciones que las personas ancianas sufren en sus pies, tienen una repercusión importante en su calidad de vida. Ya que ellas son causa del deterioro de la movilidad y de la limitación funcional en ellos. Lo que les predispone al riesgo de caídas y su consecuente aumento de la dependencia.

Y las alteraciones que les afectan pasan por procesos que podemos considerar simples y solucionables como las callosidades, durezas o alteraciones ungueales, y por otros de carácter crónico asociados a pato-

FIGURA 85

Variables que influyen en la elección de un apósito de cura húmeda

- Localización de la lesión, estadio y severidad de la úlcera.
- Cantidad de exudado, presencia de tunelizaciones, estado de la piel perilesional y signos de infección.
- Estado general de la persona que padece la UPP, el nivel asistencial, la disponibilidad de recursos, el coste-efectividad, la facilidad de aplicación en contextos de autocuidado.

FIGURA 86

Apósitos basados en cura húmeda

Alginatos
- En placa
- En cinta

Hidrocoloides
- En placa
- En gránulos
- En pasta
- Combinados con alginato Ca.
- En fibra

Hidrogeles
- En placa
- En estructura amorfa (geles)

Poliuretanos
- En film/película
- Hidrofílicos (foam)
- Hidrocelulares en placa
- Hidrocelulares para cavidad
- Espumas de Polímero
- Gel de espuma de poliuretano

logías generalizadas que en las edades avanzadas afectan a las extremidades inferiores y específicamente a los pies. A ello podemos sumar el tipo de calzado que la persona anciana a utilizado a lo largo de su vida, que en muchas ocasiones a forzado a que el pie se adapte a él, en vez de ser el calzado el que se adaptará al pie.

Por todo ello es preciso que tengamos muy presente la importancia de la exploración de los pies de las personas ancianas que cuidamos.

Sepamos cuales son los procesos relacionados con el pie, a los que con mayor frecuencia vamos a tener que hacer frente, en el cuidado cotidiano de las personas ancianas.

Alteraciones estructurales del pie en la persona anciana

En este punto vamos a describir las afecciones, que con mayor frecuencia, afectan a los pies de las personas ancianas, y que como consecuencia repercuten disminuyendo la calidad de vida de los mismos, al impedirles la realización de actividades en las que es necesario caminar.

Hallux valgus

Se encuentra dentro de las metatarsalgias, presentándose con mayor frecuencia entre las mujeres, es lo que conocemos comúnmente como juanetes, es un crecimiento anormal de la articulación de la base del primer dedo del pie, dando lugar a una prominencia de la primera articulación metatarsofalángica, sobre la que forma una bolsa secundaria a la presión e inflamación, produciendo una pérdida de su alineación. Las causas desencadenantes están factores hereditarios, el calzado inapropiado en especial el estrecho, la artritis y los pies planos.

Su tratamiento en ausencia de complicaciones, pasa por usar un calzado adecuado y que se adapte a la forma del pie, apoyado por un tratamiento farmacológico antiinflamatorio si lo precisa. Y si las molestias son muy importantes pasa por un tratamiento quirúrgico que realineará el dedo.

Dedo en martillo

Es la deformación en flexión de las articulaciones interfalángicas, que pueden afectar a varios dedos del pie. Se relaciona con el uso de calzado inapropiados y también con el uso de calcetines excesivamente ajustados. El tratamiento pasa por medidas correctoras como los ejercicios pasivos, etc., o quirúrgico cuando el grado de deformidad es importante y no mejora con las medidas correctoras.

Talalgias

Es la presencia de dolor al apoyar en la zona plantar del talón, que se presenta al iniciar la marcha, y tiene la característica de ser intenso e insoportable llegando a producir una claudicación intermitente de la marcha.

Al igual que los anteriores procesos se produce por la utilización de un calzado inadecuado. Su característica es tener poco tacón y una suela delgada y flexible. Pero también intervienen factores como puede ser la disminución de la grasa plantar, que provoca que las prominencias óseas se apoyen directamente al haber perdido el almohadillado amortiguador que la grasa ofrecía.

Neuroma de Morton

Es un dolor agudo que puede confundirse con una metatarsalgia, pero que se diferencia de ella porque el dolor en este caso es de tipo eléctrico, intenso, situado a nivel intermetatarsiano casi siempre en el tercer espacio y que se irradia a los dedos y a las piernas. Su causa es el atrapamiento de los nervios interdigitales en su paso por las cabezas de los metatarsianos.

En la crisis dolorosa la persona que lo

padece necesita urgentemente, quitarse el zapato y darse masajes en el pie, para conseguir el alivio.

Se trata con la utilización de prótesis en las partes medias del calzado y de almohadillados que separen las cabezas de los metatarsianos, y cuando esta terapia fracasa se recurre a la extirpación quirúrgica del neuroma.

Helomas o callos

Son áreas de engrosamiento circunscritos de la capa córnea de la epidermis, que penetran en la dermis llegando a veces al tejido óseo, producidas por la presión de causas endógenas como pueden ser las prominencias óseas de la zona donde se ha desarrollado el heloma o de causas exógenas como es el uso de calzado inadecuado. El dolor causado es variable dependiendo de la zona donde se localiza la lesión y de su evolución.

Se suelen encontrar con mayor frecuencia en los dedos más pequeños.

Son lesiones que si no son tratadas adecuadamente pueden producir inflamación e infecciones llegando incluso a enmascarar una UPP, por ello es recomendable que las personas ancianas acudan a periódicamente a un podólogo.

Hiperqueratosis

Conocidas comúnmente como durezas, se producen por un engrosamiento de la capa córnea de la epidermis, que se presenta como una capa de piel endurecida, siendo su parte central más gruesa que el resto de la durez.

Las causas de su desarrollo y las molestias o dolor son similares a las de los helomas, lo que varía son las zonas donde se presentan, con mayor frecuencia en las plantas de los pies. Y las medidas terapéuticas recomendadas son las mismas que en los helomas, para de esta forma evitar las complicaciones que se puedan desarrollar, como pueden ser la ya citada inflamación e infección, o incluso enmascarar una UPP.

Sequedad y descamación de los pies

La sequedad y descamación de los pies muchas veces se confunde con una infección micótica, ya que se suele acompañar de prurito intenso ante el cual la persona anciana afectada actúa con un rascado intenso que ocasiona inflamación y heridas abiertas.

La causa de esta sequedad esta relacionada con un cambio fisiológico del envejecimiento, que es la disminución de la secreción de las glándulas sebáceas, y también pueden intervenir otros factores como pueden ser el uso de jabones altamente desengrasantes. Otra consecuencia de la sequedad de la piel en los pies, va a ser la aparición de fisuras o grietas, sobre todo a nivel de los talones que pueden tener graves consecuencias. Pues la mayoría de las personas ancianas tienen una perfusión sanguínea periférica deficitaria, y evidentemente este déficit afecta al talón, con lo cual existe un potencial riesgo de infección bacteriana.

La mejor estrategia de actuación para evitar la irritación de la piel de los pies pasa por unas buenas medidas de detección y de prevención de los problemas, como son la inspección detallada y diaria de los pies, así como la higiene también diaria utilizando jabones suaves y el masaje con crema hidratante de los ellos, es la forma de conseguir que la piel de los pies este hidratada y se mantenga integra.

Onicocriptosis

La conocemos también como uña encarnada, es una lesión que afecta a la uña del dedo gordo del pie.

Se produce por un corte incorrecto de la uña o por una presión externa crónica normalmente producida por el uso de un calzado inapropiado, que provoca que los

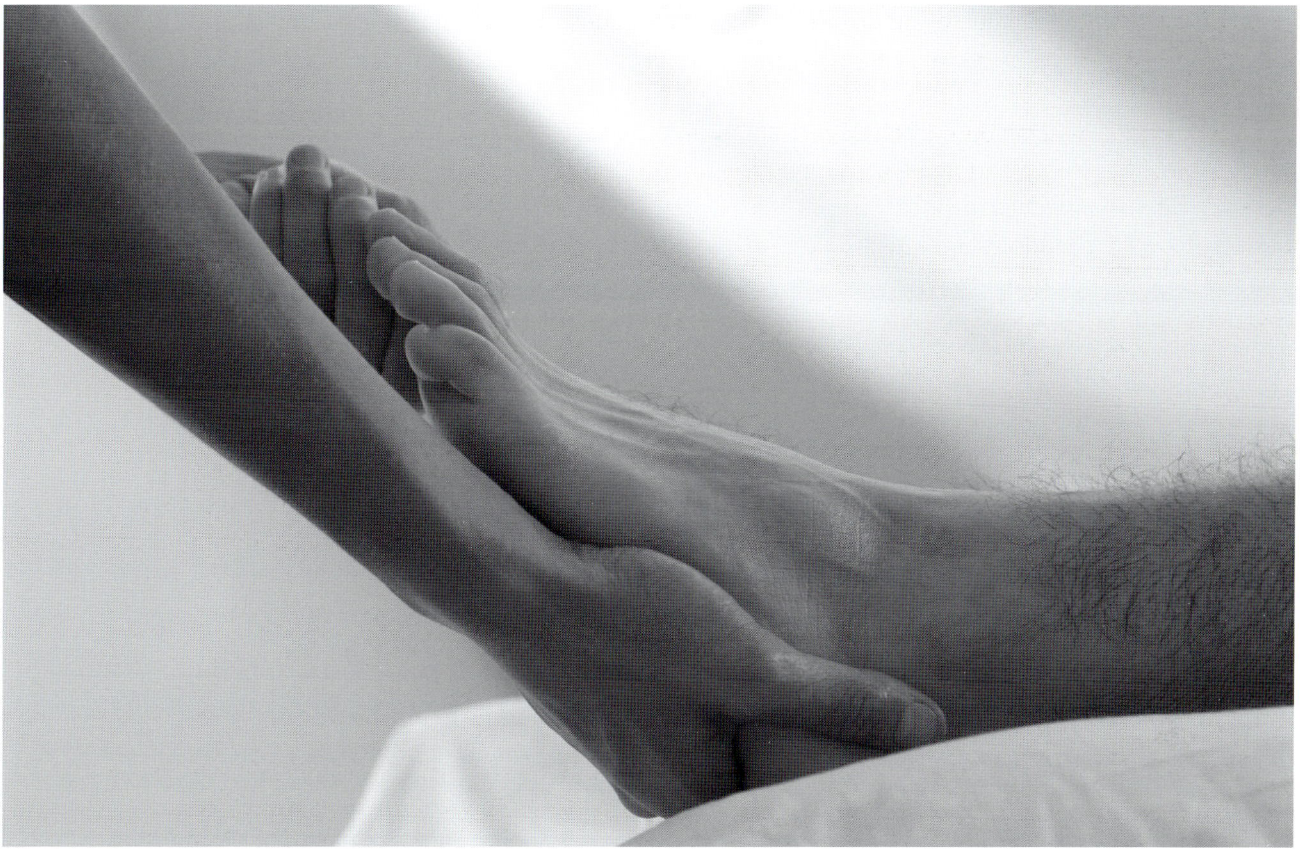

bordes externos de la uña penetren en la piel periungueal, a resulta de ello se produce una respuesta local inflamatoria que acaba en la mayoría de los casos en una infección bacteriana. Lo que lo convierte en un problema importante, el cual se puede complicar más si la persona anciana esta afectada por alguna patología crónica frecuente en ellos, como pueden ser la diabetes o la arteriosclerosis, ya que en estos casos las complicaciones que se pueden dar llegan a un proceso gangrenoso e incluso a una amputación. Por ello es preciso un vigilancia exhaustiva, para así detectar precozmente los riesgos potenciales y así establecer la terapia más adecuada a cada caso, ya que de esta manera conseguiremos que disminuyan las complicaciones graves.

La terapia pasa por un abordaje terapéutico preventivo en el cual se deben cortar la uña en línea recta perpendicularmente a los bordes, para así evitar que estos se enclaven en el tejido circundante.

Una vez la uña ya encarnada y con una lesión evidente y complicada el tratamiento muchas veces pasa por la extirpación de la uña.

Hipertrofia ungueal

Es lo que conocemos como engrosamiento de la uña (onicocauxis), es un proceso en el que intervienen el propio proceso de envejecimiento, alteraciones nutricionales, traumatismos locales repetidos, inflamación local, infección local y trastornos degenerativos como el insuficiente aporte sanguíneo al lecho ungueal. Todos estos factores provocan que la uña se engrose, se decolore y se despegue distalmente lo que permite el acumulo en ella de sustancias de deshecho así como que exista con frecuencia en ellas onicomicosis.

Entre las complicaciones que se pueden presentar está la presencia de dolor causado bien por la presión del calzado sobre la zona o por un traumatismo que halla ocasionado una hemorragia subungueal. O las que pueden producir los procesos patológicos de carácter sistémicos, como por ejemplo las vasculopatías periféricas, que complicarían el proceso inicial pudiendo conducir a una necrosis por presión que acabe en una úlcera o gangrena.

Por ello es preciso que las personas ancianas, como ya se ha dicho anteriormente, que tengan problemas en sus pies que afecten a sus uñas acudan al podólogo de una forma periódica, para que las controle, revise y las reduzca, y también para que les recomiende el tratamiento antimicótico a seguir si es necesario, así como las normas que han de seguir tanto en el cuidado como en la higiene de sus pies. Todo ello repercutirá en su calidad de vida, ya que así se evitarán muchas complicaciones y dependencias.

Pie diabético

Es una complicación de la diabetes muy frecuente y a la vez temida, pues en muchas personas ancianas diabéticas es la causa de la pérdida de un pie o una pierna. La causa de su aparición son la neuropatía y la macroangiopatía diabética.

Las lesiones que más preocupan son las úlceras, entre las que encontramos las neuropáticas que se presentan en un pie que no tiene sensibilidad y con hiperqueratosis crónica, provocada por la neuropatía sensitiva distal la cual produce una anestesia de la zona, causa por presiones repetidas y mantenidas sobre una zona que terminarán provocando necrosis y una úlcera, sin que la persona anciana diabética perciba ningún tipo de molestia alarmante.

El otro tipo de úlceras son las isquémicas en las que la presencia de hiperqueratosis es extraña.

Las úlceras del pie suelen presentar tanto trastornos neuropáticos como isquémicos, por ello en su clasificación se tiene en cuenta sobre todo la gravedad de la lesión, y para ello se utiliza la escala de Wagner (1981) para clasificar las úlceras diabéticas de los pies según el grado de gravedad. (fig. 87).

También hemos detener presente que ciertas patologías y hábitos serán factores de riesgo o predisponentes para que en el pie de la persona anciana se desarrolle una úlcera, entre ellos están: (fig. 88).

La detección del riesgo de desarrollar una úlcera en la persona anciana, nos permitirá iniciar un proceso de educación sobre el cuidado y revisiones frecuentes de los pies, dirigido a ella y a su familia o al cuidador natural.

Entre las recomendaciones están la inspección diaria de los pies, sobre todo los dedos y las áreas de presión utilizando para ello, si es preciso, un espejo, lavar los pies todos los días con agua tibia y després de secarlos masajearlos con crema o solución oleosa, el uso de zapatos cómodos y que no compriman el pie, los cuales se deben alternar con frecuencia inspeccionándolos tanto por dentro como por fuera por si existe alguna prominencia que pudiese provocar una lesión.

También dentro de las recomendaciones está el no fumar, el no entrar en el baño sin comprobar antes la temperatura del agua, el no utilizar sustancia queratolíticas para eliminar las callosidades, el no caminar descalzos, el no utilizar calcetines o medias que opriman. Y cuando por algún motivo la persona anciana diabética, a de permanecer inmovilizada, todas las medidas preventivas frente a las úlceras tendrán que ser mucho más intensas que en otras personas ancianas que no padecen esta patología crónica.

Las medidas terapéuticas para tratar el pie diabético dependerán del grado de la

FIGURA 87

Clasificación de las úlceras diabéticas de los pies según la escala de Wagner

Grado 0. Pie con riesgo.
No hay úlcera evidente, pero sí callo grueso, cabezas prominentes de los metatarsianos, pie en garra o deformidad ósea.

Grado 1. Úlcera superficial.
Sólo afecta a la dermis, no está infectada clínicamente.

Grado 2. Úlcera más profunda.
Afecta a los tendones y/o la cápsula articular, sin participación ósea, está clínicamente infectada.

Grado 3. Úlcera profunda.
Afecta al hueso, presenta incluso osteomielitis.

Grado 4. Gangrena localizada.
En los dedos o en la parte anterior del pie.

Grado 5. Gangrena de todo el pie.

FIGURA 88

Tabla de factores de riesgo de presentar una úlcera en el pie

- Neuropatía diabética somática del sistema autónomo
- Enfermedad vascular periférica
- Deformidades del pie
- Antecedentes de úlcera en el pie
- Ceguera o visión reducida
- Nefropatía diabética
- Insuficiencia renal crónica
- Consumo abusivo de alcohol

lesión que presente, como podemos ver en el siguiente cuadro: (fig. 89).

Proceso de atención en pacientes con UPP

Partiendo de las diferentes fases que componen el proceso de atención, vamos a remarcar en cada una de ellas las diferentes estrategias, de las que podemos hacer uso para prevenir y detectar las alteraciones y características del pie de las personas ancianas.

Valoración

En la valoración del pie de la persona anciana hemos de partir del concepto de lo que se considera un pie normal, el cual a de reunir las siguientes características:

- No presentar ninguna prominencia ósea destacada.

- El peso corporal se distribuye uniformemente sobre la cara plantar del pie, el talón y la región metatarsiana.

- Los dedos del pie deben estar rectos y paralelos uno al otro.

- El talón debe estar en una posición neutral, no lateralizado.

- Puede faltar el pulso pedio, pero no significa que sea un signo patognomónico de proceso patológico si la arterial tibial posterior muestra un pulso fuerte y lleno.

- No presenta un movimiento articular limitado.

Entrevista

Buscaremos información sobre aspectos psicosociales como son su estilo de vida, forma de vestirse, tipo de calzado que usa, hábitos tóxicos que tiene, sobre su ambiente como saber con quien convive, recursos económicos y nivel de actividad. También para conocer su estado psíquico, si sufre depresión, estrés y como tienen su nivel de autoestima.

También es importante en este caso el perfil ocupacional, ocio, hábitos generales, costumbres y creencias, que nos ayudará a identificar factores de riesgo o predisponentes de alteraciones relacionadas con el pie. De esta forma podremos prevenir las potenciales complicaciones que pueden generar.

Exploración

La centraremos en la inspección para descartar gangrena, infección, ulceraciones en los diferentes grados, tumoraciones como melanomas en las uñas y las deformidades de los pies.

Para realizar una exploración estructurada del pie podemos seguir el siguiente esquema: (fig. 90).

Diagnósticos enfermeros

Después de recoger toda esta información dentro de la valoración de enfermería a través de la entrevista y la exploración centrada en el pie, pasaremos a analizarla en búsqueda de los problemas/diagnósticos así como las dependencias que se pueden producir por las alteraciones que se produzcan a nivel del pie, que pueden repercutir de una forma directa en la calidad de vida de la persona anciana.

Este análisis nos conduce a poder utilizar algunas etiquetas diagnósticas de enfermería potenciales o reales, que están relacionados con las alteraciones que se pueden presentar a nivel de la pie y que nos permitirán establecer un plan de cuidados idóneo, algunos de los cuales pueden ser:

1. Autocuidado deficiente en la higiene de los pies relacionado con el deterioro musculoesquelético que le impide agacharse o alcanzarse los pies.

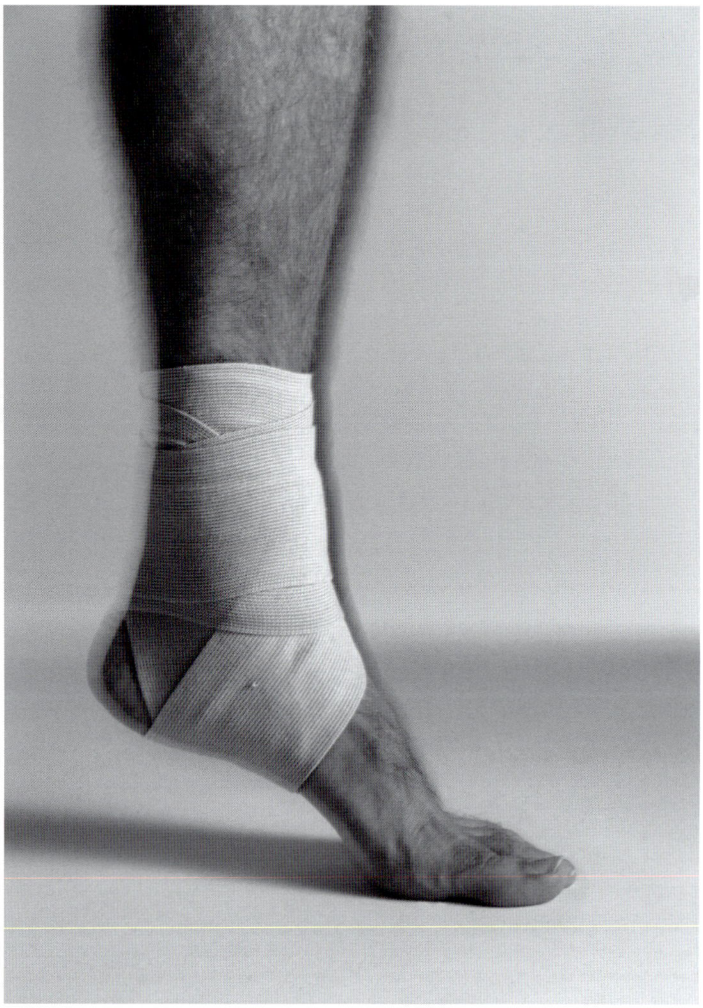

2. Deterioro de la movilidad física relacionada con el dolor que las deformidades existentes en sus pies la generan.

3. Deterioro de la integridad cutánea relacionado con las prominencias óseas de los pies.

4. Dolor agudo o crónico relacionado con las lesiones o deformaciones existentes en los pies.

5. Alto riesgo de infección relacionado

FIGURA 89

Tratamiento del pie diabético según el grado de la lesión

Pie de grado 0:

Es el considerado pie de riesgo, en él se deben recortar las callosidades, ya que pueden encubrir úlceras activas, y en esta fase también se recomendarán todos los cuidados descritos anteriormente a aplicar a las personas ancianas con riesgo.

Pie de grado 1:

La úlcera es superficial, para su cura procederemos a eliminar la presión sobre la zona de ulceración, para ello se ha de concienciar a la persona que la padece, ya que al no producir dolor no son conscientes de ella y por otro lado los vendajes crean una falsa sensación de seguridad.

Pie de grado 2:

Úlcera profunda e infiltrada hasta el tendón y los ligamentos. Para su cura procederemos, si no presenta isquemia, a elevar la extremidad afectada, controlaremos su nivel de glucemia, desbridaremos la lesión, tomaremos una muestra para su cultivo y la lavaremos con una solución salina. Se aplicarán los antibióticos prescritos, y si existen signos de isquemia requerirá la valoración del cirujano vascular.

Pie de grado 3:

Presenta una infección profunda con osteomielitis. Es una situación que requiere una hospitalización inmediata y una valoración por parte del cirujano vascular. La persona deberá permanecer en reposo en cama manteniendo la pierna elevada si el pie no es isquémico, se controlará su glucemia y se le tratará con antibióticos. El tratamiento quirúrgico consiste en el desbridamiento o en la extirpación del hueso afectado por la osteomielitis sin que se comprometa la estructura del pie y la amputación cuando la lesión no evoluciona favorablemente con el tratamiento antibiótico.

Pie de grado 4:

Presenta gangrena en parte del pie, en este caso es preciso la hospitalización inmediata y la valoración urgente por parte del cirujano vascular. En las personas ancianas que tienen una oclusión de las arterias peroneal y tibial, pero que presentan un pulso poplíteo potente, se intentará la reconstrucción de las arterias dístales o la angioplastia si se demuestra una estenosis corta en la arteriografía.

En las personas ancianas que tienen el pulso tibial posterior y pedio palpable, en los que fracasa el tratamiento conservador, las posibilidades de salvar el pie son escasas.

Pie grado 5:

Presenta una gangrena extensa que afecta a todo el pie, su hospitalización será inmediata procediéndose a una amputación mayor, a ser posible por debajo de la rodilla, a pesar de la ausencia del pulso poplíteo, ya que de este modo aumentan las posibilidades de rehabilitación, al ser más fácil el uso de una prótesis.

con las lesiones existentes en los pies.

Objetivos

Partiendo de los diagnósticos podemos pasar a enumerar una serie de objetivos que pretendemos que la persona anciana a la que cuidamos alcance en relación con el problema que representan las alteraciones presentes en sus pies causadas por las deformaciones o las lesiones en los mismos. Incluimos en ellos a su familia o cuidadores informales o red natural y teniendo presentes los recursos disponibles. Algunos de ellos son:

1. Que la persona anciana o su red natural lleven a cabo una buena higiene de los pies del anciano.

2. Que comprenda la persona anciana la importancia del uso de un calzado adecuado.

3. Que la persona anciana o su red natural vigilen el estado de los pies del anciano diariamente, con el fin de detectar cambios dignos de ser tenidos en cuenta.

4. Que la persona anciana o su red natural aprendan y comprendan la importancia que tiene, el que las uñas deben ser cortadas en forma recta.

5. Que la persona anciana comprenda la necesidad de visitar periódicamente a un podólogo, para controlar la evolución del estado de sus pies.

Plan de cuidados de Enfermería

Pasará por una serie de recomendaciones preventivas e intervenciones de enfermería encaminadas a minimizar los problemas que las alteraciones a nivel de los pies, pueden ocasionar.

Para ello hemos de contar en su planificación tanto con la persona anciana a la que van dirigidos, así como con su red natural dentro de la cual está su familia y el cuidador principal, y evidentemente con los recursos disponibles.

Recomendaciones:

- Insistir en la importancia de realizar regularmente ejercicio activo o pasivo, para facilitar el movimiento y la función articular.

- Realizar la higiene de los pies diariamente y cambiar los calcetines o medias también diariamente.

- Sobre cuáles son los calcetines o medias más adecuadas teniendo en cuenta una serie de características que deben cumplir, como son:
  - El que deben permitir la transpiración, si es posible que sean fibras naturales.
  - No deben oprimir los dedos, ya que producirán el efecto garra como un zapato que sea corto, deben ser de la talla que se precise para evitar las arrugas que pueden provocar roces.
  - No deben tener elásticos y en todo caso si son necesarios deben ser anchos para evitar que dejen marca de presión sobre la piel.
  - No deben de tener costuras sobresalientes que coincidan con las zonas prominencias óseas de los dedos o talones.
  - Cuando existan alteraciones o lesiones digitales, se utilizarán medias o calcetines que dejen la zona digital sin presiones.

- Visitar regularmente al podólogo para evaluar el estado de los pies y también para asesorarse sobre el tipo de calzado más adecuado que deben usar tanto en lo ancho como en lo largo, pues este se debe acomodar a la forma del pie. El tacón no debe superar los 3 cm para las mujeres y 2 cm para los hombres, ambos deben tener un amplia base de apoyo. La parte del calzado donde están los dedos debe de ser redonde-

FIGURA 90	
Exploración	**Datos buscados**
Estatura y peso	- Sobrepeso y estado nutricional.
Enfermedades que repercuten en el pie	- La presencia de diabetes mellitus, alteraciones vasculares, fracturas o yatrogenias quirúrgicas.
Aspecto del pie	- Estado de la piel, olor, coloración, temperatura, humedad. Localización de las zonas de hiperqueratosis, callosidades, úlceras y cicatrices, indicando específicamente en los dedos si es en su zona plantar o dorsal, o en la zona interdigital; y si el hallazgo es en la zona plantar o dorsal del pie indicar en qué nivel se encuentra. También buscaremos profusiones óseas y articulares, así como edemas, zonas enrojecidas y deformidades.
Aspecto de las uñas	- El aspecto que presentan, la higiene, como están cortadas y si hay rozaduras o lesiones en la zona periungueal.
Movilidad del pie	- El nivel de movilidad articular y los grados de movilidad tanto activa como pasiva, la flexión y extensión dorsal y plantar. Y la pronación, supinación y flexo-extensión de los dedos. Y si aparecen en las movilizaciones crepitaciones, molestias y/o dolor.
Presencia de dolor	- La localización y las características, así como la intensidad, tipo, irradiación, duración, horas en que aparecen y medidas que lo alivian.
Actividad	- Que nos informen sobre la fuerza de las EEII y los procesos patológicos asociados como la poliomielitis, el pie zambo congénito, las amputaciones y la yatrogenia.
Marcha	- Analizaremos el tipo de marcha, la estabilidad o inestabilidad en la deambulación. La existencia de déficits sensoriales y visuales. Y el tiempo máximo de tolerancia a caminar.
Hábitos higiénicos	- Qué capacidad tiene para realizar por sí sola la higiene de sus pies, es decir lavárselos y cortarse las uñas de forma autónoma. Lo realizaremos a través de la observación del aspecto que tienen los pies, así como su olor, la coloración, como está el corte de las uñas y el grado de hidratación que tiene la piel de sus pies.
Calzado	- Observaremos la capacidad que tienen de calzarse, de ponerse y quitarse los calcetines o medias, y de anudarse los cordones de los zapatos. El tipo de calzado que usa si es adecuado o todo lo contrario, lo mismo con los calcetines o medias. Determinaremos si el calzado crea inestabilidad, ya que si así sucede favorece las deformaciones, y finalmente si es flexible.

ada y alta para que no estén sometidos a presiones. La suela debe tener el grosor adecuado por un lado, no debe permitir la pronosupinación y ser antideslizante, y su material será de goma en invierno y de piel en verano. Su parte superior debe ser flexible y blanda, y su interior debe estar libre de prominencias. El contrafuerte debe ser firme para que mantenga el pie en la posición correcta dentro del zapato, y este debe ajustarse al pie para darle estabilidad mediante cordones, pero estos sólo serán utilizados si la persona anciana es capaz de anudarlos por si mismo, ya que sino es así son un peligro, en caso contrario se puede usar un calzado que se ajuste con velcro o bien mocasines, estos último se los podrán calzar con facilidad utilizando los calzadores de mango largo. Tanto los zapatos holgados como las zapatillas en chancleta no se deben utilizar.

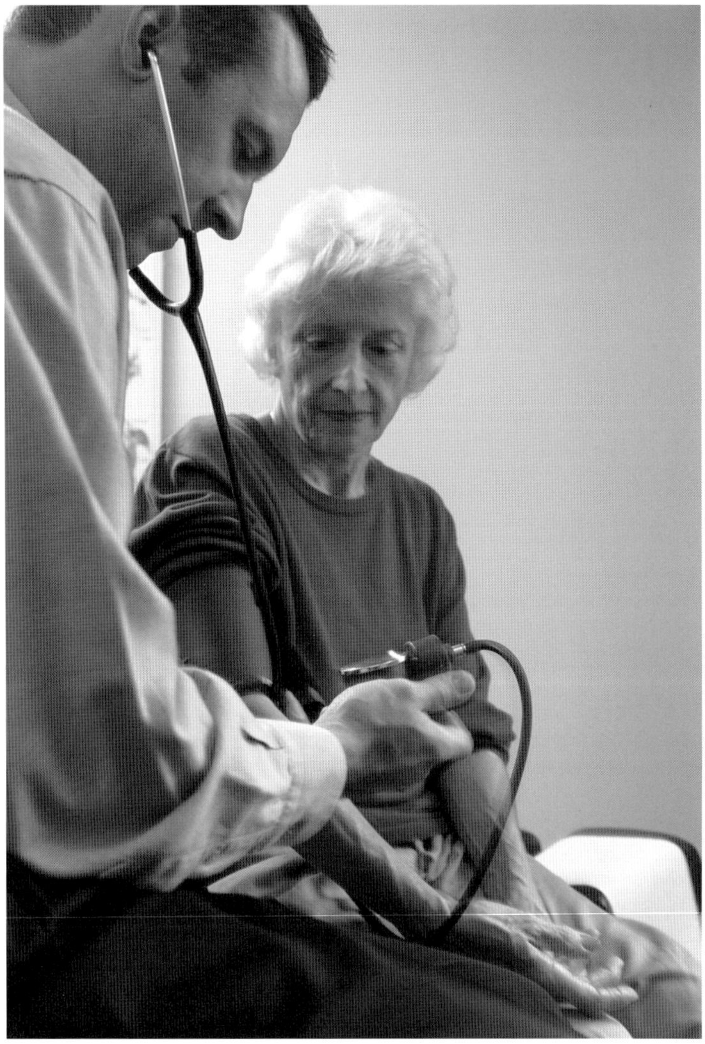

Intervenciones:

- Enseñarles tanto a la persona anciana como a su red natural, como deben realizar la higiene correcta de los pies, insistiendo en que la temperatura del agua no debe ser superior a los 32º C, lo correcto sería entre 30 y 32º C y en que deben realizar un secado minucioso interdigital.

- Enseñarles tanto a la persona anciana como a su red natural, cómo deben cortar las uñas de la persona anciana de una forma correcta, teniendo en cuenta que la uña debe coincidir con el extremo distal del dedo, el corte o limado debe de ser recto, sin recortar las esquinas de la uña hacia abajo y si estas están cornificadas se deberá utilizar una tenacilla o bien limarlas después del baño de los pies. Y cuando en las uñas o región periungueal existan lesiones patológicas, su tratamiento debe ser asumido por el podólogo.

- Como enfermeras valoraremos las lesiones de los pies de la persona anciana, a la que cuidamos y le enseñaremos a vigilarlas tanto a ella como a su entorno natural. Son lesiones entre las que se encuentran los helomas, las hiperqueratosis, las rozaduras o enrojecimientos, las ampollas, los cortes, las grietas talonares o interdigitales, etc. que son indicativas de acudir al podólogo para ser identificadas y tratadas.

- Les informaremos que ante la presencia de helomas o callos, está contraindicado cortarlos y limarlos, y utilizar parches o preparados comerciales callicidas, así como antisépticos fuertes.

- Les enseñaremos a que inspeccionen

minuciosamente los pies, insistiendo en que lo hagan como mínimo dos veces por semana, en esa inspección se deben incluir las plantas de los pies, las uñas, los dedos y sus espacios interdigitales. Esta revisión debe ser realizada por el propio anciano o bien la familia o cuidador que conviva con él, les recomendaremos que la hagan en una zona bien iluminada. E insistiremos en que nos comuniquen cualquier nuevo cambio o hallazgo.

4.7. RESUMEN Y REFERENCIAS

- Hay estudios en los que se demuestra, que esta alteración esta presente en España en un 30% del total de la población, y dentro de este grupo de afectados el 45% son personas ancianas.

- Los trastornos más prevalentes relacionados con la satisfacción del sueño, son el insomnio, el cual en su fase crónica afecta en España al 12% de la población y la hipersomnia diurna (exceso de sueño durante el día) afecta al 7% de la población española y suele ser la principal causa de accidentes de tráfico y de otros.

- En los ancianos los patrones del sueño están alterados, presentan un aumento en cantidad de tiempo de los estadios de sueño ligero característico de las etapas 1 y 2 del sueño No REM y una disminución en cantidad de tiempo del sueño profundo, que corresponde a las etapas 2 y 3 del sueño No REM.

- En edades superiores a los 75 años prácticamente el estadio 4 del sueño No REM no existe y la proporción del tiempo de la 3 es menor a la presente en las etapas de vida anterior. En cambio la proporción del sueño REM se mantiene con la edad, aunque pueden ser más cortos.

- La alteración de esta necesidad del sueño suele afectar más y en etapas más prontas a los hombres que a las mujeres.

- Con la edad la dificultad para conciliar el sueño aumenta, al igual que la ligereza del mismo y la dificultad para retomarlo de nuevo. Todo esto se relaciona con factores morfológicos, funcionales del organismo y estructurales del entorno o ambientales.

- La insatisfacción del sueño provoca una dependencia de la necesidad básica de "reposo/sueño", la cual interaccionara con otras necesidades, ya que la persona anciana al no tenerla satisfecha se cansará con mayor facilidad, con lo que su actividad decaerá dejando de lado incluso actividades que le eran divertidas y en las cuales se autorrealizaba.

- La detección de los trastornos del sueño suele ser secundaria a consultas generadas por otras situaciones, que en realidad han desencadenado la insatisfacción de la necesidad de reposo/sueño.

- Para orientarnos en el problema de sueño que presenta la persona a la que cuidamos, se ha de tener también en cuenta cualquier tipo de alteración patológica que pueda desencadenar esta situación, por la pluripatología que suele padecer. Y también hemos de tener presente la yatrogenia potencial que pueden generar el gran número de fármacos que suelen consumir.

- Se ha de tener siempre presente que los patrones de sueño en los ancianos se caracterizan por su individualidad y su variabilidad. Por ello es frecuente que nos encontremos con situaciones en las que la persona anciana se ha adaptado a un tipo de patrón de sueño, que nos puede parecer poco adecuado, pero que no interfiere en sus actividades de la vida diaria, y por tanto lo consideraremos como independiente y evidentemente no será necesaria ningún tipo de intervención.

- Las recomendaciones centradas en hábitos higiénico-dietéticos que induzcan el sueño parten de una serie de consejos sencillos de comprender y realizar, como la realización de ejercicio físico moderado durante el día, pero nunca antes de acostarse, acostumbrarse a utilizar el dormitorio sólo para dormir, así como usar una ropa para dormir cómoda, no cenar copiosamente, evitar el consumo de sustancias excitantes desde media tarde tales como el tabaco, café, alcohol y refrescos de cola, reducir la ingesta líquidos después de la cena, y antes de acostarse proceder a un completo vaciado de la vejiga, lo que ayudará a que disminuya la interrupción del sueño por la necesidad de orinar.

- Si después de estar 30 minutos en la cama no es capaz de dormirse, lo mejor es levantarse, realizar alguna actividad de distracción e intentar conciliar de nuevo el sueño dentro de 1 hora.

- El consumo de un vaso de leche caliente facilita la inducción del sueño, ya que contiene un sedante natural que es el triptófano, y a la vez sirve como tentempié para prevenir la posible disminución de la glucemia durante la noche, la cual provoca la interrupción del sueño durante la noche con sensación de apetito, y evidentemente tiene como consecuencia el consiguiente insomnio.

- Las alteraciones sensoriales producen en las personas ancianas una pérdida en las capacidades orgánicas, psicológicas y sociales, repercutiendo en la independencia de la persona anciana, ya que el desequilibrio en estos sistemas impide desarrollar una vida dentro de la normalidad.

- Las modificaciones en la visión se suelen presentar a partir de los 40 años aproximadamente, siendo su deterioro progresivo a medida que se avanza en la edad.

- La degeneración macular senil es muy frecuente en las personas ancianas siendo su presentación con relativa frecuencia bilateral.

- El proceso que se produce en las personas diagnosticadas de diabetes, como consecuencia de una microangiopatía diabética cuya consecuencia final es una ceguera irreversible, es la retinopatía diabética.

- En la retinopatía hipertensiva se produce un aumento de la constricción de las arterias retínales provocando un aumento de la presión arterial. Se caracteriza por producir hemorragias y manchas algodonosas a nivel de la retina, sobre todo cuando la compresión es generalizada.

- El glaucoma se suele presentar con frecuencia entre las personas ancianas y afecta a su agudeza visual. Su característica es el aumento de la presión intraocular, causado por una aumento de la secreción del humor acuoso y también puede ser ocasionado por una disminución de la evacuación de este. Esta presión causa una lesión progresiva en el ojo debido a que el nervio óptico no es capaz de tolerar el aumento de esa tensión intraocular, lo cual conduce a una lesión y evidentemente muerte de las células nerviosas y de sus fibras, pudiendo producir si no es tratada ceguera.

- El tratamiento del glaucoma crónico puede ser medicamentoso a través de una serie de fármacos que se pueden usar de forma individual o bien combinados. En principio se suelen utilizar los de uso tópico como los colirios parasimpaticomiméticos, alfa-agonistas y beta-bloqueadores, cuyo riesgo en los ancianos es el de su absorción sistémica, pero se pueden combinar con otros por vía oral de acción sistémica, tanto un tipo de tratamiento como el otro es de por vida. Si esta alternativa no funciona se ha de recurrir al tratamiento quirúrgico con láser.

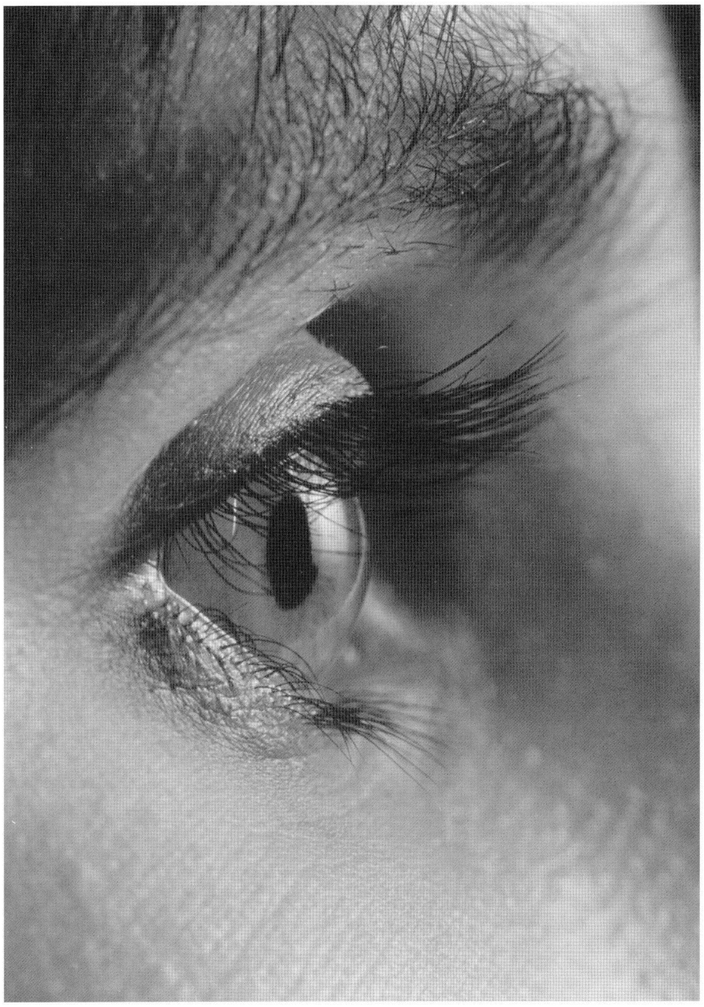

- Ante un glaucoma agudo el abordaje pasa por la administración urgente de fármacos mióticos como la pilocarpina al 2%, de diuréticos como la furosemida, manitol o los inhibidores de la anhidrasa carbónica y por una intervención quirúrgica como la iridectomía o mediante el láser.

- Una medida recomendable de carácter preventivo es que las personas ancianas que tengan factores de riesgo de padecer glaucoma se controlen como mínimo una vez al año la tensión intraocular.

- Como enfermeras que somos, en las personas bajo tratamiento oftálmico tópico, hemos de revisar y evaluar si la administración de los colirios prescritos se realiza de la forma adecuada por parte de la persona anciana o de su cuidador.

- La persona mayor que, usando las gafas que utiliza habitualmente, no es capaz de leer el periódico a una distancia de 30,5 cm se le debe recomendar que acuda al oftalmólogo.

- El control de la iluminación puede ayudar a que las personas ancianas vean mejor. El aumento de la intensidad de la luz facilita la visión.

En cambio el brillo de la luz solar potente reduce la agudeza visual en las personas ancianas, la intervención en estos casos pasa por cerrar las cortinas o ventanas, con ello se reducirá el brillo y mejorará la visión.

Si la luz ambiental es adecuada ayudará a que los ancianos acomoden su visión cuando pasan de zonas con luz clara a otras escasamente iluminadas.

- El olfato y el gusto son sentidos que se relacionan directamente con el placer de comer y su mantenimiento es esencial para que el nivel nutricional sea el adecuado. Su déficit pone a la persona anciana en situación de riesgo potencial de lesiones, ya que, por ejemplo, a través del olfato se identifica el humo de un incendio, un escape de gas o el mal estado de los alimentos.

- Este proceso de disminución de la percepción olfatoria puede llegar, entorno a los 80 años, a una pérdida total del olfato conocida como anosmia.

- La consecuencia final de la pérdida del olfato lleva a la persona anciana, ha unas situaciones, en las cuales presentan una disminución en su capacidad de disfrutar de los alimentos o una reducción de su apetito.

Cuando la alteración del gusto y del olfa-

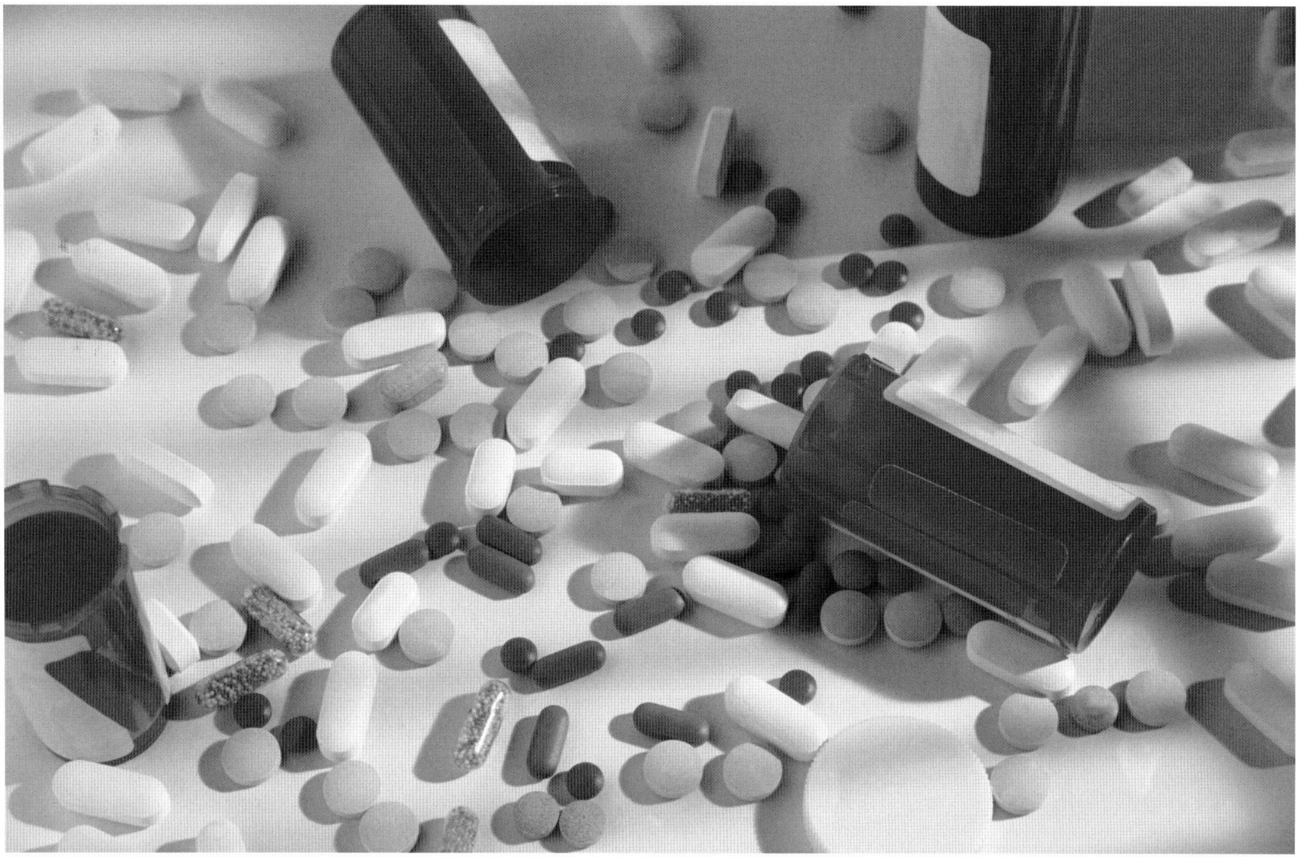

to es importante puede conducir a la persona anciana a situaciones de malnutrición.

- Si para hablar utilizamos un tono grave y controlado ayudaremos a que las personas ancianas, puedan responder de forma adecuada a las conversaciones. Y si lo acompañamos de un refuerzo visual ayudaremos a que estas personas recuerden la información importante.

- En el oído los cambios fisiológicos más comunes son la disminución del número y actividad de las glándulas ceruminosas y la atrofia del órgano de Corti.

- La otosclerosis es la neoformación de tejido esponjoso en el estribo, causando prebiacusia, la persona anciana escucha mejor cuando se le habla a distancia o en voz baja y vienen acompañada de acufonos. Y llega a producir una sordera total.

- El tacto se inicia y esta relacionado con una gran variedad de receptores, existentes a nivel de la piel, los cuales reaccionan frente a la presión. Y por causa del envejecimiento la sensibilidad táctil y el número de receptores del tacto disminuyen, se produce en la persona anciana una disminución en su percepción táctil y del dolor.

- La consecuencia del déficit en la percepción táctil es la torpeza que suele producir y que rompan objetos, lo que genera una sensación de falta de competencia y de autoestima en la persona anciana.

- La pérdida de audición asociada a la edad se considera un cambio normal del propio del envejecimiento, al que incluso no se le presta la misma atención que a otros procesos. Lo cierto es, que este déficit tiene una prevalencia alta, ya que una tercera parte de las personas de más de 65 años la suelen padecer, siendo su frecuencia más alta entre los hombres.

- Es frecuente que las personas ancianas no reconozcan su déficit auditivo negándose a usar una prótesis auditiva y achacando el problema a las personas que le rodean, lo que genera por tanto conflictos en sus relaciones sociales. Por otra parte se transforman en unas personas recelosas, desconfiadas e inseguras. Esto suele tener como consecuencia una disminución de la confianza en sí mismos, así como el temor a cometer errores.

- La persona anciana con problemas a nivel de la audición, puede llegar a sentir indiferencia de una forma progresiva por el entorno que les rodea, y por tanto se producirá un retraimiento social y aumentará el riesgo de caer en una crisis de depresión.

- Las alteraciones en la transmisión de las ondas sonoras desde el exterior a través del conducto auditivo y la membrana timpánica, se les denomina "hipoacusia de conducción propia de la edad o del envejecimiento".

- La lesión de estructuras del oído interno como las que afectan al octavo par craneal, y la atrofia del órgano de Corti en el que se encuentran las estructuras sensitivas y nerviosas transmisoras del sonido a los centros acústicos del cerebro, se le denomina "hipoacusia sensorial o de percepción".

- La "hipoacusia mixta" es en la que la persona anciana presenta en conjunto la hipoacusia sensorial y la de conducción.

- Existen modificaciones a nivel del oído, que también se suelen presentar por sí solos, pero con menor prevalencia, como los tinnitus, que se define como un sonido de campanas o zumbidos en el oído, el cual además de relacionarse con la otosclerosis, también lo está con la pérdida de audición mixta, con tumores, con toxicidad farmacológica (aspirinas, estreptomicina, etc) e incluso también puede presentarse en personas ancianas que no tengan una hipoacusia significativa.

- El acumulo de cerumen compacto en el conducto del oído externo es muy común entre las personas ancianas, siendo una de las principales causas de hipoacusia llegando a producir una pérdida de la audición.

- Las pérdidas auditivas en las personas ancianas se reflejan en la dificultad para oír las consonantes como la "S, F, T, Z y G" en las que intervienen tonos de alta frecuencia. En contraposición los sonidos de todas las vocales, que se caracterizan por tener una frecuencia baja, mantienen su percepción intacta y son los últimos sonidos que se dejan de percibir.

- La diferencia de percepción de los sonidos afecta la audición de las conversaciones trasformándolas en inteligibles, así como la intervención en ellas por parte de la persona anciana ya que no entienden lo que se dice.

- Para conseguir que las personas ancianas nos puedan oír con claridad no debemos chillar, sino todo lo contrario, nos dirigiremos a ellos con un lenguaje más lento, modificando las palabras que utilicemos para aumentar la capacidad de percepción del sonido y nos pondremos delante de él para que vea el movimiento de nuestros labios.

- El dolor representa un problema muy importante en las personas ancianas, se sabe que su prevalencia es muy elevada, hay estudios realizados en centros residenciales en los que se ha detectado que el dolor afecta al 83% de las personas ancianas institucionalizadas, siendo muy intenso en muchos casos.

- El dolor no controlado suele desencadenar sintomatología de carácter depresiva causada por las alteraciones funcionales de movilidad e independencia para realizar las AVD en general.

- Para tratar el dolor eficazmente y conseguir controlarlo, es preciso primero realizar una valoración precisa y exacta del mismo, mediante métodos verbales, escalas que cuantifiquen el dolor acompañadas de escalas que identifiquen los trastornos cognitivos y que nos valoren la situación social.

- En las personas ancianas la secreción de las glándulas salivares disminuyen su secreción (xerostomía) y en especial la de componentes de la misma como son la ptialina y amilasa, y a su vez su Ph es más alcalino. Estos cambios se acompañan de una retracción de las encías, y también cambia la estructura ósea bucal que se encoge.

- La xerostomía se define como la sequedad de la boca por falta o disminución de la secreción salivar.

- La saliva desempeña numerosas funciones como son la lubricación de la mucosa, intervención en la formación del bolo alimentario, la limpieza y protección antibacteriana, actúa como transportador de los sabores a los sensores gustativos, etc.. La disminución ya citada de su secreción tiene unas consecuencias directas sobre todas las funciones citadas alterándolas y disminuyendo su efectividad. Y conlleva una serie de procesos patológicos como las caries, las infecciones bucales como la candidiasis bucal y los problemas periodontales.

- Los trastornos en la piel de las personas ancianas son frecuentes, al igual que en su pelo y sus uñas, pero son previsibles y tratables de forma ambulatoria en su mayoría, en cambio otros de gran prevalencia como las UPP suelen requerir ingresos prolongados en instituciones y causan un gran sufrimiento en la persona afectada con un aumento en su mortalidad del 27% y a su vez un alto coste económico.

- El envejecimiento de la piel se asocia, debido a los cambios inmunitarios causados por el proceso de envejecimiento, con una mayor probabilidad de que se desarrollen en él infecciones virales, micóticas o de las heridas. Y también por la misma causa la cicatrización de heridas accidentales o quirúrgicas son más lentas.

- Como enfermeras nuestro papel en la prevención, el cuidado y detección de problemas en la piel, uñas y pelo del anciano es primordial. Con una valoración regular se pueden detectar alteraciones que se remitirán al médico para ser valoradas por él, y con las medidas preventivas de protección de la piel se evitará que se produzcan alteraciones en la continuidad de la piel (UPP) o se instaurará el tratamiento de una forma precoz ante su presencia.

- El descenso de grosor de la dermis en las personas ancianas en casi un 20% como consecuencia de la edad, es la causa de que las personas ancianas tengan una piel fina y traslúcida, en la dermis las fibras de elastina aumentan de grosor y se fragmentan, y en cambio disminuye el colágeno y los fibroblastos con una disminución de la fuerza de tensión y de la elasticidad, facilitando las heridas tipo laceración, estos cambios elásticos junto con la pérdida de la grasa subcutánea tiene como consecuencia la aparición de las arrugas.

- En las personas ancianas se produce una disminución de la vascularización san-

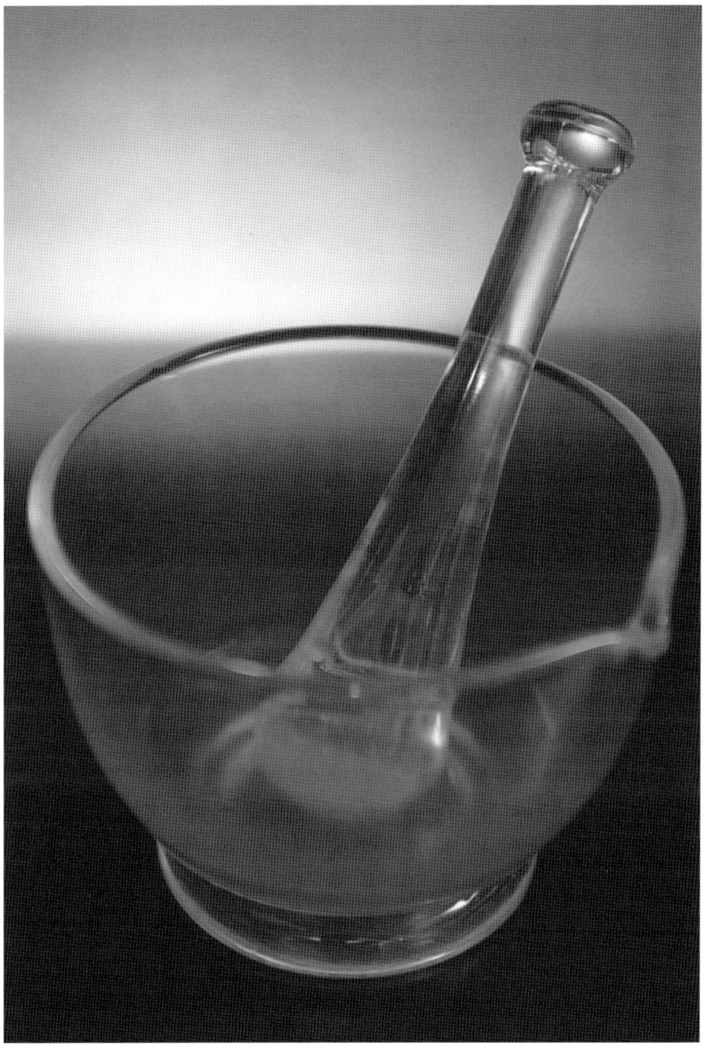

guínea y un adelgazamiento de las paredes vasculares, que afecta a la termorregulación con el desarrollo de hipotermias más frecuentes o hipertermias al asociarse la pérdida de vascularización con el descenso del tejido subcutáneo, también se altera la cicatrización de las heridas, y la pérdida de grosor de las paredes vasculares facilita la aparición frecuente de hematomas en las personas ancianas sin una relación directa con un traumatismo importante.

- La atrofia de la dermis produce una disminución de la sensibilidad y un aumento del umbral del dolor.

- Los cambios a nivel de la piel también afectan a los problemas crónicos de los pies, que se pueden presentar en las personas ancianas, como las callosidades, durezas, etc relacionadas todas ellas con la atrofia tisular

- Las glándulas apocrinas son secretoras de un sudor de olor característico. En las personas ancianas disminuyen en número, en secreción y en la intensidad del olor.

- Los cambios que presentan las uñas de las personas ancianas, que pasan a ser más frágiles, con estrías longitudinales y con un crecimiento más lento, aunque las de las manos lo hacen más rápido que las de los pies, y con una coloración opaca con una tonalidad entre amarillento o blanco. Crean alteraciones en las uñas de los pies, con importantes problemas que pueden generar grandes dependencias.

- Las úlceras por presión o por decúbito son lesiones producidas por necrosis celular en una zona determinada, debido a la isquemia causada por el aplastamiento de los tejidos entre dos planos, uno de ellos pertenece a la persona y es su plano óseo y el otro es externo a ella y entre ellos se encuentran la cama, el sillón, etc.

- Las úlceras por presión se producen cuando la presión externa sobre la piel de las zonas con prominencias óseas supera la presión hidrostática capilar. Coinciden con una reducción en la zona afectada de la perfusión y oxigenación hística.

- Los factores de riesgo de poder padecer úlceras además de la presión directa, son la humedad, las arrugas de la piel, las fuerzas de roce, fricción y las de cizallamiento o tangenciales.

- Al valorar en la persona anciana el riesgo de padecer UPP, hemos de tener presentes toda una serie de factores predisponen-

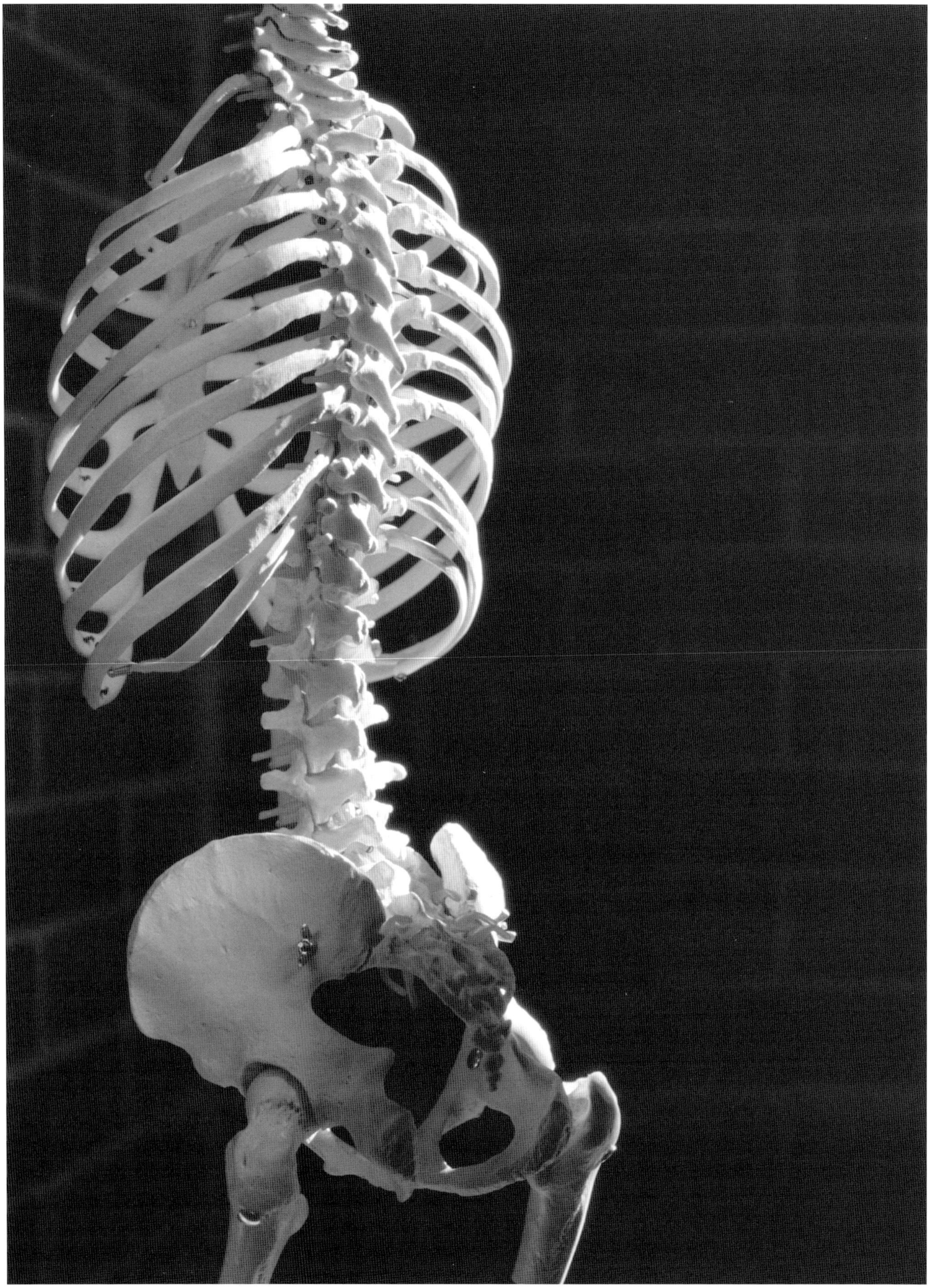

tes de la necrosis tisular tales como la pérdida de sensibilidad y de movilidad, la sedación, el dolor, la insuficiencia vasomotora, la hipotensión, la vasoconstricción periférica, la insuficiencia cardiaca, los fármacos simpaticomiméticos, la deshidratación, la septicemia, los déficits nutricionales y su consecuente malnutrición y las alteraciones endoteliales entre otras.

- La escala de Norton es de las más utilizadas para calcular el riesgo de úlceras por presión. Consta de cinco criterios de valoración, por medio de los cuales llegamos a una puntuación máxima de 16 puntos con la que podemos afirmar que no existe riesgo de UUP, pero cuando esta puntuación es menor o igual a 14 puntos es un indicativo de que existen posibilidades de aparición de úlceras y una puntuación igual o inferior a 12 nos indica un riesgo muy alto del 48%, de que la persona que valoramos pueda padecer una UPP.

- La escala es la de Braden, está compuesta por seis subescalas que analizan: la percepción sensorial, la humedad, la actividad, la movilidad, la nutrición y la fricción y cizallamiento. Su puntuación oscila entre muy alta (23), lo que significa ausencia de riesgo, y muy baja, que se traduce en mayor riesgo de desarrollar una UPP.

- Tanto la escala de Norton como la de Braden se pueden usar inicialmente y con regularidad para detectar los cambios que potencialmente puedan ser predisponentes, en la persona a la que cuidamos, en el desarrollo de una úlcera por presión.

- Las alteraciones que las personas ancianas sufren en sus pies, tienen una repercusión importante en su calidad de vida. Ya que ellas son causa del deterioro de la movilidad y de la limitación funcional en ellos. Lo que les predispone al riesgo de caídas y su consecuente aumento de la dependencia.

- Las alteraciones que les afectan pasan por procesos que podemos considerar simples y solucionables como las callosidades, durezas o alteraciones ungueales, y por otros de carácter crónico asociados a patologías generalizadas que en las edades avanzadas afectan a las extremidades inferiores y específicamente a los pies.

- El tipo de calzado que la persona anciana, sometida a las modas de cada momento, ha utilizado a lo largo de su vida ha forzado a que el pie se adapte a él, en vez de ser el calzado el que se adaptará al pie, siendo la consecuencia final toda una serie de deformidades a nivel de los pies, que en las edades avanzadas se traducen en importantes niveles de dependencia.

- En los helomas o callos, está contraindicado cortarlos y limarlos, así como el utilizar parches o preparados comerciales callicidas y antisépticos fuertes.

CAPÍTULO **5**

Cuidados de enfermería dirigidos a problemas de salud prevalentes y a los grandes síndromes geriátricos

5.1. INTRODUCCIÓN

En este capitulo vamos analizar las alteraciones que encontramos en los ancianos a causa del propio envejecimiento y relacionadas con lo que conocemos como grandes síndromes geriátricos: la termorregulación, el vértigo, los síncopes, las alteraciones hidroelectrolíticas, las incontinencias, el estreñimiento y la diarrea, la inmovilidad, las caídas y sus consecuencias, las alteraciones neurológicas, las demencias, las alteraciones psiquiátricas, las alteraciones cardiovasculares, las alteraciones respiratorias, las alteraciones digestivas, las alteraciones renales, las alteraciones endocrino-metabólicas, las alteraciones osteoarticulares y los tumores en el anciano.

Estos síndromes causan en las personas mayores niveles importantes de insatisfacción de necesidades básicas y, como consecuencia dependencia, patrones sobre los que las enfermeras debemos actuar. Siempre teniendo presente que estas modificaciones funcionales darán lugar a una serie de posibles etiquetas diagnósticas de enfermería, así como actividades que estarán en muchas ocasiones interrelacionadas y que incluso cabalgarán entre ellas.

Nosotras, como enfermeras, buscaremos a través de ellas favorecer la satisfacción de sus necesidades básicas y que las realicen de una forma autónoma e independiente.

Para ello vamos a pasar a enumerar los objetivos que pretendemos alcanzar con el presente capítulo.

OBJETIVOS:

1. Conocer las medidas a tomar para compensar las alteraciones en la termorregulación en las personas ancianas.

2. Describir las consecuencias del vértigo y las estrategias a tomar frente a su aparición en las personas ancianas.

3. Conocer las consecuencias del síncope en las personas ancianas y las intervenciones a desarrollar cuando se presenta.

4. Identificar los tipos de deshidratación que se darán en las personas ancianas y cómo debemos de actuar para compensarlas.

5. Conocer las causas de incontinencia en las personas ancianas y establecer planes de cuidados para minimizar su repercusión.

6. Identificar las complicaciones más frecuentes generadas por el estreñimiento y la diarrea en las personas ancianas, y determinar un plan de cuidados para dar respuesta a las insatisfacciones que generan.

7. Conocer las consecuencias que se generan con la inmovilidad y aprender a prevenir las posibles complicaciones.

8. Identificar las causas más prevalentes ocasionadoras por caídas y aprender a aplicar las medidas preventivas que minimicen el riesgo.

9. Conocer las patologías neurológicas más prevalentes en las personas ancianas y qué cuidados de enfermería son los más idóneos.

10. Identificar los tipos y las causas de demencia, y aprender cuáles son las estrategias a establecer en sus cuidados.

11. Conocer cuáles son los trastornos psiquiátricos más frecuentes en las personas ancianas y qué cuidados son los más adecuados.

12. Conocer las enfermedades cardiovasculares que se presentan con mayor frecuencia en las personas ancianas y cuáles son las estrategias a tomar en sus cuidados.

13. Conocer las manifestaciones clínicas de los procesos respiratorios en las personas ancianas y qué intervenciones de enfermería son las más idóneas.

14. Describir los problemas digestivos más relevantes en las personas ancianas y conocer las intervenciones más adecuadas.

15. Identificar las modificaciones genitourinarias presentes en las personas ancianas, y también los cuidados enfermeros específicos que se deben aplicar.

16. Identificar cuales son los procesos endocrino-metabólicos que con mayor frecuencia se presentan en las personas ancianas, y qué intervenciones de enfermería serán necesarias.

17. Describir las características de las alteraciones osteoarticulares en las personas ancianas y establecer los planes de cuidados enfermeros adecuados.

18. Conocer los aspectos biológicos del envejecimiento que se relacionan con la incidencia de tumoraciones en las personas ancianas y las estrategias de enfermería para establecer el plan de cuidados más idóneo.

5.2. TERMORREGULACIÓN

Las alteraciones de la termorregulación más frecuentes en las personas ancianas son la hipotermia y la hipertermia o golpe de calor, que desarrollaremos en el "capítulo 7" dentro de las urgencias físicas.

La temperatura corporal sufre variaciones a lo largo del día, descendiendo en las primeras horas y ascendiendo a última hora de la tarde.

Estas variaciones se mantienen a pesar de los cambios producidos por el proceso de envejecimiento en el sistema de termorregulación. El control de la temperatura tiene lugar a nivel del SNC en el área preóptica hipotalámica, y se relaciona a nivel periférico en la piel con terminaciones nerviosas aferentes (receptores térmicos) y en el tracto gastrointestinal superior. Estos receptores envían estímulos aferentes al hipotálamo posterior, que provoca una estimulación simpática que induce la vasoconstricción, para conservar el calor. A su vez el hipotálamo posterior envía estímulos inhibidores al hipotálamo anterior, donde se localiza el centro de pérdida de calor. Las acciones sobre el hipotálamo posterior cesan en el momento que los receptores térmicos dejan de enviar estímulos aferentes. Y cuando lo que sucede es un aumento de la temperatura, lo estimulado es el hipotálamo anterior, que provoca la pérdida de calor y facilita que se mantenga la temperatura corporal de la persona.

Este control central de la temperatura actúa ante la estimulación de los receptores, manteniendo la temperatura corporal dentro de los márgenes de normalidad entre 36,5 y 37 °C, por otro lado la temperatura varia según la zona corporal donde la tomemos, en la boca las cifras normales suelen oscilar entre 35,8 y 37,2 °C, la temperatura axilar normal suele ser 1,8 °C inferior y la rectal es superior a la axilar entre 0,9 y 1,8 °C.

Conviene que diferenciemos el concepto de fiebre del de hipertermia. La fiebre es un aumento de la temperatura corporal, debido a la activación de la interleucina-1 que estimula el área preóptica hipotálamica, que es donde se regula la temperatura corporal, provocando un aumento de la temperatura y la activación del sistema inmunitario con el estímulo de los neutrófilos en la médula ósea y favoreciendo la proteolisis muscular. En síntesis, la fiebre es un mecanismo de defensa del organismo, que estimula la generación de anticuerpos y actúa frente a antígenos sensibles al calor, evitando su desarrollo.

5.3. VÉRTIGO

Definido como mareo por las personas ancianas a las que les afecta, tiene una alta prevalencia entre ellas y es una causa de consulta frecuente.

Es un problema que se debe evaluar cuidadosamente y cuando es descrito como una sensación de rotación requiere la evaluación de un otorrinolaringólogo.

La aparición de vértigo se relaciona con alteraciones del equilibrio en el anciano. El equilibrio es una función compleja en la que intervienen tres sistemas sensoriales, que son: el sistema visual, la sensibilidad propioceptiva músculo-esquelética y el sistema vestibular. La coordinación de estos tres sistemas permiten la percepción del movimiento y establecer los cambios necesarios a nivel postural para que se mantenga el equilibrio.

El sistema vestibular es el encargado de la detección del movimiento corporal y de la cabeza, y por ello cuando sufre una lesión aparecen diferentes alteraciones; las perceptivas: el vértigo, las oculomotoras, el nistagmo, las posturales, la ataxia, y las vegetativas: las náuseas.

Tipos de vértigo

Seguidamente vamos a relacionar y describir los diferentes tipos de vértigo que con mayor frecuencia se suelen presentar en las personas ancianas. Como podemos apreciar en el siguiente cuadro: (fig. 91).

Proceso de atención en pacientes con vértigo

Valoración

Hemos de identificar cual son las características del vértigo, a través de la descripción de lo que sucede, por parte de la persona anciana afectada.

Entrevista

Buscaremos a través de nuestras preguntas qué situaciones desencadenan la crisis vertiginosa, como pueden ser los movimientos de cabeza o cuello, etc., y si el carácter del mismo es agudo o crónico, que en este último caso se suele relacionar con

FIGURA 91. Tipos de Vértigo	
Posicional Paroxístico	Se caracteriza porque la posición inductora del vértigo es variable, con una latencia de 3 a 40 segundos, con habituación y por presentar una intensidad elevada. Suele presentar episodios vertiginosos de corta duración relacionados directamente con ciertos movimientos de la cabeza, pero con mayor frecuencia suelen ser idiopático, también guarda relación con TCE, el envejecimiento del oído y con el desprendimiento de fragmentos de otolitos que estimulan los receptores neurosensoriales.
Medicamentoso	Guarda una relación directa su presentación en los ancianos con la plurimedicación a la cual suelen estar sometidos. Se caracteriza por un cierto desequilibrio al caminar sobre todo de noche. En su presentación tienen un papel importante determinados fármacos como antibióticos, diuréticos, salicilatos, entre otros. Destacando entre todos ellos los aminoglusidos.
Neuritis vestibular aguda	Es un cuadro de vértigo de inicio agudo, que puede durar 24 horas. Puede ser ocasionado por una enfermedad vírica que afecte al oído interno a nivel vestibular.
Enfermedad de Meniere	Son crisis repetidas de vértigo, con acúfenos o tinnitus y sordera progresiva. Se relaciona con una distensión generalizada del laberinto membranoso.
Neurinoma del acústico	Es una tumoración, que genera un síndrome vestibular periférico o incluso central, por el tamaño del tumor. Produce una hipoacusia unilateral y otros signos dependiendo del tamaño del tumor y de las zonas que afecta.
Síndromes vestibulares centrales	Están causados por las lesiones que los AVC y los accidentes isquémicos transitorios (TIA) que se producen a nivel del tronco cerebral, del cerebro o del cerebelo. Las lesiones a estos niveles ocasionan un vértigo de origen central al que están asociados alteraciones centrales como el nistagmo bi o unidireccional, etc.

procesos degenerativos como tumores, etc.

Para ello utilizaremos una serie de preguntas que focalicen y nos centren la información que pretendemos recoger, como las que se describen en el siguiente recuadro: (fig. 92).

Exploración

Observaremos si, con los cambios de posición, aparecen nistagmos, crisis de vértigo o de mareo y si este último es compatible con una hipotensión ortostática.

Colaboraremos en la realización de exploraciones provocadoras que puedan confirmarnos el origen de la crisis, cuando ésta es poco clara. Entre ellas están:

- La maniobra de Valsalva, se realiza en bipedestación y consiste en realizar un esfuerzo expiatorio contra la vía aérea cerrada con la finalidad de aumentar la presión intratorácica y de disminuir el retorno venoso.

- La maniobra de Nylen Barany, que consiste en que se adoptan distintas posiciones extremas de la cabeza y se observa en cada una de las posiciones si aparece el nistagmo o el vértigo.

FIGURA 92. Datos focalizados en el vértigo

- ¿Tiene o ha tenido dolor de cabeza?
- ¿Es la primera vez que ha tenido una crisis de vértigo o ya las ha sufrido con anterioridad?
- ¿Los síntomas que presenta son continuos o intermitentes?
- ¿Qué la ha provocado el vértigo?
- ¿Cuánto ha durado la crisis de vértigo?
- ¿Ha tenido con anterioridad alguna crisis?
- ¿Ha sufrido algún accidente que le haya causado un traumatismo?
- ¿Ingiere alcohol u otros productos tóxicos?
- ¿Tiene dificultades para oír claramente?

Diagnósticos enfermeros

Una vez recogida toda esta información dentro de la valoración de enfermería pasamos a realizar un análisis completo de la misma, y podremos detectar los problemas/diagnósticos y la dependencia que producen las crisis de vértigo en las personas ancianas.

Esto nos conduce a poder utilizar unas etiquetas diagnósticas de enfermería, que nos permitirá establecer un plan de cuidados idóneo, algunos de los cuales pueden ser:

- Potencial riesgo de lesión relacionado con el vértigo.

- Potencial intolerancia a la actividad relacionada con el vértigo.

Objetivos

Partiendo de los diagnósticos podemos pasar a enumerar una serie de objetivos que pretendemos que la persona anciana a la que cuidamos alcance en relación con el problema que representa el vértigo.

Para ello, a partir de las etiquetas que se pueden presentar en las personas ancianas con vértigo, podemos establecer objetivos a alcanzar por ellas, como:

1. Conseguir que la persona anciana y su familia identifiquen las características del vértigo.

2. Conseguir que la persona anciana y su familia tomen las medidas pertinentes para evitar las lesiones.

3. Conseguir que la persona anciana y su familia utilicen los medicamentos prescritos para controlar el vértigo siguiendo la prescripción.

Plan de cuidados de Enfermería

Pasa por una serie de intervenciones de enfermería encaminadas a prevenir o solucionar las deficiencias detectadas, contando en su planificación tanto con la persona anciana a la que van dirigidos como con su familia o cuidadores informales y con los recursos disponibles. Para ello procederemos de la siguiente manera:

1. Tranquilizar a la persona anciana afectada por vértigo.

2. Educar al anciano y a su familia sobre las medidas que deben tomar cuando se presente una crisis de vértigo.

3. Educar al anciano y a su familia sobre las medidas ambientales que se deben tomar para evitar las lesiones.

4. Educarles en cómo deben utilizar la medicación que se les ha prescrito.

5. Educar a la persona anciana con vértigo laberíntico, en la forma como debe moverse, para que se facilite la compensación mediante el laberinto no afectado.

5.4. SÍNCOPE

Es una pérdida de conciencia repentina, con recuperación espontánea, ocasionada por una disminución del flujo sanguíneo cerebral, que también puede ser ocasionado por alteraciones metabólicas como una hipoglucemia.

Se suelen acompañar con una pérdida del tono muscular de una forma aguda.

El aumento progresivo de su presencia se relaciona con la ancianidad; en las edades superiores a los 75 años aumenta su incidencia de forma progresiva.

Tipos de síncope

La causa desencadenante del síncope en las personas ancianas suelen ser cardiovasculares y es preciso diferenciarlas de otras afectaciones como las crisis epilépticas, accidentes isquémicos transitorios, etc. que pueden originar este tipo de manifestación clínica.

Los distintos tipos de síncope que se pueden presentar, se pasan a describir a continuación en el siguiente cuadro: (fig. 93).

Proceso de atención en pacientes con síncope

Valoración

Pasa por detectar la causa desencadenante del síncope y sus factores precipitantes.

Entrevista

Buscaremos a través de nuestras preguntas la presencia de estrés emocional, de dolor, etc. Síntomas asociados de tipo neurológico, cardiovascular, etc. Fármacos desencadenantes como los antihipertensivos, diuréticos, antiarrítmicos, etc.

Preguntaremos también por el tiempo que ha durado la crisis, ya que según la duración se podrá tratar de un tipo u otro de síncope.

Exploración

Registraremos los signos vitales (TA, FC y FR), signos cardiovasculares y neurológicos que se encuentren, así como la sintomatología que exprese la persona anciana que ha padecido el síncope.

También buscando la etiología del síncope se realizan ECG, glucemias, etc.

Diagnósticos enfermeros

Una vez obtenida toda la información pasamos a realizar un análisis completo de

FIGURA 93. Tipos de Síncope	
Lipotimia	Es poco frecuente en los ancianos, es un proceso que provoca una hipotensión y un síncope.
Hipotensión ortostática	Es muy frecuente en los ancianos. Se produce por una disminución de la TA al cambiar de posición produciendo un síncope.
Síndrome del seno carotídeo	Se presenta por un reflejo carotídeo muy sensible, de forma que cualquier estímulo que lo comprima o estire, como una corbata, el afeitarse, etc. provoca una disminución de la TA y de la FC, y como consecuencia un síncope.
Postmiccional	Después de realizar un esfuerzo para miccionar.
Postdefecación	Después de realizar un esfuerzo para defecar.
Tusígeno	Después de una crisis de tos en las personas ancianas con EPOC.
Deglutorio	En las personas ancianas con problemas esofágicos.
Neurálgico	En personas ancianas que presentan neuralgias.
Mécanico-obstructivo	Se presenta en las personas ancianas con estenosis aórtica, etc.
Arrítmico	Son los más frecuentes en los ancianos, y es provocado tanto por bradiarritmias como por taquiarritmias. Suele producirse por asistolia prolongada tras el cese brusco de una taquicardia supraventricular.
Síndrome vascular cerebral	La causa más frecuente que lo suele provocar es el accidente isquémico cerebral transitorio (TIA) de la zona vértebro-basilar, pudiendo dejar secuelas, se suele presentar en ancianos con estenosis u oclusión ateroescleróticas en las arterias principales del cerebro. Suele ir acompañado de déficits neurológicos focales como vértigo, diplopia, etc.
Psicógeno	Se produce por crisis de ansiedad e hiperventilación que produce una vasoconstricción cerebral secundaria a la alcalosis respiratoria. También lo puede provocar las crisis de pánico y la depresión.

la misma, para detectar los problemas/diagnósticos y la dependencia que se produce por un síncope en las personas ancianas.

Lo que nos permitirá poder utilizar unas etiquetas diagnósticas de enfermería, que nos facilitará establecer un plan de cuidados idóneo, algunas de las cuales pueden ser:

- Potencial riesgo de lesión relacionado con el vértigo.

- Potencial intolerancia a la actividad relacionada con el vértigo.

Objetivos

Los diagnósticos nos conducen a plantear una serie de objetivos que pretendemos que la persona anciana a la que cuidamos alcance en relación con el problema síncopal que padece. Objetivos como:

1. Conseguir que la persona anciana y su familia identifiquen las características del síncope.

2. Conseguir que la persona anciana y su familia tomen las medidas pertinentes para evitar las lesiones.

3. Conseguir que la persona anciana y su familia utilicen los medicamentos prescritos para controlar las causas desencadenantes de los síncopes siguiendo la prescripción.

Plan de cuidados de Enfermería

Pasará por una serie de intervenciones de enfermería encaminadas a prevenir o solucionar las deficiencias detectadas, contando en su planificación tanto con la persona anciana a la que van dirigidos como con su familia o cuidadores informales y con los recursos disponibles. Para ello procederemos de la siguiente manera:

1. Actuar rápidamente ante la presentación de un cuadro síncopal, tomando la TA y la FC. Colocar a la persona afectada en decúbito supino en una camilla. Valorar las posibles lesiones por la caída y recoger datos sobre lo que le ha sucedido y cómo ha sido.

2. Tranquilizar a la persona anciana afectada por síncope.

3. Educar al anciano y a su familia sobre las medidas que deben tomar cuando se presenta un síncope.

4. Educar al anciano y a su familia sobre las medidas ambientales que se deben tomar para evitar las lesiones.

5. Educarles en cómo deben utilizar la medicación que se les a prescrito.

5.5. ALTERACIONES HIDROELECTROLÍTICAS

La deshidratación es un trastorno importante en las personas ancianas, ya que en la composición corporal del organismo el líquido elemento constituye el 60% del peso corporal, distribuido de la siguiente manera: un 40% está en el espacio intracelular, unos 28 litros, y el 20% restante en el espacio extracelular, unos 14 litros. La distribución en las personas ancianas varia, por causa de los cambios del proceso de envejecimiento, disminuyendo el agua total y aumentando la proporción de tejido graso, lo que cambia el porcentaje del contenido corporal de agua, descendiendo hasta llegar a situarse en torno a un porcentaje que oscila entre el 40 o 45%.

Por ello, es también el trastorno que con mayor frecuencia se presenta en las personas ancianas, donde intervienen diversos factores que provocan una disminución del aporte de líquidos o un aumento de las pérdidas de los mismos. El principal de ellos es la poca sensibilidad del centro de la sed en las personas ancianas que al igual que el regulador de la temperatura se encuentra en el hipotálamo. Por ello ante un cuadro de deshidratación, la sensación de sed percibida es menor y por ello la ingesta de líquidos no es la suficiente, lo que se traduce en un deterioro funcional.

La deshidratación se caracteriza por ser una pérdida de la cantidad de agua corporal, pero que no se acompaña de la pérdida de electrolitos, como el sodio que suele acompañar a la hipovolemia.

Causas generadoras de deshidratación

Existen diversos factores que influyen en la presencia y presentación de deshidratación en las personas ancianas.

En primer lugar, hay factores que la predisponen, que acompañan al proceso de envejecimiento, como son el cambio de su porcentaje corporal ya comentado, así como la pérdida de la función renal que impide el reciclaje del agua filtrada por el glomérulo, o el déficit dietético en fibra que tiene como consecuencia una menor absorción de agua a través del colon, al no llegar a éste la que acompaña a la fibra de forma intrínseca. Y finalmente están las dificultades para adaptarse a las demandas que generan la enfermedad o el entorno.

En segundo lugar, otros factores serían las causas que producen esta deshidratación, como:

- La disminución de ingesta de líquidos, que suele ser la más frecuente en las personas institucionalizadas, en las que tienen alteraciones cognitivas, en las que presentan disfagia y en las que tienen dificultad para moverse.

- Las pérdidas extrarrenales, que pueden ser a través de:

• La piel y el pulmón, que producen unas pérdidas insensibles de líquidos que oscila entre 500 y 1000 ml por día. Que aumentarán si la piel presenta heridas, úlceras y quemaduras ya que en estas últimas, por ejemplo, se produce un secuestro de grandes cantidades de agua y sodio en la zona de piel lesionada. Y en los pulmones si aparece una infección que genera fiebre, además de la taquipnea que producirá sudoración y ésta provocará una pérdida importante de líquidos.

- Las pérdidas digestivas se producen fundamentalmente por vómitos y diarreas produciendo una pérdida conjunta de líquido y sodio.

- Las pérdidas renales son como consecuencia de procesos patológicos renales. Como la insuficiencia renal crónica o la fase de poliuria de la insuficiencia renal aguda. También por trastornos endocrinos como la diabetes insípida o la diuresis osmótica en el caso de la diabetes mellitus y por la acción de fármacos diuréticos.

Proceso de atención en pacientes con deshidratación

Valoración

Hemos de identificar las manifestaciones clínicas de la deshidratación, signos y síntomas, las cuales son variables según la cantidad de pérdida sufrida y/o el déficit de ingesta de líquidos. Para ello utilizaremos los diferentes apartados que componen la valoración.

Entrevista

A través de ella recogeremos síntomas gastrointestinales como la expresión de sequedad de boca, de disfagia, adipsia, vómitos y diarreas.

Interrogaremos sobre la pérdida de peso brusca, sobre el uso de diuréticos, la presencia de incontinencia, la frecuencia de las micciones.

También buscaremos información sobre antecedentes patológicos como la diabetes insípida, neumonía, infecciones urinarias, AVC, etc.

Exploración

Detectaremos si la lengua está agrietada, seca y arrugada.

En la piel buscaremos síntomas como piel seca, caliente, si ha perdido la turgencia cutánea, si presenta el signo del pliegue cutáneo. Así mismo buscaremos también si hay heridas o úlceras exudativas.

Valoraremos la movilidad y el nivel de conciencia. Controlaremos la frecuencia respiratoria, el tono y frecuencia cardiaca, y los cambios ortostáticos de la tensión arterial.

Se realizan pruebas de laboratorio para determinar cual es el estado electrolítico de la persona anciana.

Para ello utilizaremos una serie de parámetros analíticos de detección como son:

- La bioquímica sanguínea, para determinar la osmolaridad sérica, con determinaciones de iones, urea, creatinina y BUN. Se buscará del mismo modo la presencia de hipernatremia (Na>145 mEq/l), el aumento de la urea plasmática, de la creatinina plasmática y en ocasiones de las proteínas plasmáticas.

- Los hematológicos como el hematocrito y la hemoglobina que estarán aumentados por la hemoconcentación.

- La orina, para determinar la concentración de sodio que nos orientará sobre la causa de la deshidratación, es decir, si la pérdida es de origen renal seria el caso, en el que la concentración de sodio es mayor de 20 mEq/l o nos hará sospechar que la pérdida de líquido es extrarrenal cuando ésta es menor de 20 mEq/l de Na.

Diagnósticos enfermeros

Con toda la información recogida pasamos a realizar un análisis completo de la misma, a través del cual se detectarán los problemas/diagnósticos y la dependencia que se produce por la deshidratación en las personas ancianas.

Todo esto nos conduce a poder etiquetar esos problemas como diagnósticos de enfermería, algunos de las cuales pueden ser:

- Déficit del volumen de líquidos relacionado con una menor ingesta de líquidos y/o con un aumento de las pérdidas de líquidos.

- Estreñimiento relacionado con el déficit de ingesta de líquidos.

- Riesgo potencial de alteración de la integridad de la piel relacionado con la falta de hidratación de ella.

Objetivos

Los diagnósticos conducen a una serie de objetivos que pretendemos que la persona anciana a la que cuidamos alcance en relación con los problemas que representa la deshidratación. Siendo los objetivos a alcanzar según la taxonomía diagnóstica de cada caso:

1. Conseguir que la persona anciana y su familia conozcan cuales son los mecanismos que controlan el equilibrio hídrico corporal.

2. Conseguir que la persona anciana y su familia identifiquen los signos y síntomas de alarma de la deshidratación.

3. Conseguir que las persona anciana y su familia aprendan la importancia que tiene la ingesta de líquidos.

4. Conseguir que las persona anciana y

su familia establezcan estrategias preventivas para evitar la deshidratación.

Plan de cuidados de Enfermería

Pasará por unas intervenciones de enfermería encaminadas a prevenir o solucionar las deficiencias detectadas, contando en su planificación tanto con la persona anciana a la que van dirigidos como con su familia o cuidadores informales y con los recursos disponibles. Para ello procederemos de la siguiente manera:

1. Controlaremos el peso, la diuresis y realizaremos un balance hídrico.

2. Fomentaremos la ingesta de líquidos por vía oral si la persona está consciente, ofertándole zumos, etc.

3. Insistiremos en que ingiera una dieta rica en fibra, como aporte hídrico y para prevenir el estreñimiento.

4. Administraremos líquidos por vía endovenosa, si la persona anciana no tolera la ingesta por vía oral, como una reposición que debe ser realizada de forma lenta, para evitar complicaciones por sobrecarga de líquidos como, por ejemplo, puede suceder en un anciano que padezca una insuficiencia cardiaca.

5. Estimularemos una buena higiene bucal para prevenir la sequedad de la mucosa oral.

6. Controlaremos las constantes vitales tanto para detectar de forma temprana los signos de hipovolemia, como en la rehidratación en las personas ancianas que de base tengan una hipertensión o cardiopatía.

7. También hemos de asegurarnos de que la piel tenga un adecuado estado de hidratación para evitar la aparición de lesiones que acaben en UPP.

5.6. INCONTINENCIAS

Los dos tipos de incontinencia que se presentan en las personas mayores son la urinaria y la fecal, esta última con menor frecuencia que la urinaria.

Incontinencia urinaria

La SIC (Sociedad Internacional de Continencia,1991) definió la incontinencia urinaria como: La pérdida involuntaria de orina que es objetivamente demostrable y que constituye un problema social e higiénico.

Es un problema que se presenta entre las personas ancianas frecuentemente y tienen una gran repercusión sobre la calidad de vida de quien la padece.

En nuestro país la sufren cinco millones de personas, de las que cuatro millones son personas mayores de 65 años, siendo el 13,5% personas que están entre los 65 y 75 años, el 16% corresponde a las personas cuya edad esta comprendida entre los 76 y 84 años, y el 26% son las personas que tienen más de 84 años, estos porcentajes son sobre el total de las personas que padecen de incontinencia.

Por sexos afecta a las personas ancianas en un 15% a los hombres y a un 16% a las mujeres del total de la población afectada.

Pero lo que más llama la atención es que un 33% de las personas afectadas no lo consulta.

A pesar de todo, la incontinencia urinaria no es un proceso normal del envejecimiento, sino todo lo contrario pues esta causado por algún tipo de trastorno funcional o patológico, como puede ser una lesión medular, la diabetes, la esclerosis múltiple, la enfermedad de Parkinson o la enfermedad de Alzheimer. Su prevalencia aumenta con la edad y dependerá del nivel asistencial donde la cuidamos, la razón de ello estriba en que la incontinencia urinaria está más relacionada con el grado de inca-

FIGURA 94. Repercusiones de la incontinencia urinaria

Sobre la salud física	Infecciones y sepsis urinarias - Maceración y molestias cutáneas - UPP - Inmovilismo - Caídas
Sobre el bienestar psicológico	- Vergüenza - Aislamiento - Depresión - Dependencia - Pérdida de autoestima
Consecuencias sociales	- Estrés en la familia, amigos y cuidadores - Abandono de las actividades domésticas y sociales - Predisposición a la institucionalización
Costes económicos	- Dispositivos como pañales, colectores, sondas vesicales, etc. - Lavandería - Aumento de la dedicación por parte de enfermería y de los cuidadores - Tratamiento de las complicaciones

pacidad física y mental de las personas ancianas ingresadas, que con la edad. Por ello encontraremos cifras de prevalencia más altas en centros residenciales asistidos, en hospitales y centros sociosanitarios que en las personas ancianas que viven en sus domicilios.

La incontinencia urinaria tiene unas repercusiones, como podemos ver en el siguiente cuadro, muy negativas sobre la salud física y psicológica. Así como sobre la actividad social, limitándola notablemente, y por supuesto repercute de una forma importante sobre los costes sanitarios. (fig. 94).

La forma de presentación clínica de la incontinencia urinaria puede ser como una "urgencia miccional", o sea, la situación en que el anciano presenta una necesidad imperiosa de orinar y no le da tiempo de llegar al cuarto de baño.

Y la otra es la "incontinencia de esfuerzo" se presenta cuando la presión uretral es insuficiente para mantener la orina en la vejiga y suele ser desencadena por situaciones en que se produce un aumento de la presión intraabdominal como puede ser la risa, la tos, etc. Ambas manifestaciones clínicas pueden presentarse asociadas.

Tipos de incontinencia

La incontinencia urinaria la podemos clasificar según los procesos productores de la misma en:

- Incontinencia transitoria:

Se produce por una alteración del tracto urinario inferior tratable, sin lesiones estructurales establecidas, siendo las causas transitorias desencadenantes más frecuentes el estado confusional agudo, la infección urinaria, los fármacos (diuréticos, psicofármacos, etc.), la impactación fecal, las alteraciones metabólicas (hiperglucemia, etc.), Las vaginitis atróficas, la inmovilidad y las alteraciones psicológicas.

- Incontinencia establecida o crónica:

En esta situación las lesiones estructurales existen y condicionan la incontinencia urinaria, y no se encuentra ningún factor responsable de ella. Las causas son la inestabilidad vesical, la incontinencia de estrés, la incontinencia por rebosamiento, la obstrucción del tracto de salida, la arreflexia vesical y la incontinencia funcional.

Sus características individuales en las diferentes causas son las siguientes:

- Incontinencia de estrés:

Que se caracteriza por un goteo de pequeñas cantidades de orina, causado por el aumento brusco y momentáneo de la presión intraabdominal, desencadenado por la risa, la tos, los estornudos y la actividad física. La causas más frecuentes suelen coincidir en las mujeres con el prolapso de estructuras pélvicas y en el hombre con la debilidad o lesión del esfínter en la exéresis de la próstata.

- Incontinencia de urgencias:

Es la necesidad intensa de orinar que se presenta de una forma súbita y en la que se es incapaz de retener el vaciamiento, caracterizándose por el goteo al no disponer del suficiente tiempo para llegar al baño. Se relaciona con la vejiga inestable, cálculos, tumores a nivel genitourinario inferior, cistitis, AVC, demencia, esclerosis múltiple, etc.

- Incontinencia por rebosamiento:

Son pequeñas pérdidas de orina que se producen con el objetivo de disminuir la presión de la vejiga que supera a la de la uretra, sin guardar ninguna relación con el aumento de la presión intraabdominal. Siendo las causas más frecuentes la obstrucción anatómica producida por la próstata o una estenosis uretral y la vejiga hipotónica o no contráctil secundaria a procesos como la diabetes o lesiones medulares.

- Incontinencia funcional:

Se produce por la incapacidad física o por la falta de estímulo para acudir al baño a tiempo. Se produce por el deterioro de la movilidad, las dificultades para acceder al baño o por falta de cuidadores, y suele ir unido a trastornos de salud mental como la depresión, etc.

- Incontinencia total:

Es el descontrol sobre la micción, que se traduce en una pérdida constante o periódica no controlada del contenido de la vejiga. Producido por lesiones nerviosas periféricas o de la médula de la columna vertebral, por demencias en estadios avanzados en los que el deterioro cognitivo ha empeorado.

Proceso de atención en pacientes con incontinencia urinaria

Valoración

Buscaremos cuales son las causas de la incontinencia urinaria entre las alteraciones que se puedan presentar en los requisitos básicos para mantener la continencia. (fig. 95).

Entrevista

A través de las preguntas focalizadas en el problema de incontinencia, que le realicemos a la persona anciana, buscaremos las posibles alteraciones que se puedan presentar en los requisitos básicos para mantener la continencia. Que estarán relacionadas con las siete categorías básicas de causas de incontinencia urinaria, entre las que están las ambientales como barreras arqui-

FIGURA 95. Requisitos básicos para mantener la continencia	
Efectivo almacenamiento del tracto urinario inferior	Durante el llenado y almacenamiento la vejiga debe acomodarse a volúmenes progresivos de orina sin que aparezcan contracciones involuntarias. El esfínter uretral debe permanecer cerrado impidiendo la salida de la orina y debe existir sensación de llenado vesical.
Efectivo vaciamiento del tracto urinario inferior	Durante el vaciamiento la vejiga se contrae adecuadamente, no existe una obstrucción que impida la salida de la orina y hay una coordinación entre la relajación de los esfínteres y las contracciones vesicales.
Suficiente movilidad y destreza para acceder al baño	Tiene una movilidad adecuada para ir al baño así como destreza para usar el WC o sus sustitutos y manejar la ropa.
Capacidad cognitiva para percibir el deseo miccional	Tiene una función cognitiva adecuada que le permite reconocer la necesidad de ir al baño y utilizar el WC o el sustituto (orinal)
Motivación para ser continente	Tener estímulo y autoestima para controlar la micción
Ausencia de barreras arquitectónicas y factores yatrogénicos	Que el WC o su sustituto sea accesible, que haya disponibilidad de cuidadores, y que se eviten el uso de fármacos que dificulten la continencia

tectónicas, las ginecológicas, las urológicas, las neurológicas, las funcionales (deterioro físico o cognitivo), las psicológicas (falta de motivación, depresión) y las yatrogénicas (cuidados inadecuados, fármacos). De todas formas la causa suele ser multifactorial, como consecuencia de la interrelación de múltiples procesos, que cuales deben de ser identificados para poder actuar adecuadamente.

De esta forma podremos llegar a conocer la causa de la incontinencia. También repasaremos la medicación que toma o ha tomado como: anticolinérgicos que causan retención urinaria generando incontinencia por rebosamiento, los sedantes o hipnóticos que produce una pérdida en la sensación de la necesidad de orinar o los diuréticos que aumentan la frecuencia y el volumen de la orina.

También realizaremos una valoración de la independencia en el autocuidado, sobre todo en la capacidad de vestirse, y de su nivel cognitivo, ya que las alteraciones de memoria y orientación contribuyen a la incontinencia sobre todo en las personas con demencia, ya que no son capaces de encontrar el baño, etc., por otro lado esta valoración nos permite comprobar hasta que punto será capaz la persona anciana de participar en un plan de cuidados cuyo objetivo este dirigido a mejorar el control urinario.

El entorno tiene un impacto importantísimo sobre la incontinencia urinaria en las personas ancianas con problemas funcionales, de movilidad o que estén institucionalizadas, ya que hay una serie de factores que influirán sobre el tema como son la plantilla adecuada de profesionales, la masificación de residentes, una iluminación inadecuada, mala visibilidad en los cuartos de baño y la presencia de barreras arquitectónicas.

Y otro instrumento que nos será tremendamente útil será el registro miccional, durante una semana, que podrá realizar la persona afectada o bien el cuidador, ya que nos dará la frecuencia, la cantidad y la hora en la que se produce la incontinencia, a través de este registro de incontinencia tendremos el perfil del tipo de incontinencia que padece el anciano y así podremos establecer estrategias de actuación.

Exploración

Valoraremos la movilidad física, la presencia mediante examen rectal de un fecaloma o de una impactación fecal.

También vigilaremos el estado de hidratación de la piel, centrándonos especialmente a nivel del pubis y de la zona sacra en busca de lesiones o UPP.

Palparemos el abdomen en busca de la presencia de globo vesical.

Y todas las necesidades básicas pues la incontinencia urinaria repercute en la satisfacción un gran número de ellas como podemos ver a continuación: (fig. 96).

También colaboraremos en la realización de exploraciones como son las pruebas de laboratorio: sedimentos, urocultivos, etc., y en pruebas urodinámicas para concretar el tipo de incontinencia que afecta a la persona anciana incontinente.

Diagnósticos enfermeros

Una vez analizada la información recogida se podrán detectar los problemas/diagnósticos y la dependencia que se produce a causa de la incontinencia urinaria en las personas ancianas.

Lo que nos conduce a utilizar unas etiquetas diagnósticas de enfermería, que nos permitirá establecer un plan de cuidados idóneo, algunas de las cuales son:

- Incontinencia urinaria (de esfuerzo, de urgencia, funcional, refleja, total)

- Potencial deterioro de la integridad cutánea relacionado con la incontinencia.

- Potencial riesgo de infección relacionado con la incontinencia.

- Trastorno de la autoestima relacionado con la incontinencia.

- Alteración de los patrones de sexualidad relacionado con la incontinencia.

Objetivos

Los objetivos a alcanzar, según los diagnósticos detectados en las personas ancianas con incontinencia, han de ser realistas y pasan por:

1. Intentar resolver el problema de incontinencia presente en la persona anciana con intervenciones de enfermería como son unos cuidados adecuados ante las situaciones de dependencia que presente y educando, aconsejando y motivando al anciano afectado y a su familia.

2. Conseguir que la persona anciana y su familia establezcan un horario de pérdidas urinarias, para adelantarse a ellas yendo él o bien que lo lleven al baño.

3. Conseguir que la persona anciana y sus familiares comprendan la importancia y necesidad de mantener la región perineal limpia y seca.

4. Conseguir que la persona anciana y su

FIGURA 96. Repercusiones de la incontinencia en las necesidades básicas	
Respirar	Se produce alteraciones como la disnea, a causa de la ansiedad que produce la incontinencia
Beber y comer	Se altera por lo general en defecto del consumo de líquidos por miedo a la incontinencia y ello repercute en la hidratación
Moverse	Se inmovilizan por miedo a la incontinencia al realizar cualquier actividad
Dormir	Provoca insomnio por la incomodidad de sentirse húmedo.
Vestirse	Ya que deben cambiar el tipo de ropas que utilizaban, por otras que sean más fáciles de manipular, cuando se les presenta la necesidad de miccionar
Mantener la temperatura	La temperatura corporal se puede alterar al estar en contacto con materiales húmedos como los pañales empapados
Higiene	El contacto con la humedad puede favorecer la aparición de infecciones y la maceración de la piel con el consiguiente riesgo de aparición de UPP.
Evitar peligros	Presentan un alto riesgo de caídas motivado por la urgencia de llegar al baño, etc., que pueden ocasionar fracturas
Comunicarse	Presentan inseguridad y aislamiento social causado por el miedo a ser ridiculizados y también tienen dificultad para mantener relaciones sexuales satisfactorias, por miedo a las pérdidas urinarias incontroladas, lo que genera ansiedad y dificulta los contactos.
Actuar según creencias	Se altera por el miedo que sienten a participar en los actos sociales a causa de la falta de control sobre la micción.
Realizarse	Se retraen de estas actividades por las actitudes negativas que suele generar el entorno con su falta de sensibilidad y respeto.
Recrearse	El ocio está limitado por el miedo a una micción involuntaria
Aprender	Por la falta de reconocimiento del problema que les acontece, ya que en ocasiones lo esconden por vergüenza

familia comprenda el por qué se le recomienda al anciano el uso de prendas fáciles de quitar y poner.

5. Conseguir que la persona anciana con la ayuda de su familia mantenga alta su autoestima.

Plan de cuidados de Enfermería

Pasará por una serie de recomendaciones e intervenciones de enfermería encaminadas a prevenir o solucionar las deficiencias detectadas, contando en su planificación tanto con la persona anciana a la que van dirigidos como con su familia o cuidadores informales y con los recursos disponibles.

Para ello procederemos de la siguiente manera:

1. Realizaremos una valoración de los horarios de pérdidas de orina y las circunstancias favorecedoras.

2. Intentaremos evitar la inmovilización o encamamiento.

3. Recomendaremos que las camas no sean muy altas para facilitar que puedan acceder a ellas sin ayuda.

4. Recomendaremos el uso de un timbre o similar, cuando la persona afectada tiene problemas de comunicación, y tanto en esta situación como en las que se puede comunicar, debemos acudir a sus llamadas con prontitud para evitarle la ansiedad y la desmotivación.

5. Recomendaremos que dentro de lo posible se eliminen las barreras de accesibilidad como que las puertas sean lo suficientemente anchas, la iluminación sea la correcta, que el baño y su acceso estén bien indicados con colores o identificaciones alusorias sobre todo en el caso de personas con demencia, que el WC tenga la altura adecuada y que existan barras de sujeción y apoyo.

6. Organizaremos los horarios de comida e ingesta de líquidos en combinación con los horarios de eliminación urinaria, evitaremos los diuréticos por la noche.

7. Recomendaremos y facilitaremos prendas de vestir cómodas de quitar y poner, a ser posible con velcro, así como medios absorbentes si la eliminación programada no es eficaz.

8. Extremar las medidas higiénicas en la zona perineal, secar la zona cuidadosamente y mantener las ropas siempre secas.

9. Valorar el uso de sondas vesicales, colectores o pañales absorbentes, con la finalidad de que siempre estén secos y cómodos.

10. Detectar las manifestaciones de infección urinaria.

11. Evitaremos la sedación excesiva.

12. Aplicaremos medidas para evitar el estreñimiento.

13. Recomendaremos y facilitaremos los dispositivos de ayuda necesarios como:

- Absorbentes: Son productos destinados a contener las emisiones involuntarias de orina. Son menos traumáticos que el sondaje vesical, pero presentan el inconveniente de que pueden causar lesiones o irritaciones en la piel. Su selección debe ser cuidadosa teniendo en cuenta que tengan una buena capacidad de absorción, que se adapten bien, que no sean molestos y que no se noten.

- Sistemas de recolección externa: Dispositivos dirigidos a los hombres ancianos, son los colectores de orina semejantes a un preservativo pero con una cánula que se conecta a una bolsa. Su inconveniente es que pueden irritar la piel.

- Dispositivos de cierre uretral: Como el anterior también están dirigidos a los hombres ancianos, y son una variación de la pinza peneana, y actúa presionando sobre la uretra de forma que aumenta su resistencia evitando así los escapes de orina.

- Pesario: Se utiliza en las mujeres ancianas con prolapsos uterinos, cuando otras medidas terapéuticas como las quirúrgicas están contraindicadas. Sus complicaciones estriban en el riesgo de infección, de hemorragias, etc., por ello es preciso un estrecho seguimiento.

- Cateterismo vesical: Se realiza cuando la situación funcional de la persona anciana lo requiere, también cuando el apoyo familiar y asistencial es deficiente y no permite realizar un cateterismo intermitente. Su mayor complicación es la bacteriuria, por ello se debe utilizar con una precaución extrema y utilizando circuitos de bolsa cerrados para evitar la mínima manipulación posible, y extremando la higiene perineal y anal.

14. Educar a la persona afectada en las medidas rehabilitadoras de la incontinencia, como los ejercicios de Kegel para fortalecer la musculatura pélvica, el reentrenamiento vesical utilizando la hoja de registro miccional, las medidas higiénico-dietéticas reduciendo el consumo de bebidas excitantes (café, alcohol o té), las medidas de apoyo que faciliten el acceso al baño o que tengan a su alcance la botella o cuña.

15. Intentaremos rehabilitar a la persona anciana en el hábito miccional normal, a través de modificaciones de conducta, utilizando técnicas rehabilitadoras como:

- Entrenamiento vesical: Es preciso que el anciano esté motivado y que su capacidad mental y funcional le permita colaborar circunstancia esta última fundamental. Con esta técnica buscamos restaurar su patrón normal de micción y de función vesical. La técnica consiste en que orine a intervalos fijos, al principio cortos que vendrán marcados por el registro de incontinencia previo, que iremos aumentando a medida que progrese en la retención. Para que consiga orinar cada vez, se pueden utilizar alguna de las siguiente técnicas favorecedoras de la micción, como son el dejar correr el agua del grifo, el realizar una presión suprapúbica, etc., o que faciliten el vaciado de la vejiga inclinándose hacia delante, etc.

- Entrenamiento del hábito: Consiste en que la persona anciana que padece incontinencia urinaria, orine siguiendo un intervalo previamente establecido y vinculado al patrón individual de incontinencia identificado en él, con la finalidad de prevenir los episodios de incontinencia.

- Ejercicios de Kejel: Son ejercicios que se realizan para fortalecer los músculos de la base de la pelvis, por ello se les denomina también ejercicios del fondo de la pelvis, su finalidad es la de fortalecer la musculatura de sostén del fondo de la pelvis y del esfínter externo que está bajo control voluntario, para ello se recomienda que se realicen como mínimo tres sesiones al día de ejercicios durante tres meses, que consisten en la realización de 15 a 20 contracciones de la musculatura del suelo pélvico.

Son ejercicios que se deben realizar al principio de pie o sentados cómodamente con la musculatura abdominal y la de las piernas relajadas. Se ha de actuar como cuando se quiere controlar una diarrea, es decir contrayendo los músculos de alrededor del ano. Se deben repetir hasta que se note que se ha localizado la zona y se hace el movimiento correctamente. A continuación, sentado cómodamente en el WC cuando se desee orinar, se ha de cortar el chorro de orina contrayendo los músculos de la zona como se hizo anteriormente y contaremos hasta 10 antes de relajarlo de nuevo, se debe realizar el ejercicio cuantas más veces mejor, hasta que se tiene seguridad de que lo controla de una forma consciente, se debe evitar hacer uso de la musculatura abdominal, ya que sería contraproducente pues forzaría la micción. Es un tratamiento bastante eficaz para controlar las incontinencias de esfuerzo y de urgencia.

- Micciones programadas: Es una técnica muy utilizada en personas ancianas con un deterioro físico y cognitivo, y está a cargo de los cuidadores los cuales deben de estar motivados, siendo su finalidad el mantener a la persona anciana seca. Para ello se establece un intervalo de tiempo para el vaciado de la vejiga, llevando a la persona anciana al baño o utilizando sustitutos durante el día cada dos horas y por la noche cada cuatro horas, y estimulando en cada intervalo el vaciado de la vejiga con medidas como la presión suprapúbica, etc

Incontinencia fecal

Es la incapacidad de controlar la salida de heces de forma voluntaria, produciéndose un cambio en los hábitos normales de eliminación fecal.

Con unas alteraciones importantes a nivel de satisfacción de las necesidades básicas de la persona anciana, similares a las que hemos descrito en la incontinencia urinaria, que repercuten a nivel biopsicisocial y económico, representando una importante carga familiar motivo por el cual frecuentemente son institucionalizados.

FIGURA 97. Requisitos para mantener la continencia anal
- Mantener la capacidad de diferenciación entre sólido, líquido o gas a nivel de las terminaciones nerviosas del canal anal.
- Capacidad de retrasar la evacuación, hasta el momento en que esta se pueda realizar en el lugar adecuado, esto depende de la integridad de los músculos pélvicos, del ángulo recto-anal y de los esfínteres anales.
- Mantener la integridad del SNC.
- Mantener una suficiente capacidad mental y nivel de conciencia.
- Mantener la integridad del intestino grueso.
- Conservar la sensibilidad perianal.
- Mantener una suficiente movilidad y destreza psicomotriz.
- Tener motivación para ser continente.
- Eliminación de barreras arquitectónicas que dificulten la movilidad.

FIGURA 98. Tipos y causas de incontinencia fecal
Incontinencia por rebosamiento o impactación fecal Las causas que la suelen producir son la impactación de un fecaloma o estasis fecal, la polifarmacia, los divertículos o una tumoración. Es la que se presenta con mayor frecuencia en las personas ancianas que se encuentran con incapacidad física o psíquica que los mantiene inmóviles.
Incontinencia por alteración de la función anorrectal o por pérdida del mecanismo normal de continencia (neurógena o funcional) Suele ser producido por un prolapso rectal, por intervenciones quirúrgicas obstétricas o anorrectales que hayan lesionado los mecanismos de continencia, por procesos que afecten al esfínter anal, por traumatismos o fracturas de pelvis, por lesiones neuromusculares locales y por procesos neurológicos centrales como AVC, Parkinson, tumores cerebrales, demencias.
Incontinencia por sobrecarga del esfínter o por situaciones que desbordan el mecanismo normal de continencia Suele ser causada por cuadros diarreicos agudos, procesos inflamatorios intestinales, por efecto medicamentoso y por dificultad para acceder al baño.
Incontinencia por afecciones mentales que alteran el mecanismo normal de continencia Suele ser desencadenada por problemas psicológicos, depresiones, etc.

La incontinencia fecal puede ser producida por cualquier trastorno que altere la función del control del esfínter anal, y también existen causas que pueden ser predisponentes de la incontinencia fecal como afecciones que provoquen la excreción frecuente de heces blandas, acuosas y voluminosas.

Los requisitos para mantener la continencia anal pasan por una serie de factores de carácter intrínseco y extrínseco, como son el mantenimiento de la integridad de unas funciones básicas, la motivación de la persona anciana y la eliminación de obstáculos. Pasamos a desglosar en la siguiente tabla: (fig. 97).

Tipos y causa de incontinencia fecal

Los diferentes tipos de incontinencia fecal se relacionan con las causas que la producen, como podemos apreciar en el siguiente recuadro. (fig. 98).

Proceso de atención en pacientes con incontinencia fecal

Valoración

En la valoración de enfermería de la persona anciana con alteración de la continencia fecal, realizaremos un exhaustivo análisis de las diferentes patologías que puedan afectar al funcionamiento del aparato gastrointestinal, así como un análisis tanto de su estado funcional como cognitivo.

Entrevista:

Recogeremos datos sobre la función intestinal como la frecuencia y características de las heces y las manifestaciones que le acompañan como dolor, rectorragias. De igual manera sobre los procesos quirúrgicos a los que ha estado sometido y antecedentes ginecológicos en los ancianos.

También interrogaremos sobre los hábitos alimentarios y de ingesta de líquidos. Preguntaremos sobre los medicamentos que consume, pues muchos de ellos están relacionados con la incontinencia, como el hierro, laxantes, diuréticos, etc. Y también preguntaremos sobre el nivel de actividad que realiza, así como por las posibles barreras arquitectónicas que puedan influir en la continencia fecal.

Exploración

Se realizará una exploración funcional y neurológica y dentro de esta última nos centraremos en los factores como la marcha, la fuerza, los reflejos y la sensibilidad perianal. Su análisis nos servirá para identificar cual de ellos puede contribuir a la presencia de la incontinencia fecal.

Exploraremos el abdomen auscultando la presencia o ausencia de ruidos intestinales, buscando cicatrices quirúrgicas y lo palparemos en busca de masas, etc. También realizaremos un tacto rectal en busca de fecalomas e impactación fecal, hemorroides, fisuras, y para comprobar el tono del esfínter anal y la sensibilidad perianal.

Examinaremos el estado de la piel, aspecto, hidratación, lesiones, etc.

Diagnósticos enfermeros

Una vez recogida toda esta información dentro de la valoración de enfermería pasamos a realizar un análisis completo de la misma, y podremos detectar los problemas/diagnósticos y la dependencia que puede causar la incontinencia fecal en las personas ancianas.

Lo que nos conduce a poder utilizar unas etiquetas diagnósticas de enfermería, que nos permitirá establecer un plan de cuidados idóneo, algunos de los cuales pueden ser:

- Incontinencia fecal relacionada con (falta de control voluntario del esfínter anal, falta de agilidad física, la falta de movilidad, pérdidas sensitivas).
- Alteración del autoconcepto y la autoestima relacionado con la incontinencia fecal.
- Alteración de la integridad cutánea relacionada con la evacuación involuntaria de heces.
- Diarrea líquida y frecuente relaciona con una impactación fecal.
- Alto riesgo de infección urinaria relacionado con la emisión involuntaria y continua de heces.

Objetivos

Partiendo de los diagnósticos podemos pasar a enumerar una serie de objetivos que pretendemos que la persona anciana a la que cuidamos alcance en relación con la incontinencia fecal que presenta.

Todo ello a partir de las etiquetas que se pueden presentar en las personas ancianas con incontinencia fecal, podemos establecer objetivos a alcanzar por ellas, como:

1. Que la persona anciana y su familia conozcan cuales son las repercusiones inmediatas de la incontinencia fecal.

2. Conseguir que las personas ancianas y su familia conozcan cuales son las causas que desencadena la incontinencia fecal.

3. Que las persona ancianas y su familia aprendan cuales son las actividades que deben realizar para controlar la incontinencia fecal y sus consecuencias.

FIGURA 99. Factores sobre los que hay que actuar	
Control de la dieta	A las personas con incontinencia es necesario informarles sobre la dieta y los elementos que han de introducir en su régimen de alimentación. Pues la dieta debe de ser rica en fibra, compuesta por verdura y frutas en especial las que se consumen con la piel, también se recomienda el ingerir complementos adicionales de fibra y no consumir alimentos astringentes, y además deben de ingerir un mínimo de 1,5 litros de líquido al día.
Ejercicio	La actividad física y el ejercicio es beneficioso para que el peristaltismo aumente y se mantenga, pero cuando la persona está inmóvil o tiene dificultad para movilizarse es preciso que le indiquemos que puede y debe realizar ejercicios ligeros, que facilitarán la motilidad intestinal como es sentarse en la cama, el girarse de un lado a otro en la cama, el moverse cuando esta sentado, así como el automasajearse el abdomen en el sentido de las agujas del reloj, etc.
Fármacos	Se deben revisar todos los medicamentos que toman las personas ancianas con incontinencia fecal, pues muchos de ellos tienen efectos colaterales que afectan al intestino, y cuando ello sucede y no se puede cambiar el medicamento se deberá corregir este efecto negativo con un aumento del consumo tanto de líquidos como de fibra, todo ello acompañado de la realización de ejercicio.
Horario de eliminación intestinal	Hemos de insistir en que establezcan un horario fijo para la eliminación intestinal, teniendo presente los hábitos intestinales de la persona anciana y el momento más adecuado para ello. Es conveniente tener presente que la motilidad del colon aumenta después de las comidas. Para ello planificaremos con la persona anciana y su familia el horario más adecuado, así como las ayudas que se precisen para conseguir que la evacuación intestinal sea de una forma regular y estable, con acciones tales como ayudarle en el desplazamiento al baño, el proporcionar sustitutivos de la evacuación en el WC, etc.
Laxantes	Su utilización debe quedar relegada a situaciones de urgencia.
Absorventes	Aquí hacemos referencia a la diversidad de productos comerciales que sirven para contener la materia fecal y de esta forma controlar la incontinencia. Su uso implica una vigilancia y cuidado estrecho de la piel de forma preventiva para evitar las potenciales complicaciones.

4. Que la persona anciana sea lo más independiente posible en la satisfacción de eliminación intestinal, con la ayuda de su familia y de los recursos disponibles.

Plan de cuidados de Enfermería

Pasará por una serie de recomendaciones e intervenciones de enfermería encaminadas a prevenir o solucionar las deficiencias detectadas, contando en su planificación tanto con la persona anciana a la que van dirigidos como con su familia o cuidadores informales y con los recursos disponibles.

Las actuaciones se han de orientar más hacia el aprendizaje de la persona anciana y de su familia de las técnicas que le permitan mantener la capacidad funcional y su control, para ello se pueden realizar ejercicios como los indicados en la incontinencia urinaria, por ejemplo las maniobras de Kejel, etc.

Para ello procederemos de la siguiente manera:

- Educar y motivar a la persona anciana y a su familia, aconsejándoles como deben actuar en cada momento. Y presentándoles y recomendándoles los recursos existentes en el mercado, y enseñándoles como se deben usar.

- Con actividades, a través de las cuales buscamos conseguir que la evacuación intestinal se produzca con normalidad y con control por parte de la persona anciana afectada, es decir, corregir las causas precipitantes como el estreñimiento, la impactación, la diarrea aguda, la inmovilidad, los fármacos, etc.. Para ello intervendremos sobre los siguientes factores: (fig. 99).

A través de todas estas medidas podremos actuar sobre el estreñimiento que causa la impactación fecal, con las recomendaciones a nivel de ejercicio, de dieta rica en fibra, de ingesta de líquidos, de la creación del hábito defecatorio, del uso de laxantes de lactulosa (aumento de volumen) siempre de forma transitoria y a las dosis más bajas posibles. Y cuando existan situaciones de inmovilidad se pueden controlar el riesgo de impactación fecal con el vaciado periódico del colon con enemas de fosfato.

Podremos también actuar adelantándonos al episodio de incontinencia fecal, en los casos de ausencia del mecanismo de la continencia del colon autónomo, estimulando la defecación con la utilización de supositorios de glicerina media hora después de las comidas más importantes, manteniendo en este caso el estreñimiento con medidas dietéticas astringentes y si es preciso con la administración de fármacos astringentes como la codeína.

Y cuando la causa es la diarrea, las medidas dietéticas pasan por reducir el consumo de fibra, asociado al uso de antidiarreicos.

5.7. ESTREÑIMIENTO Y DIARREA

Los dos síntomas digestivos que se presentan con mayor incidencia en la personas ancianas son el estreñimiento y la diarrea.

Estreñimiento

El estreñimiento es la reducción de la frecuencia de las deposiciones que puede ir o no acompañado de dificultad para expulsar las heces. Teniendo presente que la normalidad en la defecación estaría en una frecuencia semanal que no fuese inferior a tres veces. También intervienen otros parámetros que completarían esta definición como son la consistencia de las heces y la presencia de síntomas en la evacuación de las heces como el dolor y el tenesmo. Es un problema que será tratado de nuevo dentro del capítulo 3, en el que se describen las situaciones que precisan cuidados urgentes en los ancianos.

La prevalencia del estreñimiento está

muy sesgada por la falsa idea que los ancianos tienen sobre la normalidad en relación con la defecación, que la sitúan en una vez cada día, motivo por el cual suelen consumir laxantes sin necesidad de ello. Encontrándonos con cifras que pueden ser muy elevadas pero que no se corresponde a la realidad, sobre todo en las personas ancianas institucionalizadas en unidades de larga estada, en las que muchas veces se produce el mimetismo medicamentoso.

Proceso de atención en pacientes con estreñimiento

Valoración

Se ha de tener presente una serie de factores que con el envejecimiento favorecen la aparición del estreñimiento como son las dietas deficitarias en fibra, la falta de ejercicio, el consumo de plurimedicación y la coexistencia en la misma persona anciana de varias enfermedades crónicas generadoras de dependencia. Pero en un alto porcentaje el estreñimiento es debido al hipoperistaltismo intestinal, al que se asocia una falta de movilidad física. Y en otras ocasiones se produce por la inhibición voluntaria de la defecación por ser esta dolorosa debido a la presencia de hemorroides o fisuras anales.

Entrevista

Se ha de profundizar en las causas que pueden desencadenar el estreñimiento, realizando preguntas que tendrán relación con posibles causas obstructivas, es decir, sobre recientes intervenciones quirúrgicas que pudieran haber generado bridas intestinales, sobre bultos de aparición reciente compatibles con hernias, tumores o fecalomas, etc., y por la presencia de dolor. Y sobre otras causas no obstructivas como pueden ser el uso de fármacos laxantes, antiácidos, etc., también sobre alteraciones metabólicas como la diabetes, el hipo e hipertiroidismo, etc., sobre procesos neurológicos como la enfermedad de Parkinson o AVC y sobre cualquier otro proceso patológico o no, como pueden ser unos hábitos dietéticos inadecuados que puedan ser desencadenantes de un cuadro de estreñimiento.

Realizaremos preguntas sobre los hábitos intestinales, tales como el tiempo que hace que padecen el cuadro de estreñimiento, el número de deposiciones semanales, y sobre las características que tienen las heces, su consistencia, aspecto y por las dificultades que le presenta para evacuar.

Recogeremos información sobre el estilo de vida como el ejercicio y el contenido de fibra en la dieta. Focalizaremos la búsqueda de datos también sobre la medicación que esta tomando o a tomado y ante todo insistiendo sobre los laxantes.

También es importante recoger todos los signos y síntomas que pueden acompañar al estreñimiento como el tenesmo, el meteorismo y las molestias abdominales y sobre todo algunos de ellos que precisarán de una derivación rápida al médico para su valoración como puede ser la presencia de dolor abdominal importante, distensión del abdomen y fiebre en un estreñimiento de presentación progresiva o de reciente aparición, ya que puede ser compatible con una obstrucción intestinal, sobre la que se ha de actuar quirúrgicamente de una forma urgente. También la presencia de moco y sangre en las heces puede levantar sospechas de la presencia de una patología intestinal inflamatoria o tumoral. Así como la presentación de una diarrea por rebosamiento de tipo acuoso en una persona anciana con estreñimiento previo, nos hará sospechar de que existe una impactación de un fecaloma, el cual irrita las paredes intestinales provocando la secreción de moco intestinal o bien que las heces líquidas sobrepasan el fecaloma, dando lugar a lo que se conoce como falsa diarrea por rebosamiento, que si es tratada con antidiarreicos provocará el agravamiento de el estreñimiento previo.

Exploración

Observaremos el abdomen en busca de cicatrices recientes y distensiones abdominales, y palparemos el abdomen en busca de masas compatibles con fecalomas, hernias, etc., y comprobaremos si la palpación es dolorosa, también buscaremos la presencia de fiebre todo esto para descartar una obstrucción intestinal que puede ser motivo de una intervención quirúrgica urgente.

Realizaremos una exploración de la zona anal en busca de hemorroides, fisuras y úlceras. Y también se realizará un tacto rectal para detectar la presencia de fecalomas, que suelen presentarse con frecuencia en las personas ancianas por acumulación de heces blandas, y si se confirma su presencia proceder a su extracción.

Diagnósticos enfermeros

Una vez recogida toda esta información dentro de la valoración de enfermería pasamos a realizar un análisis completo de la misma, y podremos detectar los problemas/diagnósticos y la dependencia que se produce por el estreñimiento en las personas ancianas.

Todo ello nos conduce a poder utilizar unas etiquetas diagnósticas de enfermería, que nos permitirán establecer un plan de cuidados idóneo, algunos de los cuales pueden ser:

- Estreñimiento relacionado con hábitos de salud inadecuados, sobredosis de laxantes, antiácidos, inmovilidad, hemorroides, etc.

- Dolor relacionado con la impactación fecal.

Objetivos

Partiendo de los diagnósticos podemos pasar a enumerar una serie de objetivos que pretendemos que la persona anciana a la que cuidamos alcance en relación con el problema que representa el estreñimiento.

Por ello a partir de las etiquetas que se pueden presentar en las personas ancianas podemos establecer objetivos a alcanzar por ellas, como:

1. Que la persona anciana y su familia identifiquen las causas que producen el estreñimiento.

2. Que la persona anciana y su familia identifiquen las complicaciones que con mayor frecuencia da el estreñimiento.

3. Que la persona anciana y su familia conozcan las medidas que deben adoptar para prevenir o solucionar el estreñimiento.

4. Que la persona anciana consuma cantidades adecuadas de líquido y fibra.

5. Que la persona anciana comprenda que el aumentar su nivel de actividad influirá en la satisfacción de la necesidad de eliminación fecal.

6. Que la persona anciana logre establecer un patrón intestinal regular.

Plan de cuidados de Enfermería

Pasará por una serie de recomendaciones e intervenciones de enfermería encaminadas a prevenir o solucionar las deficiencias detectadas, contando en su planificación tanto con la persona anciana a la que van dirigidos como con su familia o cuidadores informales y con los recursos disponibles.

Para ello procederemos de la siguiente manera:

- A que consuman líquidos abundantes siempre y cuando no esté contraindicado.

- Recomendarles que ingiera una bebida caliente unos 30 minutos antes del desayuno.

- Establecer un patrón de regularidad para defecar, haciendo coincidir el momento de ir al WC justo después de una de las comidas principales, permaneciendo en el baño durante unos 20 minutos más o menos para estimular la defecación.

- Aconsejarle que consuma alimentos ricos en fibra como fruta, verduras, etc.

- Recomendarle que limite el consumo de alimentos con alto contenido de azúcar y harinas refinadas.

- Enseñarle las posturas más adecuadas para estimular la defecación. Como el inclinarse en el retrete sobre su abdomen y el automasajearse el abdomen para estimular el movimiento intestinal.

- Fomentar el ejercicio diario, ya que este estimula el peristaltismo.

- Aplicar enemas de limpieza de agua jabonosa, como tratamiento de elección en la impactación fecal y como medida evacuadora final del fecaloma, en este último caso después de proceder a la extracción manual del mismo si es posible, la cual debe ser realizada con sumo cuidado para evitar lesiones y dolor. Si la extracción manual no es posible y si el enema jabono-

FIGURA 100. Tipos de diarrea	
Osmótica	Es una diarrea ocasionada por sales poco absorbibles que contienen por ejemplo el sulfato de magnesio, los laxantes salinos, los antiácidos, los sustitutos de la sacarosa como pueden ser el sorbitol o el manitol en productos dietéticos y las nutriciones entérales. Estas sales retienen el agua a nivel intestinal provocando diarreas.
Secretora	Por la acción de algunos ácidos biliares y de ciertas toxinas como la del cólera o de virus enteropatógenos, que provocan que el intestino delgado y grueso en vez de absorber el agua y los electrolitos los secreten, lo que produce una diarrea.
Exudativa	Está producida por la acción de bacterias que ataca la mucosa intestinal provocando inflamación, ulceración y necrosis. Se suele asociar a enteropatías como la colitis producida por el clostridium difficile. Es una diarrea en que las heces se acompañan de sangre, moco, y en ellas se detectan la presencia de proteínas.
Acceleradora del transito intestinal	Son diarreas provocadas por el tránsito rápido del bolo alimenticio, el que actúa atrayendo el agua intestinal, o sea que tiene un efecto hiperosmolar y estimula a su vez la secreción de sustancias que provocan un aumento del ritmo intestinal, esta situación es típica de personas ancianas que han sido sometidas a intervenciones quirúrgicas digestivas en las que se les ha realizado una gastrectomía, resecciones intestinales, etc.

so tampoco es productivo, por la extrema dureza del fecaloma o porque la persona anciana es incapaz de retenerlo, se recurrirá a enemas hipertónicos de fosfatos.

- Administrar supositorios de glicerina para mantener el ritmo evacuatorio.

- Administrar laxantes prescritos por el médico, siendo los más recomendables los hiperosmóticos que favorecen el paso de líquidos al intestino que reblandecen las heces y favorecen el movimiento intestinal. Los de volumen que aumentan el bolo intestinal, pero que requieren de un buen aporte hídrico. Y los surfactantes que tienen un efecto detergente, ablandan las heces y permiten la incorporación de agua y grasas a ellas.

Diarrea

La diarrea es un proceso bastante común entre las personas ancianas siendo causa de una elevada morbimortalidad sobre todo entre las personas ancianas que padecen enfermedades crónicas que están institucionalizadas.

Se considera que existe diarrea cuando se produce un aumento del número de deposiciones y estas presentan un cambio en su consistencia llegando a ser liquidas. Su curso suele estar entre 24 y 48 horas, pero en él se pierden importantes cantidades de líquidos y electrolitos. Lo que tiene como consecuencia que en las personas ancianas se suele producir un cuadro de deshidratación, pues los mecanismos de compensación como es el estímulo de la sed, etc., están alterados por el proceso de envejecimiento o son menos eficaces, y por tanto ingieren pocos líquidos. Si a ello le añadimos el posible deterioro cognitivo, por ejemplo, causado por una demencia, los que pueden estar inmovilizados, los que se comunican y deambulan mal, tendrán dificultad para acceder a los líquidos y así poder compensar el desequilibrio hídrico.

Esto aumenta el riesgo de complicaciones en las personas ancianas que padezcan proceso crónicos sensibles a la hipovolemia como son las cardiopatías, la insuficiencia renal, etc., a los que podemos asociar dos factores característicos en las personas ancianas como son la pluripatología y la polifarmacia.

Proceso de atención en pacientes ancianos con diarrea

Valoración

Lo primero que se debe realizar es una identificación del tipo de diarrea al que hemos de hacer frente y de la causa que la produce.

Los tipos de diarrea se clasifican por los mecanismos a través de los cuales se producen, entre ellos están: (fig. 100).

Por otro lado hemos de clarificar la causa, que puede ser infecciosa o no. Dentro de las infecciosas tenemos las causadas por contaminación alimentaría aguda, por el consumo de alimentos contaminados por bacterias, siendo la más característica la provocada por el estafilococo aureus, que desencadena el cuadro tóxico de una forma brusca, que oscila entre 2 y 8 horas de la ingesta del alimento contaminado por la enterotoxina y que se acompaña de vómitos. También podemos citar las diarreas líquidas agudas provocadas por enterotoxinas como la E.coli y el cólera. Y finalmente tenemos las consideradas como diarreas invasivas que pueden provocar una disentería grave que se acompaña de fiebre y afectación sistémica, ya que producen una inflamación y destrucción de las células intestinales, los agentes causantes son la salmonella y la shigella.

Otro agente patógeno cuya citotoxina provoca lo que se conoce como colitis pseudomembranosa, que se caracteriza por producir una necrosis de las células del colon con una inflamación severa, es el clostridium difficille. Su presencia se asocia con frecuencia con el consumo previo de antibióticos de amplio espectro.

Las diarreas no causadas por procesos infecciosos, pueden ser producidas por yatrogenia medicamentosa que suele ser lo más frecuente y en ella tenemos el abuso de laxantes primordialmente, el uso de los antiácidos y de los inhibidores de la bomba de protones, etc., que alteran la composición del jugo gástrico pudiendo así facilitar la colonización bacteriana. Y también se produce por los suplementos dietéticos en las nutriciones enterales, que por lo general suelen tener una alta osmolaridad. Otra causa puede ser la impactación fecal que puede dar lugar a una diarrea o incontinencia fecal por rebosamiento. Luego tenemos algunas enfermedades de carácter sistémico que pueden causar diarrea como la diabetes. etc.

Y finalmente las diarreas consideradas como crónicas, que están relacionadas con enfermedades gastrointestinales como hepatopatías, etc., que puede causar procesos de malnutrición ya que provocan una malabsorción intestinal. Otros procesos digestivos como la isquemia mesentérica, las enfermedades inflamatorias digestivas y los tumores cuando producen obstrucción intestinal, pueden provocar diarrea.

Entrevista

Hemos de obtener información sobre la característica de las heces, la frecuencia de emisión y cada cuanto tiempo necesitan evacuar.

También es importante saber desde cuando presentan la diarrea, si tienen fiebre u otros síntomas o signos, como la presencia de sangre, moco, etc.

Preguntaremos sobre los alimentos que ha consumido y sobre los fármacos que toma, ya que unos u otros pueden ser la causa desencadenante.

Interrogaremos sobre los procesos patológicos que padece o a padecido.

También preguntaremos sobre si sufre incontinencia fecal.

Exploración

Examinaremos las heces para determinar su consistencia, olor, pastosidad, volumen, presencia de sangre, si hay sustancia purulenta o grasa y moco.

Exploraremos el esfínter en busca de anormalidades y lesiones. Controlaremos la temperatura corporal y la tensión arterial en decúbito y en sedestación para descartar la hipotensión ortostática que es uno de los signos más importantes que indican una hipovolemia. Comprobaremos también la integridad de la piel, así como su hidratación y turgencia.

Diagnósticos enfermeros

Una vez recogida toda esta información dentro de la valoración de enfermería pasamos a realizar un análisis completo de la misma, y podremos detectar los problemas/diagnósticos y la dependencia que la diarrea puede producir en las personas ancianas.

Esto nos conduce a poder utilizar unas etiquetas diagnósticas de enfermería, que nos permitirá establecer un plan de cuidados idóneo, algunos de los cuales pueden ser:

- Diarrea relacionada con toxinas, abuso de laxantes, efectos secundarios farmacológicos, alimentación enteral, etc.

- Dolor relacionado con la evacuación repetida de heces.

- Alto riesgo de deterioro de la integridad cutánea relacionado con la diarrea líquida y la consiguiente humedad en la zona perineal.

- Alto riesgo de déficit del volumen de líquidos relacionado con la diarrea.

Objetivos

Partiendo de los diagnósticos podemos pasar a enumerar una serie de objetivos que pretendemos que la persona anciana a la que cuidamos alcance en relación con el problema que representa la diarrea.

Por ello a partir de las etiquetas que se pueden presentar en las personas ancianas podemos establecer objetivos a alcanzar por ellas, como:

1. Que la persona anciana y su familia conozcan cuales son las causas que le desencadenan un cuadro de diarrea.

2. Que la personas anciana y su familia identifiquen las potenciales complicaciones que puede causar la diarrea.

3. Que aprenda la persona anciana y su familia qué medidas de barrera entérica deben tener para evitar el contagio, cuando la causa es infecciosa.

4. Que comprenda la persona anciana y su familia la importancia que tiene el realizar un buen aporte hídrico para evitar su deshidratación.

5. Que la persona anciana o su familia aprendan la importancia que tiene el realizar después de cada evacuación intestinal una buena higiene de la zona perianal, como medida preventiva para conservar la integridad cutánea y también para evitar infecciones urinarias.

Plan de cuidados de Enfermería

Pasará por una serie de recomendaciones e intervenciones de enfermería encaminadas a prevenir o solucionar las deficiencias detectadas, contando en su planificación tanto con la persona anciana a la que van dirigidos como con su familia o cuidadores informales y con los recursos disponibles.

Para ello procederemos de la siguiente manera:

- Una estricta higiene de las manos del personal sanitarios de atención directa con personas afectadas de diarrea, así como una estricta observación de las medidas de barrera.

- Un estricto control higiénico en la preparación de las alimentaciones enterales.

- Se debe restringir el uso de laxantes u otros medicamentos que puedan ocasionar diarreas.

- Asegurarnos de que la diarrea no es lo que conocemos por falsa diarrea, causada por una impactación de un fecaloma.

- Hemos de insistir en la necesidad imperiosa de que la persona anciana afectada de diarrea debe tomar líquidos por vía oral, ya que es la primera medida a tomar frente a un cuadro de diarrea. La reposición de los líquidos perdidos evitará muchas complicaciones que provocan el ingreso hospitalario. Y además es una medida económica y sencilla, ya que no es necesario el utilizar los preparados comerciales, sino que simplemente añadiéndole a un litro de agua una cucharada de azúcar, una de bicarbonato sódico y un pellizco de sal, ya tenemos el preparado necesario para reponer tanto los líquidos como los electrolitos perdidos. En situaciones de mayor gravedad y que se acompañan de vómitos es necesario una reposición por vía endovenosa. Y si además concurren estados que agraven la situación como pueden ser procesos degenerativos como una demencia o situaciones de gran fragilidad, será necesario probablemente ponerle a esta persona anciana enferma una sonda vesical, para poder controlar estrictamente el balance hídrico y así evitar una sobrehidratación que puede provocar una ICC.

- La dieta que se debe recomendar ante la diarrea debe de ser equilibrada y no se debe actuar suspendiendo la ingesta oral, pues de esa manera podemos provocar una situación de malnutrición. Será una dieta de baja osmolaridad en la que se recomendará la ingesta de agua de arroz, así como la ausencia de grasas, y de derivados lácteos en las personas ancianas con intolerancia a la lactosa, circunstancia frecuente entre ellas, también deben de ser evitados sobre todo al principio del cuadro de diarrea los zumos de fruta, la sacarosa, el sorbitol y manitol presente en muchos productos dietéticos y la cafeína. En las personas ancianas con diarrea, que se les alimenta mediante nutrición enteral a través de SNG, el compuesto debe de ser de baja osmolaridad, más diluido y administrado a un ritmo de perfusión más lento. Todo ello con el objetivo de prevenir la malnutrición y sus graves complicaciones como son las UPP, la atrofia muscular y los edemas generalizados.

- Una intervención delegada es la administración de fármacos antidiarreicos y de preparados farmacológicos equilibradores de la flora intestinal que pueden corregir la alteración intestinal, dentro de estos está el tratamiento con lactobacillus, etc.. Por otro lado cuando se sospecha que la diarrea ha sido desencadenada por un medicamento, en la mayoría de los casos al suspender su uso el cuadro desaparece. También ocurre en ocasiones que el uso de laxantes como la metilcelulosa, etc., en pequeñas dosis provoca un aumento de la consistencia de las heces mejorando el cuadro diarreico. Los medicamentos antidiarreicos más utilizados son los antisecretores y dentro de ellos el salicilato de bismuto por sus escasos efectos secundarios es el que más se recomienda en los ancianos. Los antiperistálticos que disminuyen el peristaltismo intestinal, consiguen reducir la duración de la diarrea pero no limitan la pérdida de líquidos y además están contraindicados en el caso de que la diarrea sea de carácter infeccioso, pues favorece la proliferación de las bacterias. Finalmente están los antibióticos, pero su uso se limita a las personas ancianas muy frágiles que estén malnutridas e inmunodeprimidas, o para tratar procesos específicos como la colitis pseudomembranosa que se trata con amebicidas como el metrodinazol o con un bactericida como la vancomicina.

5.8. INMOVILIDAD

Es la dificultad o falta de capacidad de la persona anciana para realizar movimientos por deterioro de sus funciones motoras, que le impiden el realizar actividades de la vida diaria, de forma que su relación con el medio se deteriora.

Se considera que es unos de los grandes problemas o síndromes geriátricos de la población anciana, ya que la falta o limitación de la movilidad puede llegar a modificar su lugar de residencia y sus expectativas de vida, pues aumentan las posibilidades de ser institucionalizados y la mortalidad como consecuencia de la inmovilidad. Como demuestran diversos estudios en los cuales se estima que desde el momento en que aparece el cuadro de inmovilismo, en los tres meses siguientes, la mortalidad se da en un 33% y al año en el 58% de las personas afectadas por el inmovilismo.

Muchos de los factores que influyen en el inmovilismo pueden ser paliados por la acción de las enfermeras, mediante un tratamiento de la persona anciana, llevado a cabo por el equipo cuidador, en el que ella intervenga de una forma activa, pues ello facilitará su rehabilitación.

Si ello no se consigue, las consecuencias que se derivan de la inmovilidad son múltiples, puesto que en la persona anciana inmóvil se produce un deterioro físico y fisiológico del organismo que afecta la función de diferentes aparatos o sistemas del mismo: (fig. 101)

A parte de las alteraciones citadas como consecuencia del inmovilismo, las personas ancianas suelen experimentar reacciones como el miedo a las caídas o pérdida de la capacidad de relacionarse con su entorno y de su autoestima. Consecuencias que le conducen a ir limitando progresivamente la actividad lo que incrementa las

FIGURA 101. Consecuencias de la inmovilidad	
Función motriz	Se produce en una pérdida tanto del tono como de la masa muscular y de ligamentos. Se produce una fibrosis capsular dando lugar a deformidades y contracturas dolorosas, que llegan a producir anquilosamientos articulares en flexión. Todos estos cambios actúan sobre la mineralización ósea acelerando la osteoporosis.
Función respiratoria	La alteración repercute produciendo un pérdida de la capacidad vital y un aumento de riesgo infeccioso a nivel pulmonar. La causa es la hipoventilación y la poca productividad de la expectoración y también la broncoaspiración alimentaria en los ancianos que no es posible colocarlos en una posición adecuada para la ingesta.
Función gastrointestinal	Pueden presentar trastornos en la deglución, presentan digestiones más lentas, el peristaltismo esta enlentecido, lo que puede provocar estreñimiento que puede desencadenar en una impactación fecal. Presentan anorexia, lo que puede provocar malnutrición. Y también existe el riesgo de que aparezcan úlceras gástricas causadas por el aumento de la secreciones gástricas.
Función cardiovascular	Es frecuente la hipotensión ortostática. Por otro lado es un corazón más débil, menos elástico y por tanto la expulsión de sangre es menor y el sistema circulatorio tiene un tono vascular menor, lo que junto con el aumento del calcio sérico procedente de los huesos aumenta la coagulación de la sangre, predisponiendo a la aparición de trombos y el riesgo de que se produzcan trombosis venosas profundas, tromboembolismos pulmonares.
Función nerviosa	Se agrava el enlentecimiento psicomotor y se producen alteraciones del equilibrio que se traducen en trastornos en la marcha y en los reflejos corporales que alteran la posición del cuerpo. Y puede aumentar el deterioro cognitivo.
Función renal	Encontramos que la filtración glomerular es menor, así como el vaciado vesical, lo que junto con el aumento de la excreción de calcio y la deficiente ingesta de líquidos facilita la formación de cálculos y la aparición de infecciones urinarias. En los hombres ancianos puede ser causa de retenciones urinarias. Pueden presentar con frecuencia incontinencia urinaria causada por la debilidad de la musculatura pélvica o porque no tiene una ayuda de soporte.
Función cutánea	Se ve alterada porque aumenta el riesgo de aparición de UPP debido a que el inmovilismo facilita la presión continuada sobre los tejidos corporales, llegando a producir isquemia y necrosis tisular. También pueden padecer dermatitis de contacto producidas por el pañal en las personas ancianas incontinentes.

complicaciones como son la pérdida de motivación, aumentando la dificultad para aprender, disminuyendo los deseos y esperanzas. Siendo el perfil emocional que presentan el de una persona apática, retraída, frustrada, agresiva, regresiva y depresiva.

Esta situación da lugar a que la cantidad y calidad de la información sensorial disminuya, y que sus puntos de referencia y territorio sean muy limitado provocando una deprivación sensorial que le provoca cada día mayor dependencia.

Proceso de atención a pacientes inmovilizados

Valoración

La identificación de las causas de la falta de movilidad es la premisa de la valoración, ya que estas llevan a la persona anciana a la limitación de sus movimientos y deterioran sus relaciones con su entorno. Y suelen ser enfermedades agudas y crónicas, a las que se unen otros factores que influyen en la calidad de su vida. Las enfermedades más inmovilizantes son aquellas que afectan de una forma directa al aparato locomotor y entre ellas las enfermedades músculo-esqueléticas como las artropatías degenerativa, la osteoporosis, problemas podológicos y la artritis reumatoide que suelen generar dolor, debilidad muscular y descoordinación; las enfermedades cardiovasculares como la enfermedad coronaria, las valvulopatias, las afecciones vasculares periféricas, la hipotensión ortostática y la insuficiencia cardiaca que suelen provocar dolor, inestabilidad, disnea y disminución del mecanismo aeróbico; las enfermedades neurológicas entre las que se encuentran la enfermedad de Parkinson, los AVC, las demencias, síndrome confusional agudo, la neuropatía periférica, etc., que suelen producir debilidad muscular, rigidez articular, vértigo, ataxia, apraxia motora; las enfermedades endocrinas como el hipo e hipertiroidismo que se caracterizan por producir debilidad muscular lo que se traduce en fatiga; las enfermedades sensoriales que afecta a la visión como las retinopatías, etc. que provocan una pérdida de la percepción visual, y al oído produciendo vértigo y miedo a caerse; la incontinencia que restringe la movilidad; la yatrogenia medicamentosa; la hospitalización con inmovilización terapéutica y finalmente el déficit o inexistencia de ayudas y la existencia de barreras arquitectónicas que impiden o dificultan la accesibilidad.

Todos estos procesos patológicos y estructurales dificultan de una manera u otra la movilidad y a ellos unimos toda una serie de factores que pueden influir o condicionar la movilidad como son el entorno ambiental que se debe caracterizar por ser accesible con sistemas de apoyo y que estimule la actividad, para así preservar la capacidad física. Las características psicológicas de la persona anciana se pueden definir como las ganas de lucha del anciano para vencer las dificultades que tiene para movilizarse, que vienen marcadas por su anterior estilo de vida y por las vivencias o situaciones actuales, ante las cuales hemos de actuar estimulándole, para que los esfuerzos profesionales invertidos en su rehabilitación no fracasen; los aspectos psicosociales influyen directamente sobre los resultados físicos que deseamos obtener, por ello es necesario luchar contra la soledad a la que se ven sometidas muchas personas ancianas que les hace sentir como marginadas de la sociedad.

Si todos estos factores en vez de favorecer desfavorecen la movilidad y a ellos unimos la enfermedad que afecta al anciano, la cual también dificulta la movilidad, nos encontraremos con que se potenciará la inmovilidad y posiblemente la muerte.

Entrevista

Preguntaremos sobre el tiempo que hace que se inició el cuadro y por qué causa, así como el grado de inmovilidad que le produce, con qué está relacionado y las alteraciones que le producen.

Observaremos la situación en la que se haya la persona anciana y recogeremos toda la información posible de ella directamente y la que nos pueda facilitar la familia o el cuidador.

Nos centraremos en necesidades básicas como la oxigenación, alimentación, eliminación, higiene, termorregulación, sueño y comunicación.

Recogeremos datos sobre el impacto que tiene la inmovilidad sobre las AVD, para ello podemos utilizar escalas de valoración como los índices de Barthel o Lawton (ver capítulo 14). Así como el grado de comprensión y cooperación que mantienen para seguir órdenes, y también su estado de ánimo y nivel cognitivo.

Preguntaremos por los medicamentos que toma, pues algunos como los sedantes, hipnóticos, diuréticos y antihipertensivos pueden producir hipotensión ortostática y por tanto favorecen la inmovilidad.

Buscaremos información sobre si se sienten débiles, sobre el tipo alimentación que realizan, sobre la presencia de algún cuadro infeccioso y sobre el estado de la audición y visión, ya que todos ellos son factores de riesgo asociados a los cambios inherentes del envejecimiento, de generar inmovilidad.

Otro aspecto importante sobre el que hemos de recabar información es sobre la situación psicológica y social que tiene esta persona anciana, es decir el grado de cobertura social, las relaciones familiares, el grado de aislamiento que padece, su situación económica, sus aficiones. Pues la falta de afecto y de relaciones potenciará la postración y dificultará su rehabilitación funcional.

Sobre los aspectos ambientales tendremos en cuenta las alteraciones que pueden ocasionar el cambio de entorno como puede ser el ingreso en un hospital o la institucionalización en una residencia, etc., valoraremos también la accesibilidad del entorno es decir la existencia de barreras arquitectónicas.

Exploración

Exploraremos y observaremos el mantenimiento del equilibrio por parte del anciano, así como el tipo de marcha. Deberemos explorar la capacidad de movimiento que tiene o conserva la persona anciana, es decir, si es capaz de caminar sin cansarse o de subir escaleras sin esfuerzo o todo lo contrario si ha de estar encamado; para ello podemos utilizar la escala de Tinetti (capítulo 18), debemos no sólo valorar la marcha sino la capacidad de transferencia de la cama a la silla o viceversa, así como la de levantarse de un sillón o silla o de la cama, pues estos son indicadores del grado de dependencia que tiene la persona anciana.

Algunos de los síntomas que encontraremos con mayor frecuencia en ellos serán dolor articular, contracturas y debilidad.

Examinaremos el estado de la piel en busca de alteraciones en su pigmentación, hidratación, etc., que sean signos de alarma de la alteración de su integridad.

Buscaremos la presencia de problemas vasculares como flebitis, varicosidades, edemas, etc. Y de alteraciones musculares y neurológicas como atrofias, hipotonía, temblores, etc. Así como el estado de su sistema respiratorio y nervioso.

También se explorarán las posibles deformidades de la columna vertebral y tronco, así como las articulaciones en las que exploraremos su movilidad, la presencia de rigidez, inflamaciones, deformaciones, dolor, etc., y los pies en especial buscando problemas dérmicos, ungueales, callosidades, deformaciones, etc.

Se explorarán también los déficits sensoriales específicamente la vista y el oído, que son factores desencadenantes de la inmovilidad, por generar miedo a las caídas e inseguridad.

Diagnósticos enfermeros

Una vez recogida toda esta información dentro de la valoración de enfermería pasamos a realizar un análisis completo de la misma, y podremos detectar los problemas/diagnósticos y la dependencia que se produce por la inmovilidad en las personas ancianas.

Lo que nos conduce a poder utilizar unas etiquetas diagnósticas de enfermería, que nos permitirá establecer un plan de cuidados idóneo, algunos de los cuales pueden ser:

- Intolerancia a la actividad relacionada con la debilidad, la rigidez y el dolor.

- Déficit de actividades recreativas relacionado con la inmovilidad.

- Alteración del mantenimiento de la salud relacionado con la inmovilidad.

- Alto riesgo de deterioro de la integridad cutánea relacionado con la inmovilidad.

- Dolor relacionado con las contracturas por la inmovilidad.

- Déficit de autocuidado relacionado con la inmovilidad.

- Aislamiento social relacionado con la inmovilidad.

Objetivos

Partiendo de los diagnósticos podemos pasar a enumerar una serie de objetivos que pretendemos que la persona anciana a la que cuidamos alcance en relación con el problema que representa la inmovilidad.

Por ello a partir de las etiquetas que se pueden presentar en las personas ancianas con inmovilidad, podemos establecer objetivos a alcanzar por ellas, como:

1. Que la persona anciana mantenga la funcionalidad de sus articulaciones.

2. Que la persona anciana dentro de sus limitaciones logre realizar de una manera autónoma las AVD.

3. Que la persona anciana logre ser lo más independiente posible dentro de las restricciones a las que está sometida.

4. Que la persona anciana y su familia comprendan la necesidad de adecuar el entorno para evitar o minimizar el riesgo de caídas.

5. Que la persona anciana participe en las actividades sociales que le sean significativas.

6. Que la persona anciana y su familia comprendan lo importante que es el realizar ejercicios aunque sean pasivos para mantenerse activo.

Plan de cuidados de Enfermería

Pasará por una serie de recomendaciones e intervenciones de enfermería encaminadas a prevenir o solucionar las deficiencias detectadas, contando en su planificación tanto con la persona anciana a la que van dirigidos, como con su familia o cuidadores informales, y con los recursos disponibles.

Para ello procederemos de la siguiente manera:

- Controlar las constantes vitales para evitar el agotamiento, las caídas, mareos, etc.

- Enseñar a la persona anciana y a su familia los ejercicios adecuados a cada articulación dentro de su amplitud normal de movimiento.

- Enseñar a la persona anciana y a su familia cual es la alineación y posición más adecuada a cada articulación en los perío-

FIGURA 102. Factores implicados en las caídas

Intrínsecos	
- Epilepsia - Síncope - Isquemia aguda transitoria - AVC - Hipotensión ortostática - Hipoglucemia - Arritmias cardíacas - Hipocalcemia - Hiperventilación - Vértigo - Enfermedad de Parkinson - Artropatías - Contracturas musculares	- Rigideces articulares - Artritis - Demencia - Amputación - Disminución de sensibilidad en piernas y pies - Disminución de circulación en piernas y pies - Alteración de la visión - Alteración de la audición - Incontinencia - Trastornos podológicos - Trastornos de la marcha - Edad muy avanzada - Disminución del tiempo de reacción
Extrínsecos	
- Iluminación deficiente - Cables de alargos eléctricos - Alfombras - Ausencia de barandillas en las escaleras - Superficies deslizantes - Irregularidades en los suelos	- Baños mal adaptados - Dormitorios con obstáculos - Aparatos de ayuda a la deambulación mal prescritos - Fármacos - Falta de ascensores o rampas para salvar las barreras que impiden la accesibilidad

dos de reposo, para que mantenga la posición funcional de la articulación.

- Enseñar a la persona anciana y a su familia o cuidador a realizar masajes para mejorar las zonas dolorosas y rígidas.

- Indicarles qué modificaciones deben realizar en el entorno para eliminar las barreras y que sea lo más seguro posible, como eliminar alfombras, el que la iluminación sea adecuada, el colocar elevadores de plástico en WC para que se puedan incorporar de él con facilidad, etc.

- Controlar el dolor con las medidas pertinentes.

- Reducir la ansiedad que pueden ocasionar las caídas, restándole importancia y enseñándole las medidas preventivas que debe tomar, como apoyarse en las paredes y dejarse deslizar para evitar las contusiones, etc.

- Fomentaremos los cambios posturales cada dos horas.

- Realizaremos fisioterapia respiratoria para movilizar las secreciones y eliminarlas, y así mantener las vías respiratorias permeables.

- Insistiremos tanto a la persona anciana como a su familia de la importancia del aseo personal.

FIGURA 103. Factores que con más frecuencia causan caídas	
Accidentes	Están implicados en un porcentaje muy elevado de las caídas, sobre todo en personas ancianas dependientes al realizar simplemente AVD, pero que requieren un leve cambio de su centro de gravedad.
Problemas relacionados con la marcha y la debilidad muscular, maréo y vértigo	Sobre todo la debilidad muscular de la EEII, pues es muy prevalente en las personas ancianas.
Mareo y vértigo	Ambos son muy frecuentes en las personas ancianas.
Hipotensión ortostática	Además de ser muy prevalente, se suele presentar en las personas ancianas con frecuencia sobre todo al levantarse de la cama y después de las comidas.
Síncope	Se produce frecuentemente por una disminución del aporte sanguíneo cerebral y en menor frecuencia por alteraciones metabólicas como hipoglucemias, etc.
Fármacos	La yatrogenia medicamentosa en este caso como en otros suele ser una causa desencadenante, los sedantes, los antidepresivos, los antipsicóticos, los antiglucemiantes y los antihipertensivos entre otros.
Alteraciones podológicas	Como los juanetes, callosidades, talalgias, metatarsalgias, etc., que pueden alterar la marcha y el equilibrio a causa del dolor.

- En las medidas a crear un ambiente que estimule las capacidades sensoriales. En la utilización de los instrumentos que le pueden facilitar seguridad y la deambulación como andadores, bastones, etc.

- Aplicar las medidas de protección protocolizadas de la piel para evitar las lesiones y UPP.

5.9. CAÍDAS Y SUS CONSECUENCIAS

La caída se puede definir como la precipitación al suelo, repentina, involuntaria e insospechada, que puede o no causar una lesión secundaria, y que la confirma la propia persona anciana u otra persona que le ha visto caer.

Su frecuencia es alta entre las personas ancianas ingresadas en centros asistenciales, sobre todo entre los que padecen trastornos cardiovasculares y cuando caen por lo general suelen estar consciente y orientados.

Las causas de las caídas tiene un origen que es multifactorial, siendo las más comunes los problemas físicos, las barreras del entorno y los medicamentos. Y se clasifican en dos grandes grupos de tipos de causas, las relacionadas con factores intrínsecas de la persona anciana y extrínsecos, dentro de cada grupo se encuentran: (fig. 102)

Generalmente las caídas causadas por epilepsia, síncope, isquemia aguda transitoria, AVC, hipotensión ortostática, hipoglucemia, arritmias cardíacas, hipocalcemia o hiperventilación, suelen venir acompañadas de pérdida de conciencia.

De todos los enumerados, pasaremos a describir los que se relacionan con mayor frecuencia como causa de caída, en el siguiente cuadro. (fig. 103)

Consecuencias

Las consecuencias de las caídas se caracterizan por producir lesiones traumáticas, que van desde heridas de las partes blandas como contusiones de estas, sin ser cortantes, pero que se acompañan de equimosis y hematomas. Pasando por esguinces que son lesiones producidas por la torsión o estiramiento de la unidad músculo-esqueleto-ligamento, a nivel articular. Y lesiones como las luxaciones, a causa de las cuales las superficies articulares pierden su contacto. Y acabando con las fracturas que son las lesiones más importantes. De la última consecuencia las fracturas más frecuentes son las que afectan a la cadera, al fémur, al húmero, a la muñeca (Colles) y las costales.

Si se ha producido un traumatismo craneoencefálico en la caída, y aparece un deterioro cognitivo no justificable, se ha de descartar la existencia de un hematoma subdural.

Siguiendo el hilo conductor de las lesiones y dependiendo del tipo de ésta, posiblemente sea necesario el ingreso en un hospital, y esto repercute en la persona anciana de una forma desfavorable, debido a la yatrogenia y a la inmovilidad que esta situación suele conllevar.

La incapacidad se suele presentar después de una caída, así como el síndrome postcaída, que se caracteriza por la pérdida de confianza en si mismo por miedo a volver a caerse, y por ello restringen la deambulación lo que conduce a aumentar la incapacidad funcional, a que se aíslen socialmente y desarrollen un cuadro depresivo.

Otra consecuencia importante es la institucionalización en una residencia, que se produce en la persona anciana que ha sufrido una caída y ha tenido que ser hospitalizada.

Y la última consecuencia es la muerte, donde las personas ancianas son las que están más expuestas a esta consecuencia final de la caída, las que han sufrido una caída y han estado mucho tiempo en el suelo hasta ser atendidas, ya que a la lesión producida por la caída se asocian complicaciones como la hipotermia, la deshidratación, etc.

Proceso de atención en las caídas en las personas ancianas

Valoración

En la valoración hemos de detectar los factores de riesgo que puede tener la persona anciana a la que estamos evaluando, como pueden ser los fármacos que esté tomando, sobre todo los hipnóticos, antipsicóticos, antidepresivos tricíclicos y anticonvulsionantes por un lado y los que son tóxicos vestibulares también como es el caso de los salicilatos, que pueden provocar vértigo y desequilibrios.

Para detectar estos factores predisponentes puede ser de gran ayuda analizar, a través de preguntas focalizadas, una serie de puntos clave en la entrevista como antecedentes de caídas, estado físico y mental, y sobre la ingesta de medicamentos.

También es importante la valoración del entorno o ambiente como el tipo de suelo antideslizante, la iluminación no deslumbrante, la presencia de alfombras fijadas o no, si los escalones se diferencian claramente, si la altura de los asientos facilitan la incorporación, etc.

Entrevista

Se centrará en la recogida de todos los datos predisponentes que nos ayuden a prevenir las caídas. Como la polifarmacia la pluripatología, la debilidad muscular de las EEII, el deterioro funcional y mental y la alteración de la marcha y el equilibrio. Para ello analizaremos a través de preguntas:

- Antecedentes de caídas: En el que preguntaremos sobre las caídas previas al ingreso, las sucedidas durante un ingreso previo y las ocurridas en este ingreso.

- Estado físico: Si presenta mareo, alteraciones de la visión, paresias, alteraciones de la marcha, necesidad de dispositivos de ayuda para caminar, alteraciones articulares, trastornos convulsivos, síncope, isquemia transitoria.

- Estado mental: Analizaremos el nivel cognitivo, si tiene un cuadro de confusión, las alteraciones de la memoria y capacidad de juicio, si está desorientado a nivel temporoespacial y de las personas y objetos, falta de familiarización con el entorno, la incapacidad de comprensión e interpretar indicaciones, que puede ser causado por problemas en la comunicación.

- Medicamentos: Recogeremos todos los que toma o a tomado, haciendo hincapié sobre todo en los que se enumeran a continuación: en los antieméticos, diuréticos, laxantes, enemas, tranquilizantes, antidepresivos, analgésicos opioides, hipnóticos, sedantes, hipotensores, antiparkinsonianos, cardiotónicos. Ya que suelen estar muy relacionados con las caídas de una forma directa.

Les pediremos que nos describan la caída, es decir cómo, cuándo y por qué ha sucedido la caída, así como el lugar, la hora y si había alguien que la haya visto. También le pediremos que nos describa que actividad estaba realizando y si existían barreras ambientales.

Realizaremos preguntas dirigidas a las circunstancias de la caída como:

- Si tenían conciencia del peligro de caer.

- Si han tenido pérdida de conciencia acompañada de relajación de esfínteres o si ha sido acompañado de movimientos anormales y descoordinados.

- Sobre el tiempo que ha estado en el suelo y si ha sido capaz de incorporarse sin ayuda.

- Si han existido condiciones previas que hayan podido precipitar la caída como un resbalón, golpe de tos, necesidad imperiosa de miccionar, una comida copiosa, el incorporarse con rapidez, el haber incorporado un tratamiento farmacológico recientemente, etc.

- Si ha tenido alguna sintomatología previa como cefalea, debilidad de las EEII, taquicardias, dolor torácico, etc.

- Interrogaremos en busca de la presencia de un proceso patológico que haya podido producir la caída, como una forma atípica de presentación.

- Preguntaremos por las consecuencias que le ha producido la caída como puede ser el miedo a deambular, etc.

Exploración

- Realizaremos controles de la tensión arterial en decúbito, en sedestación y en bipedestación.

- Buscaremos alteraciones visuales como opacidad corneal y agudeza visual.

- Buscaremos alteraciones del oído como la presencia de vértigo, hipoacusia, etc.

- Buscaremos alteraciones de la propiocepción como trastornos de la sensibilidad táctil y posicional.

- Controlaremos el ritmo cardíaco en busca de alteraciones cardiovasculares.

- Pasaremos test de valoración cognitiva para detectar posibles alteraciones.

- El estado de los pies y el tipo de calzado que utiliza.

- El tono y la fuerza muscular oponiendo resistencia contra el músculo que evaluamos a la vez que la persona anciana empuja hacia el evaluador.

- Inspeccionaremos y palparemos las articulaciones y los tejidos que les rodean, en busca de inflamación de la articulación, hipersensibilidad de la articulación, enrojecimiento y estado de la piel que cubre la articulación, aumento de la temperatura de una articulación, crepitación articular y de alteraciones simétricas comparando ambos lados corporales.

- En busca de síntomas neurológicos como el temblor, rigidez, bradicinesia, facies inexpresiva típicos de la enfermedad de Parkinson.

- La deambulación analizando si es independiente y si necesita ayudas.

- La marcha y el equilibrio utilizando la escala de Tinetti (capítulo 14) y de los test de "levántese y ande" o "el golpe en el esternón".

Test "levántese y ande"

Consiste en una prueba para la cual se coloca a la persona sentada en una silla aproximadamente a unos 3 metros de la pared y se le pide que se levante y camine hacia la pared, gire y vuelva a sentarse. Se valora de una forma subjetiva dándole una puntuación que va de 1 a 5 según la realización del ejercicio. Si durante el recorrido que debe realizar le hemos de ayudar, ello será un indicador de que existe una alteración de la marcha y el equilibrio, y evidentemente ello supone un riesgo de caída.

Golpe en el esternón

Se realiza situando a la persona que vamos a explorar de pie, y se le dan tres pequeños golpes en medio del esternón. Si mantiene el equilibrio no titubeará, si titubea será un indicador de riesgo de caída.

También observaremos cuando se sienta si es capaz de mantenerse erguido, o si se inclina hacia algún lado. Así como la facilidad o dificultad para sentarse y levantarse. Evaluaremos la postura que toma al levantarse y los posibles signos de inestabilidad, y las dificultades que pueda tener al realizarlo desde la posición de decúbito.

Diagnósticos enfermeros

Una vez recogida toda esta información dentro de la valoración de enfermería pasamos a realizar un análisis completo de la misma, y podremos detectar los problemas/diagnósticos y la dependencia que produce una caída en las personas ancianas.

Esto nos conduce a poder utilizar unas etiquetas diagnósticas de enfermería, que nos permitirá establecer un plan de cuidados idóneo, algunos de los cuales pueden ser:

- Intolerancia a la actividad relacionada con el miedo a sufrir una caída.

- Alteración del mantenimiento de la salud relacionado con la falta de movilidad por miedo a sufrir una caída.

- Alto riesgo de deterioro de la integridad cutánea relacionado con las lesiones causadas por la caída.

- Alto riesgo de traumatismo relacionado con las caídas.

- Déficit de autocuidado relacionado con la falta de movilidad por miedo a sufrir una caída.

Objetivos

Partiendo de los diagnósticos podemos pasar a enumerar una serie de objetivos que pretendemos que la persona anciana a la que cuidamos alcance en relación con el problema que representa la caída.

Por ello, a partir de las etiquetas que se pueden presentar en las personas ancianas con caídas, podemos establecer objetivos a alcanzar por ellas, como:

1. Que la persona anciana mantenga la funcionalidad de sus articulaciones.

2. Que la persona anciana dentro de sus limitaciones logre realizar de una manera autónoma las AVD.

3. Que la persona anciana pierda el miedo a sufrir una caída y logre ser lo más independiente posible dentro de las restricciones a las que está sometida.

4. Que la persona anciana y su familia comprendan la necesidad de adecuar el entorno para evitar o minimizar el riesgo de caídas.

5. Que la persona anciana participe en las actividades sociales que le sean significativas.

6. Que la persona anciana y su familia comprendan lo importante que es el realizar ejercicios aunque sean pasivos para mantenerse activo.

Plan de cuidados de Enfermería

Pasará por una serie de recomendaciones e intervenciones de enfermería encaminadas a prevenir o solucionar las deficiencias detectadas, contando en su planificación tanto con la persona anciana a la que van dirigidos como con su familia o cuidadores informales y con los recursos disponibles.

Para ello procederemos de la siguiente manera:

- Controlar los factores que pueden predisponer el que se produzca una caída como arritmias, polifarmacia barreras, etc., y actuar según la pauta prescrita.

- Recomendar a las personas ancianas que sufran de hipotensión ortostática el dormir con la cabecera elevada, la utilización de medias elásticas que producen un aumento del retorno venoso y secundariamente la volemia, que se incorpore de la cama lentamente por etapas permaneciendo sentados en el borde de la cama durante unos minutos antes de incorporarse del todo, deben evitar comidas copiosas y ejercicios agotadores en las épocas más calurosas y revisar el posible tratamiento antihipertensivo.

- Ante la detección de alteraciones de la marcha y el equilibrio, los derivaremos al equipo rehabilitador para que valoren si precisan ayudas para que deambulen de un forma más segura, y si son candidatos a sesiones de rehabilitación que mejoren la marcha y el equilibrio. Recomendación también dirigida a las personas que padecen incapacidades no tratables como hemiparesias residuales, deformidad articular, ataxia, etc.

- Evitar las contenciones físicas o farmacológicas, ya que estas suelen causar un aumento de las caídas.

- Recomendaremos el uso de telealarmas.

- Recomendaremos que se retiren todos los elementos que pueden facilitar las caídas como alfombras sueltas, etc.

- Recomendaremos que se adapten los

baños, dormitorios, etc., para evitar las caídas.

- Recomendaremos que la iluminación sea la adecuada y que no deslumbre.

5.10. ALTERACIONES NEUROLÓGICAS

Las alteraciones patológicas neurológicas son unas de las principales causas generadoras de procesos crónicos que conducen a la incapacidad en las personas ancianas. Ya que un porcentaje elevado de los procesos neurológicos se presentan en la vejez, esta situación se da por varios motivos entre los que están los cambios que el proceso de envejecimiento ejerce sobre el sistema nervioso central, que facilitan la aparición o complicación de los procesos patológicos, el hecho de que cada vez las expectativas de vida sean mayores y que las enfermedades infecciosas, que suelen ser la causa de mortalidad en los enfermos neurológicos, son controladas. Todo ello tiene como consecuencia que las enfermedades que afectan al sistema nervioso adquieran su máxima expresividad clínica en la ancianidad. Por tanto, son más prevalentes y ello supone una importante carga económica y social, repercutiendo en un aumento espectacular del consumo de los recursos sanitarios y sociales.

Los dos procesos que se van a desarrollar en este capítulo son los accidentes vasculares cerebrales (AVC) y la enfermedad de Parkinson, por su frecuencia y por las secuelas que generan.

Accidente vascular cerebral

Se produce por la interrupción súbita de riego sanguíneo a una parte del cerebro, lo que da lugar a que se produzca una necrosis de una zona cerebral acompañada de una zona de células dañadas que le rodean, pero que no están muertas, es lo que conocemos como AVC isquémico. Otro tipo de AVC es el hemorrágico, que lo desencadena una hemorragia en el tejido cerebral que lesiona el cerebro y provoca una muerte celular.

Los factores de riesgo en las personas ancianas son la hipertensión arterial, las enfermedades cardíacas, la fibrilación auricular, la diabetes, las dislipidemias, el consumo de tabaco y alcohol, la obesidad, los accidentes isquémicos transitorios y la vida sedentaria.

Se suelen presentar unos 200 casos nuevos por cada 100.000 habitantes al año. Es la segunda causa de mortalidad en las personas ancianas, en su fase aguda se estima que está entre un 20-40% de los afectados.

Genera unos niveles de incapacidad altos, pues sólo la mitad de los que sobreviven a la fase aguda consiguen un grado de recuperación suficiente para poder vivir de forma autónoma.

El AVC isquémico puede ser trombótico, producido por aterosclerosis, arteritis o trastornos hematológicos. O embólico, cuyo origen puede ser cardíaco, por ejemplo, posterior a un IAM, etc., o de origen desconocido aunque asociado a la presencia de procesos sistémicos. También puede ser producido por una vasoconstricción o vasoespasmo.

El AVC hemorrágico tiene su origen en crisis hipertensivas, en la rotura de un aneurisma, en malformaciones o de una forma espontánea.

La diferencia entre unos y otros estriba en que el AVC embolico se suele presentar de una forma brusca y los tromboticos suelen ir precedidos por ataques isquémicos transitorios. Siendo más frecuentes los isquémicos que los hemorrágicos y dentro de los isquémicos el trombotico es el que se da con mayor frecuencia en las personas ancianas.

Según la zona del cerebro donde se localiza la lesión las consecuencias variarán, ya que cada uno de los dos hemisferios que componen el cerebro tienen unas funciones especificas. El hemisferio izquierdo es el

FIGURA 104. Alteraciones funcionales causadas por un AVC	
Lenguaje	Cuando el hemisferio afectado es el izquierdo, se puede producir una disfunción del lenguaje que puede pasar por déficit en la comprensión, expresión, lectura, escritura, dando lugar a cuadros de afasia, etc.
Función motora	La alteración que se produce es la hemiplejia de la parte del cuerpo afectado, que viene acompañada de una pérdida de fuerza, equilibrio, resistencia y capacidad.
Parálisis facial	Se identifica por la desviación de la comisura de la boca hacia el lado sano y la imposibilidad de cerrar el párpado del lado sano.
Disfagia	Es la dificultad de poder tragar, causada por la parálisis de los músculos de la deglución, lo que representa un alto riesgo de broncoaspiración.
Disfunción visual	Se pueden producir alteraciones visuales como visión doble, nistagmos, y sobre todo hemianopsia homónima, que consiste en la pérdida de la visión del mismo lado de la lesión, por tanto tiene dificultad para ver el lado del cual está hemipléjico, es decir su propia hemiplejia.
Incontinencia	Sobre todo la urinaria, como consecuencia de una vejiga atónica o neurógena secundaria al AVC, en cambio la fecal no suele presentarse en la fase aguda, lo que si suelen padecer en esa fase como consecuencia de la inmovilidad es el estreñimiento.
Labilidad emocional	Suele estar presente con mucha frecuencia, se caracteriza por que pasan de la risa al llanto y viceversa con mucha rapidez.
Alteraciones cognitivas	Suelen estar presentes en la fase aguda, entre otros podemos encontrar la desorientación, etc.

responsable de las funciones de la mitad derecha del cuerpo como son el movimiento y sensibilidad de pierna, brazo y hemitronco derecho, y el lenguaje. El hemisferio derecho es por tanto el responsable de las funciones de la mitad izquierda del cuerpo como son el movimiento y sensibilidad de la pierna, brazo y hemitronco izquierdo. Por tanto, las ordenes emanadas de cada uno de los hemisferios van dirigidas a la mitad contraria del cuerpo, o sea, que se cruzan. Por ello cuando en el hemisferio cerebral izquierdo se produce una isquemia, sus consecuencias serán una hemiplejia derecha y una posible alteración del lenguaje, y en el caso contrario, es decir, cuando la alteración afecta al hemisferio derecho se producirá una hemiplejia del lado izquierdo.

La afectación en cuanto a la gravedad del AVC y de la hemiplejia pasa por muchos grados, ya que podemos encontrarnos con personas que no pueden contraer ningún músculo de las extremidades afectadas y otras presentan mayores o menores grados de dificultad pero conservan todavía algunas capacidades de movimiento que pueden ser potenciadas. Por tanto los síntomas y signos de un AVC, estarán en relación directa con el territorio vascular afectado, pudiendo alterarse en las personas que han sufrido un AVC, las funciones cerebrales. (fig. 104)

Suelen presentar una serie de complicaciones que agravan su situación primaria; entre ellas tenemos:

- Las respiratorias, como aspiraciones o embolias pulmonares.

- Las cardiovasculares, con arritmias, IAM, Insuficiencia cardiaca o trombosis venosa profunda.

- Las infecciones cutáneas, respiratorias en especial la neumonía o las urinarias.

- Las metabólicas, como la deshidratación, los trastornos electrolíticos o la intolerancia a la glucosa.

- Las musculoesqueléticas, como las contracturas, espasticidades o periartritis escápulo-humeral.

- Las cutáneas, como los edemas o lesiones como las UPP.

- Las gastrointestinales, como la úlcera péptica o la incontinencia fecal.

- Las psicológicas, como la ansiedad o los trastornos de humor.

Proceso de atención en pacientes con AVC

Valoración

Hemos de buscar toda la información precisa para planificar los cuidados, para ello hemos de tener presente toda una serie de situaciones, que se pueden presentar en una persona anciana afectada de un AVC.

Por ello valoraremos su estado general teniendo en cuenta las alteraciones que causan dificultades para comunicarse y movilizarse, las que afectan a su autoconcepto y las que cambian su procesos de pensamiento. También tendremos que valorar las condiciones de su entorno y hábitat, y los recursos familiares, sociales y económicos disponibles.

Entrevista

- Recogeremos información sobre el nivel de comprensión para averiguar lo que la persona es capaz de entender. Teniendo en cuenta que cuando la zona afectada por la lesión es el área de Wernicke (porción posterior del lóbulo frontal), se pierde con mayor frecuencia la capacidad de comprensión, son personas que tienden a una verborrea incomprensible, ya que crean palabras nuevas sin sentido y construyen mal las frases.

- Buscaremos información sobre los cambios que la enfermedad le han causado a nivel de pensamiento, de sentimientos, de su estado emocional, en síntesis las alteraciones que le ha producido a nivel de autoconcepto.

- Observaremos en la entrevista la presencia en la persona anciana de expresión de retraimiento y labilidad emocional, que se deben diferenciar de los estados depresivos que suelen presentar como causa del AVC.

- Recogeremos datos sobre las necesidades que tiene alteradas como puede ser el bañarse, vestirse, ir al WC, transferirse de la silla a la cama, comer solo, controlar los esfínteres, etc.

- Buscaremos también información sobre el entorno, entendido como hábitat, si existen barreras o dificultades de accesibilidad. Y sobre el soporte familiar disponible.

Exploración

- Exploraremos la afectación de la expresión, que según la zona dañada, puede estar afectada ella sola o bien puede ocurrir que también esté afectada la comprensión. Cuando la afectación está localizada en el área de Broca (porción anterior del lóbulo frontal), encontraremos una afectación del lenguaje, que puede carecer de expresividad, omitiendo los verbos, usando frases cortas y señalando los objetos que desea, ya que es incapaz de nombrarlos (anomia), siendo en ocasiones la única forma de comunicación la coprolalia (uso de palabrotas).

- Exploraremos la función visual porque su disfunción dificulta la comunicación no verbal y la percepción posicional.

- Exploraremos los déficits de movilidad generados por el AVC como son la flacidez presente en la primera fase del proceso, así como la espasticidad posterior, la pérdida de fuerza, el entumecimiento muscular, la inestabilidad, la falta de energía, la fatiga y la presencia de dolor.

- Exploraremos el nivel cognitivo y la orientación temporoespacial que suelen estar afectados. Sus alteraciones dan lugar a lo que se describe como síndrome demencial, que se diferencia de la demencia porque suelen presentar las siguientes características diferenciadoras:

• Ignoran el lado afectado por el AVC.

• Presentan un comportamiento impulsivo o de retraimiento.

• Disminuye su capacidad de evitar los riesgos.

• Tienen un deterioro del lenguaje, la lectura, la escritura y la comprensión.

• Presentan una mala percepción espacial, que afecta a las distancias, a las formas y a la velocidad del movimiento.

• Se distraen con facilidad y les cuesta mantener la atención mucho tiempo.

• Presentan déficits de memoria.

- Exploraremos qué actividades de la vida diaria pueden realizar de una forma independiente o con ayudas.

Diagnósticos enfermeros

Una vez recogida toda esta información dentro de la valoración de enfermería pasamos a realizar un análisis completo de la misma, y podremos detectar los problemas/diagnósticos y la dependencia que produce un AVC en las personas ancianas.

Lo que nos conduce a poder utilizar unas etiquetas diagnósticas de enfermería, que nos permitirá establecer un plan de cuidados idóneo, algunas de las cuales pueden ser:

- Alteración de la movilidad física relacionado con el déficit motor causado por el AVC.

- Déficit de autocuidado en el vestirse, bañarse, uso del baño, alimentarse relacionado con las alteraciones funcionales causadas por el AVC.

- Potencial riesgo de aspiración relacionado con la disfagia.

- Potencial riesgo de alteración de la integridad cutánea relacionado con la inmovilidad.

- Potencial riesgo de infección.

- Deterioro de la deglución relacionado con el AVC.

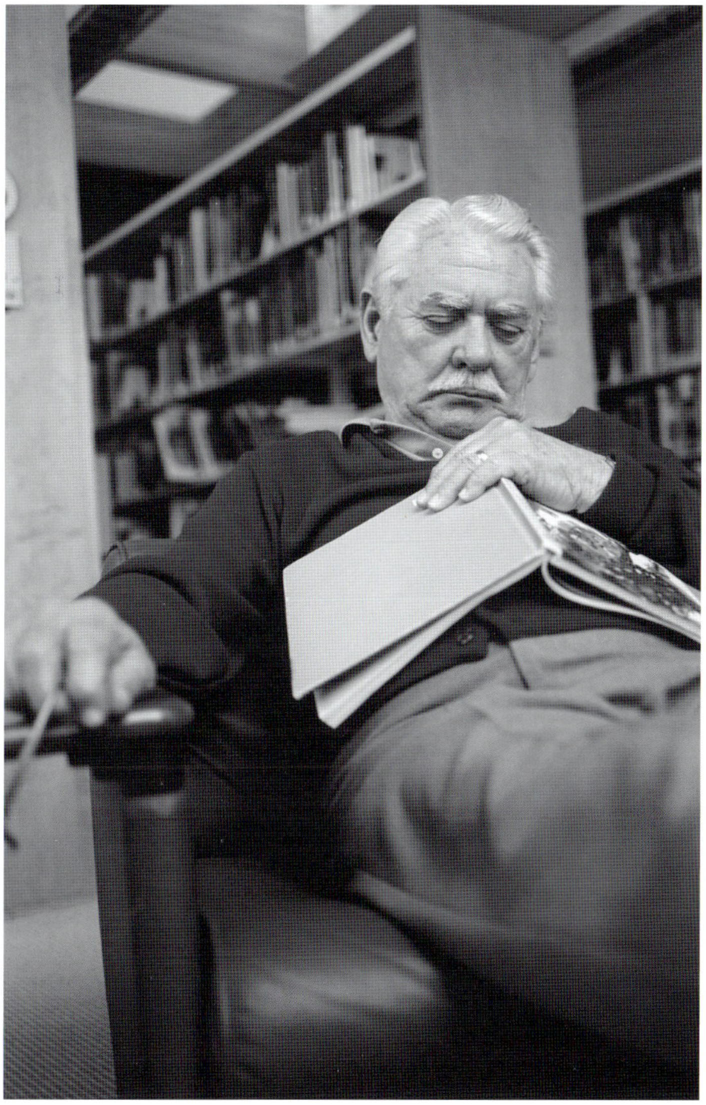

- Patrón respiratorio ineficaz.

- Trastorno de la comunicación verbal.

- Dolor.

- Alto riesgo de lesión.

- Alteraciones senso-perceptivas.

- Fatiga.

- Alteración de la eliminación fecal y urinaria.

- Trastorno de la imagen corporal.

- Alteración de los procesos de pensamiento.

- Aislamiento social.

- Alto riesgo de síndrome de desuso.

Objetivos

Partiendo de los diagnósticos podemos pasar a enumerar una serie de objetivos que pretendemos que la persona anciana a la que cuidamos alcance en relación con el problema que representa un AVC.

Por ello a partir de las etiquetas que se pueden presentar en las personas ancianas con AVC, podemos establecer objetivos a alcanzar por ellas, como:

1. Que la persona anciana y su familia identifiquen los factores que faciliten la comunicación.

2. Que la persona anciana y su familia conozcan las causas que han provocado la situación que padece y las consecuencias que ello tiene.

3. Que la persona anciana y su familia aprendan cuales son los cuidados necesarios para evitar las complicaciones.

4. Que la persona anciana y su familia comprendan la necesidad de insistir en la rehabilitación activa y pasiva continuada, para conseguir el máximo de recuperación o mantenimiento.

5. Que la persona anciana y su familia comprendan la importancia que tiene el realizar cambios posturales, para evitar complicaciones de la piel y respiratorias.

6. Que la persona anciana y su familia comprendan la importancia de una ingesta equilibrada y con un buen aporte hídrico, que facilitará entre otras cosas la eliminación intestinal, etc.

7. Que la persona anciana con la ayuda de su familia alcance el máximo grado posible de independencia.

Plan de cuidados de Enfermería

Pasará por una serie de recomendaciones e intervenciones de enfermería encaminadas a prevenir o solucionar las deficiencias detectadas, contando en su planificación tanto con la persona anciana a la que van dirigidos como con su familia o cuidadores informales y con los recursos disponibles.

Ya que pretendemos que la persona anciana afectada por un AVC haga todo lo que pueda por si misma, para ello huiremos de caer en el error de realizar todas las cosas por él, si él puede ser capaz de realizarlas.

Las recomendaciones e intervenciones estarán muy relacionadas con la fase del AVC en que se encuentre la persona anciana afectada. Pues en la fase aguda la persona con hemiplejia, además de la falta de movilidad y sensibilidad presentará una flacidez muscular, que en un más o menos corto plazo de tiempo pasa a una rigidez o espasticidad, que provocan que la persona afectada adopte un patrón postural y de movimiento que se conoce como sinergia. Y que consiste en una postura o movimiento flexor de conjunto que denominamos sinergia flexora o una postura o movimiento extensor de conjunto que conocemos como sinergia extensora de los miembros afectados por la lesión cerebral. A todo ello se une la dificultad que la persona anciana tiene para poder realizar movimientos que requieren una psicomotricidad fina o de precisión, ya que los centros superiores del cerebro tienen interrumpidas estas funciones debido a las lesiones producidas por el AVC. Después de esta fase aguda, en su evolución puede ser dependiendo de la gravedad de la lesión, que se produzca de una forma espontánea una recuperación total o parcial. Pero en las personas ancianas el gran peligro está en que queden secuelas que deriven en una incapacidad severa de carácter físico o psíquico, por ello es preciso tener en cuenta todas las medidas de tipo rehabilitador, como son las medidas posturales y las movilizaciones activas que deben iniciarse de una forma pronta en la fase aguda, en los cuidados que planifiquemos.

Para ello procederemos de la siguiente manera:

- Dispondremos la habitación de forma que el lado hemipléjico esté siempre situado en el centro de la habitación para favorecer la máxima estimulación sensorial. Para ello situaremos la mesilla en el lado de la hemiplejia. Así cada vez que necesite algo tendrá que girarse hacia el lado hemipléjico, es una manera de estimular el reflejo tónico cervical primario, que consiste en un reflejo automático el cual al girar la cabeza, por ejemplo hacia el lado derecho, provoca el estiramiento de los miembros de ese lado y lo mismo ocurre con el lado contrario al girar la cabeza hacia ese lado. Por tanto, al ponerlo en la posición que hemos descrito, cada vez que necesite algo tendrá que girar la cabeza hacia el lado hemipléjico, y se estará estimulando constantemente y a su vez, con el reflejo tónico cervical, se estará previniendo la sinergia flexora de los miembros superiores afectados.

- Las medidas posturales se han de aplicar a todas las personas ancianas que tengan un AVC, aunque su grado de afectación sea leve, y siempre que estén conscientes deben participar en ellas.

Las posiciones son:

• Decúbito lateral sobre el lado hemipléjico, la cama ha de estar horizontal, la cabeza apoyada sobre un almohadón. El tronco ligeramente inclinado hacia atrás, sostenido por un cojín colocado detrás de la espalda y las nalgas. El hombro hemipléjico hacia abajo y dirigido hacia delante. El brazo hemipléjico hacia delante formando un ángulo aproximado de 90º con el tórax, debe estar sostenido por una mesilla, con un cojín debajo, situada al lado de la cama, el codo debe de estar extendido con la palma de la mano hacia arriba. La pierna hemipléjica se pondrá con la cadera extendida y la rodilla ligeramente flexionada. El brazo no afectado se colocará sobre el cuerpo y un cojín y la pierna y el pie sano sobre un cojín con la cadera y rodilla ligeramente flexionas como si estuvieran en posición de caminar.

• Decúbito supino, sobre cama dura, se eleva la parte de la cabecera unos 20º, se ponen dos almohadas en aspa colocando la del lado afectado por encima de la otra. La cabeza se apoya encima del aspa ligeramente ladeada hacia el lado sano y en ligera ventroflexión. Los hombros se colocan encima de las almohadas, procurando que queden más altos que el punto esternal. Los brazos los apoyaremos sobre las almohadas, girados en supinación con las palmas de la mano hacia arriba. Pondremos un cojín debajo de la pelvis afectada para elevarla hacia arriba. En los pies colocaremos una almohada de reposo para evitar la presión de talones y las piernas las alinearemos procurando que la punta del pie mire hacia arriba.

• Decúbito lateral sobre el lado sano, la posición de la cama será horizontal, la cabeza estará apoyada sobre una almohada y alineada con el tronco, el cual estará ligeramente inclinado hacia delante. El brazo y la mano hemipléjicas se apoyarán sobre un cojín, formando un ángulo de más o menos 100º con el cuerpo. La pierna hemipléjica se colocará con la cadera y rodilla ligeramente flexionadas, la pierna descansará sobre la cama por delante de la pierna sana. El brazo no afectado se situará en la posición que sea más confortable para el anciano y la pierna no afectada se deberá situar su cadera y rodilla extendidas.

• Sentado se situará la cabeza y el tronco en una posición erguida y alineada. Los brazos se extenderán y adelantarán con los codos apoyados sobre un cojín en una mesa, teniendo cuidado de que la mano hemipléjica esté extendida y en una posición media. Los pies estarán planos sobre el suelo apoyando el talón y con las rodillas en ángulo recto.

- Administración de la medicación según la prescripción.

- Utilizar el brazo sano para poner una vía o realizar una extracción sanguínea.

- Insistiremos a la familia para que provea a la persona anciana de todos los objetos o instrumentos que necesite como pueden ser gafas, dentaduras, sonotone, etc.

- Aplicaremos medidas de prevención de la espasticidad, mediante las aplicaciones de las medidas posturales, con el fin de que los miembros afectados estén en patrones opuestos a las sinergias.

- Iniciar las movilizaciones activas lo más pronto posibles con ejercicios como la maniobra puente y los rodamientos.

- Realizar ejercicios orolinguofaciales como son el abrir, cerrar y torcer la boca de un lado a otro, estirar y fruncir los labios, sacar y meter la lengua, soplar, etc., que refuerzan toda la musculatura anexa, lo que facilita la masticación y la deglución, y la articulación del lenguaje en las afasias.

- Controlar la presencia de edemas en el brazo afectado y adoptar las medidas preventivas para evitar su aparición.

- Valorar las capacidades residuales que la persona con hemiplejia todavía mantiene, para poder realizar las AVD.

- Intentar que la persona afectada realice todas las AVD que pueda.

- Valoraremos la capacidad de masticar y deglutir antes de darles alimentos y, si presenta problemas, utilizar alternativas de alimentación oral, con dietas fáciles de deglutir, gelatinas, etc.

- Insistir en que coma sentado y que no se acueste hasta que haya pasado más o menos una hora.

- Aplicar todas las medidas preventivas protocolizadas de protección de la piel y antiúlceras por presión.

- Vigilar la aparición de infecciones micóticas por transpiración, etc.

- Controlar las constantes vitales tensión arterial, temperatura, frecuencia cardiaca y frecuencia respiratoria para detectar a tiempo infecciones como neumonía o infección urinaria, u otras complicaciones.

- Controlar la respiración para detectar complicaciones como sonidos anormales, neumonías aspirativas, acumulo de secreciones y el aspecto de estas.

- Realizar fisioterapia respiratoria, cambios posturales, etc., para prevenir complicaciones como la neumonía o el TEP.

- Realizar cuidados oftalmológicos para evitar complicaciones.

- Controlar el estado de hidratación a través del pliegue cutáneo.

- Realizar una buena higiene bucal después de cada comida.

- Controlar las incontinencias urinarias y fecales, manteniéndolos siempre limpios y secos.

- Valorar los signos clínicos que ayudan al pronóstico funcional, los cuales son:

• Si la persona afecta de un AVC inicia la movilidad de forma voluntaria en los tres primeros días, casi con seguridad andará sin ayuda.

• Si a las tres semanas de haber padecido el AVC, no ha aparecido la movilidad voluntaria en la extremidad superior, su recuperación será escasa.

• Si a las cuatro semanas de sufrir el AVC, no ha aparecido una mejoría clara, no existirán posibilidades de que mejore llamativamente la marcha.

• Si ha transcurrido un mes sin mejoría desde que sufrió el AVC, el pronóstico es malo.

• Si la hemiplejia es completa a los tres meses de haber sufrido el AVC, se mantendrá un grado importante de incapacidad.

• Si persiste el déficit sensitivo, será un dato negativo para la recuperación de las secuelas.

- Mejorando la comunicación, si existe déficit de comunicación verbal, utilizando las siguientes pautas:

• No gritar, sino todo lo contrario, utilizar un volumen normal.

• Llamar la atención de la persona anciana a la que nos dirigimos tocándole el hombro y mirándole a la cara.

• Utilizar frases cortas y hablar despacio vocalizando.

• Realizar preguntas cerradas.

• No realizar preguntas dobles.

• No cambiar de tema rápidamente.

• Darles tiempo para responder.

• Iniciar conversaciones solo cuando se disponga de tiempo para finalizarlas.

• No debemos corregir los errores que cometan.

• No debemos enviar mensajes contradictorios, es decir que el mensaje verbal se corresponda con el no verbal.

• Ser sincero.

• No seguir si vemos que la persona se siente frustrada por no poder comunicarse

• Buscar la hora en que la persona esté más descansada, ya que la comunicación es mejor cuando la persona no está cansada, normalmente la mejor hora es por las mañanas.

• Hemos de tener presente que el no rotundo no existe, hay veces que nos están diciendo no y quieren decir si.

• Facilitaremos el uso de gestos, mímica o cualquier otras señales que faciliten la comunicación en las personas con un gran déficit del lenguaje.

• Trabajar con las personas que presenten afasias todo lo que se pueda.

• Explorar si mantiene la capacidad de cantar o leer en voz alta.

• Establecer una relación de empatía con la persona que tiene déficit en el lenguaje, expresándole que comprendemos lo difícil que es el querer hablar de uno mismo y no ser capaz de hacerlo, y que comprendemos que se enfade y se frustre.

- Movilizar a las personas ancianas siguiendo las siguiente pautas:

• Giros en la cama: Para realizar cambios de posición en la persona anciana con una hemiplejia hacia el lado sano, se utiliza el giro en la cama, para ello deberemos coger a la persona anciana hemipléjica, por el hombro y la cadera afectada desde el lado hacia el que le queremos girar y tirar de él. Cuando es hacia el lado hemipléjico insistiremos que colabore activamente ayudándose del brazo y pierna sana.

• Sentarlo en la cama desde el decúbito supino: Se gira a la persona anciana hemipléjica, con la mano sana sobre el pecho, una vez en decúbito lateral sobre el lado afectado, con la mano sana se apoyará en el borde de la cama y se ayudará con ella a incorporarse, y la enfermera sólo le acompañará.

• Transferencia desde la cama a un sillón: El sillón debe situarse en el lado de la hemiplejia, y a la persona afectada al borde de la cama con los pies apoyados en el suelo, haremos que apoye sus brazos sobre nuestros hombros, le ordenaremos que tire su cuerpo hacia delante que eleve las nalgas de la cama y que lo gire hacia el sillón, nosotros guiaremos el movimiento desde los hombros.

• Transferencia desde la silla a la cama: Nos situaremos delante de la persona hemipléjica sentada. Le diremos que incline el tronco hacia delante y que situé sus brazos alrededor de nuestro tronco, con nuestras piernas atraparemos la rodilla y el pie hemipléjico de ella, transferiremos su peso hacia delante, guiando sus hombros hacia abajo con lo que las nalgas se levantan, seguidamente situaremos nuestras manos en sus caderas para facilitar la transferencia de peso, y realizaremos un giro hacia la cama sentándola en ella.

• Bipedestación e inicio de la marcha: La enfermera se coloca delante de la persona afectada sosteniéndole el brazo y el hombro hemipléjico y estabilizando la cadera mediante el apoyo del lado sano de la misma. Y al iniciar la marcha nos colocaremos en el lado hemipléjico para estabilizarlo, soportándolo a él desde el hombro y el brazo hemipléjico. Actuando como si fuéramos su muleta; para ello pasamos un antebrazo nuestro por debajo de su axila hemipléjica y con la otra mano le sujetamos la suya hemipléjica.

- Realizando ejercicios de recuperación lo antes posible, que deben iniciarse entre el primero y cuarto día, después de haberse establecido la hemiplejia. Son ejercicios que deben realizarse unas 20 o 30 veces al día, siempre que la persona hemipléjica no se fatigue. Los ejercicios recomendados son:

• Las maniobras anticapsulitis del hombro: Es un ejercicio que se realiza entrelazando ambas manos, con el pulgar del lado paralizado sobre el del lado sano y los brazos extendidos se llevan estos al frente, hacia atrás y hacia los lados, es una forma de realizar arcos totales de la articulación del hombro evitando las complicaciones a ese nivel.

• La maniobra del puente: Se flexionan

las rodillas de la persona afectada y se le indica que levante la espalda de la cama, manteniendo las rodillas juntas y los brazos extendidos a lo largo del cuerpo sobre la cama, con las palmas de las manos hacia abajo; en el caso de que no pueda realizarlo solo, le ayudaremos sosteniéndole la pierna hemipléjica para facilitarle la elevación de la pelvis afectada. Con esta maniobra se ayuda a rehabilitar la musculatura del tronco, que actúa al mantener la pelvis elevada, esta musculatura es muy importante para la función motora posterior de los miembros paralizados, pues estabiliza las inserciones de los músculos de los miembros. Si este ejercicio no lo pueden realizar, después no serán capaces de mantener el equilibrio de la pelvis ni el patrón de la marcha. En la función respiratoria la realización de este ejercicio rehabilitador del tronco, desempeña un importante papel preventivo, ya que evita la aparición de complicaciones respiratorias como la neumonía.

- Rodamientos: Consiste en un ejercicio para tener conciencia de las dos partes del cuerpo. Se realiza con los brazos extendidos y las rodillas flexionadas, y consiste en girar el cuerpo a ambos lados de la cama, con esta rotación del tronco se inician movimientos activos de los miembros hemipléjicos.
- Ejercicios de balanceo en sedestación: Sirven para que la persona hemipléjica aprenda a mantenerse sentada. Y consisten en balancear el cuerpo primero hacia un lado y luego hacia el otro lado, para ello se sienta a la persona afectada en el borde de la cama, con los pies apoyados en el suelo y con las manos extendidas y apoyadas sobre la cama.

- Insistiendo en la participación de la persona anciana hemipléjica en su autocuidado, dejando que haga todo lo que pueda, aunque tarde en realizarlo manteniendo la supervisión y si no necesita ayuda no se le dará.

Enfermedad de Parkinson

Es un trastorno neurológico degenerativo, lentamente progresivo, que se caracteriza por temblor en reposo, movimiento típico de los dedos como si estuviera contando monedas, marcha característica, flexión anterior del tronco, rigidez y debilidad muscular.

Se considera una enfermedad idiopática que afecta a personas de más de 60 años, aunque se puede presentar en un menor porcentaje en personas más jóvenes, sobre todo con posteridad a una encefalitis aguda, a una intoxicación por dióxido de carbono, algún metal u otras sustancias.

Las alteraciones anatomopatológicas típicas son la destrucción de los ganglios basales con pérdida de las células pigmentadas de la sustancia negra y una depleción de la dopamina en el núcleo caudado, putamen y núcleo pálido, estructuras del neoestriado que normalmente contienen niveles altos del neurotransmisor.

Es una enfermedad frecuente entre los ancianos, se da un caso por cada 400 enfermos de neurología. Suele aparecer un caso nuevo al año por cada 1000 habitantes mayores de 50 años. Tanto su diagnóstico como su tratamiento precoz es difícil. Y a pesar de que el tratamiento instaurado sea el correcto, la evolución de la enfermedad conduce a grados importantes de invalidez y dependencia que produce un trastorno del control fino de los movimientos.

Es una enfermedad causada por diversas etiologías definidas, pero la mayoría de las veces es muy difícil identificar cual ha sido su proceso causal, entre ellas están la arteriosclerosis, postencefalitico, enfermedad de Willson o hepatolenticular, intoxicaciones por Mn, Hg, Cu o más raro cianuro, TCE (boxeadores), sífilis meningo-vascular, yatrogenia (tratamiento con bloqueantes o depresores de la "dopamina", falsos mediadores).

Se caracteriza por una alteración del movimiento, que tiene cuatro síntomas específicos:

- Bradiquinesia o Akinesia: lentitud de movimientos o imposibilidad de realizar los movimientos voluntarios.

- Pérdida de los reflejos posturales: Postura de flexión, con flexión del cuello, tronco, codos, caderas y rodillas.

- Temblor en reposo conocido como del pildorero.

- Rigidez muscular.

La combinación de estos trastornos da lugar a la adopción de una serie de posturas y actitudes típicas de estos enfermos. Como son los signos y síntomas siguientes, la expresión de mascara que adquiere la cara, la marcha de trípode, la dificultad en el habla, el babeo o sialorrea, la sudoración, las retenciones urinarias, el estreñimiento, la hipotensión ortostática, aumento del apetito, intolerancia al calor, piel grasa, inestabilidad emocional y trastornos del juicio que aumentan con la fatiga, excitación y frustración. La inteligencia raramente se deteriora.

El tratamiento es paliativo y sintomático y se dirige a corregir el desequilibrio entre la dopamina deplecionada y la acetilcolina abundante en el núcleo estriado, pues la primera inhibe la actividad colínergica excitadora en esa zona del cerebro. Se fundamenta en el uso de fármacos que aumentan el nivel de dopamina o los que inhiben la acetilcolina (los anticolinergicos), o con los dopaminergicos, como la levodopa o sus derivados que son los mas usados en este momento. Con ellos se consigue controlar el temblor.

Sin embargo, la levodopa es la causa por la que muchas persona experimenten efectos colaterales, como náuseas, vómitos, insomnio, hipotensión ortostática, en ocasiones cierta excitación sexual y confusión mental. En cambio la carbidopa-levodopa (synemet) limita el metabolismo periférico de la levodopa y de esta forma se minimizan los efectos secundarios, la función de la carbidopa es la de inhibir la dopa-decarboxilasa.

Los fármacos anticolinérgicos se pueden utilizar como tratamiento, pero con frecuencia producen ataxia, visión borrosa, estreñimiento, sequedad de boca, trastornos mentales, bradilalia e incontinencia de urgencia o retención urinaria.

Las personas tratadas con dopaminergicos pueden sufrir efectos secundarios como la "diskinesia tardía", que se caracteriza por los siguientes signos agrandamiento de la lengua, movimientos de cara y labios, movimientos de las EE.II. Estos movimientos son como los de una "corea", incontrolados.(coreoatetosicos). Esta diskinesia se suele producir por tratamientos prolongados con levodopa o por la asociación de anticolinergicos.

Proceso de atención en pacientes que padecen la enfermedad de Parkinson

Valoración

Se centrará en las alteraciones que la enfermedad ha producido en las actividades y capacidades funcionales de la persona anciana.

Entrevista

- Hemos de observar que puede hacer la persona anciana.

- Indagaremos sobre los cambios funcionales y como le afectan para llevar a cabo las AVD.

- Preguntaremos sobre la frecuencia de aparición de las dificultades.

- Buscaremos las causas de dificultad y las posibles soluciones.

- Preguntaremos sobre los síntomas iniciales como debilidad, presencia de temblor de la mano.

- Indagaremos sobre las dificultades para alimentarse.

Exploración

- Buscaremos la presencia de temblores en labios, mandíbula, músculos faciales y en las extremidades.

- Exploraremos la postura y rigidez

- Observaremos como son los movimientos, si son lentos, con dificultad, si arrastran los pies y si no balancean los brazos al caminar.

- Comprobaremos el equilibrio, si tiene tendencia a inclinarse hacia delante o hacia atrás.

- Observaremos la expresión de la cara, si tiene una facie inexpresiva.

- Comprobaremos si tiene dificultad para masticar, tragar y se babea, todo ello causado por la alteración de la deglución.

- Controlaremos el peso corporal para comprobar si existen pérdidas.

- Comprobaremos la coexistencia de trastornos cognitivos como demencia, etc.

- Comprobaremos la presentación de cuadros de sudoración excesiva, pérdida de la libido, hipoperistaltismo, alteraciones visuales.

Diagnósticos enfermeros

Una vez recogida toda esta información dentro de la valoración de enfermería pasamos a realizar un análisis completo de la misma, y podremos detectar los problemas/diagnósticos y la dependencia que se

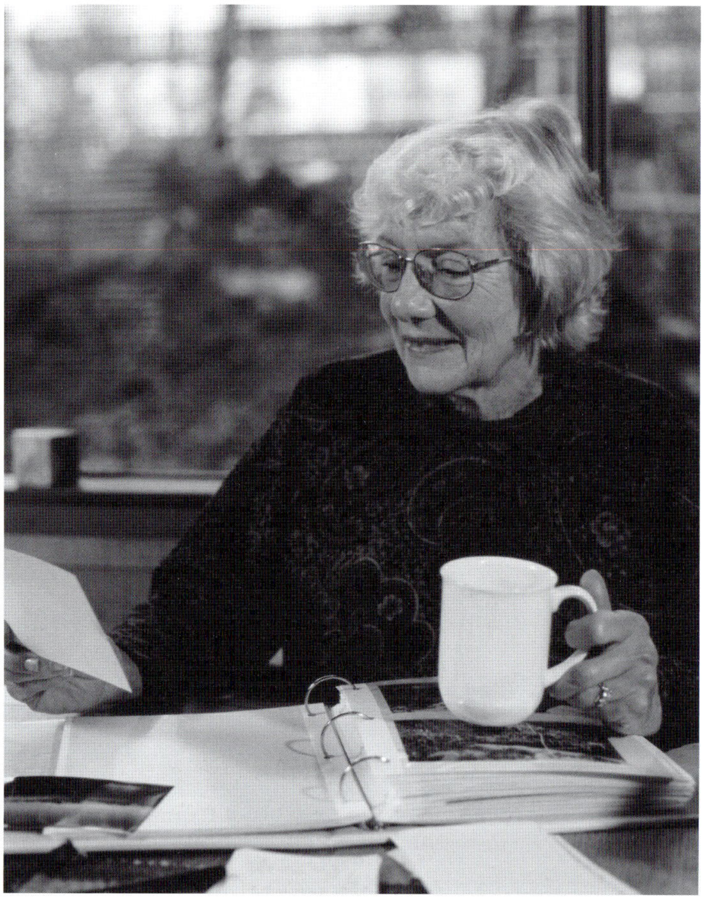

produce por la enfermedad de Parkinson en las personas ancianas.

Lo que nos conduce a poder utilizar unas etiquetas diagnósticas de enfermería, que nos permitirá establecer un plan de cuidados idóneo, algunos de los cuales pueden ser:

1. Alteración de la movilidad física relacionado con la bradiquinesia.

2. Alteración de la comunicación verbal relacionado con la debilidad muscular de los músculos que participan en el habla.

3. Alteración de la nutrición relacionado con la dificultad para deglutir.

4. Alteración de la eliminación urinaria (incontinencia)

5. Alteración de la eliminación intestinal (estreñimiento)

6. Potencial de pérdida de la integridad cutánea relacionado con la inmovilidad

7. Potencial de infección relacionado con la debilidad de los músculos torácicos (neumonía)

8. Alteración del autoconcepto relacionado con las perdidas físicas.

9. Alteración del patrón del sueño

10. Trastorno de la movilidad física relacionado con la rigidez y la acinesia

Objetivos

Partiendo de los diagnósticos podemos pasar a enumerar una serie de objetivos que pretendemos que la persona anciana a la que cuidamos alcance en relación con el problema que representa la enfermedad de Parkinson.

Por ello, a partir de las etiquetas que se pueden presentar en las personas ancianas con la enfermedad de Parkinson, podemos establecer objetivos a alcanzar por ellas, como:

1. Que la persona anciana y su familia identifiquen los factores que faciliten la comunicación.

2. Que la persona anciana y su familia conozcan las causas que han provocado la situación que padece y las consecuencias que ello tiene.

3. Que la persona anciana y su familia aprendan cuales son los cuidados necesarios para evitar las complicaciones.

4. Que la persona anciana y su familia comprendan la necesidad de insistir en la rehabilitación activa y pasiva continuada, para conseguir el máximo de recuperación o mantenimiento.

5. Que la persona anciana y su familia comprendan la importancia que tiene el realizar cambios posturales, para evitar complicaciones de la piel y respiratorios.

6. Que la persona anciana y su familia comprendan la importancia de una ingesta equilibrada y con un buen aporte hídrico, que facilitará entre otras cosas la eliminación intestinal, etc.

7. Que la persona anciana con la ayuda de su familia alcance el máximo grado posible de independencia.

8. Que la persona anciana y su familia comprendan la necesidad de realizar el tratamiento antiparkinsoniano, siguiendo las pautas marcadas.

9. Que la persona anciana y su familia reconozcan los efectos colaterales que pueden presentar el tratamiento antiparkinsoniano.

Plan de cuidados de Enfermería

Pasará por una serie de recomendaciones e intervenciones de enfermería encaminadas a prevenir o solucionar las deficiencias detectadas, contando en su planificación tanto con la persona anciana a la que van dirigidos como con su familia o cuidadores informales y con los recursos disponibles.

Para ello procederemos de la siguiente manera:

- Administrar el tratamiento farmacológico prescrito, y en el caso de la levodopa 30 minutos antes de la comida.

- Realizar un seguimiento del efecto del tratamiento como efectividad y efectos adversos.

- Recomendar la eliminación de barreras arquitectónicas que puedan ocasionar accidentes como alfombras, etc.

- Insistir en un buen aporte de fibra y de líquidos en la dieta para luchar contra el estreñimiento.

- Recomendar modificaciones ambientales como sería el acondicionamiento del cuarto de baño, etc.

- Mantener y mejorar la movilidad: Para ello es importante la colaboración de un fisioterapeuta, en las etapas iniciales, hasta que el enfermo sepa realizar los ejercicios. Los programas intensivos que fatigan al enfermo están contraindicados (agravan el estado con depresión y ansiedad).

Se le enseñará a caminar siguiendo un patrón que puede ser el siguiente: primero coloquen los talones y luego el resto del pie, e irán aumentando la amplitud del paso.

- Para mantener la estabilidad se aconseja una separación entre los pies de 15 a 20 cm.

- Insistiremos en balanceo de los brazos al caminar, pues así se mejora el equilibrio.

- Les recomendaremos el uso de música para estimular la practica de la marcha.

- Si la persona al caminar se queda rígida (bloquea), para que recupere la movilidad va bien levantarle los brazos o hacerle caminar hacia atrás.

- Se le enseñará a levantarse de una silla, separando los pies y haciendo fuerza contra los brazos de la silla.

- Les animaremos a que practiquen funciones motoras delicadas, recoger monedas o canicas, mecanografiar, etc.

- Los pondremos en contacto con terapeutas ocupacionales, que les indicaran los métodos mas idóneos para superar barreras.

- Les realizaremos o les enseñaremos a realizar ejercicios para aumentar el grado de movilidad, con estiramientos musculares tanto como se pueda, por lo menos dos veces al día (cada ejercicio se repetirá 2 o 3 veces, aumentando gradualmente a 8 o 10 veces).

- Mejorar y/o mantener la comunicación verbal, a través del logopeda, enseñándoles a inspirar aire antes de hablar y a hablar cuando el aire se haya espirado. Estimular la practica del habla repitiendo sílabas sencillas, leyendo en alto o cantando. Todo esto se potencia con ejercicios faciales.

- Mantener una nutrición adecuada para ello no les debemos marcar un tiempo determinado en las comidas, por su lentitud. Les facilitaremos el uso de utensilios de diseño especifico que facilitan su manejo.

- Prevenir infecciones respiratorias, mediante ejercicios respiratorios.

- Prevenir la retención urinaria y la incontinencia

- Prevenir el estreñimiento

- Mantener la integridad de la piel

- Incrementar la autoestima, permitiendo que la persona se desahogue y exprese lo que piensa y siente. Facilitándole el consejo y apoyo de especialistas. Informándole sobre el beneficio de la medicación y del ejercicio. Resaltando las habilidades físicas intactas positivamente.

5.11. DEMENCIAS

Las enfermedades orgánicas cerebrales (Enf. de Alzheimer y demencias) se clasifican en agudas y crónicas. En las primeras encontramos el síndrome cerebral agudo y en las segundas están todas las demencias. Pasamos a describirlas:

Síndrome cerebral agudo

El síndrome cerebral o cuadro confusional agudo es de inicio rápido. Se puede definir como un estado clínico caracterizado por una disminución de la atención y un pensamiento desorganizado que tiene un curso fluctuante.

Los síntomas son:

- Fallo en la identificación de las personas
- Agitación
- Sonambulismo
- Alucinaciones visuales

La etiología:

Parece ser que es por *hipoxia*, debida a diversas causas:

- Anemias
- Problemas cardiovasculares
- Problemas circulatorios
- Problemas respiratorios
- Drogas
- Traumatismos
- Alteraciones metabólicas:
    - Enf. tiroideas
    - Enf. hepaticas
    - Hipo o hiperglucemias
- Infecciones
- Hipo o hipertermia
- Malnutrición
- Desequilibrios hidroelectrolíticos
- Depresión

Es una causa importante de morbilidad y mortalidad, ya que entre un 15 y un 30% de los casos progresan hacia el estupor, el coma y la muerte si no se actúa con rapidez y se trata la causa desencadenante del proceso.

Como adelantábamos, un síndrome cerebral agudo es tratable médicamente y puede recuperarse completamente si se diagnostica con rapidez.

Diagnostico de enfermería

Alteración sensorio-perceptiva relacionado con cambios en la homeostasis.

Acciones de enfermería

1. Valorar la fuente o el origen de la confusión:

-Establecer una buena comunicación y observación directa del paciente.

-Control de los signos vitales.

-Evaluar el estado mental.

-Investigar sobre alucinaciones, zonas de confusión, etc.

-Hacer una evaluación a nivel neurológico, respiratorio y cardiovascular.

-Realizar BM test.

-Evaluar recientes cambios en la medicación, la que toma o ha dejado de tomar, los cambios ambientales.

Todo lo que encontremos se ha de registrar y comunicar al médico.

2. Orientar al paciente para reducir o resolver la "confusión".

-Dar a conocer la realidad de las alucinaciones a las personas.

-Informar a la persona de quién somos: nombre, lugar, fecha y lo que le ha ocurrido.

-Evitar atarlos si es posible.

-Evitar la sobredosificación cuando se han prescrito tranquilizantes o sedantes.

-Mantener un ambiente tranquilo, reduciendo el ruido innecesario.

Síndrome cerebral crónico

Son enfermedades con un inicio gradual, siendo su marco crónico la demencia, en la que encontramos:

-Deterioro intelectual.
-Desorganización de la personalidad.
-Incapacidad progresiva para llevar a cabo las actividades de la vida diaria.

Podemos decir que la demencia es un síndrome adquirido, que altera en la persona que lo padece una o varias funciones superiores, dando lugar a incapacidades en la vida sociolaboral de la persona afectada.

Dentro de estos síndromes cerebrales crónicos, están las demencias, de las que destacaremos:

- La demencia multiinfarto
- La enfermedad de Pick
- La enfermedad de Alzheimer

Demencia de multiinfarto

Es debido a una arteriosclerosis cerebral difusa, los síntomas de ella están en relación con la extensión y localización de la lesión.

Suelen representar el 20% de las demencias.

Enfermedad de Pick

Es poco frecuente, pero se confunde con la enfermedad de Alzheimer.

Se caracteriza por presentar alteraciones de la personalidad y de la conducta, como:

- Pica: comen lo que sea.
- Coprolalia: dicen tacos sin parar.
- Desidia personal: dejadez física e higiénica.
- Un apetito sexual exacerbado.

Todo ello producido por un síndrome frontal que es el causante de esta desinhibición.

Se desconoce su etiología, es una enfermedad de evolución rápida.

Por anatomía patológica, se puede apreciar que las células de "Pick" que se encuentran en la parte frontal de la corteza cerebral, están hinchadas e inflamadas, y a la vez hay una atrofia lobular del frontal y del temporal anterior.

No existe tratamiento.

Enfermedad de Alzheimer

Fue etiquetada por Alois Alzheimer en 1907 a través de los hallazgos histológicos y manifestaciones clínicas encontrados en las personas que padecían el cuadro. Representan entre el 50-75% de las demencias, son las más frecuentes. Hay autores que encuadran su duración entre 5-7 años, pero hay casos descritos de hasta 20 años.

Se le define como una atrofia cortical. Produce una serie de lesiones cerebrales en forma de nudos u ovillos neurofibrilares y una sustancia no funcional (amiloide) que forma unas placas neuríticas o seniles en la corteza cerebral. Que en conjunto impide la normal transmisión y recepción de los estímulos. La causa exacta de la enfermedad es desconocida, aunque existen diferentes líneas de investigación sobre la misma.

Siendo los principales factores de riesgo para padecer la enfermedad de Alzheimer el envejecimiento, la historia familiar de demencia, la presencia de síndrome de Down en la familia, la edad materna tardía y los antecedentes de traumatismos craneal.

No existe un diagnóstico específico, lo que se hace es descartar otras enfermedades.

Los criterios diagnósticos, son:

- Alzheimer posible, demencia de comienzo y progresión insidiosa ausencia de otra enf. sistémica o cerebral que indique el cuadro.

-Alzheimer probable, demencia establecida por examen clínico y test psicológico (mini mental más otros test como el "DSM III-R") en los que aparecen defectos en dos o más áreas de conocimiento, deterioro progresivo de memoria y funciones cognitivas.

Ausencia de alteración del nivel de conciencia, comienzo entre los 40-90 años, alrededor de los 60 años, y ausencia de otra enfermedad que justifique el cuadro.

Alzheimer establecido, los criterios de probable son presentes, junto con la evidencia de la enfermedad a través de la necropsia.

La enfermedad de Alzheimer, pasa por cuatro estadios o etapas.

La primera (Prediagnóstico) es muy insidiosa, sus síntomas son pérdida de memoria progresiva, deterioro de la memoria a corto plazo, incapacidad de hacer cálculos aritméticos sencillos. Es una fase en que no es necesario ingresarlos.

La segunda (Durante y después del diagnóstico) la falta de memoria es cada vez más pronunciada, no recuerdan las tareas habituales, se olvidan de asearse, el habla es más lento y desprovisto de nombres, tienen desorientación en el tiempo entre el día y la noche, sospechan de las personas que les rodean se quejan de abusos por parte de ellas o negligencia. Puede progresar rápidamente al siguiente estadio.

La tercera (Temprana o media demencia) se agudizan los signos y síntomas de las anteriores presentan, afasia, agnosia (incapacidad de relacionar o atribuir un significado a las impresiones sensoriales), apraxia (incapacidad de realizar un movimiento determinado), prosopagnosia (signo del espejo, no se reconocen a ellos mismos), no reconocen ni a los familiares ni a los allegados, tienen reacciones catastróficas, comportamientos incontrolados (golpes, lenguaje inapropiado), gran apetito, pero pierden peso.

La cuarta (Demencia terminal) el deterioro es más pronunciado, se vuelven incontinentes, hay una gran pérdida de peso, no tienen respuesta o muy poca a estímulos, presentan alucinaciones visuales, presentan ataques (epilépticos o mioclónicos).

Proceso de atención en pacientes con demencia de Alzheimer

Valoración

Se centrará en el estadio en que se encuentre la persona afectada, realizando una valoración individual e integral de la persona anciana afectada, a partir de la cual podremos diseñar un plan de cuidados adaptado a cada caso y situación.

Diagnósticos enfermeros

Los diagnósticos dependerán del "estadio de la enfermedad". Entre los que se pueden presentar, destacan:

- Alteración del proceso de pensar relacionado con la incapacidad para comunicarse.

- Déficit de la memoria asociado a las personas, tiempo y lugar.

- Alteración del patrón del sueño relacionado con el insomnio por la noche.

- Potencial de lesiones físicas debido a la incapacidad de razonar.

- Alteración de la nutrición inferior a los requerimientos corporales, debido a la incapacidad para comer.

- Déficit del volumen de líquidos, debido a la incapacidad de reconocer la sed.

- Alteración de la eliminación intestinal, estreñimiento, relacionado con el hecho de no utilizar el lavabo.

- Alteración de la micción por incontinencia.

- Potencial de violencia relacionado con la pérdida de la razón.

- Deterioro de la comunicación verbal.

- Déficit de autocuidado.

- Afrontamiento familiar ineficaz relacionado con la falta de información.

- Alteración de la integridad cutánea.

- Potencial de infección relacionado con la inmovilidad.

- Alto riesgo de broncoaspiración.

Objetivos

Partiendo de los diagnósticos podemos pasar a enumerar una serie de objetivos que pretendemos que la persona anciana a la que cuidamos alcance, en relación con el problema que representa la enfermedad de Alzheimer.

Por ello a partir de las etiquetas que se pueden presentar en las personas ancianas con la enfermedad de Alzheimer, podemos establecer objetivos a alcanzar por ellas, como:

1. Conseguir la colaboración de la familia en el cuidado de la persona anciana demente.

2. Que la familia reconozca las manifestaciones de la enfermedad.

3. Educar a la familia en las actividades necesarias para psicoestimular a la persona anciana y así frenar el proceso degenerativo.

4. Establecer junto con la familia de la persona anciana enferma estrategias asistenciales.

5. Que la familia conozca todas las complicaciones que se pueden presentar en la demencia.

Plan de cuidados de Enfermería

Hemos de realizar una planificación de los cuidados a través de un seguimiento que incluirá una serie de prioridades:

- Determinar el método de comunicación con el paciente, para saber que palabras utiliza para evacuar, cuando tiene dolor, hambre, sed, etc.

- Determinar si la persona habla mas de una lengua.

- Determinar si la persona se conoce así misma y si también reconoce a sus familiares, determinar que sentidos tiene intactos; un método valido es la utilización para valorar la vista, oído, control motor y la capacidad para cumplir ordenes es el juego "Simón". Este tablero sencillo emite cuatro sonidos y cuatro colores al azar, se le pide que participe en el juego, repitiendo la secuencia de colores y sonidos apretando el botón que corresponda a la sección emitida.

- Determinar qué actividades de la vida diaria es capaz o incapaz de realizar por sí mismo.

Acciones de enfermería

1. Establecer una buena comunicación para reducir los comportamientos indeseables, permanecer frente a la persona cuando hablemos con ella.

Mantener el contacto visual, utilizar el tacto cuando hablemos con la persona, utilizar frases cortas y sencillas, no discutir con ellos, al contrario distraerlos con otra actividad, echar la cara de la persona ligeramente hacia arriba y hacia atrás cuando se encuentren alborotados o agitados.

2. Aplicar medidas para mantener la orientación como poner un letrero en la cama que indique su nombre, colocar objetos personales, fotografías o colores en la puerta de la habitación, repetir la información con frecuencia durante todo el día.

3. Confeccionar un calendario de actividades relacionado con las capacidades de la persona, acompañarla a pasear (salir fuera, si es posible) cada día, recurrir al pasado volviendo a los tiempos de la juventud (rememorar) y hablar de ellos (si es apropiado para la edad), identificar fotos familiares antiguas.

4. Realizar actividades que estimulen el sueño por la noche, planificar las actividades que se van a llevar a cabo durante el día y la tarde, reducir las actividades después de cenar (la actividad física puede llevar a la excitación).

No sujetar al enfermo a la cama a menos que sea absolutamente necesario para su seguridad, correr las cortinas y apagar las luces para que le sea una referencia de que es la hora de dormir.

5. Reducir el peligro potencial de lesiones mediante la modificación del ambiente, quitar o poner cerrojos en las puertas, conectar un timbre en la habitación, poner a la persona una identificación que indique que está falta de memoria, quitar espejos y objetos de cristal innecesarios de la habitación.

6. Proporcionar una adecuada nutrición para mantener un peso especifico, servirles la comida antes que a los demás, seguir un orden en la presentación de las comidas. Ofrecer la comida a una hora determinada, eliminar la vajilla o utensilios innecesarios.

7. Mantener una adecuada hidratación, ofrecer un vaso de agua cada 2 o 3 h, proporcionar bebida abundante durante las comidas. Realizar balances hídricos.

8. Prevenir el estreñimiento, insistir en que mantenga un ritmo intestinal. Dar una alimentación rica en fibra.

9. Tomar medidas para evitar la incontinencia, poner un cartel identificador en todas las puertas de los cuartos de baño.

10. Reducir la aparición de reacciones catastróficas, observar el grado de excitación, y reducir las actividades, si la persona esta inquieta o agitada.

Frenar y distraer a la persona, si pierde el control, llevándola a un lugar tranquilo.

La asistencia domiciliaria a una persona con una lesión "cerebral crónica" (Enf. Alzheimer) sólo se podrá llevar a cabo si existe un cónyuge u otra persona que lo vigile y lo cuide. Se tendrán que realizar modificaciones ambientales como instalar en las puertas exteriores campanillas, ya que ellos deambulan de un lugar para otro, se ponen cerrojos en las partes inferiores de las puertas, pues al estar desorientados les es difícil encontrarlos.

No se recomiendan pestillos en las puertas interiores de las viviendas, para evitar que se encierren. Los mandos de las estufas se eliminan (evitaremos incendios y quemaduras), estos se concentran en un interruptor general, que no llame la atención.

Se pondrán cerraduras en los armarios que contengan materiales tóxicos, productos de limpieza, cuchillos, medicamentos, objetos de valor, cristalerías y vajillas.

Es útil pintar las puertas del WC o poner algún adhesivo que sirva de recordatorio para el anciano. Deben tener pocos objetos en su mesita o cajones, ello les produce confusión.

5.12. ALTERACIONES PSIQUIÁTRICAS

La salud mental en los ancianos se ha de afrontar desde la percepción de la persona como un todo, es decir en ella se ha de tratar aspectos psicosociales del cuidado de los ancianos y cual es el ambiente idóneo.

Las personas ancianas están sujetas a una gran cantidad de cambios y presiones, que les predispone a sufrir alteraciones o enfermedades mentales.

Después de los 75 años aumenta significativamente el riesgo de disfunción o enfermedad mental. Siendo estas enfermedades más frecuentes en los ancianos que en los adultos jóvenes. Encontramos que los procesos de psicosis aumentan después de los 65 años y se disparan sobre todo a partir de los 75 años.

Una de las patologías más característica de deterioro mental es la demencia como ya hemos visto en el punto anterior, que según algunos estudios la sitúan como la cuarta causa de mortalidad entre las personas ancianas.

El suicidio esta muy extendido entre los ancianos, ya que a causa de las enfermedades crónicas que padecen se desarrollan reacciones psicológicas que lo inducen. El 25% de los suicidios se lleva a cabo por los ancianos.

La incidencia de suicidios es menor entre las personas ancianas que están institucionalizadas, la causa parecer ser que es porque carecen de medios o que físicamente no pueden llevarlo acabo.

Los ancianos de alto riesgo de suicidio son los que han enviudado recientemente, que viven solos, los enfermos crónicos, los que padecen patología depresiva, entre un 15-20% de la población anciana la padecen, por causas afectivas como la soledad. También hemos de tener presentes que los ancianos experimentan dificultades emocionales durante largos periodos antes de ser tratado por qué, creen que no existen servicios de salud mental para ayudarles, porque tienen miedo a ser etiquetados y porque creen que su padecimiento es algo normal del envejecimiento. Por ello como enfermeras estamos en una inmejorable posición para aumentar la salud psicosocial del anciano.

Pero para ello hemos de interiorizar que los problemas psicosociales vienen influenciados por factores como el proceso físico del envejecimiento, la enfermedad, los cambios sociales y la disponibilidad de los sistemas de apoyo o ayuda.

Cuando trabajamos con ancianos vemos rápidamente la interrelación existente entre

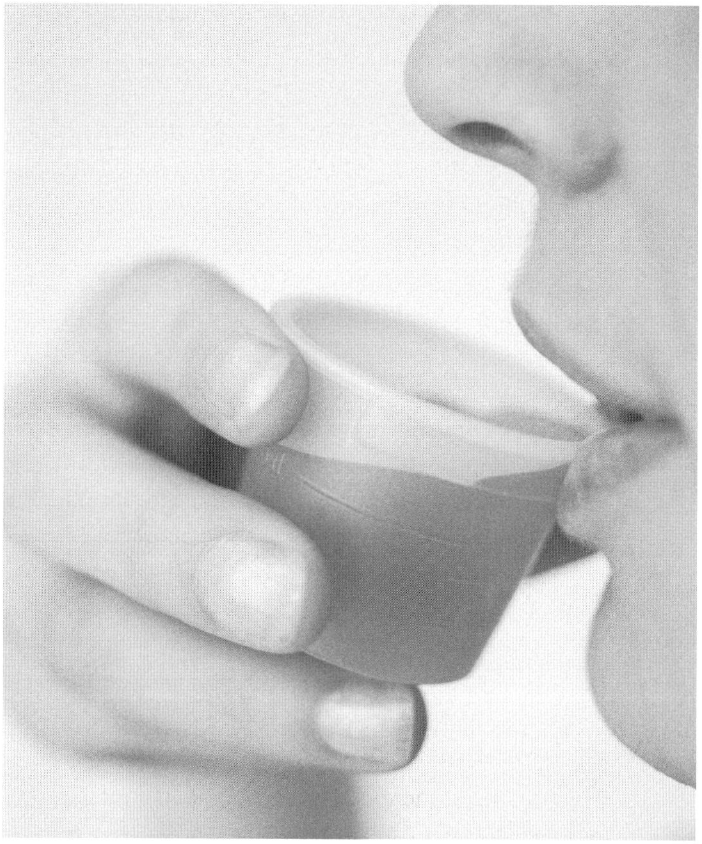

la salud mental y la física, por ello hemos de asumir las siguientes responsabilidades como son el fortalecer la capacidad de los ancianos para mantener y promocionar su propia salud, supervisar y coordinar el cuidado de los enfermos considerados crónicos, evaluar y planificar el tratamiento de la enfermedad que les afecta, remitir o buscar un cuidado especializado cuando sea necesario, colaborar con otras instituciones del cuidado de salud promocionando la salud comunitaria.

Si como enfermeras sabemos tratar al anciano como él desea ser tratado, es decir, con amabilidad y cariño, escuchándole, respetando su intimidad y su deseo de autodeterminación. Con esta actitud por parte nuestra, facilitaremos el que pueda desarrollar lo que se conoce como necesidades primordiales, que consisten en tener una vida con significado y objetivos, ello significa tener compañía y diversión, poder expresar su deseo sexual, tener intimidad y mantener su rol individual y familiar, y el control sobre las situaciones de su vida como el vivir y morir con dignidad. Estas necesidades demuestran que el anciano no ha llegado a esa etapa de su vida para esperar pasivamente la muerte.

Nosotras como enfermeras, para conseguir que los ancianos consigan un alto nivel de salud mental, debemos considerar las cinco etapas de lo que se conoce como síndrome de reconstrucción social, en el que se pretende evitar la pérdida de identidad e independencia que pueden acompañar a la edad. Con estas cinco etapas se intenta conseguir que se reduzca la susceptibilidad que tienen de padecer estos procesos, promoviendo la autoconfianza, reducir la dependencia y estimular la autoayuda, construyendo y manteniendo las habilidades necesarias para enfrentarse a situaciones concretas, intentar que interioricen la visión de ellos mismos como seres humanos efectivos y que se consideren como capaces de...

Existen factores ambientales que afectan de forma negativa la salud mental de los ancianos, como por ejemplo puede ocurrir en las residencias de ancianos, en las que hay unos factores como la falta de intimidad, la rigidez de horarios, controles y normas, el acceso a la propiedad privada u objetos personales, el grado de aislamiento del mundo externo. Todos estos factores descritos suelen conducir a efectos tales como la desindividualizacion con reducción de la capacidad de pensamiento, acción y autodirección; la desculturización como son la pérdida de las normas y comportamientos adquiridos a lo largo de la vida, que son los que proporcionan al individuo las fuentes de autoafirmación; provocando daño emocional, físico, social y alejamiento, como el aislamiento del mundo externo que se traduce en un aislamiento de la sociedad en general. Con una deprivación de estímulos, es decir, con la disminución de los sentidos que el individuo tenia desarrollados, a causa de su adaptación al ambiente institucionalizado.

Hay una serie de actitudes que, si las tenemos en cuenta, nos van a servir de guía para que consigamos un efecto positivo en nuestra relación con el anciano, que se traducirá en un buen mantenimiento de la salud mental de este.

Estas actitudes u opiniones son que ellos merecen nuestro respeto y tienen derecho a vivir con dignidad, que sienten tanto la vida como la muerte y entre éstas una amplia gama de emociones humanas, que representan un todo integral y organizado; que está en interacción con su entorno ya que están sometidos a los cambios de la edad lo que disminuye sus funciones pero no su valor, que están en una situación de cambios y están potencialmente interesados en aprender toda aquella información relacionada con la salud para mantener y fomentar su bienestar.

En la valoración psicosocial de los ancianos lo que pretendemos valorar del paciente anciano es su estado mental, para lo que utilizamos la exploración a través de distintos medios, que nos dan su nivel de orientación, nivel de memoria reciente o lejana, la habilidad perceptiva, la capacidad psicomotora, la capacidad de atención y concentración, la capacidad para la resolución de problemas, el tiempo de reacción y la capacidad de aprendizaje y la inteligencia.

Hemos de insistir en este tipo de valoración, porque se estima que un 50-70% de los ancianos que se hallan en instituciones tienen alguna alteración cognitiva o afectiva.

Siendo frecuente entre ellos el diagnostico de ingreso, senilidad o sd. cerebral orgánico. Por estas causas es importante identificar que tipo de alteración es en realidad, es decir si es física (orgánica) o psíquica.

Se ha de tener presente que los estados confusionales, están relacionados con el grado de satisfacción social, en una inmensa mayoría de los casos.

Para evaluar el nivel de función social del paciente existen una serie de índices tales como características demográficas de la zona, los contactos sociales que mantiene, la autoevaluación de su estado de salud, las condiciones de vida, la participación social, el apoyo social, la situación económica si es autónoma o dependiente de ayudas sociales suficientes.

Los diagnósticos de enfermería que describen problemas psicosociales potenciales o reales que están en relación con la edad pueden ser ansiedad, comunicación verbal deteriorada, incapacidad para resolver situaciones, déficit de actividades, lúdicas, miedo, alteraciones en los procesos familiares, aflicción, impotencia, ineficacia, alteración del autoconcepto, deterioro sensorial y de percepción, alteración del patrón del sueño, aislamiento social, inquietud espiritual, alteración del proceso de pensar y el potencial de violencia.

Hay cinco factores o problemas que suelen producir alteraciones en los ancianos son la reubicación, la pérdida de los sistemas de apoyo, la disminución de la autoestima, la enfermedad terminal y la muerte.

La reubicación

Puede ser causa de la aparición en la persona anciana de problemas de salud mental, pues el cambio de lugar en los ancianos puede ser causa de un rápido deterioro.

Y como ellos son candidatos de alto riesgo a tener que ser ingresados en instituciones o residencias. Cuando estos cambios son involuntarios, suelen tener resultados poco favorables, que suelen incidir en el aumento de la tasa de mortalidad un 8% de los ancianos ingresados en residencias mueren en los 8 primeros días, el 28'7% en el primer mes, el 45% en el primer año, el 65'4% en los dos primeros años, o sea que casi un 50% mueren en el primer año de ingreso.

Cuando se traslada un anciano de una residencia a un hospital, nos podemos encontrar con la aparición de alteraciones sensoriales, inmovilidad, aislamiento social, pérdida del control, desorientación y si está reubicación es en un ambiente obligado, estos problemas se suelen reagudizar con la presencia o desencadenamiento de sentimiento de desamparo, sentimiento de pérdida, depresión.

La adaptación al nuevo lugar depende de la voluntariedad, del grado de empeoramiento del cambio, de la percepción de la reubicación, de la cantidad y tipo de información recibida sobre la nueva situación, de la capacidad de adaptación del individuo y de la salud mental y física en el momento del cambio.

Como enfermeras podemos ayudar en este proceso de adaptación iniciando la preparación de este cambio lo más pronto posible, introduciendo al paciente en las decisiones en las que pueda participar, dándole orientaciones sobre el nuevo ambiente antes del cambio. Informando a la familia sobre el nuevo ambiente para que a su vez se la trasmitan al anciano. Animando al anciano a que lleve sus objetos personales. Pasando información del anciano a los nuevos cuidadores.

Para evitar que la persona anciana pueda responder con apatía (sin coraje o fuerza para intentar nuevos propósitos); con un sentimiento de soledad, indefensión, inutili-

FIGURA 105. Perfil de las personas ancianas que se suicidan

- Eran hombres
- Habían sido visitados por su médico de cabecera el mes anterior
- Padecían un episodio depresivo moderado mal diagnosticado
- Eran tratados inadecuadamente

dad, con aumento de la dependencia y añorando las pérdidas; no interrelacionándose, es decir escondiéndose de los demás o evitando la invasión de su espacio burbuja.

Los ancianos en comparación con otros grupos de edad, tienen un alto riesgo de perder esta capacidad de autoestima y si están en residencias, este riesgo aumenta.

Por ello la práctica del contacto físico favorece la autoestima en los ancianos, y es beneficioso ya que supone su aceptación y una demostración de cariño de la persona que se toca. Es una forma de fortalecer la relación enfermera-paciente y aumenta el bienestar de este. Una terapia que también tiene grandes éxitos en este aspecto son los animales de compañía, que suelen cubrir este propósito, pues el contacto con ellos suele aliviar la soledad de las personas que viven solas.

Como se ha visto hasta aquí en los trastornos mentales o psiquiátricos destacan la ansiedad y la depresión. Aunque existen otras muchas más afectaciones que se presentan con mayor o menor regularidad en las personas ancianas como son el pánico o crisis de angustia, los trastornos fóbicos, los trastornos obsesivos, las crisis histéricas, los trastornos hipocondríacos, la ansiedad ante la proximidad de la muerte, los trastornos del humor, las manías, los trastornos delirantes, la esquizofrenia, la parafrenia, la paranoia, el delirium, el alcoholismo, el abuso de sustancias tóxicas y la yatrogénia medicamentosa, etc.

De todos estos vamos a hacer hincapié en la depresión y la ansiedad.

Depresión

Es un estado de infelicidad, más o menos permanente que menoscaba las actividades físicas y psíquicas.

Se suele manifestar con irritabilidad, reacciones histriónicas o teatrales, preocupaciones hipocondríacas, ansiedad, abuso de alcohol, el aumento y preexistencia de síntomas obsesivos y fóbicos, la pérdida o aumento de apetito y peso, la disminución de la libido, alteraciones del sueño, inhibición o agitación psicomotora, alteraciones neurovegetativas como sequedad de boca y estreñimiento. Pero en las personas ancianas existen diferencias en la presentación de la depresión, ya que suelen predominar

FIGURA 106. Manifestaciones clínicas de la ansiedad

Psíquicas	Somáticas
- Nerviosismo	- Palpitaciones
- Inquietud	- Astenia
- Malestar	- Disnea
- Preocupación	- Mareos
- Disminución del rendimiento	- Opresión torácica
- Hipersensibilidad al ruido	- Algias difusas
- Miedo al futuro	- Inestabilidad
- Tensión diurna	- Cefaleas
- Alteraciones del sueño	- Parestesias o temblores
- Irritabilidad	- Xerostomía
- Miedo a la enfermedad psíquica y mental	- Estreñimiento o diarrea
- Labilidad emocional con llanto frecuente	- Anorexia o bulimia
- Mal humor	- Náuseas y vómitos

los síntomas somáticos sobre los psicológicos, algunos incluso no manifiestan un humor deprimido al inicio del proceso, la apatía es frecuente, en cambio son menos frecuentes los sentimientos de culpa, predomina la pérdida de la autoestima y suelen ser frecuentes las dificultades de concentración que afectan a la memoria y a otras funciones cognitivas.

La depresión en las personas ancianas se produce dentro de un contexto, que se caracteriza por cambios sociales y biológicos, como son las pérdidas familiares y sociales entre las que están la viudedad, la jubilación, etc.

La prevalencia de la enfermedad se sitúa entorno al 15% de la población anciana, llegando al 20% en los que están institucionalizados en centros residenciales.

Sus consecuencias pueden ser la depresión-demencia, que significa una mayor predisposición a desarrollar una demencia irreversible. Y la depresión-suicidio, el 60% de los suicidios se atribuyen a la depresión, Incrementándose notablemente entre las personas mayores de 75 años.

Las características o el perfil del 75% de las personas ancianas que se suicida es el siguiente: (fig. 105).

Diagnósticos enfermeros

- Adaptación individual ineficaz
- Desesperanza

Plan de cuidados de Enfermería

Pasa por una serie de intervenciones y recomendaciones que llevaremos a termino a través de actividades como:

- Administrar la medicación prescrita.
- Fijar metas realistas y mostrar apoyo constante.
- Fomentar la participación en las AVD y en la toma de decisiones.
- Moderar nuestro entusiasmo, ya que las personas con depresión reaccionan con aislamiento ante planteamientos excesivamente entusiastas.
- Motivar, reforzar y potenciar los logros alcanzados en el autocuidado en la persona afectada.
- Vigilar y comprobar la correcta nutrición, insistiendo en el aumento de consumo de fibra y líquidos.
- Ofertar alternativas atrayentes frente a la apatía y el aislamiento.

Ansiedad

Es la sensación subjetiva de aprehensión o nerviosismo acerca de algún acontecimiento futuro.

Es una patología que se suele presentar en un 12% de las personas ancianas. Siendo sus manifestaciones clínicas de carácter psíquico y somático, como los podemos ver enumerados en la siguiente tabla. (fig. 106).

Diagnósticos enfermeros

- Ansiedad
- Adaptación individual ineficaz

Plan de cuidados de Enfermería

Pasa por una serie de intervenciones y recomendaciones que llevaremos a término a través de actividades como:

- Tranquilizar a la persona afectada.
- Fomentaremos su integración social.
- Reduciendo el estrés ambiental.
- Administrar la medicación pautada.
- Utilizar medidas de apoyo y protección para reducir el nivel de ansiedad.
- Establecer una relación abierta y de confianza.
- Aportando seguridad y fortaleciendo sus defensas.
- Identificando las fuentes de ansiedad e intentaremos controlarlas.
- Potenciando las actividades externas.

- Manteniendo un actitud comprensiva, firme y segura.
- Facilitando la expresión emocional de la persona anciana.
- Separándolo del entorno que genera la crisis de angustia.
- Le acompañaremos durante la crisis para darle seguridad y protección.
- No trivializando las fobias.
- No modificando el entorno de la persona obsesiva pues son muy reacios a los cambios.
- Teniendo una actitud firme en las crisis de histeria.
- No potenciando la hipocondría en las personas que la padecen
- Cubriendo todas las necesidades de alimentación y descanso.
- Coordinándonos a nivel del equipo para establecer el trato que se les ha de dispensar, para evitar contradicciones en el cuidado.

5.13. ALTERACIONES CARDIOVASCULARES

Las enfermedades cardiovasculares son una de las causas de morbilidad y mortalidad mas importantes entre los ancianos.

Las mas frecuentes son el ANGOR, ICC, IAM, HTA, enfermedad vascular periférica, arteriosclerosis, aneurismas, arritmias y valvulopatias.

Los signos y síntomas comunes a estas patologías son la cardiomegalia, ruidos cardiacos anormales, ingurgitación yugular, disnea de esfuerzo, ortopnea, taquicardia, anorexia, nauseas y vómitos. En las personas ancianas su desarrollo puede ser insidioso y por ello no ser reconocidos, ni por el paciente ni por los cuidadores. Una característica común a los problemas vasculares presentes en las personas ancianas, es que suelen tener siempre los pies y manos frías.

Las actividades de enfermería consistirán de una forma generalizada, en disminuir el trabajo cardiaco, utilizar correctamente los digitalicos, utilizar correctamente los diuréticos, reducir el consumo de sodio y así la retención de agua a través de la dieta.

Infarto agudo de miocardio: (IAM)

El IAM, se produce por la oclusión de una arteria coronaria o de sus ramas, cuya consecuencia es el daño del tejido y la muerte del músculo cardiaco.

Puede ser asintomático en el anciano, es decir que no nos encontraremos con el dolor precordial agudo típico.

El dolor, si aparece, se localiza en la escápula, en la mandíbula o puede presentarse como una vaga indigestión o epigastralgia, a partir de esta sintomatología vaga, los síntomas pueden progresar de forma rápida hacia un shock y paro cardiaco.

Insuficiencia cardíaca congestiva

Es la situación en la que el impulso del corazón no es el adecuado para cubrir las necesidades del cuerpo. Siendo los signos característicos en el anciano confusión mental, insomnio o somnolencia, edemas periféricos, tos seca, ingurgitación yugular, un rápido aumento de peso, astenia, disnea, ortopnea, taquipnea, cianosis, fatiga y anorexia. Y puede evolucionar hasta un shock cardiogénico.

Hipertensión arterial

Es un factor de riesgo frecuente en las personas ancianas con una alto riesgo de morbi-mortalidad.

El aumento de la tensión arterial se asociaba a los cambios inherentes de la edad. Pero en los ancianos con TA elevada se presentan unos signos y síntomas característicos como son una ligera cefalea y mareo al levantarse, tienen falta de memoria y presentan muy frecuentemente epistaxis.

Angor

La angina de pecho se desencadena por la disminución de la oxigenación del miocardio por una estenosis de la luz de una arteria coronaria. Es menos grave en los ancianos que en otros grupos de edad. El síntoma principal es un vago malestar y dolor, después de una comida, pero también lo desencadena el ejercicio, el frío y las emociones.

Insuficiencia cardíaca izquierda

Es la insuficiencia ventricular izquierda su característica es el presentar una presión venosa pulmonar elevada junto con un descenso del gasto cardíaco lo que desencadena una congestión pulmonar.

Su sintomatología se caracteriza por presentar disnea de esfuerzo, crepitantes, derrame pleural, diaforesis, tos, fatiga y debilidad, pérdida de memoria, confusión, anorexia e insomnio. Todos ellos son debidos a la congestión venosa pulmonar. En sus fases avanzadas puede desencadenar un edema agudo pulmonar que presenta la siguiente sintomatología: disnea severa, ansiedad, palidez, diaforesis, mala perfusión cutánea con cianosis y emisión de espuma rosada por la boca. Es un cuadro que puede ser mortal si no es controlado con rapidez, instaurando el tratamiento adecuado.

Insuficiencia cardíaca derecha

Es un factor predisponente de trombosis venosa profunda, TEP y de AVC, por lo tanto tienen un alto índice de morbilidad.

Se produce por un trastorno de la eyección de la sangre desde el ventrículo derecho, su sintomatología es menos aparatosa que la de la ICI, presenta ingurgitación yugular, hepatomegalia, ascitis, edemas periféricos estos varían según el nivel de actividad que realice la persona anciana, si se mueve se presentará en la zona maleolar y si está encamado aparecerá en la región presacra, presentar un aumento de la PVC, taquicardia, distensión abdominal, aumento de peso y molestias de carácter digestivo.

Diagnósticos enfermeros

Los siguientes diagnósticos de enfermería, son los que con mayor frecuencia se presentan en las enfermedades cardiovasculares.

- Alteración del confort relacionado con el dolor.
- Alteración de la percusión hística relacionado con el fallo cardiaco
- Miedo relacionado con la sensación de muerte inminente.
- Disminución del gasto cardíaco relacionado con la alteración de la función cardiaca.
- Alteración en el volumen de líquidos, superior a los requerimientos del cuerpo relacionado con la ineficacia del bombeo cardiaco.
- Potencial de déficit de volumen de líquidos relacionado con el uso de diuréticos.
- Potencial de alteración de la integridad de la piel relacionado con la inmovilidad.
- Potencial de caídas y heridas relacionado con el mareo al incorporarse.
- Potencial de pérdida de la integridad de la piel relacionado con el uso de parches de medicación que suele ser irritantes.

Plan de cuidados de Enfermería

Las siguientes actividades o intervenciones de enfermería son las que con mayor frecuencia se presentan en las enfermedades cardiovasculares.

- Valorar el estado físico y controlar los signos vitales.

- Conseguir la asistencia medica urgente.

- Establecer las medidas de reanimación, si son necesarias.

- Aliviar el dolor y la incomodidad:
• Colocar a la persona en una posición cómoda.
• Desabrochar cualquier prenda que le oprima.
• Identificar el tipo de dolor y su intensidad.
• Administrar la analgesia prescrita.
• Colocando al paciente en posición de fowler.
• Proporcionándole una mesa para que se pueda apoyar en caso de ortopnea.

- Mejorar la percusión hística:
• Administrar oxigeno.
• Controlar la FC y la TA de forma continuada; auscultar los sonidos cardiacos.

- Observar los cambios que se puedan producir en la piel como palidez, cianosis, diaforesis, ingurgitación.

- Aliviar la ansiedad y el miedo, para ello es preciso conseguir que el ambiente sea lo mas tranquilo posible. Mantener el contacto con la persona y eliminar de la habitación las personas no necesarias.

- Disminuir la carga de trabajo del corazón para mejorar el estado cardiovascular, para ello controlaremos los signos vitales, con pulso apical, valorar los ruidos pulmonares, mantener a la persona en reposo absoluto en la fase aguda. Al cambiar las sábanas de la cama, "hacerlo de la cabeza a los pies" en vez de un lado a otro, con ello disminuimos la carga de trabajo del corazón.

- Planificar y espaciar las actividades para evitar la fatiga, ayudándole en la comida si fuese necesario.

- Mantener un balance de líquidos adecuado y riguroso con un control de entradas y salidas, pesando al paciente diariamente a la misma hora, observando si hay edemas.

- Proporcionar cuidados bucales pues ante la restricción de líquidos tendrá las mucosas resecas.

- Tendremos presentes los siguientes signos y síntomas si se están administrando "diuréticos", que son característicos del déficit de potasio los cuales son malestar, debilidad muscular, sonido cardiaco débil, silencio abdominal, distensión abdominal "gaseosa".

- Mantener la integridad de la piel, utilizando los medios disponibles, realizando cambios posturales, haciendo masajes en los puntos de presión siempre que la piel este integra.

- Disminuir el gasto cardiaco, para ello se controlará la TA en diferentes posiciones y miembros. Les aconsejaremos que realicen periodos de descanso a lo largo del día y sobre todo después de alguna actividad. Les enseñaremos técnicas de relajación.

- Aliviar el mareo y la cefalea limitando agentes que puedan causar vasoconstricción (cafeína, nicotina), limitando el ejercicio físico.

- Prevenir caídas y heridas enseñando al anciano a levantarse de la cama y que antes de hacerlo este unos minutos sentado.

Instruirles en cómo deben actuar cuando sienta mareo o se encuentre mal, pues deben sentarse o buscar un punto de apoyo o dejarse caer resbalando el cuerpo apoyado en una pared y pedir ayuda.

- Observaciones de enfermería a tener en cuenta:
• Siempre que el paciente tenga prescrita medicación con antihipertensivos, es necesario controlar la tensión arterial por el riesgo de hipotensión.
• Para controlar y parar una epistaxis, se

les colocará la cabeza ligeramente hacia delante, se le aplica hielo en la nuca y se presiona durante 10' en la zona inferior de la nariz juntando las dos fosas nasales.

- Si esta tratada con nitroglicerina/solinitrina la persona se reclinará durante 15-20' después de la administración para prevenir el mareo. Para mantener la integridad de la piel se colocaran los parches de forma rotatoria. Y siempre que se retire un parche se limpiará la zona cuidadosamente. Y si la piel es muy sensible se tendrá que administrar la nitroglicerina/solinitrina por otra vía alternativa.

Registrar y avisar ante cualquier enrojecimiento o irritación de la piel.

La nitroglicerina/solinitrina la hemos de aplicar con cuidado para evitar la autoabsorcion a través de nuestros dedos y nunca se deben aplicar los parches sobre una cicatriz o herida.

- Consideraciones sobre tratamientos con digital, ya que es frecuente que los ancianos ingieran digital, frente a problemas cardiacos que padecen. Por ello hemos de tener en cuenta que por los cambios fisiológicos que se producen en el organismo a nivel de metabolismo y eliminación, este y otros fármacos pueden producir niveles plasmáticos tóxicos. Es necesario por tanto tener presente los síntomas de toxicidad por digital, los cuales son: debilidad, vértigo, alteraciones de la visión (colores), pesadillas, alucinaciones. Y es muy importante que antes de administrar la digoxina controlemos la "FC", y si es inferior a 60/min debemos suspender su administración, debiendo comunicarlo, dejando constancia escrita de la causa por la que no se administra el digital. Y siempre que sea posible se educará al paciente o a su familia, para que controlen y registren la frecuencia cardiaca.

5.14. ALTERACIONES RESPIRATORIAS

El sistema respiratorio es el que mantiene un contacto más estrecho con todos los contaminantes ambientales a lo largo de toda la vida, si a ello le sumamos los cambios a que el proceso de envejecimiento lo somete, todo ello aumenta su vulnerabilidad y crea grandes dependencias en la persona anciana.

Los trastornos respiratorios más frecuentes en las personas ancianas, son la neumonía, el enfisema, la tuberculosis y el tromboembolismo pulmonar.

Neumonia

Es la inflamación del parénquima pulmonar, causada por bacterias, virus, agentes químicos y alergenos.

Las personas ancianas son mas susceptibles de padecerla, por la reducción de la

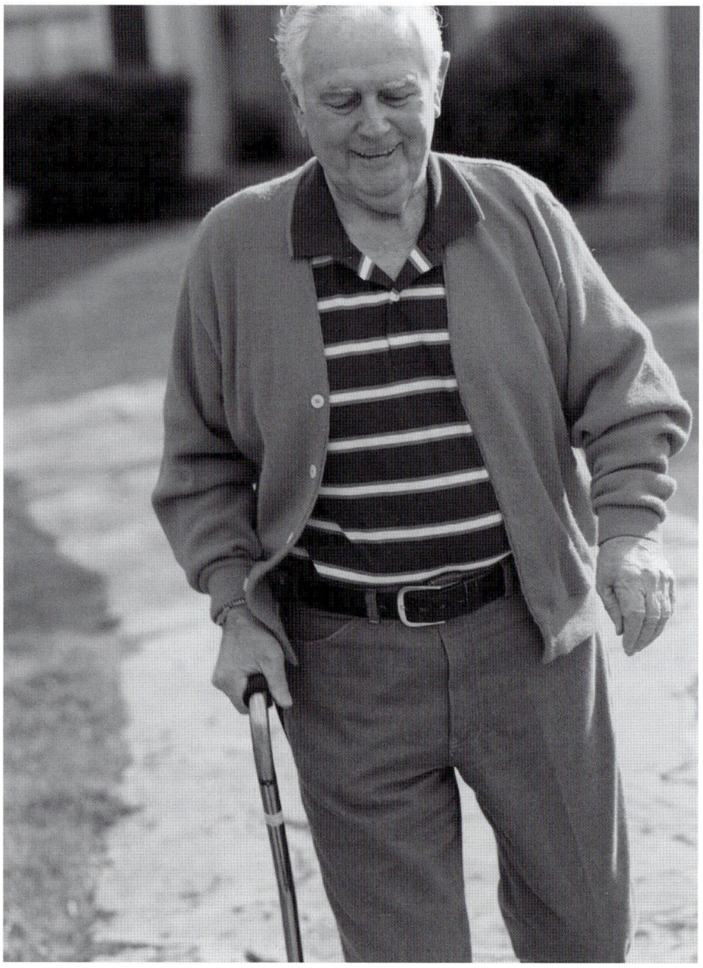

función respiratoria, la menor efectividad de la tos y los cambios del sistema inmunitario.

Los signos y síntomas típicos, como fiebre, dolor pleurítico, esputo sanguinolento y purulento no se suelen presentar. En cambio predominan la confusión, la agitación, la anorexia y la deshidratación siendo los únicos síntomas alarmantes de que pueda tener una neumonía.

La neumonía junto con la gripe son unas de las principales causas de morbilidad y mortalidad de las personas ancianas.

Diagnósticos enfermeros

- Limpieza ineficaz de las vías aéreas relacionada con las secreciones espesas.
- Deterioro del intercambio gaseoso relacionado con un desequilibrio de la ventilación/percusión.
- Alteración de la nutrición menor que los requerimientos corporales, relacionado con la falta de apetito y la fatiga.
- Intolerancia a la actividad relacionado con la fatiga.
- Alteración del modelo del sueño relacionado con la tos.
- Alteración del bienestar relacionado con el dolor pleurítico.
- Potencial deterioro de la integridad cutánea relacionada con la inmovilidad.
- Alteración de la eliminación intestinal, estreñimiento relacionado con la inmovilidad.

Plan de cuidados de Enfermería

- Mejorar la limpieza de las vías aéreas y el intercambio gaseoso:

a) Colocando al paciente en posición de fowler.

b) Llevar al máximo el esfuerzo de toser, enseñando al paciente a efectuar una respiración profunda, respirar de nuevo y toser en la segunda exhalación.

c) Auscultar frecuentemente los campos pulmonares para detectar si es efectiva la limpieza aérea.

d) Aspirar las secreciones sólo cuando sea necesario para mantener la permeabilidad de la vía aérea. Y para ello antes se oxigenará al paciente. No se aspirará al insertar el catéter. Y no se aspirará más de 15″ y se dará tiempo suficiente al enfermo para que se recupere del procedimiento. Se ha tener en cuenta que la aspiración puede lesionar los tejidos de la vía aérea y producir anoxia. Y también podemos producir una infección nosocomial.

- Mantener una nutrición adecuada a los requerimientos corporales.

a) Estimular la ingesta de líquidos siempre y cuando no esté contraindicada (ICC o IRC)

b) Realizar balance de líquidos.

c) Aumentar la ingesta frecuente de pequeñas cantidades de alimentos durante el día.

d) Fomentar la higiene oral, y proporcionar cubitos de hielo para prevenir la sequedad de las mucosas.

- Mantener los recursos corporales para aumentar la tolerancia a la actividad y permitir los periodos frecuentes de reposo y sueño.

a) Planificando las actividades para así permitir los periodos de descanso.

b) Alterar los horarios de la institución si es preciso.

c) Dejar de realizar actividades no prioritarias.

- Aliviar el malestar asociado al dolor pleurítico.

a) Administrando los analgésicos prescritos antes de que aparezca el dolor

b) Inmovilizando el tórax.

- Prevenir los decúbitos a través de los cuidados protocolizados de la piel.

a) Cambios posturales, masaje en las zonas de presión.

b) Utilizar todos los medios disponibles.

- Prevenir el estreñimiento

a) Fomentando la ingesta de líquidos

b) Fomentando la ingesta de alimentos ricos en fibra.

c) Enseñando a la persona a que se realice masajes abdominales que faciliten el peristaltismo.

Enfisema

El enfisema ocurre cuando los alvéolos pulmonares están distendidos o rotos, y se acompaña de una pérdida de elasticidad pulmonar.

Los síntomas son de instauración lenta y se asemejan a los cambios normales en el sistema respiratorio, por lo que se relacionan con la edad.

Los síntomas más frecuentes, son debilidad, pérdida de apetito, pérdida de peso, la aparición de agitación y disnea de esfuerzo son presentes en el proceso agudo de la enfermedad.

Diagnósticos enfermeros

Son los mismos que los de la neumonía, destacando los siguientes:

- Ansiedad severa relacionado con una respiración ineficaz.

- Déficit de conocimientos sobre el uso de la medicación.

Plan de cuidados de Enfermería

- Mejorar la limpieza de la vía aérea y del intercambio gaseoso:

a) Enseñando al paciente a respirar con los labios fruncidos.

b) Estimular a que tosa con golpes cortos de tos en vez de con esfuerzos más largos y sostenidos.

c) Administrar oxigenoterapia teniendo en cuenta que en el uso de oxigeno, el flujo de oxigeno no debe pasar de los 2/3 lt/min. para evitar anular el mecanismo cerebral que desencadena la respiración.

Se ha de vigilar la presencia de signos de hipoxia como son la taquicardia, agitación, aleteo nasal, retracción retroesternal e intercostal y desorientación. Y se ha de facilitar la rehidratación de las mucosas pues el oxigeno las reseca.

- Conservar los recursos corporales para aumentar la tolerancia a la actividad y permitir un adecuado reposo y sueño.

a) Permitir que la persona descanse en la posición que le sea más cómoda. Para el enfisematoso esta posición suele ser, en una silla, tumbona o en la cama en posición de fowler alta.

b) Mantener baja la temperatura de la habitación.

c) Utilizar la mesa de cama para que la persona se pueda inclinar hacia adelante y apoyarse, cuando está en la cama o en una silla.

- Reducir la ansiedad

a) Centrando la atención del paciente en el modelo respiratorio nuestro.

b) También son útiles las técnicas de relajación.

- Enseñar el uso correcto de la medicación, con nebulizadores.

Tuberculosis

La tuberculosis es una enfermedad infecciosa producida por el bacilo de la tuberculosis (mycobacterium tuberculosis). Esta enfermedad tiene una incidencia mayor entre las personas mayores. Siendo la causa probable los cambios inmunológicos que ocurren con el envejecimiento.

Los síntomas característicos de esta enfermedad, como la sudoración nocturna, fiebre, no se dan frecuentemente en los ancianos, en cambio, si que se dan síntomas como anorexia, debilidad y hemoptisis.

Se debería hacer un screening entre las personas que ingresen en un centro de cuidados de largo plazo, teniendo presente que los que ya hayan tenido una respuesta positiva, no se les debería repetir pues se les puede producir una intensa reacción cutánea.

El diagnóstico se realiza por frotis y cultivo de esputo, orina, jugo gástrico y aspirado bronquial.

Diagnósticos enfermeros

Son comunes a los de la neumonía y del enfisema, a los que añadiremos el de aislamiento social relacionado con la tuberculosis.

Plan de cuidados de Enfermería

- Mantener un buen estado nutricional con una dieta rica en proteínas e hidratos de carbono.

- Implantar medidas de aislamiento, enseñando a la persona a cubrirse la boca con pañuelos de papel cuando tosa y a desecharlos correctamente.

- Dar explicaciones de la enfermedad a la persona anciana y a su familia para evitar el temor y el estigma que causa esta enfermedad.

Tromboembolismo pulmonar

Se produce por una oclusión total o parcial de las arterias pulmonares por la impactación de un trombo desprendido de alguna región venosa profunda.

La población anciana sufre este cuadro con más frecuencia que en los adultos (hay una diferencia de un 12% frente a un 2,8%).

Este proceso en el anciano se da como complicación a situaciones previas.

Algunas de las características del embolismo pulmonar son que la embolia pulmonar suele ser múltiple y bilateral, aparece IAM en el 10% de los casos grave. La mayoría de las embolias se resuelven rápidamente o el paciente fallece en las primeras horas de padecerla.

Los factores de riesgo o situaciones previas son las tromboflebitis de venas pélvicas y de miembros inferiores, que se incrementa con el reposo en cama, las intervenciones quirúrgicas recientes como las de pelvis, huesos de los miembros inferiores, gastrectomías, etc. Otras son la insuficiencia cardiaca congestiva, la obesidad, la insuficiencia respiratoria, la bronconeumonía crónica, etc.

Su diagnóstico es difícil por la patología pulmonar de base que suelen padecer (bronconeumopatia), se llega al diagnóstico por la constatación de los factores de riesgo y los síntomas de la enfermedad, que son dolor torácico, hemoptisis, taquicardia, taquipnea, hipotensión, diaforesis, ansiedad, edema en EEII, roce pleural, fiebre, pero lo más característico es la aparición del síndrome de disnea súbita inexplicable. Y con las pruebas complementarias, pues una persona anciana con las premisas anteriores de la que se sospeche un TEP ha de ser remitida a un centro hospitalario, donde se confirmará el diagnóstico a través de una gammagrafia y se le aplicará el tratamiento adecuado, que pasa por instaurar oxigenoterapia, sueroterapia, analgesia, fármacos vasopresores y un anticoagulante específico como puede ser la estreptoquinasa, etc.

La prevención es el mejor tratamiento, y ésta pasa por una buena profilaxis y un diagnóstico precoz. En la profilaxis de esta enfermedad se ha demostrado que es altamente eficaz el uso de la heparina Ca por vía subcutánea (5000 UI dos veces al día), es un tratamiento que no requiere control de laboratorio.

Otra medida es detectar los factores de riesgo y actuar contra ellos con la movilización precoz del enfermo, si no existe contraindicación.

El diagnóstico precoz, y su posterior traslado a un centro, es decisorio para que se salven las vidas de muchos de estos pacientes.

Diagnósticos enfermeros

- Deterioro del intercambio gaseoso relacionado con la taquipnea.

- Patrón respiratorio ineficaz relacionado con la disnea súbita.

Plan de cuidados de Enfermería

- Detectar las modificaciones respiratorias que son motivo de alarma, como es la disnea súbita inexplicable, etc.

- Realizar medidas preventivas frente al TEP, como la administración de la heparina preventiva prescrita, la movilización precoz, vigilar la presencia de flebitis, etc.

- Una vez diagnosticado el TEP, aplicar el tratamiento prescrito que puede ser oxigenoterapia, anticoagulantes, etc.

5.15. ALTERACIONES DIGESTIVAS

Los problemas de salud del sistema gastrointestinal son de tres tipos de ingestión, de digestión y de eliminación.

Estas tres funciones son necesarias y ayudan al desarrollo y al mantenimiento del metabolismo.

Los problemas mas frecuentes en los ancianos son la xerostomía, la hernia de hiatos, la diverticulitis, el cólico hepático, las hemorroides y las anemias.

Xerostomia

La xerostomía o sequedad de la mucosa oral, puede ser el resultado de la disminución de la producción de saliva o el uso de medicamentos, como los anticolinérgicos y antidepresivos.

Una buena higiene de la boca es importante, ya que los ancianos tienen una pérdida del número de las papilas gustativas por lo que les resulta difícil diferenciar lo dulce de lo salado.

Diagnósticos enfermeros

- Potencial alteración de la mucosa oral relacionado con la falta de secreción salivar.

Plan de cuidados de Enfermería

- Mantener la integridad de los dientes y de la mucosa oral cepillándose los dientes y la lengua con un cepillo blando y realizando enjuagues después de cada comida, para compensar la sequedad de esa mucosa.

Hernia de Hiatos

Es la penetración del estómago en la cavidad torácica a través del diafragma, se da en el 67% de los ancianos.

Los signos y síntomas, son acidez, eructos y vómitos después de las comidas, y en especial si la persona está reclinada o estirada, pues la hernia se agrava cuando existe un aumento de la presión abdominal.

Diagnósticos enfermeros

- Dolor relacionado con la presión abdominal.

- Alteración de la nutrición, inferior a los requerimientos necesarios, relacionado con la incapacidad o inapetencia para comer y retener la comida.

Plan de cuidados de Enfermería

- Aliviar la incomodidad en la cama, después de las comidas poner al paciente en posición de fowler. Y evitar que la persona coma en la cama a menos que no quede más remedio.

- Evitar que aumente la presión intraabdominal estimulando el uso de prendas amplias y restringiendo el uso de fajas y corsés, y previniendo el estreñimiento.

- Mantener el peso y la nutrición adecuada dividiendo las comidas en más tomas y menos abundantes. Dar suplementos de proteínas. Instruir a la persona para que coma despacio y que se mantenga en una posición elevada después de comer, por lo menos durante 30'.

Diberticulitis

Son múltiples bolsas en la mucosa intestinal del intestino grueso que se presenta con mucha frecuencia en las personas ancianas.

En ellas el contenido del intestino se acumula causando inflamación, que es lo que se conoce como diverticulitis.

Dan una serie de síntomas y signos como son el dolor en el cuadrante inferior izquierdo, el estreñimiento, nauseas y vómitos. Cuando se produce un proceso agudo se les ha de hospitalizar.

Diagnósticos enfermeros

- Dolor relacionado con la inflamación.

- Alteración de la eliminación relacionado con el estreñimiento.

- Déficit del volumen de líquidos, inferior a los requerimientos corporales, relacionado con las náuseas.

- Alteración de la nutrición, inferior a las necesidades del organismo, relacionado con la pérdida del apetito y a las náuseas.

Plan de cuidados de Enfermería

- Aliviar el dolor abdominal con la aplicación de bolsas de hielo en el abdomen si el dolor es fuerte, mientras se esperan las pautas medicamentosas.

- Prevenir el estreñimiento, estimulando a que ingiera una dieta rica en fibras y líquidos abundantes. Y administrando supositorios de glicerina cada dos días si el paciente no defeca.

- Mantener una hidratación adecuada, controlando la humedad de las mucosas y realizando balances de líquidos.

- Mantener el peso y nutrición adecuada, proporcionando una dieta rica en fibra y con suplementos nutritivos. Controlar el peso pesándolo cada semana.

Cólico Hepático

Es un dolor abdominal grave en el anciano sus signos y síntomas son fiebre, dolor en cuadrante superior derecho e ictericia.

En los pacientes con problemas en la vesícula biliar, se presentan intolerancia a alimentos como el cerdo y sus derivados, a las comidas grasas y a las féculas, su ingesta suele ser motivo de molestias.

Diagnósticos enfermeros

- Alteración de la nutrición inferior a los requerimientos corporales, relacionado con la intolerancia a la comida.

- Potencial alteración de la integridad de la piel por el acumulo de sales biliares en la sangre, que produce prurito.

Plan de cuidados de Enfermería

- Mantener una adecuada nutrición valorando las intolerancias a los alimentos, y sustituyéndolos por otros que no causen molestias, para así conseguir una nutrición equilibrada.

- Mantener la integridad de la piel, para ello controlaremos el nivel de bilirrubina, bien observando si la esclerótica se vuelve amarilla, o agitando la orina y observando si hace espuma que significará que hay bilirrubina.

Entonces para prevenir el prurito mantendremos la piel lubrificada con aceites hidratantes.

Hemorroides

Por lo general se mantienen asintomáticas, pero pueden causar algún problema a los ancianos. Cuando están inflamadas, las personas se suelen quejar de escozor y dolor intenso en el ano. Y en las heces y en el papel higiénico o en la ropa interior pueden aparecer listas brillantes de sangre roja. Se ven agravadas por el estreñimiento, por permanecer sentado durante largos periodos de tiempo y por tactos rectales frecuentes.

Y pueden dar lugar a un estreñimiento crónico, causado porque la persona anciana ignore la necesidad de defecar para evitar el dolor o las molestias que le ocasionan las hemorroides.

Diagnósticos enfermeros

- Dolor relacionado con la evacuación intestinal.
- Estreñimiento relacionado con las hemorroides.

Plan de cuidados de Enfermería

- Aliviar el dolor ano/rectal mediante la utilización de cojines que alivien la presión cuando tenga que permanecer sentado. Lavar la zona anal con sumo cuidado y secarla igual, no usar material irritante.

Utilizar de entrada hielo para reducir el edema; después de la aplicación de hielo durante 15-20', hacer baños de agua templada que calmaran el dolor y favorecen la circulación. Evitar hacer tactos rectales, pues agravarían el dolor hemorroidal.

- Prevenir el estreñimiento con las medidas higiénico-dietéticas.

Anemias

Las personas ancianas a menudo padecen anemia por varias razones, puede ser por pérdidas ocultas de sangre que se hacen crónicas (como sangrado de hemorroides o por vía gastrointestinal por el uso continuo de aspirinas). Por una malnutrición, por malos hábitos dietéticos, por mal estado de la dentición que les impide comer adecuadamente, por problemas de movilidad o visión, que les impide hacer la compra o cocinar, por factores económicos que obliga a que quede reducida la cantidad o calidad de los alimentos. La soledad es otro factor que les hace dejar de comer correctamente, pues esa soledad les deprime o bien simplemente lo que ocurre es que no les gusta comer solos.

Las personas con anemia presentan debilidad, anorexia, hipersensibilidad al frío, cuando esta anemia avanza provoca confusión mental.

Los dos tipos de anemias que con mayor frecuencia se presenta en las personas ancianas son la anemia por déficit de hierro y la perniciosa.

Anemia por deficit de hierro

La anemia ferropénica o por déficit de hierro es la anemia más frecuente entre las personas ancianas.

Se corrige con medicación que aporta suplementos de hierro, este se absorbe mejor con el estomago vacío, pero se suele dar con las comidas para mejorar la tolerancia.

Diagnósticos enfermeros

- Alteración de la nutrición inferior a las necesidades del cuerpo relacionado con un inadecuado aporte de hierro en las comidas.

Plan de cuidados de Enfermería

- Mantener una nutrición y aporte de hierro correctos.

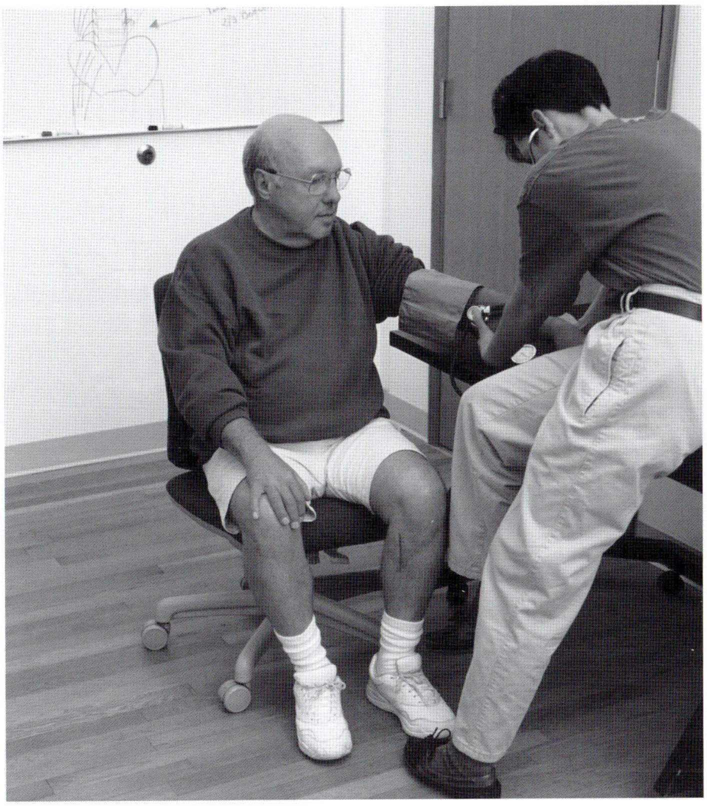

- Valorar las condiciones de la boca, dientes y prótesis dentarias.
- Fomentar que las personas tomen alimentos con elevado contenido en hierro (carnes, judías, soja)
- Inicialmente dar aporte de hierro por vía oral con el estomago vacío si no hay efectos secundarios.

Anemia perniciosa

La anemia perniciosa también es frecuente en las personas ancianas y es debido a la falta de un factor especifico en las secreciones gástricas la glucoproteina necesaria para la absorción de la Vit B12.

Las personas con anemia perniciosa presenta dolor en la lengua (esta aparece enrojecida y con granitos), debilidad, presentan temblores por frío, que las piernas se duermen, no son capaces de percibir vibraciones, tienen una pérdida del reflejo del Tendón de Aquiles.

Este tipo de anemia se trata con inyecciones de Vit. B12.

Diagnósticos enfermeros

- Alteración de la nutrición inferior a las necesidades del cuerpo relacionado con la glositis.
- Alteración de la percepción sensorial y frialdad relacionado con la alteración de la temperatura.
- Potencial de lesiones relacionado con la posibilidad de caerse por la debilidad.

Plan de cuidados de Enfermería

- Mantener una adecuada nutrición y peso corporal.
- Conseguir que realicen una adecuada higiene bucal antes y después de las comidas con un cepillo suave o bolas de algodón.
- Evitar comidas muy calientes o demasiado sazonadas.
- Mantener a la persona caliente.
- Prevenir las caídas observar los cambios al andar, ayudándole a deambular, enseñarle a levantarse y manteniendo los objetos necesarios a su alcance.

5.16. ALTERACIONES GENITOURINARIAS

En este punto vamos a tratar los problemas urológicos, del aparato reproductor y los cambios que presenta la sexualidad en la vejez.

Infección de orina

Es la causa más frecuente de fiebre en los ancianos. Los síntomas más frecuentes son cistalgia, polaquiuria, dolor abdominal y hematuria.

El tratamiento médico es con antibióticos y antisépticos pero en el caso de cronicidad suelen responder menos a los medicamentos y se recrudecen en cuanto se deja el tratamiento.

Diagnósticos enfermeros

- Alteración de la eliminación urinaria relacionado con la frecuencia y la urgencia.

- Dolor relacionado con la micción.

Plan de cuidados de Enfermería

- Aliviar el dolor relacionado con la infección, aplicando compresas húmedas sobre la región perineal.

- Realizar una higiene cuidadosa de la zona perineal después de orinar o defecar.

- Aumentar la ingesta de líquidos.

- Controlar la temperatura cada día a la misma hora, pues cualquier aumento puede significar fiebre en una persona anciana.

Hipertrofia prostática

La hipertrofia benigna o agrandamiento de la glándula prostática se encuentra presente en la mayoría de los varones ancianos.

Los síntomas que presentan inicialmente son polaquiuria, nicturia, disminución de la fuerza urinaria, goteo o incapacidad para iniciar la micción. A medida que el proceso avanza, aparece retención urinaria, dolor en el espacio que existe entre las costillas y las caderas, dolor en la parte baja del abdomen y hematuria.

Si no es diagnosticada puede producirse una lesión renal (hidronefrosis) que para su tratamiento requiere intervención quirúrgica.

Diagnósticos enfermeros

- Alteración de la eliminación urinaria relacionado con la incapacidad para vaciar la vejiga.

- Alteración del patrón del sueño relacionado con de la nicturia.

- Dolor relacionado con la distensión vesical en la retención urinaria.

Plan de cuidados de Enfermería

- Controlar la retención urinaria realizando balances de líquidos, palpar y percutir la zona suprapúbica para identificar el globo vesical, forzar la ingesta de líquidos durante el día para ayudar en la función renal y estimular el vaciado vesical.

- Fomentar el descanso y el sueño restringiendo la ingesta de líquidos de una a una hora y media, antes de acostarse, comprobar el vaciado de la vejiga y la distensión al acostarse, utilizar productos para la incontinencia por la noche (pañales, colectores etc..)

- Aliviar el dolor debido a la distensión para ello realizaremos las mismas actividades que en infección vesical.

Sondaje vertical

Nunca es aconsejable, de entrada, que el anciano lleve sonda vesical, ya que con el uso de sondas vesicales aparecen inevitablemente infecciones e inflamaciones del sistema urinario.

Pero hay ocasiones que el uso de la sonda vesical es inevitable; en estos casos se deben practicar meticulosos cuidados de la zona perineal y en especial del meato, principalmente después del vaciado intestinal.

Se ha de fijar la sonda de forma segura en el abdomen para facilitar el drenaje y evitar que se produzcan tirones de la sonda. Si se trata de un anciano sin circuncidar, nos aseguraremos de que la piel recubre el glande, si no estamos pendiente de esto además del dolor conseguiremos tumefacción y una posible necrosis hística.

Diagnósticos enfermeros

- Potencial de infección uinaria relacionado con la sonda vesical.

- Alteración de la eliminación urinaria relacionada con el sondaje vesical.

Plan de cuidados de Enfermería

- Prevenir la infección del tracto urinario, llevando a cabo los cuidados higiénicos de la zona perineal. Manteniendo el sistema de drenaje cerrado, y si se precisa obtener muestras se hará un aspirando la orina, previa desinfección. No hacer lavados de la sonda de forma rutinaria a menos que sea absolutamente necesarios, en lugar de ello es mejor estimular la ingesta de líquidos. Cuando sea preciso cambiar la sonda vesical se realizará bajo una estricta asepsia.

Problemas de los órganos de la reproducción femeninos

Vaginitis

La inflamación de la mucosa de la vagina es un problema muy frecuente entre las ancianas, se denomina como vaginitis senil atrófica. Los síntomas que presenta son dolor, exudado vaginal y prurito, las ancianas desorientadas pueden estar inquietas y dañarse la zona genital al rascarse debido a ese prurito.

Diagnósticos enfermeros

- Dolor relacionado con las alteraciones producidas por la vaginitis.

- Potencial de alteración de la integridad cutánea y de las mucosas relacionado con la irritación.

Plan de cuidados de Enfermería

- Aliviar el dolor y prurito con una buena higiene perineal, con la aplicación del tratamiento tópico prescrito óvulos, pomadas.

- Mantener la integridad del tejido perineal con las medidas descritas en el apartado anterior.

- Educación sanitaria sobre la necesidad de los exámenes ginecológicos, explicando los procedimientos y como se realizan.

Prolapso

El prolapso de útero se presenta en las ancianas como resultado de un estiramiento y desgarro de la musculatura producido durante el parto en su edad fértil, asociado a la debilidad de esta musculatura por causa de los años.

Los signos y síntomas que presenta son prolapso visible del útero, dolor, tirones a nivel de pelvis.

Plan de cuidados de Enfermería

- Observar el aspecto de la parte prolapsada.
- Proteger la parte prolapsada con una gasa y vaselina estéril y gasas que hagan de almohadillado.

La sexualidad en personas ancianas

Los cambios en la sexualidad de las personas ancianas se inician lentamente entre los 30 y 40 años para hacerse evidentes a medida que la persona tiene más edad. (fig. 107).

Factores que condicionan la actividad sexual

1. El modelo de sexualidad dominante, actualmente es el modelo juvenil, genital, heterosexual y al servicio de la reproducción.

2. El modelo de figura corporal atractiva

dominante es el que se basa en la juventud, esbeltez y vigorosidad que hace que la vejez sea sinónimo de feo.

3. La falta de pareja sexual es una de las causas sociales más importantes. Los viudos y las viudas, solteros y solteras difícilmente pueden disponer de compañeros sexuales aunque lo deseen. Dentro del matrimonio es frecuente que uno de los dos tenga algún problema físico que dificulte o imposibilite las relaciones sexuales en la pareja. El hecho de tener una historia sexual en que las relaciones sexuales hayan comenzado tarde y de forma irregular, con amplios intervalos de tiempo sin tener relaciones sexuales, se relaciona con la disminución de la capacidad sexual.

4. Relaciones rutinarias, insatisfactorias o conflictivas hacen que disminuyan el deseo sexual.

5. Dificultades económicas o sociales, por la tensión y sensación de marginación que comporta.

6. Condiciones físicas inadecuadas como el alcohol, la fatiga física o mental, la falta de higiene.

7. El miedo a ser incapaz de tener relaciones sexuales completas limita a muchas personas, por la inseguridad y la ansiedad que esto comporta..

8. La actitud de los hijos y la sociedad en general es normalmente muy negativa frente a la idea de que las personas mayores tengan relaciones sexuales entre ellas.

9. La actitud del personal que regenta las residencias geriátricas que acostumbra a ser conservadora. Esta actitud y la falta de espacios y condiciones hacen que sea prácti-

FIGURA 107. Cambios biofisiológicos en las personas ancianas

Hombre:	Mujer:
- Disminución de la cantidad de esperma, no llega a desaparecer.	- Disminución del tamaño de la vagina, se estrecha y pierde elasticidad.
- Disminución de la producción de testosterona. Esta disminución llega a afectar al 5% de los hombres y puede producir una disminución del deseo sexual, cansancio, pérdida de potencia sexual, irritabilidad.	- Disminución del tamaño del pecho.
- Disminución de la cantidad de semen emitido, orgasmos menos intensos.	- La lubrificación disminuye en cantidad y es más lenta.
- Erecciones más lentas, y necesidad de más estimulación. La erección es menos firme.	- La distribución de la grasa deja de ser típicamente femenina produciendo cambios en la figura corporal.
- Prolongación del período refractario.	- Los cambios que tienen lugar en la vagina pueden provocar un coito doloroso.
- Se puede hablar de una pérdida de vigor fisiológico en las conductas sexuales coitales.	

FIGURA 108. Evolución de la respuesta sexual

Mujeres:	Hombres:
SENOS: - La misma erección. - Disminución de intensidad en el aumento de tamaño y enrojecimiento preorgásmico. **ERUBESCENCIA:** - Disminución respuesta vasocongestiva. **MIOTONÍA:** - Disminución de la respuesta del aumento de la tensión muscular. **APARATO URINARIO:** - En contraposición a la mujer joven el meato urinario permanece abierto en el orgasmo de gran intensidad o durante repetidos orgasmos. **RECTO:** - Disminución de la contracción del esfínter rectal durante el orgasmo. **CLÍTORIS:** - La misma sensibilidad. **LABIOS MAYORES:** - Disminución de la respuesta de aplanamiento y elevación consecuencia de la tensión sexual. **LABIOS MENORES:** - Debilitamiento del ensanchamiento vasocongestivo y disminución de la intensidad de color. **GLÁNDULAS DE BARTHOLINO:** - Disminución de la respuesta de secreción. **VAGINA:** - Las paredes se adelgazan, la vagina se contrae y disminuyen sus posibilidades de expansión, la lubrificación puede exigir de 1-3 minutos más. - Atascamiento difícil de la vagina en fase de meseta, pero la respuesta de estrechamiento continúa. - Disminuye el número de contracciones. - Postración rápida. **ÚTERO:** - Elevación menos fuerte en la etapa de excitación. - Disminución en el número de contracciones de expulsión durante el orgasmo.	**PEZÓN:** - Disminución de la erección. **MIOTONÍA:** - Disminución de la respuesta del aumento de la tensión muscular. **RECTO:** - Disminuye la contracción del esfínter rectal durante el orgasmo. **PENE:** - A partir de los 50 años necesita un tiempo 2 o 3 veces más largo para conseguir estimulación y la erección es completa inmediatamente antes del orgasmo. - Mantiene la erección más tiempo sin eyaculación. - Dificultad de recobrar una erección completa tras una pérdida parcial. - Disminución o ausencia de la coloración del glande del pene. - Debilitamiento de la eyaculación y posible disminución de la sensación. - Después del orgasmo, fase de refracción prolongada; detumescencia rápida del pene. **EYACULACIÓN:** - Expulsión del líquido seminal en una sola etapa - No se perciben contracciones prostáticas. - Derrame más que expulsión de espermatozoides menos viables y menos numerosos que en hombres jóvenes. **ESCROTO:** - Disminución de la respuesta de pérdida del pliegue escrotal. **TESTÍCULOS:** - Disminución de la respuesta de elevación de testículos. - Descenso rápido durante la resolución.

camente imposible realizar actividades sexuales, sino se esta casado. También es importante destacar el comportamiento del resto de residentes de la misma residencia.

10. Desproporción entre hombres y mujeres, un hombre por cada tres mujeres en la franja de edad superior a los 85 años.

11. La sexualidad va unida al matrimonio. Es muy improbable que una mujer mayor tenga relaciones sexuales si no está casada y el número de viudas es muy elevado.

12. Las mujeres están más desvinculadas socialmente, reduciéndose así las oportunidades de tener nuevos contactos.

13. La moral sexual y social es más rígida en las mujeres. Aún está mal visto que una mujer tome la iniciativa, al igual que esta mal visto que una persona que tenga deseo sexual se masturbe.

14. Muchos hombres conceden más importancia a aquellos aspectos de la sexualidad que padecen más deterioro a medida que avancen los años como son las erecciones, capacidad para tener varias relaciones en un solo día, etc.

Factores que influyen en el debilitamiento de la respuesta sexual por la edad:

1. Monotonía de las relaciones sexuales.

2. Preocupaciones de orden profesional y económico.

3. La fatiga física y patológica.

4. El abuso de la comida y el alcohol.

5. Las enfermedades físicas y psicológicas agravadas por falta de información adecuada.

6. El temor al fracaso sexual asociado a alguno de los cinco factores precedentes. (fig. 108).

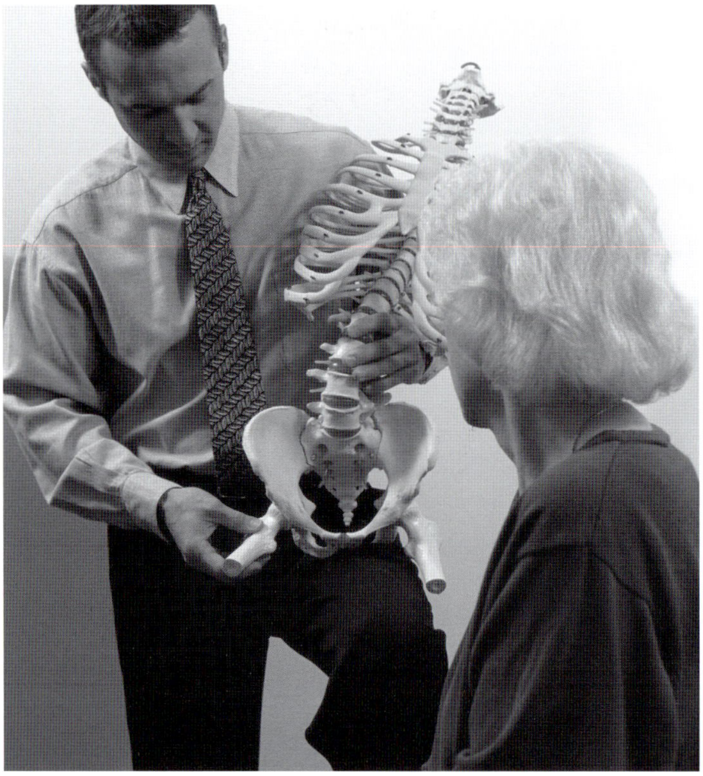

5.17. ALTERACIONES ENDOCRINO-METABÓLICAS

Diabetes mellitus

La edad pico de incidencia en que se diagnostica la diabetes mellitus está entre los 60 y 70 años.

Los trastornos clásicos, como sed, sudoración, poliuria, taquicardia, a menudo suelen estar ausentes en las personas ancianas.

En su lugar suelen presentar alteraciones del comportamiento, confusión, cefalea nocturna, habla incomprensible, disminución de la visión, claudicación intermitente, extremidades entumecidas, piel brillante y desprovista de pelo en la parte inferior de las piernas.

El umbral renal para la glucosa está aumentado (180 mgrs%) con la edad, por ello las personas de edad pueden estar en hiperglucemia, sin que se vierta glucosa en orina.

La diabetes mellitus se clasifica, en; Tipo I diabetes insulino-dependiente y Tipo II diabetes no insulino-dependiente. Las personas ancianas desarrollan este segundo tipo porque las células del cuerpo no son receptivas o sensibles a la insulina producida por el organismo, aunque haya la insulina adecuada.

La "hipoglucemia" es una amenaza mucho más común y grave que la hiperglucemia en el anciano. Además los ancianos diabéticos tienden a desarrollar con mayor facilidad un coma hiperglucemico-hiperosmotico no cetónico que una cetoacidosis, cuando la diabetes no esta controlada.

El núcleo inicial del tratamiento de una diabetes es la dieta y la medicación, Es importante que la persona sepa reconocer los signos y síntomas de la hipoglucemia y la hiperglucemia, para así poder controlar la diabetes.

Diagnósticos enfermeros

- Déficit del volumen de líquidos relacionado con la hiperosmolaridad

- Alto riesgo de deterioro de la integridad cutánea relacionado con el compromiso circulatorio.

Plan de cuidados de Enfermería

- Mantener una adecuada hidratación, para ello se ha de valorar la turgencia de la piel y mucosas. Ofrecer y proporcionar líquidos con frecuencia.

- Mantener unos niveles de glucosa adecuados, para ello hemos de administrar los hipoglucemiantes cada día a la misma hora. Y si es insulina lo que se le administra, y es una mezcla, se preparará en el momento de administrarla. En este caso se deben rotar y registrar los puntos de inyección de insulina. No debemos confiar en las tiras de glucosuria como método de control de glucemia.

- Mantener la integridad de la piel, hidratándola diariamente con cremas.

- Cuidar diariamente los pies, con lavado y masaje suave. Las uñas deben ser cortadas de forma horizontal, acudiendo a un podólogo periódicamente.

- Prevención e identificación precoz de las hipoglucemias.

- Control y modificación de la dieta y del estilo de vida.

- Detección precoz de complicaciones como infecciones urinarias o candidiasis vaginal.

- Prevenir los riesgos derivados de la neuropatía diabética.

- Identificar los signos de alarma de la presentación potencial de un coma hiperosmolar o cetoacidótico.

- Controla la posible presentación de una fallo cardíaco congestivo, en la reposición de líquidos en un coma hiperosmolar.

- Educación diabetológica a la persona anciana y a su familia.

Hipotiroidismo

Es una enfermedad muy común ente las personas ancianas, se presenta con más frecuencia entre las mujeres que entre los hombres a partir de los 60 años y las mujeres presentan el doble de casos.

Es una enfermedad que su desarrollo pasa desapercibido. Ya que sus síntomas son poco específicos, suelen presentar debilidad, bradicardia, intolerancia al frío, pérdida de la memoria, hipoacusia, depresión, aumento de peso, edema facial, caída del pelo, piel seca y estreñimiento. Cuando se presenta un cuadro de hipotiroidismo profundo se puede presentar un coma por mixedema, que es motivo de urgencia médica y exige el ingreso del paciente.

El coma por mixedema es un cuadro de hipotiroidismo severo, que produce una acumulación de mucopolisacaridos en la dermis y otros tejidos, que tiene como consecuencia un engrosamiento de los rasgos faciales e induración de la piel, produciendo un edema que no deja fovea.

Esta complicación hay ocasiones que se presenta después de una enfermedad grave, como un infarto de miocardio, una hemorragia gastrointestinal, un AVC o una infección.

El diagnostico médico se hace a través de pruebas de laboratorio como es la determinación de la T4 y su tratamiento es el restablecimiento de la misma, con hormonas sintéticas como la levotiroxina T4.

Si este mixedema no es tratado, da lugar al mixedema florido, con un aspecto abotargado, voz ronca, edema sin fovea, letárgica mental, astenia, hipotermia.

Diagnósticos enfermeros

- Disminución del gasto cardíaco relacionado con la disminución de la frecuencia cardíaca.

- Alteración sensoperceptiva relacionado con la sensación de frío.

- Alto riesgo de lesiones relacionado con la hipoacusia.

- Estreñimiento.

Plan de cuidados de Enfermería

- Controlar las constantes vitales, el ritmo de la FC y la tensión arterial.

- Mantener a la persona caliente y evitar que tiemble, controlaremos la temperatura, pero evitaremos el uso de bolsas de agua caliente, mantas eléctricas, etc., que pueden producir un calor demasiado rápido.

- Aconsejarle que empleen prendas de lana (calentadores para las piernas).

Hipertiroidismo

Es menos frecuente que el hipotiroidismo en las personas ancianas, pero pasa desapercibido. Las personas con hipertiroidismo se quejan de cansancio, calambres en las piernas, palpitaciones, nerviosismo, intolerancia al calor, pérdida de peso, exoftalmos, temperatura elevada.

Siendo la manifestación clínica del hipertiroidismo la arritmia y el fallo cardiaco. El diagnóstico médico se realiza a través de pruebas de laboratorio.

Y el tratamiento va dirigido a la supresión de la función tiroidea (Radio Iodo con una duración de 3 a 6 meses).

Diagnósticos enfermeros

- Alteración de la nutrición inferior a los requerimientos corporales relacionado con el incremento del metabolismo.

- Potencial de lesión ocular relacionado con el exoftalmos.

- Alteración del rendimiento cardiaco relacionado con el aumento de la frecuencia cardiaca.

Plan de cuidados de Enfermería

- Mantener una adecuada nutrición y peso corporal, incrementando el número de comidas y tentempiés. Y controlando el peso.

- Proteger los ojos de una lesión corneal o herida, aconsejándole el uso de gafas oscuras si la persona esta expuesta al sol o a luz brillante. Y si los párpados no se cierran, colocar de noche un apósito ocular protector. Así como instilar los colirios prescritos.

- Controlar la sobrecarga cardíaca, valorando los signos vitales incluida la temperatura. Para ello se debe tener la habitación fresca, y aplicar compresas de agua fría sobre la frente si la persona se queja de excesivo calor. No dar aspirinas para disminuir la temperatura, ya que aumenta los niveles de tiroxina, debido a que la aspirina compite con las hormonas por unirse a las proteínas transportadoras, lo que produce un aumento de las hormonas libres y su consiguiente aumento de la actividad.

5.18. ALTERACIONES OSTEOARTICULARES

Entre los problemas músculo-esqueléticos más frecuentes entre las personas ancianas están la osteoporosis, la artrosis, la artritis reumatoide y la fractura de cadera como consecuencia sobre todo de la osteoporosis.

El impacto que las alteraciones osteoarticulares tienen en el estilo de vida de la persona anciana son importantes, así como en las AVD, ya que ocasionan niveles importantes de dependencia e inseguridad, causados por el dolor que acompaña a todos estos procesos y por la pérdida de capacidad funcional que comportan.

Osteoporosis

Es la enfermedad ósea de carácter metabólico más prevalente entre las personas ancianas y que comporta una alta morbilidad entre ellas; en nuestro país según datos recogidos de la "Fundación Hispana de Osteoporosis" padecen esta enfermedad unos tres millones de personas y supone un gasto anual de 6.000 millones de €.

Es una enfermedad que se caracteriza por la desmineralización del hueso, dando como resultado la disminución de la masa y de la densidad ósea.

La inmovilidad acelera este proceso de desmineralización, muy a menudo los ancianos creen que el dolor que genera este proceso frecuentemente en vértebras y miembros inferiores es debido al reumatismo.

La causa exacta de la osteoporosis no es bien conocida, aunque su desarrollo se relaciona con el aporte dietético de calcio, de proteínas, de fósforo, el metabolismo de la Vit.D, el déficit de estrógenos.

Tiene como consecuencia una serie de complicaciones entre las que con mayor frecuencia se dan está la fractura de vértebras por compresión y la fractura de cadera.

Es una enfermedad cuyo tratamiento combina la farmacología y otras medidas como el ejercicio. Son tratamientos que buscan dos objetivos, uno es que el hueso no se reabsorba y para ello se utilizan sustancias como el calcio, los estrógenos, la calcitonina, los bifosfatos y la vitamina D. Y el otro objetivo es la formación de hueso, para lo cual se emplean las siguientes sustancias: el fluorato sódico, la testosterona, los esteroides anabolizantes, el calcitriol y la realización de ejercicio de una forma continuada.

Proceso de atención en pacientes con osteoporosis

Valoración

Tendremos en cuenta todas las limitaciones funcionales que genera este proceso.

También revisaremos los hábitos alimentarios que tienen una relación directa con la presencia o predisposición a la osteoporosis.

Valoraremos los riesgos potenciales que se pueden presentar.

La presencia de la osteoporosis se acompaña de una pérdida de estatura, a causa del colapso gradual de las vértebras.

Valoraremos el grado de compresión vertebral mediante el método de Richards (1982), que consiste en pedir a la persona anciana que eleve los brazos estirados en forma de cruz hasta la altura de los hombros, en esa posición se mide la distancia existente desde la punta del dedo más largo de una mano hasta la punta del dedo mas largo de la otra mano. En personas sanas, esta distancia es la misma que la altura. cuando hay una compresión vertebral por osteoporosis la altura es inferior a la distancia entre las puntas de los dedos.

Diagnósticos enfermeros

Una vez recogida toda esta información dentro de la valoración de enfermería pasamos a realizar un análisis completo de la misma, y podremos detectar los problemas/diagnósticos y la dependencia que se produce por la osteoporosis en las personas ancianas.

Todo ello nos conduce a poder utilizar unas etiquetas diagnósticas de enfermería, que nos permitirá establecer un plan de cuidados idóneo, algunas de las cuales pueden ser:

- Alteración de la movilidad debido a la rigidez.

- Alteración del confort relacionado con el dolor.

- Riesgo de lesión relacionado con la movilidad limitada y las caídas.

- Conocimientos deficitarios relacionado con el aporte dietético de calcio, proteínas y fósforo.

- Falta de conocimientos relacionado con la osteoporosis y su tratamiento.

- Dolor relacionado con las fracturas.

- Déficit de autocuidados relacionado con el déficit funcional.

Objetivos

Partiendo de los diagnósticos podemos pasar a enumerar una serie de objetivos que pretendemos que la persona anciana a la que cuidamos alcance en relación con el problema que representa la osteoporosis.

Por ello a partir de las etiquetas que se pueden presentar en las personas ancianas con osteoporosis, podemos establecer objetivos a alcanzar por ellas, como:

1. Que la persona anciana conozca el proceso por el cual se produce la osteoporosis.

2. Que la persona anciana tome todas las medidas preventivas necesaria para evitar las lesiones.

3. Que la persona anciana aprenda a usar los fármacos que precisa de una forma segura.

4. Que la persona anciana conozca los efectos secundarios que puede tener el tratamiento farmacológico que debe realizar.

5. Que la persona anciana realice una dieta equilibrada que cubra las necesidades de calcio.

Plan de cuidados de Enfermería

Pasará por una serie de recomendaciones e intervenciones de enfermería encaminadas a prevenir o solucionar las deficiencias detectadas, contando en su planificación tanto con la persona anciana a la que van dirigidos como con su familia o cuidadores informales y con los recursos disponibles.

Para ello procederemos de la siguiente manera:

- Estimular la movilidad, lo que mejorará la fuerza muscular.

- Evitar periodos prolongados de inmovilidad o encamamiento.

- Enseñaremos ejercicios de estiramiento que se pueden realizar en sedestación o en cama, como son la extensión de brazos, girar brazos, balanceo, etc., con la finalidad de que mantengan la movilidad.

- Aliviar el dolor, analizando los factores que lo desencadenan, como puede ser algunas actividades, los cambios de temperatura. Y utilizando la medicación prescrita antes de que aparezca el dolor.

- Prevenir las caídas, y por consiguiente las fracturas, estimulando que usen adecuadamente caminadores o muletas si tiene una marcha inestable. Enseñándole a la persona anciana como levantarse de la silla o de la cama de una forma segura y lenta. Revisando el estado de los pies, y el tipo de calzado que usa, que no debe comprimir ni dejar suelto el pie, y los tacones deben ser bajos.

- Hemos de tener cuidado y delicadeza cuando movamos o hagamos ejercicios pasivos a una persona con osteoporosis para evitar lesionarla.

- Enseñarles cuales son los alimentos ricos en calcio, proteínas y fósforo. Dándoles información dietética, y estimulando a la persona anciana a que seleccione los alimentos con los nutrientes necesarios.

- Si existen fracturas se mantendrá a la persona afecta en reposo en cama.

- Administraremos los laxantes prescritos para evitar el esfuerzo al defecar que aumentará el dolor.

- Les enseñaremos a que eviten coger pesos o realizar movimientos bruscos que puedan desencadenar dolor.

- Se les administrará el tratamiento prescrito.

- Valoraremos la existencia de barreras en su entorno, que puedan predisponer a caídas.

- Valoraremos periódicamente las capacidades para llevar a cabo las AVD.

Artrosis

Es una enfermedad muy prevalente entre las personas ancianas que se caracteriza porque se produce una disminución del contenido de agua tisular del cartílago, y una degeneración del mismo, ocasionando su adelgazamiento de una forma gradual, produciendo al final un roce de las superficies óseas de la articulación, lo que provoca una respuesta inflamatoria y dolorosa de esta. A esta fase le sucede otra en la que se produce una proliferación de hueso nuevo en los márgenes de la articulación afectada en forma de picos o espolones que se acompañan de osteofitos, y se produce un engrosamiento de la membrana sinovial, de la cápsula y de los ligamentos articulares, deformando la articulación.

Y afecta a todas las articulaciones, en especial las que soportan mayor peso y las que más se usan. Por ello la encontramos en las caderas, codos, rodillas, tobillos, vértebras cervicales y lumbosacras y en las articulaciones interfalángicas dístales. Los síntomas que presenta son dolor, rigidez, crepitación al movilizar la articulación, movilidad articular limitada y en algunas ocasiones inflamación. Las articulaciones que con mayor frecuencia están más afectadas por orden de frecuencia son las articulaciones interfalangicas dístales de los dedos (nódulos de Heberden), seguidas en prevalencia por las articulaciones interfalangicas proximales (nódulos de Bouchard) que se caracterizan por producir una tumefacción dura, con dolor variable y deformidad progresiva, la rodilla es la siguiente articulación afectada con más frecuencia, seguida de la columna vertebral, los pies y las caderas. La afectación del resto de articulaciones suele ser poco frecuente.

Es un tipo de afectación en la cual su tratamiento combina la medicación, la terapia física y los ejercicios. Su objetivo es aliviar el dolor y conservar y mejorar la función articular.

El ejercicio en personas con osteoartritis

debe ser moderado pues un sobreesfuerzo producirá dolor.

Proceso de atención en pacientes con artrosis

Valoración

Valoraremos la movilidad de las articulaciones, y observaremos la presencia de deformidades y limitaciones articulares.

También comprobaremos si al explorar las articulaciones presentan crepitaciones.

Preguntaremos si tienen dolor articular, y cuándo aparece.

Diagnósticos enfermeros

Una vez recogida toda esta información dentro de la valoración de enfermería pasamos a realizar un análisis completo de la misma, y podremos detectar los problemas/ diagnósticos y la dependencia que se produce por la artrosis en las personas ancianas.

Lo que nos conduce a poder utilizar unas etiquetas diagnósticas de enfermería, que nos permitirá establecer un plan de cuidados idóneo, algunos de los cuales pueden ser:

- Alteración del confort relacionado con la presencia de dolor.

- Alteración de la movilidad relacionado con la rigidez muscular.

- Disminución de la tolerancia a la actividad.

- Dolor crónico relacionado con el proceso degenerativo.

- Déficit de autocuidado relacionado con la limitación funcional.

Objetivos

Partiendo de los diagnósticos podemos pasar a enumerar una serie de objetivos que pretendemos que la persona anciana a la que cuidamos alcance en relación con el problema que representa la artrosis.

Por ello, a partir de las etiquetas que se pueden presentar en las personas ancianas con artrosis, podemos establecer objetivos a alcanzar por ellas, como:

1. Que la persona anciana conozca las limitaciones que la enfermedad le pueden provocar.

2. Que la persona anciana comprenda la importancia de usar la analgesia según la pauta establecida para evitar la aparición del dolor.

3. Que la persona anciana comprenda la necesidad de no dejar de realizar ejercicios de estiramiento articular, para reducir o evitar las limitaciones articulares.

Plan de cuidados de Enfermería

Pasará por una serie de recomendaciones e intervenciones de enfermería encaminadas a prevenir o solucionar las deficiencias detectadas, contando en su planificación tanto con la persona anciana a la que van dirigidas como con su familia o cuidadores informales y con los recursos disponibles.

Para ello procederemos de la siguiente manera:

- Aliviar el dolor, para ello hemos de analizar que métodos utiliza la persona para aliviar el dolor y, si son aceptables, potenciarlos. Recoger información sobre la medicación que toma o ha tomado, y sobre los remedios caseros (como la aplicación de calor). Aconsejar que utilicen lana o tejidos protectores en la articulación afectada, para que les proporcione calor y protección.

- Disminuir la inmovilidad física asociada a la rigidez articular, mediante la fisioterapia, enseñándole a que mantenga un correcta alineación corporal.

- Estimularemos la realización de ejercicios isométricos.

- Estimular el uso de caminadores o muletas, para que tengan una mayor estabilidad y seguridad en la marcha.

- Mejoraremos la tolerancia a la actividad, analizando qué actividades de la vida diaria, terapéuticas y sociales son las más dolorosas para la persona. Planificaremos la medicación de forma que se administre antes de las actividades. Planificaremos las secuencias de actividades para mantener la forma física.

Artritis reumatoide

Es un proceso inflamatorio de la membrana sinovial, la cual invade el cartílago articular causado destrucción del cartílago y erosión del hueso subyacente, produciendo una deformidad articular. Es una enfermedad cuya prevalencia aumenta con la edad siendo más frecuente entre las mujeres.

Presentan unas articulaciones extremadamente dolorosas e inflamadas sobre todo por las mañanas, acompañada de rigidez, fiebre, fatiga y malestar general. Se puede presentar en cualquier articulación, son las más frecuentes las interfalangicas y metacarpofalangicas, muñecas, rodillas, tobillos y dedos de los pies.

El tratamiento va dirigido a aliviar la inflamación, y el dolor por medio de los medicamentos prescritos como analgésicos y antiinflamatorios, y a conservar la función articular. El ejercicio debe ser planificado por un equipo multidisplinario formado por el médico, enfermera, fisioterapeuta, terapeuta ocupacional y el propio paciente.

La causa de esta estrecha colaboración se basa en la necesidad de transmitir una serie de información beneficiosa para la persona anciana afectada, ya que actualmente existen una gran variedad de artículos y utensilios diseñados para fomentar el autocuidado de los que el paciente se puede beneficiar.

Tanto los diagnósticos de enfermería, como las acciones, son comunes a las descritas para la artrosis.

En los periodos agudos de la enfermedad es esencial el mantener la parte afectada en reposo, incluso se puede inmovilizar con una férula para evitar lesiones o contracturas articulares.

Como enfermeras hemos de tener presentes los efectos secundarios de las medicaciones que se emplean. Ya que se pueden producir efectos adversos tales como hemorragia digestiva, anemia ferropenica, etc. Por ello insistiremos en la vigilancia, por ejemplo, del aspecto de las heces, para detectar posibles melenas, etc.

Fractura de cadera

Un porcentaje elevado de personas mayores de 75 años (45%) sufren fracturas de cadera, causadas por AVC transitorio, hipotensión ortostática, osteoporosis y otras causas.

El motivo de tratar la fractura de cadera dentro de este capítulo se debe a que suele ser una complicación frecuente de la osteoporosis.

Se ha de tener presente que ocasionalmente estos ancianos que han sufrido una fractura de cadera no se quejan de dolor, aunque este hecho no es lo habitual, ya que por lo general se suelen quejar de un intenso dolor en la cadera afectada y ésta queda en una posición de rotación externa causando un espasmo del músculo cuadriceps.

Diagnósticos enfermeros

- Alteración del confort relacionado con el dolor.

- Trastorno de la movilidad física relacionado con la interrupción de la integridad del hueso.

- Alto riesgo de deterioro de la integridad cutánea relacionado con la inmovilidad.

- Alto riesgo de infección relacionado con la inmovilidad.

Plan de cuidados de Enfermería

- Controlar el dolor aliviándolo a través de la medicación prescrita, aplicando hielo en la zona de fractura.

- Inmovilizar la cadera con una férula, bolsas de arena o rodillos.

- Cuidados postquirúrgicos que dependerán de la intervención que se realice.

- Insistiremos en iniciar la deambulación lo antes posible.

- Prevenir las contracturas articulares, y para ello mantendremos la alineación funcional de la articulación en la cama. Recomendaremos la realización de ejercicios que mantengan y mejoren la amplitud de movimiento.

- Prevendremos la zonas de presión para evitar el decúbito, y para ello aplicaremos los cuidados protocolarios de la piel, como son cambios posturales, la utilización bloques para evitar la presión.

5.19. TUMORACIONES EN EL ANCIANO

Las tumoraciones neoplásicas afectan desproporcionadamente a las personas ancianas, siendo una de las principales causas de mortalidad entre los mayores de 65 años. Por tanto, la edad se considera un factor de riesgo de padecer un proceso cancerígeno.

Las enfermeras en nuestro campo competencial estamos en una posición idónea para desempeñar un papel en todos los aspectos del cuidado del cáncer, desde su prevención, pasando por los cuidados y tratamientos activos, hasta el acompañamiento en la muerte.

Haciendo referencia a teorías del envejecimiento, sabemos que los mecanismos de defensa del organismo cambian con la edad, y por tanto se produce una menor vigilancia inmunológica. Y además la edad lleva implícita una serie de factores relacionados con ella como son una exposición más prolongada al efecto de los carcinógenos, una mayor susceptibilidad de las células a los carcinógenos, una menor reparación del ADN, una activación y amplificación de oncógenos y defectos en los supresores de tumores.

Proceso de atención en pacientes con cáncer

Valoración

En la valoración se ha de tener en cuenta las señales de alarma y los factores predisponente o riesgos de padecer un cáncer.

Las señales de alarma son:

- Cambios en los hábitos intestinales.
- Úlceras no cicatrizadas.
- Hemorragias.
- El engrosamiento o aparición de un bulto en una mama o en cualquier otro lugar.
- Indigestión o disfagia.
- Cambios evidente en lunares.
- Tos o afonía persistente.

Los riesgos de padecer un cáncer vienen marcados por una serie de factores, que vamos a describir seguidamente, relacionándolos con las diferentes neoplasias.

Riesgo elevado de desarrollar un cáncer de mama:

- Edad.
- Antecedentes familiares de cáncer de mama o predisposición genética.

- Menarquia temprana, primer embarazo a término después de los 30 años, menopausia tardía.
- Nuliparidad.
- Antecedentes de cáncer de ovario o colorrectal.
- Ingesta de alcohol.

Riesgo elevado de desarrollar un cáncer de ovario:
- Edad.
- Antecedente de cáncer de mama o colorrectal.
- Antecedente familiar de cáncer de ovario.
- Paridad baja.

Riesgo elevado de desarrollar un cáncer de cuello de útero:
- Múltiples parejas sexuales.
- Relaciones sexuales antes de los 20 años.
- Infección por HPV (virus papiloma).
- Consumo de tabaco.

Riesgo elevado de desarrollar un cáncer colorrectal:
- Antecedente personales o familiares en primer grado de pólipos.
- Antecedente de síndromes de poliposis.
- Abuso de grasas en la dieta.
- Antecedentes personales de enfermedad inflamatoria intestinal.

Riesgo elevado de desarrollar un cáncer de próstata:
- Edad.

Riesgo elevado de desarrollar un cáncer de boca:
- Mala higiene dental.
- Consumo de tabaco.
- Consumo de alcohol.

Riesgo elevado de desarrollar un cáncer de Pulmón:
- Edad
- Tabaquismo
- Exposiciones ambientales u ocupacionales como al asbesto, etc.

Riesgo elevado de desarrollar un cáncer de piel o un melanoma:
- Edad
- Nevus displásico
- Antecedentes familiares.
- Pieles muy claras.
- Quemaduras solares graves, antes de los 18 años.

El estadiaje de los tumores malignos se realiza mediante el método TNM, son unas siglas que se refieren al tumor, a los ganglios linfáticos y a la metástasis, por tanto describe la presencia y la extensión del proceso local, regional y a distancia.

Las siglas describen, la T: clasifica el tumor primario según la profundidad de la infiltración, la extensión superficial y el tamaño. La N: La afectación de ganglios linfáticos. La M: La extensión anatómica de la metástasis.

Y la malignidad potencial del tumor con el grado de diferenciación celular existente se describe a través de la gradación del tumor es decir de su clasificación histológica. Que en muchos casos es más indicativo de pronóstico que el estadio.

El abordaje terapéutico puede ser quirúrgico, radioterapia, quimioterapia, hormonoterapia.

Diagnósticos o problemas enfemeros

- Alto riesgo de infección
- Riesgo de hemorragia
- Anemia
- Alteraciones orales
- Alteración de la autoimagen, como la producida por la alopecia
- Náuseas y vómitos
- Diarrea
- Disfunción sexual
- Alteraciones de la nutrición
- Dolor
- Estreñimiento

Objetivos

El objetivo primordial consiste en mejorar la calidad de vida de la persona anciana para que pueda sobrellevar las AVD y dar soporte a él y a su familia.

Plan de cuidados de Enfermería

Pasará por una serie de medidas que perseguirán el confort de la persona afectada de carácter paliativo, que buscarán el bienestar mediante el control de toda la sintomatología.

- Evitar las complicaciones infecciosas y detectar rápidamente los indicios de infección.

- Prevenir la aparición de hemorragias y actuar con rapidez ante su presencia.

- Prevenir y detectar los signos precursores o de alarma de la posible presencia de una anemia, como puede ser la falta de energía, etc.

- Potenciar la higiene bucal como medida preventiva frente a las alteraciones bucales.

- Desmitificar la alopecia, explicándole que es un efecto temporal que generalmente desaparecerá con posterioridad.

- Administraremos la medicación prescrita preventivamente, para evitar la aparición de las náusea y vómitos.

- Controlaremos la diarrea mediante la dieta y los medicamentos pautados.

- Potenciaremos una dieta equilibrada que facilita la eliminación intestinal y mantenga un buen estado nutricional.

- Administraremos la analgesia precisa pautada para controlar el dolor.

5.20. RESUMEN Y REFERENCIAS

- Las alteraciones de la termorregulación más frecuentes en las personas ancianas son la hipotermia y la hipertermia o golpe de calor.

- El vértigo se define como mareo por las personas ancianas a las cuales les afecta, tiene una alta prevalencia entre ellas y es una causa de consulta frecuente. Es un problema que se debe evaluar cuidadosamente y cuando es descrito como una sensación de rotación requiere la evaluación por un otorrinolaringólogo.

- El síncope es una pérdida de conciencia repentina, con recuperación espontánea, ocasionada por una disminución del flujo sanguíneo cerebral, también puede ser ocasionado por alteraciones metabólicas como una hipoglucemia.

- Los dos tipos de incontinencia que se presentan en las personas mayores son la urinaria y la fecal, esta última con menor frecuencia que la urinaria.

- Los dos síntomas digestivos que se presentan con mayor incidencia en la personas ancianas son el estreñimiento y la diarrea.

- La inmovilidad es la dificultad o falta de capacidad de la persona anciana para realizar movimientos por deterioro de sus funciones motoras, que le impiden el realizar actividades de la vida diaria, de forma que su relación con el medio se deteriora.

- La caída se puede definir como la precipitación al suelo, repentina, involuntaria e insospechada, que puede o no causar una lesión secundaria, y que la confirma la propia persona anciana u otra persona que le ha visto caer. Su frecuencia es alta entre las personas ancianas ingresadas en centros asistenciales.

- Las alteraciones patológicas neurológicas son unas de las principales causas generadoras de procesos crónicos que conducen a la incapacidad en las personas ancianas. Como un porcentaje elevado de los procesos neurológicos se presentan en la vejez, esta situación se da por varios motivos entre los que están los cambios que el proceso de envejecimiento ejerce sobre el sistema nervioso central, que facilitan la aparición o complicación de los procesos patológicos, el hecho de que cada vez las expectativas de vida sean mayores y que las enfermedades infecciosas, que suelen ser la causa de mortalidad en los enfermos neurológicos, están controladas.

- La enfermedad de Parkinson es un trastorno neurológico degenerativo, lentamente progresivo, que se caracteriza por temblor en reposo. Es un movimiento típico de los dedos como si estuviera contando monedas, y una marcha característica, con flexión anterior del tronco, rigidez y debilidad muscular.

- Las enfermedades orgánicas cerebrales se clasifican en agudas y crónicas. En las primeras encontramos el síndrome cerebral agudo y en las segundas están todas las demencias.

- La enfermedad de Alzheimer fue etiquetada por Alois Alzheimer en 1907 a través de los hallazgos histológicos y manifestaciones clínicas encontrados en las personas que padecían el cuadro.

- La salud mental en los ancianos se ha de afrontar desde la percepción de la persona como un todo, es decir, en ella se han de tratar aspectos psicosociales del cuidado de los ancianos y buscar el ambiente idóneo.

- Las enfermedades cardiovasculares son una de las causas de morbilidad y mortalidad mas importantes entre los ancianos. Las más frecuentes son el ANGOR, ICC, IAM, HTA, enfermedad vascular periférica, arteriosclerosis, aneurismas, arritmias y valvulopatias.

- El sistema respiratorio es el que mantiene un contacto más estrecho con todos los contaminantes ambientales a lo largo de toda la vida. Si a ello le sumamos los cambios a que el proceso de envejecimiento lo somete, todo ello aumente su vulnerabilidad y crea grandes dependencias en la persona anciana.

- Los trastornos respiratorios mas frecuentes en las personas ancianas son la neumonía, el enfisema, la tuberculosis y el tromboembolismo pulmonar.

- Los problemas de salud del sistema gastrointestinal son de tres tipos: de ingestión, de digestión y de eliminación.

- Problemas frecuentes en los ancianos son la xerostomía, la hernia de hiatos, la diverticulitis, el cólico hepático, las hemorroides y las anemias.

- Los cambios en la sexualidad de las personas ancianas se inician lentamente entre los 30 y 40 años para hacerse evidentes a medida que la persona tiene más edad.

- La edad pico de incidencia en que se diagnostica la diabetes mellitus en los ancianos está entre los 60 y 70 años. Los trastornos clásicos, como sed, sudoración, poliuria, taquicardia, suelen estar a menudo ausentes en las personas ancianas.

- La osteoporosis es la enfermedad ósea de carácter metabólico más prevalente entre las personas ancianas y que comporta una alta morbilidad entre ellas. En nuestro país, según datos recogidos de la "Fundación Hispana de Osteoporosis", padecen esta enfermedad unos tres millones de personas.

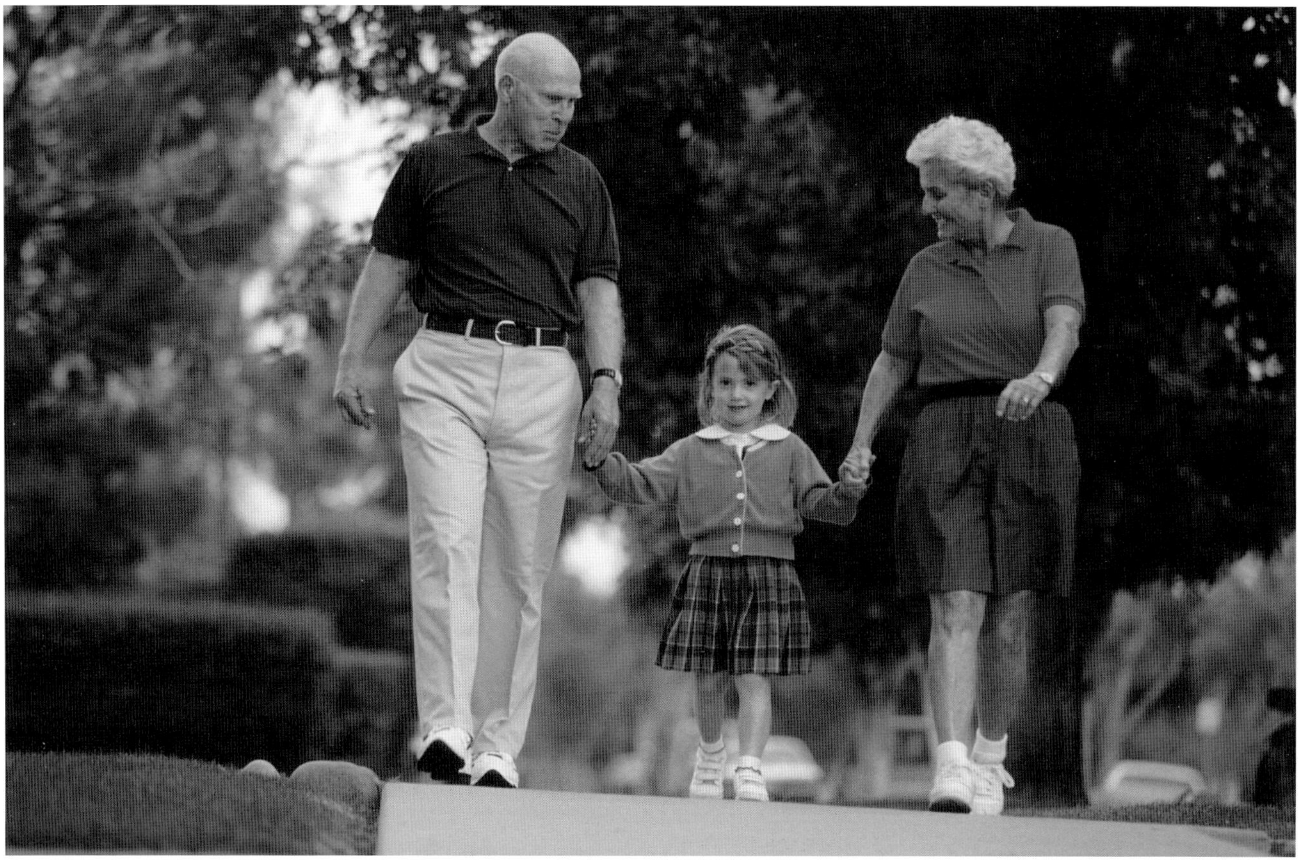

- Las tumoraciones neoplásicas afectan desproporcionadamente a las personas ancianas, siendo una de las principales causas de mortalidad entre las personas mayores de 65 años. Por tanto la edad se considera un factor de riesgo de padecer un proceso cancerígeno.

- Conviene que diferenciemos el concepto de fiebre del de hipertermia, el primero es un aumento de la temperatura corporal, debido a la activación de la **interleucina-1** que estimula el área preóptica hipotálamica, que es donde se regula la temperatura corporal, provocando un aumento de la temperatura y la activación del sistema inmunitario con el estímulo de los neutrófilos en la médula ósea y favoreciendo la proteolisis muscular. En síntesis la fiebre es un mecanismo de defensa del organismo ya que estimula la generación de anticuerpos y actúa frente a antígenos sensibles al calor evitando su desarrollo.

- La temperatura corporal sufre variaciones a lo largo del día, descendiendo en las primeras horas y ascendiendo a última hora de la tarde. Variaciones que se mantiene a pesar de los cambios producidos por el proceso de envejecimiento en el sistema de termorregulación.

- Como el sistema vestibular es el encargado de la detección del movimiento corporal y de la cabeza, por ello cuando sufre una lesión aparecen alteraciones de diferentes tipos como las perceptivas el vértigo, las oculomotoras del nistagmo, las posturales en la ataxia y las vegetativas en las náuseas.

- La causa desencadenante del síncope en las personas ancianas suelen ser cardiovasculares y es preciso diferenciarlas de otras afectaciones como las crisis epilépticas, accidentes isquémicos transitorios, etc. que pueden originar este tipo de manifestación clínica.

- La deshidratación es uno de los trastornos importantes en las personas ancianas, ya que en la composición corporal del organismo el líquido elemento constituye el 60% del peso corporal, distribuido de la siguiente manera: un 40% está en el espacio intracelular unos 28 litros, y el 20% restante en el espacio extracelular unos 14 litros, distribución que en las personas ancianas varia, por causa de los cambios del proceso de envejecimiento, disminuyendo el agua total y aumentando la proporción de tejido graso, lo que varia el porcentaje del contenido corporal de agua, descendiendo hasta llegar a situarse entorno a un porcentaje que oscila entre el 40 o 45%. Por ello es también el trastorno que con mayor frecuencia se presenta en las personas ancianas; en ello intervienen diversos factores que provocan una disminución del aporte de líquidos o un aumento de las pérdidas de los mismos. Siendo el principal de ellos la poca sensibilidad del centro de la sed en las personas ancianas que al igual que el regulador de la temperatura se encuentra en el hipotálamo. Por todo esto, ante un cuadro de deshidratación, la sensación de sed percibida es menor y la ingesta de líquidos no es la suficiente, lo que se traduce en un deterioro funcional.

- La deshidratación se caracteriza por ser una pérdida de la cantidad de agua corporal, pero que no se acompaña de la pérdida de electrolitos, como el sodio, que suele acompañar a la hipovolemia.

- La disminución de ingesta de líquidos suele ser la causa más frecuente de deshidratación en las personas ancianas institucionalizadas, en las que tienen alteraciones cognitivas, en la que presentan disfagia y en las que tienen dificultad para moverse.

- La SIC (Sociedad Internacional de Continencia,1991) definió la incontinencia urinaria como: *La pérdida involuntaria de orina que es objetivamente demostrable y que constituye un problema social e higiénico.*

- La incontinencia urinaria no es un proceso normal del envejecimiento, sino todo lo contrario, ya que está causado por algún tipo de trastorno funcional o patológico. Su prevalencia aumenta con la edad y dependerá del nivel asistencial donde la midamos, la razón de ello estriba en que la incontinencia urinaria está más relacionada con el grado de incapacidad física y mental de las personas ancianas ingresadas que con la edad. Por ello encontraremos cifras de prevalencia más altas en centros residenciales asistidos, en hospitales y centros sociosanitarios, que en las personas ancianas que viven en sus domicilios.

- La incontinencia urinaria tiene unas repercusiones, muy negativas sobre la salud física y psicológica. Así como sobre la actividad social, limitándola notablemente, y por supuesto repercute de una forma importante sobre los costes sanitarios.

- La forma de presentación clínica de la incontinencia urinaria puede ser como una "urgencia miccional", o sea, la situación en la que el anciano presenta una necesidad imperiosa de orinar y no le da tiempo de llegar al cuarto de baño. Y la otra es la "incontinencia de esfuerzo", que se presenta cuando la presión uretral es insuficiente para mantener la orina en la vejiga y suele ser desencadena por situaciones en que se produce un aumento de la presión intraabdominal como puede ser la risa, la tos, etc. Ambas manifestaciones clínicas pueden presentarse asociadas.

- Los ejercicios de Kejel se realizan para

fortalecer los músculos de la base de la pelvis, por ello se les denomina también ejercicios del fondo de la pelvis, su finalidad es la de fortalecer la musculatura de sostén del fondo de la pelvis y del esfínter externo que está bajo control voluntario, para ello se recomienda que se realicen como mínimo tres sesiones al día de ejercicios durante tres meses, que consisten en la realización de 15 a 20 contracciones de la musculatura del suelo pélvico.

- La incontinencia fecal es la incapacidad de controlar la salida de heces de forma voluntaria, produciéndose un cambio en los hábitos normales de eliminación fecal. Presentan unas alteraciones importantes a nivel de satisfacción de las necesidades básicas de la persona anciana, similares a las que hemos descrito en la incontinencia urinaria, que repercuten a nivel biopsicisocial y económico, representando una importante carga familiar, motivo por el cual frecuentemente son institucionalizados.

- El estreñimiento es la reducción de la frecuencia de las deposiciones que puede ir o no acompañado de dificultad para expulsar las heces. Teniendo presente que la normalidad en la defecación estaría en una frecuencia semanal que no fuese inferior a tres veces. También intervienen otros parámetros que completarían esta definición, como son la consistencia de las heces y la presencia de síntomas en la evacuación de las heces como el dolor y el tenesmo.

- La diarrea es un proceso bastante común entre las personas ancianas siendo causa de una elevada morbimortalidad sobre todo entre las personas ancianas que padecen enfermedades crónicas que están institucionalizadas.

Se considera que existe diarrea cuando se produce un aumento del número de deposiciones y estas presentan un cambio en su consistencia llegando a ser liquidas. Su curso suele estar entre 24 y 48 horas, pero en él se pierden importantes cantidades de líquidos y electrolitos.

- La inmovilidad se considera que es unos de los grandes problemas o síndromes geriátricos de la población anciana, ya que la falta o limitación de la movilidad puede llegar a modificar su lugar de residencia y sus expectativas de vida, puesto que aumentan las posibilidades de ser institucionalizados y la mortalidad como consecuencia de la inmovilidad.

- Existen diversos estudios sobre la inmovilidad en los cuales se estima que desde el momento en que aparece el cuadro de inmovilismo se produce en los tres meses siguientes una mortalidad del 33% y al año del 58%.

- Las causas de las caídas tiene un origen que es multifactorial, siendo las más comunes los problemas físicos, las barreras del entorno y los medicamentos.

- Generalmente las caídas causadas por epilepsia, síncope, isquemia aguda transitoria, AVC, hipotensión ortostática, hipoglucemia, arritmias cardíacas, hipocalcemia o hiperventilación, suelen venir acompañadas con pérdida de conciencia.

- Las consecuencias de las caídas se caracterizan por producir lesiones traumáticas, que van desde heridas de las partes blandas, como contusiones de éstas, sin ser cortantes, pero que se acompañan de equimosis y hematomas. Pasando por esguinces que son lesiones producidas por la torsión o estiramiento de la unidad músculo - esqueleto - ligamento a nivel articular. Y lesiones como las luxaciones, a causa de las cuales las superficies articulares pierden su contacto.

- Las fracturas más frecuentes como consecuencia de las caídas en los ancianos son las que afectan a la cadera, al fémur, al húmero, a la muñeca (Colles) y las costales.

- La incapacidad se suele presentar después de una caída, así como el síndrome postcaída, que se caracteriza por la pérdida de confianza en si mismo por miedo a volver a caerse, y por ello restringen la deambulación, lo que conduce a aumentar la incapacidad funcional, a que se aíslen socialmente y a que desarrollen un cuadro depresivo.

- El Test "levántese y ande", consiste en una prueba para la cual se coloca a la persona sentada en una silla aproximadamente a unos 3 metros de la pared y se le pide que se levante y camine hacia la pared, gire y vuelva a sentarse. Se valora de una forma subjetiva dándole una puntuación que va de 1 a 5 según la realización del ejercicio. Si durante el recorrido que debe realizar le hemos de ayudar, ello será un indicador de que existe una alteración de la marcha y el equilibrio, y evidentemente ello supone un riesgo de caída.

- El accidente vascular cerebral se produce por la interrupción súbita de riego sanguíneo a una parte del cerebro, lo que da lugar a que se produzca una necrosis de una zona cerebral acompañada de una zona de células dañadas que le rodean, pero que no están muertas: es lo que conocemos como AVC isquémico. Otro tipo de AVC es el hemorrágico, que lo desencadena una hemorragia en el tejido cerebral que lesiona el cerebro y provoca una muerte celular. Los factores de riesgo en las personas ancianas son la hipertensión arterial, las enfermedades cardíacas, la fibrilación auricular, la diabetes, las dislipidemias, el consumo de tabaco y alcohol, la obesidad, los accidentes isquémicos transitorios y la vida sedentaria. Se suelen presentar unos 200 casos nuevos por cada 100.000 habitantes al año.

- El AVC se suelen presentar una serie de complicaciones que agravan su situación primaria, entre ellas tenemos las respiratorias, como aspiraciones o embolias pulmonares; las cardiovasculares, con arritmias, IAM, insuficiencia cardíaca o trombosis venosa profunda; las infecciones cutáneas; respiratorias, en especial la neumonía o las urinarias; las metabólicas, como la deshidratación; los trastornos electrolíticos o la intolerancia a la glucosa; las musculoesqueléticas como las contracturas, espasticidades o periartritis escapulo-humeral; las cutáneas, como los edemas o lesiones como las UPP; las gastrointestinales, como la úlcera péptica o la incontinencia fecal; las psicológicas, como la ansiedad o los trastornos de humor.

- El suicidio esta muy extendido entre los ancianos, ya que a causa de las enfermedades crónicas que padecen se desarrollan reacciones psicológicas que lo inducen. El 25% de los suicidios se lleva a cabo por los ancianos.

- Los ancianos de alto riesgo de suicidio son los que han enviudado recientemente, que viven solos, los enfermos crónicos, los que padecen patología depresiva, que entre un 15-20% de la población anciana la padecen por causas afectivas como la soledad.

- Las personas ancianas experimentan dificultades emocionales durante largos periodos antes de ser tratados porque creen que no existen servicios de salud mental para ayudarles, porque tienen miedo a ser etiquetados y porque creen que su padecimiento es algo normal del envejecimiento.

- Es frecuente que el diagnóstico de ingreso de personas ancianas sea, senilidad o sd. cerebral orgánico. Por estas causas es importante identificar qué tipo de alteración es en realidad, es decir si es física (orgánica) o psíquica.

- Los diagnósticos de enfermería que describen problemas psicosociales potenciales o reales que están en relación con la edad pueden ser ansiedad, comunicación verbal deteriorada, incapacidad para resolver situaciones, déficit de actividades, lúdicas, miedo, alteraciones en los procesos familiares, aflicción, impotencia, ineficacia, alteración del autoconcepto, deterioro sensorial y de percepción, alteración del patrón del sueño, aislamiento social, inquietud espiritual, alteración del proceso de pensar y el potencial de violencia.

- La práctica del contacto físico favorece la autoestima en los ancianos, y es beneficioso ya que supone su aceptación y una demostración de cariño de la persona que toca. Es una forma de fortalecer la relación enfermera-paciente y aumenta el bienestar de éste.

- Una terapia que también tiene grandes éxitos en este aspecto son los animales de compañía que suelen cubrir este propósito, pues el contacto con ellos suele aliviar la soledad de las personas que viven solas.

- La depresión se suele manifestar con irritabilidad, reacciones histriónicas o teatrales, preocupaciones hipocondríacas, ansiedad, abuso de alcohol, el aumento y preexistencia de síntomas obsesivos y fóbicos, la pérdida o aumento de apetito y

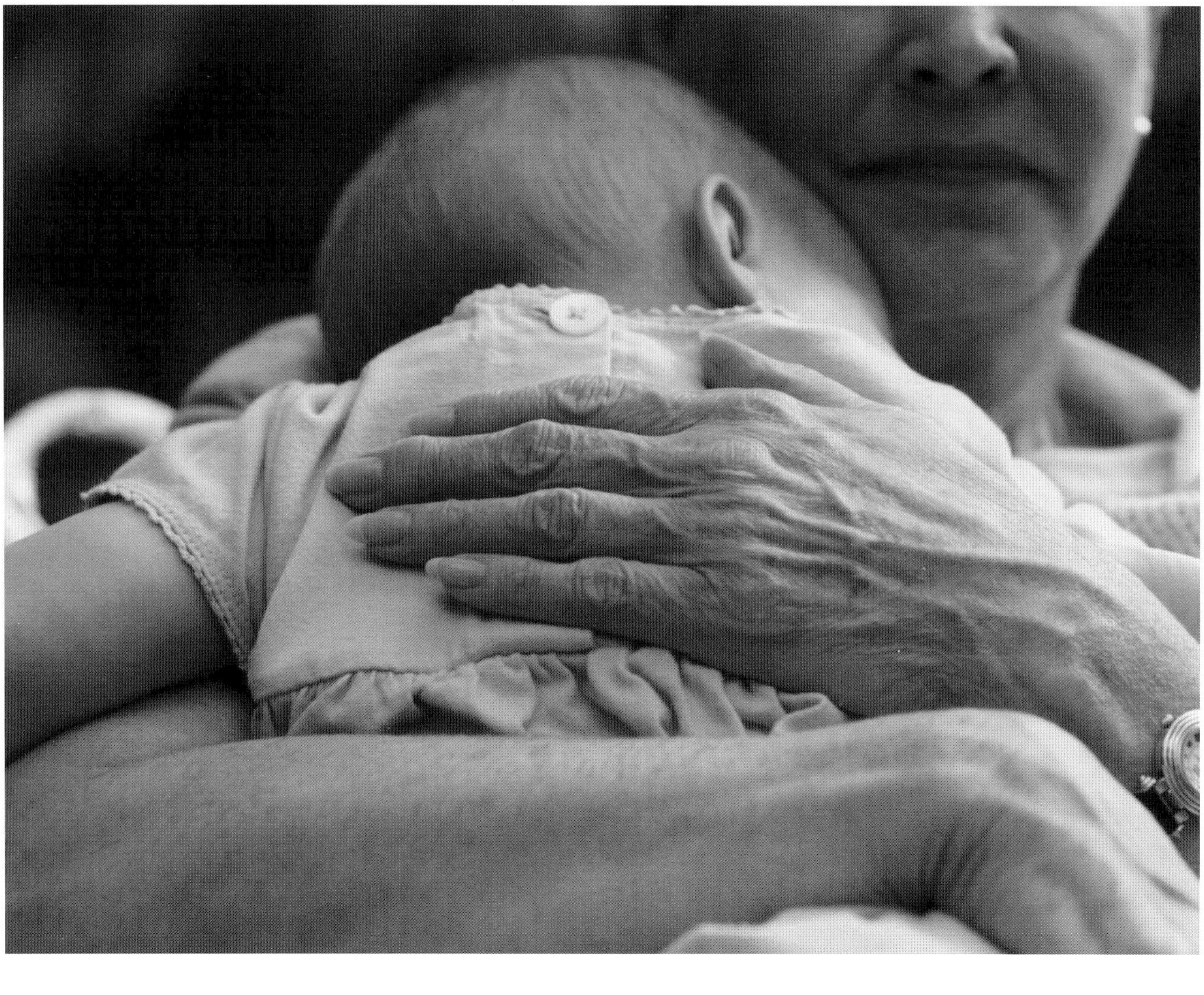

peso, la disminución de la libido, alteraciones del sueño, inhibición o agitación psicomotora, alteraciones neurovegetativas como sequedad de boca y estreñimiento.

- La depresión en las personas ancianas se produce dentro de un contexto, que se caracteriza por cambios sociales y biológicos, como son las pérdidas familiares y sociales entre las que están la viudedad, la jubilación, etc.

- La ansiedad es la sensación subjetiva de aprehensión o nerviosismo a cerca de algún acontecimiento futuro. Es una patología que se suele presentar en un 12% de las personas ancianas. Sus manifestaciones clínicas son de carácter psíquico y somático.

- Las personas ancianas son más susceptibles de padecer una neumonía, por la reducción de la función respiratoria, la menor efectividad de la tos y los cambios del sistema inmunitario.

- Los síntomas del enfisema son de instauración lenta y se asemejan a los cambios normales en el sistema respiratorio, por lo que se relacionan con la edad.

- Los síntomas característicos de la tuberculosis, como son la sudoración nocturna y fiebre no se dan frecuentemente en los ancianos, en cambio sí que se dan síntomas, como anorexia, debilidad y hemoptisis.

- El umbral renal para la glucosa está aumentado (180 mgrs%) con la edad, por ello las personas de edad pueden estar en hiperglucemia, sin que se vierta glucosa en orina.

- La "hipoglucemia" es una amenaza mucho más común y grave que la hiperglucemia en el anciano. Además, los ancianos diabéticos tienden a desarrollar con mayor facilidad un coma hiperglucemico-hiperosmotico no cetónico que una cetoacidosis, cuando la diabetes no está controlada.

- Es muy importante que a las personas ancianas se las eduque en las características de la diabetes, para que sepan reconocer los signos y síntomas de la hipoglucemia y la hiperglucemia, para así poder controlarla.

- Se ha de insistir en la importancia que tiene en el anciano el cuidado diario de los pies, con lavado y secado interdigital cuidadoso, así como la realización de un masaje suave con cremas hidratantes. También debemos hacer hincapié en el cuidado de las uñas que deben ser cortadas de forma horizontal y debemos a su vez recomendar que acudan a un podólogo con cierta regularidad o periódicamente.

CAPÍTULO

6 Hospitalización de los ancianos

6.1. INTRODUCCIÓN

El importante incremento dentro de la población general del número de personas mayores de 65 años y en especial dentro de este grupo de las que superan los 80 años, nos permite afirmar que nuestra sociedad ha entrado en un proceso de envejecimiento comparable al del resto de países componentes de la comunidad europea.

Ello ha generado la necesidad, de que el sistema sanitario y social debe ofertar unos cuidados especializados e individualizados para dar cobertura a las demandas provenientes de estas personas ancianas.

Por ello se ha oficializado la geriatría como disciplina, incluyéndose en los hospitales a través, por ejemplo, de las UFISS geriátricas e identificando a los centros socio-sanitarios como unidades específicas de geriatría, pero todavía queda mucho terreno por recorrer pues aún son pocas las unidades de geriatría acreditadas como docentes.

Por otro lado, el planteamiento del cuidado de las personas ancianas en estos ámbitos, se ha transformado en un planteamiento multidisciplinar en el que intervienen varias disciplinas de una forma coordinada y bajo un consenso de actuación. Podemos decir que la propia geriatría ha evolucionado pasando a un concepto más global como es la gerontología clínica.

OBJETIVOS:

1. Conocer todos los recursos gerontogeriátricos existentes a nivel hospitalario.
2. Conocer todos los recursos gerontogeriátricos existentes a nivel sociosanitario.
3. Conocer la diferencia existente entre la asistencia a nivel hospitalario y la sociosanitaria.
4. Aprender la importancia que tiene el que la asistencia hospitalaria y sociosanitaria estén estrechamente coordinados.

6.2. ASISTENCIA GERONTOGERIÁTRICA EN EL ÁMBITO HOSPITALARIO

La actividad terapéutica que se desarrolla en los hospitales de agudos se caracteriza predominantemente por ser curativas, muy centradas en el diagnóstico y el tratamiento de la persona anciana enferma o con dependencia en sus necesidades básicas. Pero la asistencia hospitalaria geriátrica debe tener una orientación clara hacia la comunidad y disponer de una buena coordinación de los circuitos asistenciales para orientar la actuación, según la situación de la persona anciana y de esta forma dar una buena calidad asistencial.

En los centros hospitalarios de agudos podemos encontrar las unidades geriátricas de agudos (UGA), en las que se tratan a las personas ancianas con patologías acusadas, que por su agravamiento no es posible tratarlas de forma ambulatoria por el EAP.

Dentro de los hospitales de agudos también podemos encontrar las "Unidades Interdisciplinarias Socio Sanitarias Geriátricas" (UFISS), que son equipos de soporte en el ámbito de la geriatría adscritos a los servicios de medicina interna. Se consideran como servicios sociosanitarios alternativos y como veremos en este mismo capítulo, se puede especializar en disciplinas determinadas.

Su composición básica, que tiene un carácter interdisciplinario, está formada por médicos, enfermeras y asistente social. En algunas unidades también forman parte del equipo básico psicólogos, fisioterapeutas, terapeutas ocupacionales.

Su área de competencia pasa por intervenir en la atención de los casos complejos, en la formación/docencia y en la conexión con las relaciones externas del resto de los servicios comunitarios, coordinándose a su vez con ellos. Son un nexo de unión con el sistema sociosanitario y los EAP sanitarios y sociales.

6.3. ASISTENCIA GERONTOGERIÁTRICA EN EL ÁMBITO SOCIOSANITARIO

Se caracteriza por la relación dinámica que los diferentes recursos y niveles asistenciales implicados en el cuidado de las personas ancianas han de mantener entre ellos y la comunidad donde están ubicados.

Siendo el enfoque rehabilitador y paliativo la actividad terapéutica predominante del sistema sociosanitario,.

En los centros residenciales el enfoque es rehabilitador y de soporte. Y en los EAP sanitarios y sociales, mixto, para su mejor adaptación a la comunidad. Además de las pautas de actuación predominantes del sis-

FIGURA 109. Tipos de servicios socio-sanitarios

Servicios Sociosanitarios de internamiento	Servicios Sociosanitarios alternativos
• Unidades de larga estancia • Unidades de convalecencia • Unidades de cuidados paliativos	• Hospitales de día • PADES • UFISS: - Geriátricas - Paliativas - Mixtas - Demencia - Respiratorias

tema sociosanitario, incluyen también la curativa.

Tipos de servicios Socio-Sanitarios:

A continuación vamos a describir los diferentes servicios y las actividades que desarrollan los servicios socio-sanitarios. Se dividen en dos grandes bloques: los de internamiento y los alternativos, como podemos ver en el siguiente cuadro: (fig. 109).

Servicios Sociosanitarios de internamiento

Son centros polivalentes con ambientes diferentes, es decir, que no están especializados en un solo tipo de cliente o proceso patológico o necesidades generadoras de dependencia. Por ello, teniendo en cuenta su polivalencia, se deben estructurar en ámbitos internos diferentes, por personas y necesidades diversas. Así, la cobertura que ofrecerán será mayor, ya que tendrán una idea más global de la problemática existente y se potenciará el equipo interdisciplinar al aumentar la necesidad del intercambio entre los profesionales implicados en el cuidado de las personas ancianas con afecciones. En estos centros las personas ancianas son cuidadas de forma transitoria o permanente cuando la situación de su enfermedad o dependencia no puede ser cubierta por la familia o cuidadores ni por los servicios de los EAP de salud o social, al necesitar un tipo de cuidados específicos por la evolución del proceso patológico o generador de dependencia que les afecta.

En ellos encontramos una estructura específica adaptada y un personal, sanitario y no sanitario, formado en una metodología de trabajo dirigida a ofrecer un tratamiento rehabilitador, profiláctico y paliativo, sin perder de vista el necesario soporte a las personas que tienen que ingresar. Éstas no deben perder se autonomía sino todo lo contrario, alcanzar el máximo grado de la misma. Esto los diferencia de los centros residenciales sociales, que son una continuidad del domicilio de la persona anciana.

Se diferencian también de los centros hospitalarios de agudos en que, en los sociosanitarios, las personas ancianas que ingresan padecen procesos que precisan mayor tiempo de ingreso, y además las expectativas de curación son escasas. Sufren procesos crónicos que vienen acompañados de pérdidas de su capacidad funcional como pérdidas físicas, psíquicas o sociales.

Por ello, uno de sus objetivos terapéuticos básico, es fomentar la rehabilitación y el confort, pero sin dejar de lado el diagnóstico. En los casos de agudización del proceso crónico que afecta a la persona anciana, la decisión de asumirla o derivarla dependerá del diagnóstico de la situación en ese momento, teniendo en cuenta su estado general, a su familia, los objetivos terapéuticos fijados, la complejidad de las intervenciones a llevar a término y la evaluación del pronóstico.

Otro objetivo a alcanzar, siempre que sea posible, es el alta del centro y el retorno de la persona anciana a la comunidad, y más concretamente a su entorno. Por ello, su ubicación en el centro sociosanitario no debe ser necesariamente permanente.

Por otro lado, el concepto terapéutico de actuación con las personas ancianas ha de ser activo y basarse en el respeto a la persona anciana enferma, y en la promoción de la dignidad y de la autonomía de la persona, buscando mejorar los síntomas y el soporte a los familiares y cuidadores.

Para conseguir estos objetivos es necesario establecer lazos tanto asistenciales como funcionales con el centro de agudos de referencia de la zona y con la red de asistencia primaria sanitaria y social.

La comunicación ágil y respetuosa entre los distintos niveles es un factor decisivo para solucionar las necesidades de las personas ancianas enfermas que cuidamos y a la vez sirve para que los profesionales e ins-

FIGURA 110. Tipología de atención de los servicios sociosanitarios

Tipo de personas	Tipo de atención
- Enfermedad crónica	- Larga estancia
- Deterioro cognitivo (demencia)	- Psicogeriatría
- Rehabilitación con posibilidades de recuperación funcional	- Convalecencia
- Enfermedad terminal	- Paliativos
- Aislamiento social / Insuficiencia económica	- Residencia

tituciones se conozcan y complementen en su labor asistencial.

La formación de los profesionales de los centros sociosanitarios pasa por la preparación técnica adecuada y unida al respeto y al deseo humanitario de ayudar a la persona anciana enferma y a sus familias o cuidadores. Ello se lleva a cabo a través de un equipo multidisciplinar de profesionales que atenderán todas las necesidades biopsicosociales de la persona anciana.

Son centros con una capacidad que oscila entre las 100 y 120 camas. Cuando superan esta capacidad, se distribuyen en unidades diferenciadas, con la finalidad de que el centro no pierda la óptica humanitaria que le caracteriza.

Los espacios de estas instituciones deben de permitir la intimidad de las personas ancianas enfermas y a la vez facilitar su relación. Evidentemente deben estar libres de barreras arquitectónicas y han de permitir que los espacios sean polivalentes.

Las habitaciones deben repartirse en individuales y comunes, atendiendo a las necesidades de las unidades de atención y al grado de autonomía de las personas ancianas ingresadas.

La tipología de las personas candidatas a ingresar en estos centros son:

- Personas ancianas con enfermedades crónicas, con problemas de rehabilitación funcional, con dependencia o déficit y con falta de soporte familiar y social.

- Persona con enfermedades crónicas evolutivas y progresivamente invalidantes.

- Personas con enfermedades de carácter cognitivo crónicas, como la demencia senil entre otras.

- Personas con enfermedades oncológicas u otras enfermedades en fase terminal.

- Personas que, habiendo superado la enfermedad que padecían en su fase aguda o con un grado de dependencia moderada, necesitan cuidados, terapia o rehabilitación antes de integrarse de nuevo a su entorno comunitario.

Una vez enumeradas las personas candidatas a los centros sociosanitarios, podemos pasar a definir cuáles son las unidades que dan cobertura a estas personas según sus necesidades, como podemos ver en el siguiente cuadro: (fig. 110).

En este cuadro hemos distribuido a las personas candidatas a los servicios sociosanitarios en grandes grupos de necesidades, y a su vez, los hemos situado en las unidades que dan cobertura y respuesta a los problemas que presentan. Lo que nos conduce a definir las diferentes unidades sociosanitarias a las que se hace referencia.

Unidad de larga estancia:

Tiene una función que se basa en el tratamiento rehabilitador, paliativo y de cuidados, así como de profilaxis de las complicaciones y de soporte en las personas ancianas con enfermedades crónicas de larga evolución, con el fin de conseguir la máxima autonomía que permita la situación de la persona enferma.

Dentro de estas unidades se atiende, cuida y trata a personas con demencia senil avanzada o con trastornos psíquicos crónicos. Cuando el número de personas con estos trastornos es numeroso, se crea una unidad diferenciada de psicogeriatría donde se les ubica para poderles garantizar un entorno seguro, estable y sistemáticamente organizado, lo que facilitará a la persona con demencia su adaptación al entorno.

Los objetivos específicos de esta unidad son la rehabilitación, los cuidados, la terapia ocupacional, la prevención de las complicaciones y la promoción de la autonomía.

La unidad se compone de una sala de estar amplia, de la sala de enfermería, del gimnasio, de la sala de curas, de un control de enfermería, de un almacén, de comedor propio y compartido con el resto de unidades, de cocina y baño adaptados.

En estas unidades las enfermeras llevan el peso de la atención directa, ya que los procesos de las personas ingresadas en estas unidades suelen tener evoluciones lentas con períodos de estabilización.

También desempeñan un papel importante otros miembros del equipo multidisciplinar como los fisioterapeutas y los terapeutas ocupacionales, para mejorar o conservar la autonomía y la rehabilitación funcional de las personas ingresadas.

Unidad de convalecencia:

Tiene como finalidad restablecer las funciones o actividades que han sido afectadas total o parcialmente por procesos patológicos.

Los candidatos subsidiarios de estas unidades son las personas ancianas con enfermedades de base que requieren de recuperación funcional después de pasar por un proceso traumatológico o quirúrgico, o las personas que padecen enfermedades crónicas con frecuentes descompensaciones y que tienen un grado alto de dependencia. Hay que reeducar a estas últimas en las actividades de la vida diaria con la recomendación de los instrumentos o técnicas que les faciliten la autonomía y también ayudarles en la adaptación a los cambios que la enfermedad comporta.

A través de una valoración general y focalizada en las necesidades básicas de cada persona, podremos definir cuáles son los objetivos terapéuticos e instaurar una pauta de recuperación activa que permita la reinserción de la persona anciana en su entorno habitual en las mejores condiciones posibles.

Las personas que son ingresadas en las unidades de convalecencia proceden en su mayoría de los hospitales de agudos (80-90%) con enfermedades en proceso de evolución o en situación postayuda frecuentemente causadas por procesos neurológicos, traumatológicos, quirúrgicos, etc.

El otro porcentaje (10-20%) procede de la atención primaria y de los centros sociosanitarios.

En estas unidades los profesionales de la rehabilitación tienen un mayor peso específico dentro del equipo multidisciplinar, pues estas personas ancianas son candidatas al tratamiento rehabilitador. Así el fisioterapeuta y el terapeuta ocupacional ajustarán en cada caso, de una forma individual, la pauta más adecuada de rehabilitación, teniendo en cuenta la evolución de la enfermedad.

La estancia media de las personas en estas unidades está entre 60-90 días, lo que hace que se determinen de una forma muy precisa el perfil de las personas que han de ingresar en la unidad.

También se debe contar con un buen

soporte familiar para después del alta, ya que un 75% de las personas ancianas ingresadas en estas unidades podrán volver a su domicilio o entorno a corto plazo. Por ello, en estas unidades es muy importante el soporte de los servicios de traumatología, de rehabilitación, de neurología y el de las UFISS del centro de agudos de referencia.

Unidad de cuidados paliativos:

Su función es la de ofrecer tratamiento paliativo y confort a las personas con cáncer avanzado u otras enfermedades incurables en fase terminal.

Sus objetivos primordiales son el control de síntomas y el soporte emocional a la persona enferma y a su familia. Por ello, la estructura de la unidad debe permitir la presencia permanente de la familia.

Se caracteriza por una atención individualizada a causa de los problemas importantes y, a su vez, cambiantes del proceso, lo que exige que tanto el servicio médico, el de enfermería, el de asistentes sociales y el de los psicólogos tengan una dedicación proporcional mayor. Este equipo asistencial se puede completar con la presencia de servicios religiosos y con voluntarios. Es muy importante el papel del equipo de profesionales para la preparación psicológica de la persona enferma en fase terminal para la muerte, así como el tratamiento y seguimiento del duelo en su familia.

Servicios socio-sanitarios alternativos

Las personas ancianas, sobre todo las enfermas, cuando se desplazan de su entorno habitual suelen desarrollar alteraciones como la desorientación psíquica, un retroceso funcional y psicológico, e incluso un proceso depresivo.

Por ello, siempre que se pueda y que exista un apoyo familiar que lo permita, la persona anciana debe continuar en su entorno, recibiendo en él toda la atención sociosanitaria que precise. Su ingreso en una institución sociosanitaria se restringirá a las situaciones en que tanto la intervención sanitaria como social lo requieran.

Debemos tener presente que una atención sociosanitaria a través de servicios que no requieran el ingreso de la persona anciana, proporcionará una mayor cobertura poblacional y permitirá una atención más individualizada y flexible, lo que se traduce en un mayor grado de satisfacción de la persona anciana a la que dirigimos nuestros cuidados.

Los servicios alternativos que se pueden ofrecer son:

Hospital de día:

Es un servicio interdisciplinario principalmente sanitario, al que la persona anciana con una enfermedad e incapacidades físicas o psíquicas acude por las mañanas para recibir un tratamiento integral y regresar después a su domicilio.

Ofrece grandes ventajas en relación con los servicios tradicionales, pues ofrece una atención de cuidados mientras la persona continúa viviendo en su hogar, disminuye la carga familiar, mejora su calidad de vida, facilita el alta hospitalaria, retrasa o evita la hospitalización o institucionalización prematura, y permite una adaptación de los servicios a las necesidades individualizadas de cada persona anciana.

El hospital de día basa su terapéutica en las incapacidades tanto físicas como de expresión, en las dificultades de relación con el entorno y en la reinserción social. El plan de atención va desde la reeducación motriz y los cuidados de enfermería hasta las diferentes modalidades de trabajo corporal (psicomotricidad, relajación, masajes y ergoterapia).

El plan terapéutico se lleva a cabo por un equipo multidisciplinar formado por médicos, enfermeras, fisioterapeutas, terapeutas

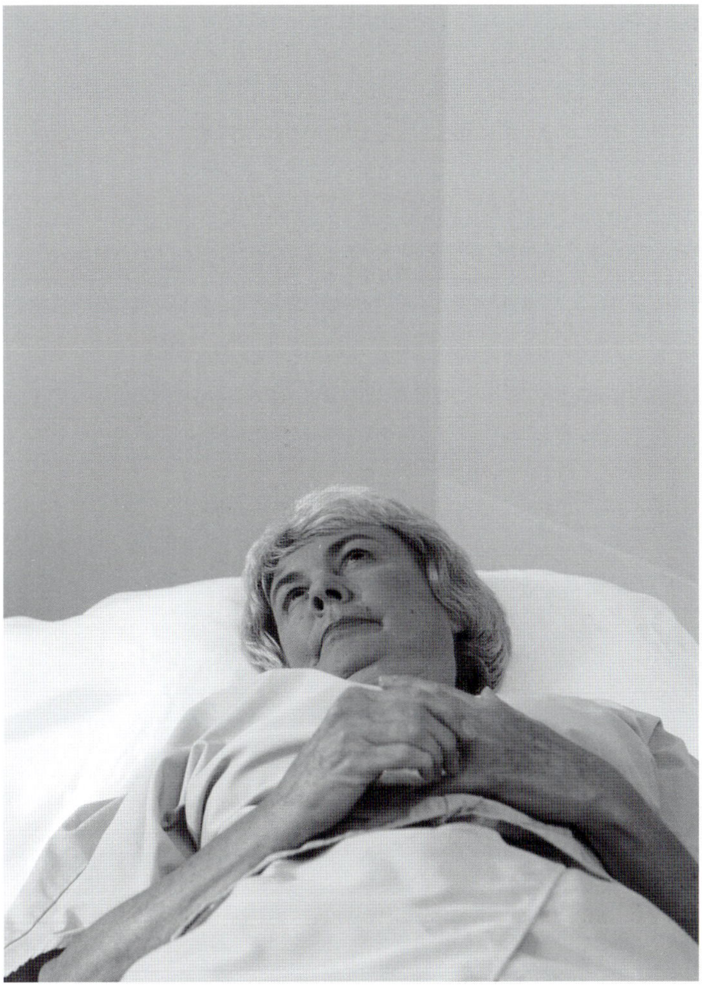

ocupacionales, psicólogos, trabajadores sociales, cuidadores y personal de servicios generales.

Estos servicios suelen estar ubicados en centros sociosanitarios, en una planta baja sin barreras arquitectónicas, con una capacidad para 20 o 30 plazas.

Deben disponer de espacios bien definidos, separando los que se dedican a las curas y cuidados de los que son de uso colectivo, que son compartidos con el resto del centro. Por tanto, deben disponer de zonas de comedor y descanso, sala de rehabilitación, sala de terapia ocupacional, sala de curas, área recreativa, baños adaptados y despachos.

Funcionan de lunes a viernes de 9 horas a 18 horas, durante todo el año menos los festivos. En los hospitales de día se oferta a parte de la atención sanitaria la de comedor, consistente en una comida y una merienda. El horario es flexible, adaptado a cada situación y, cuando la atención es a tiempo parcial, es decir algunos días a la semana, permite que un equipo reducido pueda atender a un gran número de personas. La mayor dificultad que presentan estas unidades, que es común a otros países, es la del transporte de la persona anciana hasta el centro.

Centro de noche:

Es una experiencia innovadora y piloto llevada a cabo en el País Vasco, dirigida a la psicogeriatria. Versión nocturna del centro de día.

Consiste en trasladar a la persona anciana que padece demencia, en la fase de alteración del sueño. Ésta es una forma de descarga del cuidador principal y de la familia que les permite el descanso nocturno.

Programas de atención domiciliaria. Equipo de soporte (PADES):

Son equipos creados para dar soporte a los EAP de zonas en las que los índices de envejecimiento son altos y, a su vez, presentan una gran demanda asistencial por ser zonas con mayores necesidades que otras.

Los PADES son una herramienta idónea para mejorar la atención domiciliaria en las personas ancianas con enfermedad, los enfermos crónicos con dependencia y los enfermos en fase terminal.

Son un equipo de refuerzo de los EAP, cuyos objetivos son: influir en la calidad asistencial, ofrecer una atención continuada en la comunidad, ser un soporte para los profesionales del EAP y EAPS y conectar entre sí los diferentes recursos asistenciales existentes. No pretenden en ningún momento sustituir al EAP, sino reforzarlo.

El equipo básico de un PADES está formado por un médico, dos o tres enfermeras y un trabajador social. Las funciones de este equipo consisten en la atención directa a las personas ancianas, a petición de los profesionales del EAP sanitaria y social de acuerdo con ellos, valorando a éstos para ofrecerles el servicio más idóneo según las necesidades que tengan alteradas. Otras actividades consisten en dar soporte y asesoramiento a otros profesionales sanitarios a través de consultas, sesiones, formación, elaboración conjunta de protocolos de actuación y el establecimiento de criterios idóneos para la ubicación de las personas que lo precisan.

También desempeñan un papel importante en la conexión y relación con los hospitales de agudos, los centros socio-sanitarios y los centros residenciales, con la finalidad de facilitar la continuación de los cuidados.

Pueden estar ubicados en un hospital, en un centro de asistencia primaria, en un centro sociosanitario, etc. Su infraestructura mínima consiste en un despacho con teléfono y contestador automático, un archivo, soporte informático y su documentación específica.

Unidades funcionales interdisciplinarias socio-sanitarias (UFISS):

Son el equivalente hospitalario de los PADES, por ello se emplazan en los hospitales de agudos, comárcales o en los centros socio-sanitarios.

Tanto su composición como su estructura se caracteriza por la interdisciplinaridad, siendo el objetivo que persiguen el de mejorar los cuidados en la zona de su influencia.

Su equipo básico lo componen médicos, enfermeras y asistente social, y opcionalmente, a veces forman parte del equipo un psicólogo, un fisioterapeuta y un terapeuta ocupacional.

No son servicios asistenciales estrictamente, ni por estructura ni por organización, pues, de entrada, no tienen camas asignadas.

Su función consiste en atender los casos complejos en el campo de la geriatría y de las curas paliativas, así como dar soporte y responder a las consultas de los profesionales del hospital.

También asumen la docencia y la protocolización de actividades y, finalmente, ejercen un papel importante en la conexión tanto con los recursos como con los profesionales externos al centro.

Las UFISS pueden estar especializadas, como ya hemos adelantado, en temas monográficos o específicos, diferenciándose unas de otras por el ámbito en el que desarrollan su actividad. Así tenemos:

UFISS geriátricas:

Se sitúan en los hospitales de agudos, centran su actividad en el campo de la geriatría y están adscritas al servicio de medicina interna.

UFISS paliativas:

Al igual que las anteriores, están situadas en hospitales de agudos, centran su actividad en el campo de las curas paliativas y están adscritas al servicio de oncología.

UFISS respiratorias:

También están situadas en hospitales de agudos, centran su actividad en el campo de las patologías respiratorias y están adscritas al servicio de respiratorio.

UFISS de demencias:

Algunas están situadas en hospitales neuropsiquiátricos, y centran su actividad en el campo del diagnóstico y evaluación de las demencias.

UFISS mixtas:

Es una fórmula que parte del aprovechamiento de una situación presente en algunos centros sociosanitarios, en los cuales existía una buena relación entre los distintos niveles asistenciales, siendo está una práctica habitual y consolidada durante años. Se decidió hacer una prueba piloto en la cual un médico y una enfermera de estos centros, participara en la asistencia de curas paliativas y geriátricas en los hospitales de agudos, desplazándose a ellos.

Esta experiencia se ha ido consolidando de una forma progresiva, dando lugar a que ese equipo, piloto en un principio, se haya transformado en un asesor en los hospitales de agudos, evaluando a las personas ancianas y preparando el alta hospitalaria contando con los recursos comunitarios, lo que se conoce en estos momentos como el equipo de PREALT.

6.4. RESUMEN Y REFERENCIAS

- La geriatría se ha oficializado como disciplina, incluyéndose en los hospitales a través de las UFISS geriátricas e identificando a los centros socio-sanitarios como unidades especificas de geriatría.

- El planteamiento del cuidado de las personas ancianas se ha transformado en un planteamiento multidisciplinar, en el que intervienen varias disciplinas de una forma coordinada y bajo un consenso de actuación.

- La geriatría ha evolucionado pasando a un concepto más global como es la gerontología clínica.

- La actividad terapéutica que se desarrolla en los hospitales de agudos se caracteriza por ser curativa y muy centrada en el diagnóstico y el tratamiento de la persona anciana enferma o con dependencia en sus necesidades básicas.

- La asistencia hospitalaria geriátrica debe tener una orientación clara hacia la comunidad y disponer de una buena coordinación de los circuitos asistenciales, para orientar la actuación, según la situación de la persona anciana, y de esta forma dar una buena calidad asistencial.

- En los centros hospitalarios de agudos podemos encontrar las unidades geriátricas de agudos (UGA). En estas unidades se trata a las personas ancianas con patologías agudas que, por su situación, no pueden ser tratarlas de forma ambulatoria por el EAP.

- La actividad terapéutica en el sistema sociosanitario se caracteriza por ser rehabilitadora, paliativa.

- En las unidades de internamiento sociosanitarias, uno de sus objetivos terapéuticos básico es fomentar la rehabilitación y el confort, sin dejar de lado el diagnóstico.

- En los casos de agudización del proceso crónico que afecta a la persona anciana ingresada en un centro sociosanitario, la decisión de asumirla o derivarla dependerá del diagnóstico de la situación, teniendo en cuenta su estado general, a su familia, los objetivos terapéuticos fijados, la complejidad de las intervenciones a llevar a término y la evaluación del pronóstico.

- Otro objetivo a alcanzar en los centros sociosanitarios siempre que sea posible, es el alta del centro y el retorno de la persona anciana a la comunidad y, más concretamente, a su entorno.

Por ello su ubicación en el centro sociosanitario no se caracteriza por ser necesariamente permanente.

- Los espacios de las instituciones sociosanitarias deben permitir la intimidad de las personas ancianas enfermas y, a la vez, facilitar su relación. Evidentemente, deben estar libres de barreras arquitectónicas y permitir que los espacios sean polivalentes.

- Las habitaciones en los centros sociosanitarios han de repartirse en individuales y

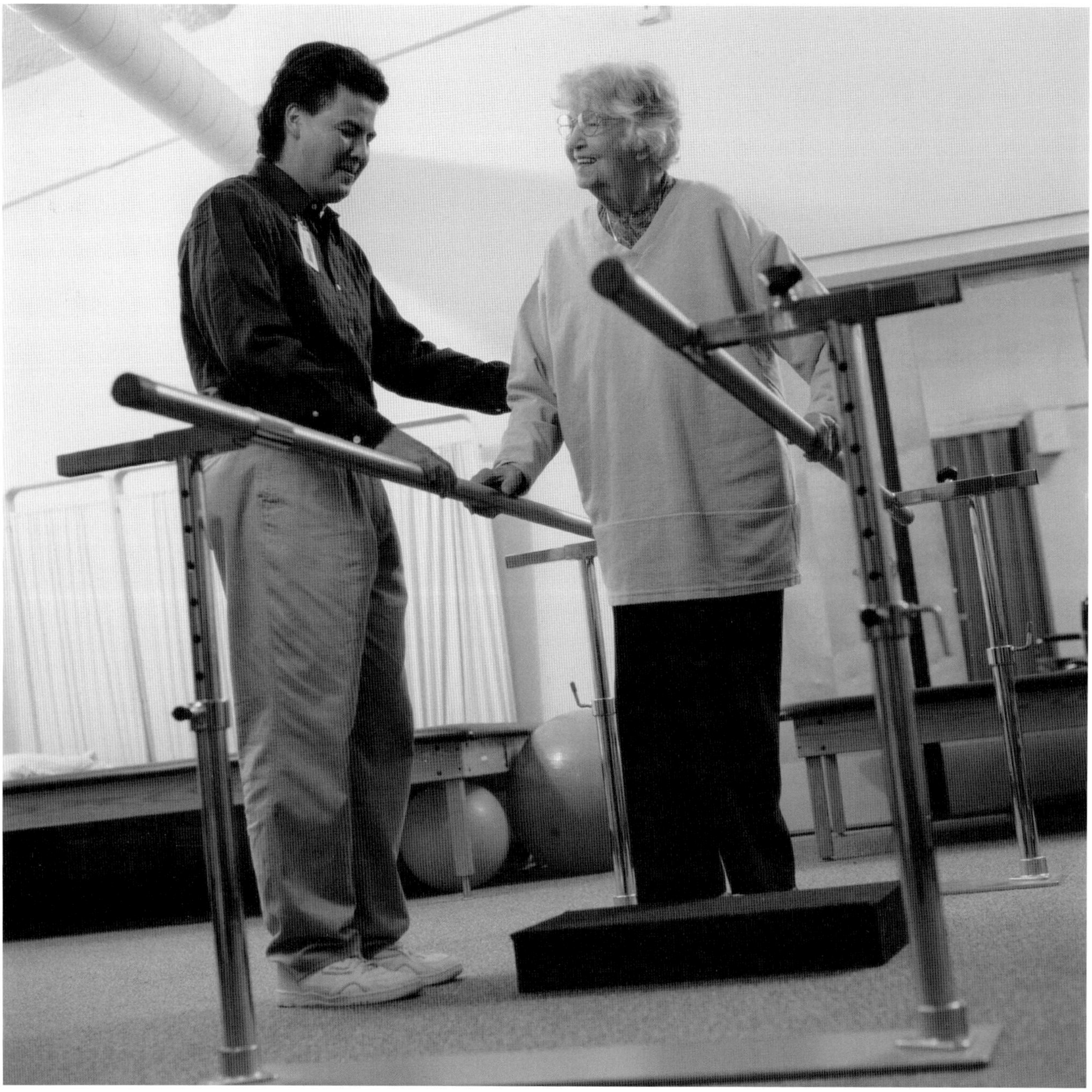

comunes, atendiendo a las necesidades de las unidades de atención y al grado de autonomía de las personas ancianas ingresadas.

- Las unidades de larga estancia basan su actividad en el tratamiento rehabilitador, paliativo y de cuidados, así como de profilaxis de las complicaciones y en el soporte en las personas ancianas con enfermedades crónicas de larga evolución, con el fin de conseguir la máxima autonomía que permita la situación de la persona enferma.

- Las unidades de convalecencia persiguen el restablecimiento de las funciones o actividades que han sido afectadas, total o parcialmente por procesos patológicos.

- Los candidatos a las unidades de convalecencia son las personas ancianas con enfermedades de base que requieren de recuperación funcional, después de pasar por un proceso traumatológico o quirúrgico, o las personas que padecen enfermedades crónicas con frecuentes descompensaciones y que tienen un grado alto de dependencia.

- La función de la unidad de cuidados paliativos es la de ofrecer tratamiento paliativo y confort a las personas con cáncer avanzado u otras enfermedades incurables en fase terminal. Sus objetivos primordiales el control de síntomas y el soporte emocional a la persona enferma y a su familia.

- El hospital de día es un servicio interdisciplinario, principalmente sanitario, al que la persona anciana con una enfermedad e incapacidades físicas o psíquicas acude por las mañanas para recibir un tratamiento integral y volver después a su domicilio.

- El centro de noche es una experiencia innovadora y piloto llevada a cabo en el País Vasco, dirigida a la psicogeriatria (demencias). Es una versión nocturna del centro de día.

- Los PADES son una herramienta idónea para mejorar la atención domiciliaria en las personas ancianas con enfermedad, los enfermos crónicos con dependencia y los enfermos en fase terminal.

- Las UFISS son el equivalente hospitalario de los PADES, por ello se emplazan en los hospitales de agudos, comárcales o en los centros sociosanitarios. Tanto su composición como su estructura se caracterizan por la interdisciplinariedad, siendo el objetivo el de mejorar los cuidados en la zona de su influencia.

CAPÍTULO

7 Situaciones que precisan cuidados urgentes en los ancianos

7.1. INTRODUCCIÓN

En este capítulo no vamos a reseñar todos los procesos que necesitan cuidados de urgencias, sólo vamos a señalar los que aparecen de una forma más recurrente en las personas ancianas y por los cuales suelen acudir directa o indirectamente a los servicios de urgencias.

Sabemos que las personas ancianas acuden con relativa frecuencia a los servicios de urgencias para ser atendidos, siendo una situación que va aumentando día a día. Este fenómeno viene marcado por una necesidad de ser atendidos no cubierta a causa de los déficits existentes en otros niveles asistenciales, por desconocimiento de la existencia de estos servicios o bien por falta de soporte familiar. Además de acudir para recibir cuidados urgentes, como hemos dicho, los ancianos suelen usar el servicio de urgencias como un primer escalón para acceder o ingresar en una institución sanitaria.

El ingreso y atención de una persona anciana en un servicio de urgencias plantea a la unidad un ratio de dedicación mayor, ya que para su valoración se precisa de más tiempo y su situación se suele ser crítica, a lo que se suma la pluripatología crónica que suelen padecer. En estos momentos es un sector de la población que representa un reto importante para los servicios de urgencias, y esta situación se va a ir agravando cada vez más, ya que las demandas irán aumentando, motivo por el que es preciso investigar sobre las causas por las que personas ancianas acuden con mayor frecuencia a los servicios de urgencias.

Por otro lado, también es preciso conocer las características que les definen, para que como enfermeras podamos cuidarles de la forma más segura y menos dramática posible.

También sería replanteable, en un futuro a corto plazo, la posibilidad o necesidad de la existencia de servicios de urgencias específicos para atender a las personas mayores o la inclusión dentro de los servicios de urgencias de equipos gerentogeriátricos de valoración y soporte.

OBJETIVOS:

Los objetivos que pretendemos alcanzar con el presente capítulo son:

1. Conocer que consecuencias clínicas presentan en las personas ancianas los procesos que precisan atención urgente.
2. Conocer cuáles son las causas por las que las personas ancianas suelen recurrir con frecuencia a los servicios de urgencias.
3. Conocer cuáles son las intervenciones de enfermería específicas frente a las situaciones por las que las personas ancianas acuden a este servicio.
4. Conocer las medidas preventivas que como enfermeras deberemos trasmitir a las personas ancianas y a sus familiares, para evitar la repetición del proceso que le ha traído al servicio de urgencias.
5. Identificar los factores de riesgo que la persona anciana puede presentar.

7.2. ESTREÑIMIENTO

El estreñimiento es un problema importante entre las personas ancianas, pero no parece que sea comparable a otros como el IAM, etc., que requieren una actuación inmediata. Sin embargo, es un problema que genera molestias habituales que suelen desencadenar ansiedad y malestar, llegando incluso a alterar el nivel cognitivo. Cuando progresa y aparece la impactación fecal, se suele presentar porque el estreñimiento se ha detectado tarde o porque el tratamiento utilizado no ha sido el adecuado.

En esta situación acude la persona anciana al servicio de urgencias, donde solucionar el problema es difícil y suele llevar un tiempo considerable, ya que el tratamiento no tiene un efecto inmediato. En ocasiones resulta necesaria la hospitalización y puede llegar a complicarse más llegando a producirse un oclusión intestinal, ante la cual se tendrá que actuar con una intervención quirúrgica.

En el estreñimiento en los ancianos existen varios factores que inciden en el mismo como:

- Una dieta pobre en fibra y líquidos.
- Una pérdida de la sensación rectal.
- El abuso de laxantes.
- Las hemorroides.

Factores que, como enfermeras, hemos de detectar antes de que la persona anciana sea dada de alta, para así informar tanto al anciano como a su familia cómo deben variar los hábitos predisponentes y de esta forma evitar estados de estreñimiento futuros.

La educación sanitaria se centrará en informar sobre:

- Los efectos negativos que puede tener el abuso de laxantes.

- La necesidad de establecer una rutina diaria de evacuación intestinal.

- La necesidad de aumentar la ingesta mínima diaria de líquidos hasta uno y medio o dos litros, en verano debe de ser superior. Lo idóneo es establecer una pauta de líquidos cada 3 o 4 horas, aparte de los ingeridos con las comidas. Esto es de gran ayuda, ya que la inmensa mayoría de personas mayores consideran que ya beben lo suficiente.

- La necesidad de aumentar la ingesta de fibra en la dieta, con alimentos como los cereales, las frutas, alubias, etc...

Para que el plan preventivo sea un éxito, éste debe de ser simple y sencillo de comprender, y deben colaborar de forma activa en él tanto la persona anciana a la que va dirigido como su familia o red natural de apoyo.

Todos los implicados que las medidas preventivas contribuirán a mejorar el bienestar y la independencia de la persona anciana.

Se deben evitar, a través de la adquisición de hábitos saludables, la repetición de episodios de estreñimiento que puedan desembocar de nuevo en un servicio de urgencias.

7.3. URGENCIAS FÍSICAS

Una de las emergencias físicas más importantes que afectan a las personas ancianas está relacionada con la regulación de la temperatura corporal, es decir, con los mecanismos internos, el termostato interno que el organismo posee y a través del cual estimula los mecanismos fisiológicos para calentar o enfriar el organismo.

La función de ese termostato es la de mantener una temperatura constante, independientemente de las temperaturas extremas del medio ambiente.

En las personas ancianas, sin embargo, ese mecanismo es poco fiable por el propio proceso de envejecimiento que altera una serie de factores relacionados con él, como pueden ser las alteraciones funcionales de su sistema termorregulador, y las funciones cardiovasculares, respiratorias y del SNC. Por ello les es más difícil adaptarse a las temperaturas ambientales extremas.

Por esta razón, tanto la hipertermia como la hipotermia son estados que, con relativa frecuencia, se dan entre las personas ancianas, y su efecto se traduce en un aumento notable de la morbilidad y mortalidad coincidiendo con períodos estacionales de mucho calor o de frío.

Otros factores a tener en cuenta son el efecto iatrogénico que los fármacos pueden ocasionarle y el económico, que no les permite disponer de sistemas adecuados de calefacción o refrigeración, etc.

Complicaciones por calor

Entre las complicaciones que se pueden presentar en las personas mayores como consecuencia del calor tenemos el edema, el síncope, el agotamiento y el golpe de calor. Las tres primeras complicaciones, por lo general, no suelen ser mortales por si mismas, en cambio la última si que tiene una mortalidad elevada.

- Edema por calor:

Son edemas que se presentan en los pies y maleolos. Es un síntoma que mejora elevando las extremidades y no suele revestir una problemática importante, excepto si la persona anciana afectada tiene una patología cardiovascular de base, ya que entonces será necesario evaluarla teniendo en cuenta su proceso crónico y proceder según tenga su estado electrolítico, pues en estos casos suele estar indicado la administración de diuréticos bajo prescripción médica.

- Síncope por calor:

Se produce por una vasodilatación y una retención sanguínea en las EEII. Desencadenado por una transpiración excesiva, se soluciona con una reposición de líquidos por vía oral o endovenosa, dependiendo del estado en que se halle la persona anciana.

- Agotamiento por calor:

Se presenta como resultado de una deshidratación causada por sudor después de una exposición prolongada a una fuente de calor con una humedad ambiental relativa alta, o de la realización de ejercicio que lleve a la extenuación. La persona afectada presentará lo que se conoce como un colapso vasomotor, que causa hipotensión, taquicardia, debilidad o fatiga, y una transpiración abundante con una piel pálida fría y húmeda, y confusión. El tratamiento consiste en reponer líquidos y en evaluar el nivel de electrólitos.

- Golpe de calor:

Se conoce también como pirexia. Es un fallo en la regulación de la temperatura corporal. La persona afectada presenta una piel caliente y seca, que no transpira y con una temperatura superior a lo 40 ºC.

Esta situación es desencadena por el termostato fisiológico regulador, que alcanza un nivel anómalamente alto que reduce la capacidad de percibir la sensación de calor y, a su vez, bloquea los sistemas refrigeradores controlados por el sudor y la vasodilatación periférica.

Ese calor retenido provoca una isquemia a nivel de los órganos vitales, pues la demanda metabólica de oxígeno es superior a la suministrada, lo que tiene como consecuencia un riesgo de mortalidad del 50%.

Es frecuente que las personas ancianas afectadas de pirexia hayan estado sometidas a temperaturas superiores a 32 ºC, con una humedad ambiental relativa superior al 50%, durante más de 48 horas.

También existen otros factores que inciden en la pirexia como infecciones, obesidad, enfermedad cardiovascular, etc.

Bajo estos efectos, la persona anciana experimentará una deshidratación progresiva acompañada de confusión, letargo y delirio durante días que desembocará en un coma si no es detectado a tiempo y, como ya hemos dicho, con un alto índice de mortalidad.

Por ello, el abordaje terapéutico se encaminara a reducir lo más rápidamente la temperatura corporal, antes de que el daño cerebral sea irreversible.

Para ello utilizaremos, en primera instancia, métodos como son mojar el cuerpo de la persona afectada con agua fría, con la ayuda de una esponja o con toallas empapadas, así como colocar al afectado delante de un ventilador. A su vez se le irá frotando la piel para estimular la vasodilatación.

Posteriormente, se le puede insertar un SNG e introducirle por ella líquidos helados. También se puede recurrir a irrigar la cavidad peritoneal con suero salino isotónico.

Las primeras respuestas de reacción serán los escalofríos, que se deberán inhibir con los fármacos prescritos (clorpromacina = largactil).

También pueden presentarse crisis comiciales que se controlarán con los medicamentos prescritos (valium = diazepan). Y para evitar el edema cerebral se suele prescribir manitol. Se le administrará oxígeno para cubrir las necesidades tisulares. Y si se encuentra en estado de shock, acidosis o fallo cardíaco, se deberán tomar todas las medidas necesarias para remontarlo de esa situación.

Por ello, la alerta ha de ser constante y debemos aplicar todas las medidas pertinentes en cada situación que se presente, hasta que se logre que la temperatura baje a 38 ºC ya que la mortalidad del golpe de calor aumenta en función del tiempo que dure el estado de gravedad.

Complicaciones por frío

La hipotermia es la complicación de la persona anciana sometida a bajas temperaturas. Se caracteriza porque la persona presentará una temperatura corporal inferior a los 35 ºC. Se clasifica como podemos ver en el siguiente cuadro, en diferentes grados: leve, moderada y terminando en grave (Kane, 1989): (fig. 111).

Las personas ancianas tienen mayor riesgo de padecer hipotermia, debido a que su estado de salud es más frágil, y por lo tanto, les cuesta más recuperarse de las agresiones medioambientales. A esto se suma el hecho de que tienen una mala percepción de los cambios térmicos, motivo por el cual no siempre perciben la necesidad de abrigarse. Su capacidad para generar calor esta disminuida debido a su descenso metabólico, junto con la falta de movilidad en general, y la inhibición de la sensación de escalofríos, cambio producido por el proceso de envejecimiento en su mecanismo termorre-

FIGURA 111. Grados de hipotermia

Grado	Temperatura	Estado
Leve	32,2 ºC	- Escalofríos - Consciente - Con o sin confusión - Normotenso - Fatigado - Débil - Apático - Discurso confuso - Presentar o no sensación de frío
Moderada	26,6-32,2 ºC	- Semiconsciente - Combativo - Sin escalofríos - Rigidez muscular - Pupilas dilatadas, poco reactivas - Fibrilación ventricular con agitación - Respiración disminuida - Dificultad para obtener la presión arterial - Bradicardia - Reflejos lentos - Cianosis - Piel fría
Severa	26,6 ºC	- Comatoso - Flacidez muscular - Apnea - Fibrilación ventricular espontánea - Piel muy fría

gulador cerebral, y los pocos escalofríos que se producen son poco efectivos debido a la pérdida de masa muscular.

Todo esto provoca que la persona anciana pierda calor con facilidad, pues su vasoconstricción periférica está disminuida y no puede enviar la sangre al núcleo central del cuerpo. Otro factor es el económico, que impide que las personas ancianas puedan mantener en su hogar una temperatura adecuada, por problemas monetarios.

Lo cierto es que el riesgo potencial de mortalidad por hipotermia en las personas ancianas es alto, sobre todo en condiciones adversas.

Las posibilidades de recuperación de una persona anciana que haya sufrido un cuadro de hipotermia varían según el grado de hipotermia.

Cuando la temperatura media de su cuerpo no desciende por debajo de los 32 ºC, las probabilidades de recuperarse son buenas, pero cuando está por debajo de los

32 ºC hasta los 26,6 ºC, su recuperación será posible pero conllevará unas serias lesiones sistémicas de tipo renal, hepático, cardiacas y pancreáticas; y cuando la temperatura sea inferior a los 26 ºC, probablemente morirá. Las posibilidades de recuperación mantienen una relación directa tanto con la duración como con la gravedad de cada caso, así como con las potenciales complicaciones de los procesos patológicos crónicos (pluripatología) que suelen acompañar a las personas ancianas.

El identificar un cuadro de hipotermia puede ser arduo difícil, ya que se le suele asociar a una exposición intensa al frío, pero este cuadro puede ser producido por una exposición prolongada a temperaturas bajas sin ser éstas siberianas, y por otro lado, un cuadro de trastorno psicológico puede enmascarar una hipotermia.

Los síntomas que suelen presentar las personas que sufren un cuadro de hipotermia suelen ser agresividad, confusión mental, problemas de coordinación, falta de cooperación, así como los que caracterizan a un cuadro de intoxicación.

La forma como podemos conseguir que una persona afectada de hipotermia recupere el calor dependerá evidentemente, del grado de ésta y de los medios que dispongamos en la unidad de urgencias. Entre ellos está el establecer un ambiente templado con radiadores, el aislamiento con mantas, los paños calientes, la inmersión en agua caliente, el uso de botellas de agua caliente o de mantas de aire caliente o eléctricas y la administración de soluciones EV calentadas, entre otras.

7.4. CONFUSIÓN

Es uno de los motivos más frecuentes por el cual ingresan las personas mayores en un servicio de urgencias. Es un cuadro que puede ser causado por ansiedad, hipoxia, dolor, edema pulmonar, AVC, neumonía, fármacos, etc., es decir, que puede ser multicausal. El error más grave que podemos cometer es el asociarlo directamente con una demencia. En algunos casos es un problema crónico, pero siempre se deberá realizar una exploración minuciosa para descartar otros factores desencadenantes y evaluar el progreso de la misma.

Uno de los grandes factores que desencadenan confusión en los ancianos son los fármacos, pues éstos en las personas mayores suelen provocar un alto porcentaje de efectos adversos, a causa de las modificaciones fisiológicas que afectan a la farmacodinamia y farmacocinética del fármaco en el organismo de la persona anciana, lo que lleva a producir cuadros confusionales desencadenados por estos efectos secundarios.

Por ello, es preciso recoger toda la información posible sobre el tratamiento que el afectado sigue, y también sobre el que ha suspendido últimamente, y los procesos que ha padecido o padece.

Toda esta información nos permitirá establecer cuál es el problema real y a partir de ahí podremos decir cuál es la estrategia terapéutica adecuada a cada caso.

7.5. ACCIDENTES

Son la causa por la que las personas ancianas acuden con mayor frecuencia a los servicios de urgencias. Sus consecuencias suelen ser fatales en los mayores, llegando incluso a fallecer a causa de una lesión menor sin gravedad, por no poder superar la incapacidad que ésta le genera fisiológicamente. Cuando el afectado sobrevive, suele tener un período de convalecencia más largo, sin llegar a recuperarse del todo.

A todo ello se suman las consecuencias psicológicas que generan las lesiones causadas por accidentes, como son las fracturas, el miedo o la pérdida de independencia de la persona anciana.

Entre los accidentes podemos destacar por su prevalencia las quemaduras, los accidentes de tráfico, las caídas.

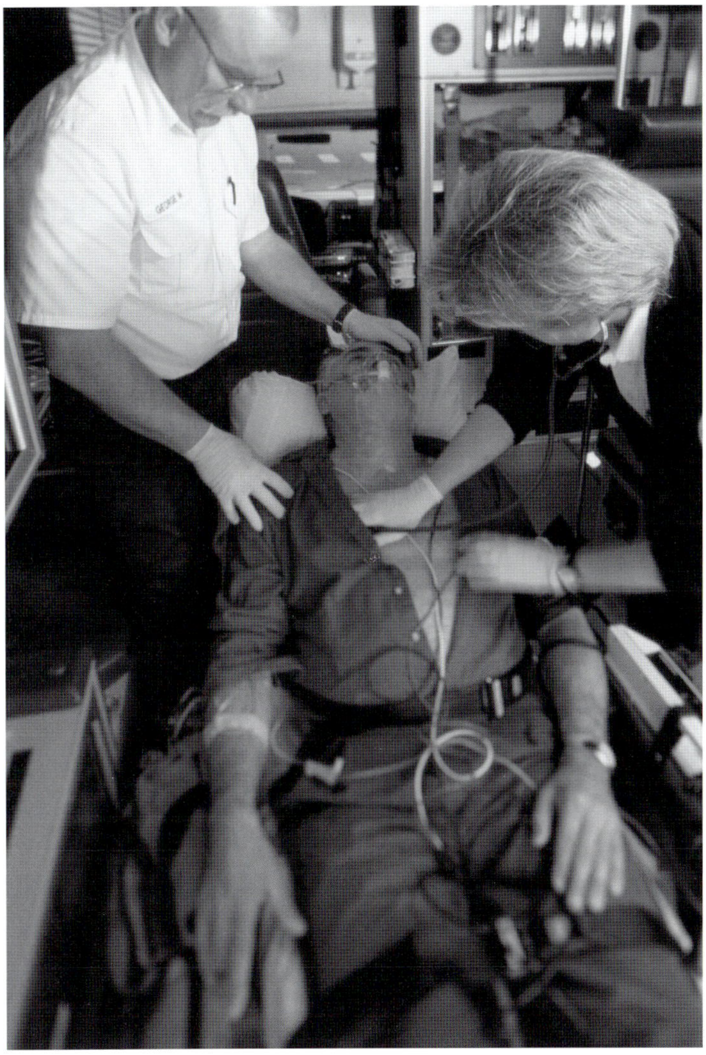

- Quemaduras:

Las personas mayores tienen una mayor probabilidad de sufrir lesiones por quemaduras, debido a la disminución de su percepción sensorial al dolor, a las pérdidas visuales y auditivas, a su movilidad y agilidad limitada, así como en su capacidad de respuesta ante los estímulos o problemas del entorno.

Por ello, sería importante a todos los niveles realizar campañas de prevención frente a los accidentes relacionados con el fuego o los líquidos calientes.

La respuesta del organismo de las personas ancianas a las quemaduras se complicará debido a su pluripatología, que dificultará la respuesta de éstos a los incrementos metabólicos, cardíacos, renales, pulmonares e inmunológicos que las lesiones por quemaduras generan. Estas circunstancias aumentan el riesgo de mortalidad. Disponemos de un instrumento de medida cuantitativa para medir y pronosticar el riesgo de las quemaduras; es la regla de BAUX, que en urgencias se utiliza para prever la posibilidad de supervivencia ante las lesiones por quemaduras, según la edad de la persona afectada. El método consiste en sumar la edad de la persona lesionada al porcentaje de la superficie del cuerpo lesionada por la quemadura, si el resultado es de 75 o más, el pronóstico será de riesgo y comportará una previsión de mortalidad alta.

Las causas por las que las personas ancianas se queman con mayor frecuencia suelen ser el escaldado, por la manipulación de líquidos calientes o la falta de control de la temperatura del agua del baño o de la ducha, y los producidos por llama provocada por los incendios causados por cigarrillos u otros factores.

Las quemaduras en los ancianos suelen ser muy extensas, característica que se suele relacionar con la falta de agilidad y habilidad para huir, por ejemplo, de un incendio, y estas lesiones más amplias se traducen en mayores complicaciones y en un mayor tiempo de hospitalización.

- Accidentes de tráfico:

Las personas suelen sufrir un porcentaje elevado de accidentes de tráfico, sobre todo atropellos. El politraumatismo es el tipo de lesión que sufren, y suelen ser lesiones similares a las padecidas por otros grupos de edad, así como la forma de actuar ante ellas, las diferencias vienen dadas por las reacciones fisiológicas y la presencia de otros procesos patológicos crónicos de base.

Por tanto, el shock, que es frecuente en el politraumatizado, en una persona anciana afectada de un proceso cardiovascular puede ser mortal.

- Caídas:

Existe una incidencia elevada de caídas entre las personas ancianas, lo que refleja la fragilidad que conlleva el envejecimiento. Su complicación viene marcada por el tipo de lesión, la hospitalización, los riesgos intrínsecos de la inmovilización, las enfermedades iatrogénicas, la discapacidad, la potencial institucionalización y el aumento de mortalidad.

Siendo las fracturas las lesiones más frecuentes debido a las caídas, el motivo por el que se producen son los cambios estructurales que a nivel óseo conlleva el proceso de envejecimiento en las personas, y entre ellas, la que se da con mayor frecuencia en las personas ancianas es la del fémur, y ésta suele ser causante de un alto índice de morbilidad y mortalidad.

Las caídas las podemos dividir, según la causa que la genera, en accidentales, en las causadas por una crisis de parálisis muscular temporal, por mareo, por vértigo, debido a la medicación, por el abuso de sustancias tóxicas (alcohol) y por disfunciones del SNC y del sistema cardiovascular.

Las accidentales se caracterizan por combinarse factores medio ambientales, como pueden ser, entre otras, las alfombras sueltas, y factores fisiológicos, como los trastornos visuales u otros, dando lugar al motivo más frecuente en las caídas de las personas ancianas: el tropiezo.

Las caídas por parálisis muscular temporal se suelen relacionar con la artritis cervical, ya que en las personas que la padecen suelen tener estos episodios temporales, que pueden causar una caída.

El mareo suele ser frecuente entre las personas ancianas que sufren caídas, y se suele asociar con la hipotensión ortostática, que ocurre cuando el anciano se incorpora rápidamente de la posición decúbito supino o de la sedestación, y percibe una sensación de pérdida de vista del entorno.

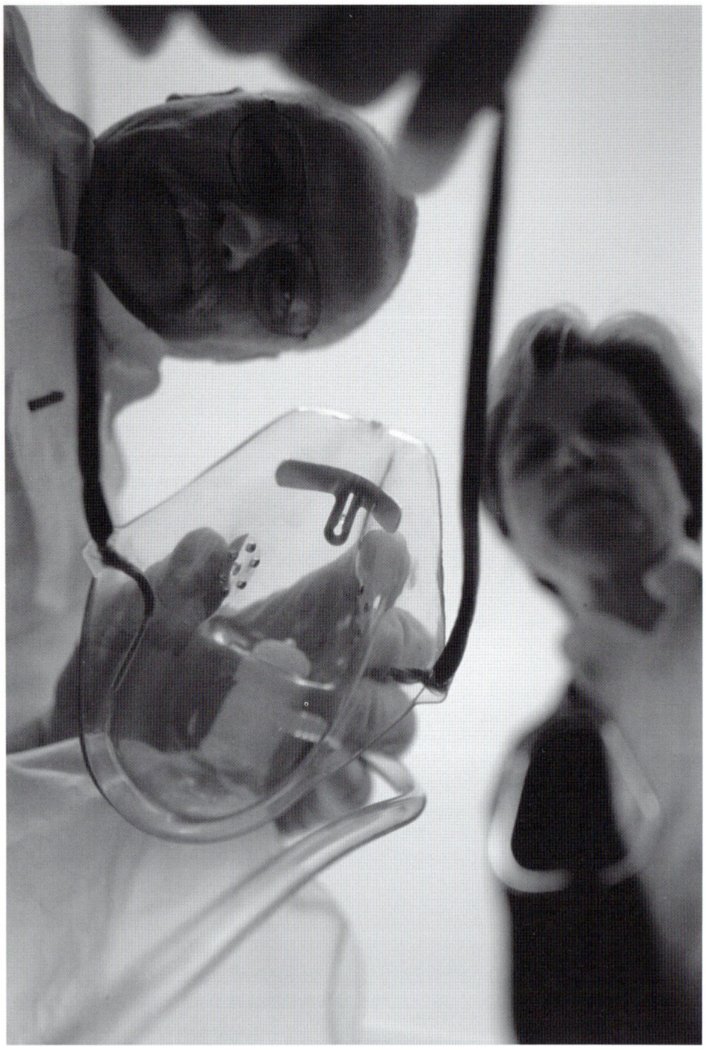

Las caídas por vértigo suelen ser poco frecuentes, y su presentación es distinta a la del mareo; es una sensación de movimiento rotativo, que se relaciona con trastornos auditivos.

Los medicamentos pueden influir en la incidencia de las caídas en las personas ancianas, por sus efectos secundarios. Éstos pueden ser hipovolemia (diuréticos), hipotensión (antihipertensivos), hipoglucemias (antidiabéticos), hipotensión ortostática (psicotrópos, sedantes), etc., que podrán provocar caídas.

El consumo excesivo o abuso de alcohol

es otro de los factores predisponentes a las caídas, por la pérdida de coordinación que puede causar.

Las caídas producidas por disfunciones del sistema cardiovascular o del sistema nervioso central se relacionan con episodios agudos, como ataques de apoplejía y con procesos degenerativos que producen discapacidad, como la enfermedad de Parkinson

Los cuidados que se han de llevar a cabo en una persona que se ha caído, de una forma urgente y prioritaria pasan por:

1. Valorar globalmente las lesiones.

2. Tratar prioritariamente cualquier emergencia que ponga en peligro la vida, como puede ser la hemorragia, entre otras.

3. Averiguar cuál ha sido la causa que produjo la caída.

4. Aliviar la ansiedad de la persona lesionada.

Medidas preventivas para evitar las lesiones por accidentes

La prevención pasará por instruir a la persona y por introducir modificaciones en el entorno físico y en ciertas actividades.

Por tanto, a la persona anciana le debemos informar:

- De que evite los movimientos bruscos como levantarse demasiado deprisa de la posición de tumbado o sentado, o girar demasiado rápido la cabeza ya que ello puede provocar una hipotensión ortostática y una caída.

- De que en la época de frío deben abrigarse adecuadamente al salir a la calle, y que la temperatura de la casa sea confortable.

- De que si utilizan estufas de llama para calentar el hogar, debe tener una ventilación adecuada como medida preventiva de la posible intoxicación por monóxido de carbono. Por otro lado, esas estufas deben situarse de forma que la persona no tropiece con ellas ni se queme por estar demasiado próximas.

- De qué medidas debe tomar para evitar escaldarse con el agua caliente en la bañera o ducha, para lo cual le podemos recomendar que use un termostato de grifo.

- De la utilidad de instalar alarmas de humo para prevenir el riesgo de incendio, y aconsejarles que no fumen en la cama, así como que los mandos de los fogones tengan bien diferenciada la marca de encendido y apagado.

- De la utilidad que tiene el instalar en los escalones cintas antideslizantes, y pintar la parte superior e inferior de los escalones de colores diferentes para que se diferencien bien, así como utilizar ceras para el suelo que sean antideslizante.

- De que las alfombras deben estar bien fijadas para que no se deslicen, y para que no tropiecen con ellas.

Con todas estas medidas o recomendaciones, lo que se pretende es minimizar los riesgos potenciales y prevenir las lesiones y sus consecuencias.

Proceso de atención a pacientes ancianos en una unidad de urgencias

El proceso de enfermería se puede emplear en la unidad de urgencias al igual que en cualquier otra unidad de enfermería, pero lo que debemos priorizar sobre todo en la unidad de urgencias es la detección del problema por el cual acude el afectado. Esto lo conseguiremos a través de la fase de valoración, que debe ser precisa y centrada en la situación actual, aunque ésta va a ser difícil de realizar pues, como ya sabemos, las personas ancianas presentan reacciones alteradas a las enfermedades, síntomas distintos e imprecisos y con frecuencia no son capaces de expresar con claridad lo que les ocurre. También debemos recoger toda la información necesaria sobre la medicación que el afectado está tomando, pues en muchas ocasiones ésta es el foco desencadenante del problema que les afecta.

Una vez completada la valoración podremos analizarla y establecer los diagnósticos de enfermería que se detecten, a partir de los cuales planificaremos los cuidados que precisen.

Respecto a los diagnósticos de enfermería, hay uno que es detectado con alta frecuencia, la "Ansiedad", que se define como "Sensación vaga de malestar o amenaza acompañada de una respuesta autónoma; su origen es con frecuencia inespecífico o desconocido para el individuo: sentimiento de aprensión causado por la anticipación de un peligro. Es una señal que advierte de un peligro inminente y permite al individuo tomar medidas para afrontar la amenaza".

Este diagnóstico en urgencias de "Ansiedad" se relaciona con la lesión, o con el entorno desconocido, o con la preocupación de pérdida de independencia.

Esta tensión que se genera por el ingreso en urgencias y que desencadena la ansiedad, se puede paliar con un trato basado en la amabilidad, el respeto y profesionalidad. De esta forma contribuiremos a minimizar el impacto generado.

La estrategia terapéutica de urgencias con las personas ancianas, debe tener en cuenta la menor capacidad que ellos poseen para hacer frente al estrés y a las nuevas situaciones. Estas supondrán una amenaza para su integridad e independencia, ya que el mínimo trastorno dará lugar a complicaciones serias y graves.

Además de preocuparnos del estado fisiológico de la persona anciana a la que dirigimos nuestros cuidados, debemos prestar atención a su comodidad.

Esto lo conseguiremos, en cierta medida, a través de la familia, amigos o cuidador principal, que nos ayudarán a darle apoyo. A la vez, éstos serán los interlocutores idóneos, a los que informaremos del plan de cuidados a seguir después del alta de la unidad y también de las medidas preventivas a tomar frente a futuros episodios del proceso que padece el anciano.

7.6. RESUMEN Y REFERENCIAS

- El uso que las personas ancianas hacen de los servicios de urgencias hospitalarias se ha ido incrementando en los últimos años. Y es una situación que probablemente irá en aumento.

- Los ancianos acuden a las unidades de urgencias hospitalarias para recibir cuidados de emergencia y como primer escalón para ingresar en una institución sanitaria o socio-sanitaria.

- Algunos de los ancianos que acuden al servicio de urgencias hospitalario lo hace por desconocimiento de la existencia de los servicios de atención continuada de los EAP.

- El estreñimiento es un problema importante entre las personas ancianas, que genera molestias habituales, que suelen desencadenar ansiedad y malestar, llegando incluso a alterar el nivel cognitivo. Se complica cuando progresa y aparece la impactación fecal, que se suele presentar porque el estreñimiento se ha detectado tarde o porque el tratamiento utilizado no ha sido el adecuado.

- Una de las emergencias físicas más importante que afectan a las personas ancianas está relacionada con la regulación de la temperatura corporal, es decir, con los mecanismos internos o sea el termostato interno que el organismo posee y a través del cual estimula los mecanismos fisiológicos para calentar o enfriar el organismo.

- El golpe de calor o pirexia es un fallo en la regulación de la temperatura corporal. La persona afectada tiene una piel caliente y seca, que no transpira y con una temperatura superior a lo 40 ºC.

- La hipotermia es la complicación de la persona anciana sometida a bajas temperaturas. Se caracteriza porque la persona presenta una temperatura corporal inferior a los 35 ºC.

- La confusión es uno de los motivos más frecuentes de ingreso de personas mayores en un servicio de urgencias. Es un cuadro que puede ser causado por ansiedad, hipoxia, dolor, edema pulmonar, AVC, neumonía, fármacos, etc., es decir, que puede ser multicausal.

- Los accidentes son la causa por la cual las personas ancianas acuden con mayor frecuencia a los servicios de urgencias. Las consecuencias de ellos suelen ser fatales en los ancianos, llegando incluso a fallecer a causa de una lesión menor sin gravedad por no poder superar la incapacidad que le genera fisiológicamente. Y cuando es superada y sobrevive, suelen tener un período de convalecencia más largo sin llegar a recuperarse del todo.

CAPÍTULO 8

Cuidados perioperatorios en los ancianos

8.1. INTRODUCCIÓN

En este capítulo vamos a tratar de los cuidados perioperatorios, así como de los riesgos, complicaciones y de sus correspondientes cuidados de enfermería.

La edad no es el criterio para intervenir o no a una persona anciana, lo es el hecho de que sea la única alternativa terapéutica para prolongar su vida o para que lleve una vida más plena.

Las personas ancianas, incluyendo las de 90 años, toleran bastante bien la cirugía si antes y después del acto quirúrgico se establece una terapia adecuada y efectiva. Ya que las fase preoperatorias y postoperatorias son las de mayor riesgo incluso más que la propia intervención, y en las que la morbilidad y mortalidad según la edad, en el caso de las personas ancianas de más de 90 años estos índices son más altos, que en las que están entre 65 y 74 años.

Una alternativa actual a la cirugía clásica es la ambulatoria, con la que las personas intervenidas abandonan el hospital el mismo día de la intervención, que es un tipo de terapia aplicable a las personas ancianas que no padezcan una enfermedad cardiovascular, que sean activas físicamente y que no presente un cuadro de confusión. Y que además tiene una serie de ventajas frente a la clásica que lleva implícita la hospitalización. Algunas de ellas son:

- Ser menos traumática por no ser necesario la hospitalización y, por tanto, no tener que integrarse en un entorno extraño.

- Disminuir la aparición de complicaciones iatrogénicas como la neumonía intrahospitalaria.

- Poder mantener un mayor contacto con la familia y los amigos, al pasar el postoperatorio en su entorno.

- Reducir los costes asistenciales.

La cirugía que se realiza de forma ambulatoria suele ser la extracción de cataratas, retirada de aparatos ortopédicos, cambios de baterías de marcapasos, cirugía del pie, varices, etc.

OBJETIVOS:

Los objetivos que pretendemos alcanzar con el presente capítulo, son:

1. Conocer cuales son los riesgos de la cirugía en las personas ancianas.
2. Conocer cuales son las intervenciones de enfermería en la fase preoperatoria.
3. Identificar cuales son los problemas que con mayor frecuencia se suelen presentar en la fase preoperatoria y postoperatoria.
4. Conocer la influencia de los medicamentos durante la intervención y en la fase postoperatoria.

8.2. RIESGOS PERIOPERATORIOS

Las intervenciones quirúrgicas siempre se llevan a cabo en búsqueda de beneficios que repercutan en la calidad de vida de la persona tratada. Y siempre procurando que el impacto de la misma suponga el mínimo riesgo para la persona a la que se le realiza, aunque a pesar de ello existen una serie de factores que hemos de tener presentes y que describimos seguidamente.

La anestesia tiene un cierto riesgo, que hoy en día esta minimizado, ya que existen alternativas a la anestesia general como son la local y la epidural, con menos morbimortalidad que la anestesia general.

Además se pueden aplicar en sustitución de la general siempre y cuando lo permita el tipo de intervención quirúrgica.

El tipo de cirugía que se realice es el marcador de riesgo de las potenciales complicaciones. Entre estos tipos tenemos los de bajo riesgo, como las cataratas, etc., que son las que se realizan con anestesia local. Las de riesgo medio, como las de la cirugía vascular (varices) y la ortopédica. Y finalmente tenemos la de riesgo alto, en la que encontramos la cirugía abdominal, cardíaca, pulmonar, que se caracteriza por utilizar anestesia general.

La edad la podemos considerar como un factor de riesgo indirecto, pues va asociada a los cambios fisiológicos que se presentan en la persona anciana, y son factores que hemos de tener presente, pues en la persona anciana se producen una serie de cambios fisiológicos que influyen en la morbimortalidad quirúrgica. Como son el aumento del poder tóxico de las drogas en su organismo causado por el aumento de la vida media de los fármacos debido a la disminución de la eliminación renal y de la metabolización hepática, el que aumenta el riesgo de hipotermia, el que las heridas cicatrizan más lentamente y aumenta el riesgo de infección, el que aumenta el riesgo de producirse UPP. El que aumenta el riesgo de hipotensión, deshidratación, taquiarritmias, etc. La presencia de hipertensión e hipertrofia ventricular, el que aumenta el riesgo de hipotensión. El que pueden presentar un riesgo de obstrucción de las vías respiratorias, con un potencial fallo ventilatorio y un riesgo de aspiración e infección. El riesgo de retención urinaria. Y el riesgo de una hiperglucemia a pesar de no ser diabéticos, entre otros más.

Por todo ello los anestesistas utilizan una tabla de riesgo quirúrgico en la que clasifican a la persona anciana por clases, según una serie de factores de riesgo, que van de menor a mayor, es decir que las primeras clases tienen menor riesgo y a medida que se suman factores de riesgo se aumenta el número de clase lo que se traduce en un aumento del riesgo quirúrgico en la persona anciana. (fig. 112).

8.3. PREPARACIÓN PREOPERATORIA

Las enfermeras intervendremos en esta fase de una forma activa realizando de

FIGURA 112. Tabla de riesgo quirúrgico anestésico

- Clase 1: Persona anciana con < de 80 años, sin enfermedad de base.
- Clase 2: Persona anciana con enfermedad de base moderada.
- Clase 3: Persona anciana con enfermedad de base severa pero sin amenaza de vida.
- Clase 4: Persona anciana con enfermedad de base severa pero con amenaza de vida.
- Clase 5: Persona anciana moribunda que no se espera que viva más de 24 horas con o sin cirugía.

entrada una valoración del estado biopsicosocial de la persona anciana, a la que informaremos de todo el proceso al que va a ser sometida. Y le pediremos la firma del consentimiento quirúrgico.

En la preparación física nuestro papel se centrará en la nutrición, el equilibrio electrolítico, la hidratación y la prevención de las infecciones y complicaciones.

En el aspecto psicosocial intervendremos, con actividades de apoyo, escuchándole para de esa forma proporcionarle la mejor sensación de bienestar y seguridad. También aplicaremos medidas que favorezcan la relajación, como es el facilitar un ambiente tranquilo para que pueda descansar, y a su vez potenciaremos las muestras de cariño por parte de la familia o allegados hacia él, y también informaremos al entorno natural de la conveniencia de eludir comentarios o comportamientos que generen preocupación o ansiedad en la persona afectada.

El día antes de la intervención se aplicará el protocolo preoperatorio según la intervención, pero que en líneas generales pasa por:

- Enemas de limpieza para eliminar los restos fecales del tracto digestivo y así evitar su eliminación durante la intervención, ya que la anestesia relaja los esfínteres.

- Una cena ligera y mantenerse en ayunas desde las 24 horas.

- Higiene oral, corporal, del cabello y eliminar los esmaltes de las uñas.

- Preparar la zona quirúrgica, rasurándola y desinfectándola.

- Administrar la medicación profiláctica antibiótica, ansiolítica y sedante prescrita. Y suspender la medicación que estuviera tomando salvo que las órdenes médicas no lo contradigan, sobre todo los medicamentos con acción anticoagulante.

El día de la intervención siguiendo con los protocolos establecidos, procederemos a:

- Controlar las constantes vitales.

- La higiene oral y corporal, así como a cambiarle el camisón, la ropa de la cama y ponerle un gorro de quirófano.

- La retirada de todas las prótesis, los objetos metálicos y de valor.

- Administrarle una hora antes la medicación prescrita.

- Preparar y revisar la historia.

- Realizar el sondaje vesical si la intervención dura más de dos horas, técnica que se suele realizar en el antequirófano una vez se ha inducido la anestesia, para evitar la molestia ocasionada por la introducción de la sonda.

8.4. CONTROL DE LAS COMPLICACIONES

Las complicaciones de una intervención en las personas ancianas pueden ser numerosas y afectar a varios sistemas entre las que se presentan con mayor frecuencia están el delirium, la psicosis, la obstrucción de las vías aéreas, las atelectasias, la embolia pulmonar, la neumonía, el edema agudo de pulmón, el distrés respiratorio, el AVC, el shoch hipovolémico, el IAM, la trombosis venosa profunda, el estasis venoso, la HTA, las hemorragias, las arritmias, la incontinencia urinaria, la retención urinaria, la infección urinaria, el íleo-paralítico, la diarrea, la constipación, la evisceración, la inmovilidad, la hipotermia, el dolor. A todas ellas en las personas ancianas se les han de añadir otros problemas crónicos habituales en ellos, y que no son el motivo de la intervención quirúrgica, como son la artritis, las cataratas, el glaucoma, la prebiacusia y la osteoporosis.

Todas ellas afectarán de una forma u otra en la planificación del plan de cuidados de enfermería y en las intervenciones que de él salgan, para controlar su efecto y minimizar las complicaciones.

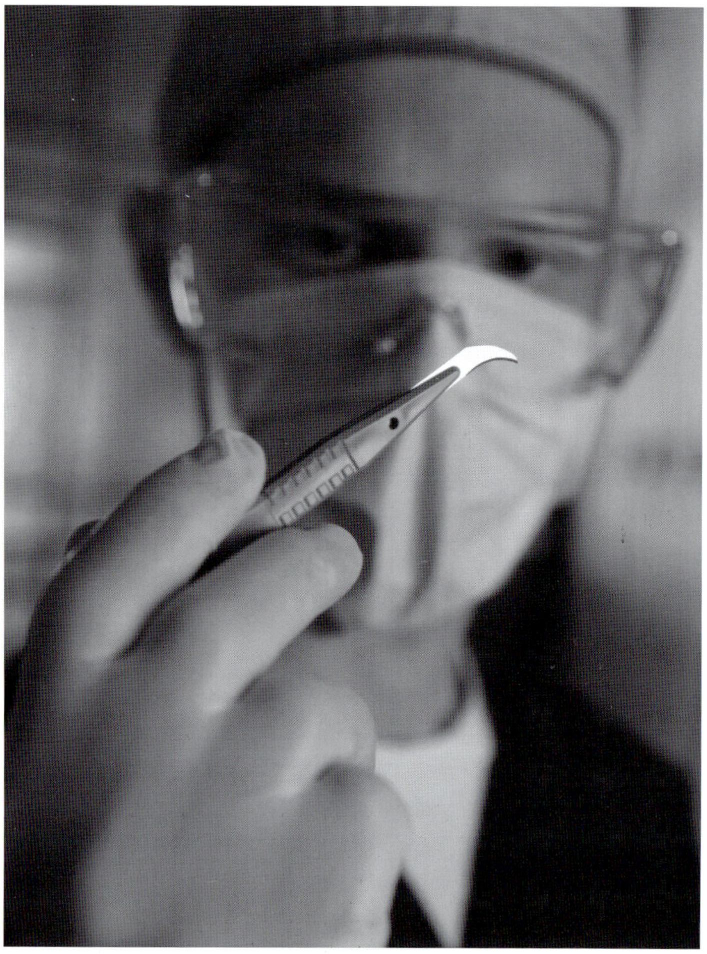

8.5. FASE POSTOPERATORIA

Los cuidados postoperatorios buscarán controlar las complicaciones y minimizar sus efectos. Para ello en cuanto la persona intervenida sale de quirófano, y después de identificarla, pasaremos a controlar sus constantes vitales haciendo hincapié:

- En la tensión arterial
- La temperatura
- Los pulsos periféricos y centrales
- En la frecuencia y ritmo respiratorio
- En el estado de conciencia

Le administraremos oxígeno si lo precisa, observaremos la coloración y el estado de su piel, revisaremos las conexiones de los drenajes, SNG y sonda vesical. También revisaremos los apósitos y controlaremos el balance hídrico controlando la diuresis y los sueros que se administran.

Con todo ello lo que pretendemos es prevenir y adelantarnos a las potenciales complicaciones inmediatas de la intervención. A continuación pasaremos a establecer un plan de cuidados, a través del cual vamos a realizar un seguimiento estrecho de la situación de la persona anciana intervenida centrándonos en una serie de parámetros como son:

- El control de constantes vitales horarias:

A través de ellas podremos detectar situaciones de hipotermia causadas por el efecto de la anestesia, y actuar aplicando medidas que palien tal situación como son el uso de mantas, etc. Así como alteraciones respiratorias que puedan provocar neumonías, hipoxia, etc. O descensos de la tensión arterial que podría ser un indicador de una posible hemorragia.

- El nivel cognitivo:

Como la farmacocinética y farmacodinamia en las personas ancianas está alterada, el efecto de los anestésicos generales perdura más tiempo y puede dar lugar a efectos adversos. Por ello las enfermeras hemos de vigilar la presencia de posibles alteraciones mentales como delirium, desorientación, agitación, confusión, etc., y actuar en consecuencia con medidas preventivas para que la persona intervenida no caiga de la cama y se lesione, o que se arranque vías, drenajes, etc.

- El estado del aparato cardiovascular y respiratorio:

Antes hemos comentado que una de las características más importante de las personas ancianas es la pluripatología crónica, que al pasar por una intervención se puede agravar. Nuestra intervención se centrará en realizar actividades que ayuden a mejorar en la persona anciana intervenida la función pulmonar y cardiovascular. Para ello centraremos nuestra observación en parámetros como la permeabilidad de las vías aéreas, la auscultación de los sonidos pulmonares, la presencia de secreciones, la presencia de hipoventilación, la búsqueda de arritmias cardíacas por medio del control del pulso, el control de la tensión arterial para asegurarnos de una buena perfusión, la temperatura corporal para mantenerla en cifras normales y así evitar variaciones bruscas de vasoconstricción y vasodilatación, los drenajes y apósitos de las heridas para detectar las potenciales hemorragias, los balances hídricos controlando la diuresis para evitar las sobrecargas circulatorias que podrían provocar un edema agudo de pulmón y alteraciones electrolíticas.

- El estado del aparato digestivo:

La anestesia tiene una serie de efectos secundarios que afectan al aparato gastrointestinal tales como la presencia de náuseas, ante las cuales, a la persona afectada le administraremos oxígeno y le indicaremos que respire de forma lenta y profunda. También pueden presentar vómitos y distensión abdominal; como medida preventiva para evitar una aspiración situaremos a la persona en una posición que facilite la expulsión del vómito.

Buscaremos por medio de la auscultación la presencia de ruidos abdominales (peristaltismo), que reflejaría la desaparición de los efectos de la anestesia y nos permitirá iniciar la oferta de líquidos.

- La función renal:

Como la mayoría de las personas intervenidas salen del quirófano con una sonda vesical, una de las primeras intervenciones que hemos de realizar, para evitar una posible incontinencia, será retirarle lo más pronto posible la sonda y así evitar que disminuya el tono del esfínter vesical voluntario. Otra actividad que llevaremos a cabo será la de medir la diuresis y las entradas o ingestas para realizar un balance de líquidos, que nos confirmará el funcionamiento del aparato renal.

- El dolor:

Ante su presencia actuaremos controlándolo con la administración de la analgesia prescrita.

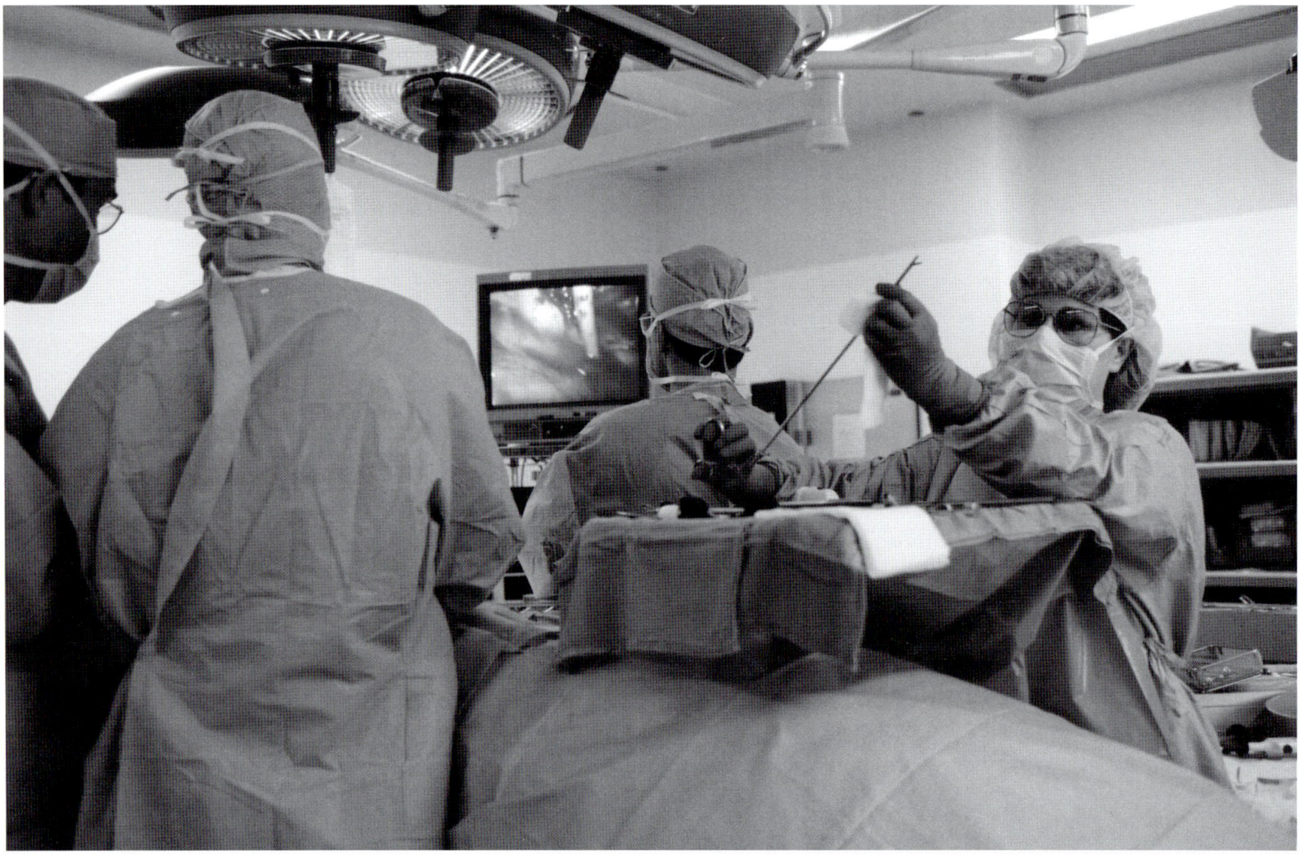

- La piel:

Vigilaremos su temperatura y coloración en busca de cianosis, úlceras o lesiones gangrenosas.

- La herida:

Buscaremos los signos de alarma de una posible infección como son la presencia de rubor, enrojecimiento y picor. Y nuestra intervención para que cicatrice sin problemas, se centrará primordialmente en la dieta, que debe ser rica en proteínas y vitaminas. Y evidentemente acompañada de una buena praxis en las curas.

- La movilidad:

Es un campo de acción muy importante desde el mismo momento en que la persona ha despertado de la anestesia. En el que integraremos la fisioterapia respiratoria (ejercicios respiratorios) con la finalidad de movilizar las secreciones junto con los cambios posturales cada dos horas que protegerán la piel y drenarán las secreciones.

También fomentaremos los ejercicios de levantamiento de las EEII que favorecerán el retorno venoso y los movimientos articulares de rotación mientras no se pueden incorporar.

Una vez se puedan incorporar, insistiremos en fomentar la movilización alternando el tiempo de cama con el de sedestación y el de caminar.

8.6. RESUMEN Y REFERENCIAS

- La edad no es el criterio para intervenir o no a una persona anciana, lo es el hecho de que sea la única alternativa terapéutica para prolongar su vida o para que lleve una vida más plena.

- Una alternativa actual a la cirugía clásica es la ambulatoria, con la que las personas intervenidas abandonan el hospital el mismo día de la intervención. Es un tipo de terapia aplicable a las personas ancianas que no padezcan una enfermedad cardiovascular, que sean activas físicamente y que no presente un cuadro de confusión. Esta cirugía tiene una serie de ventajas frente a la clásica que lleva implícita la hospitalización.

- Las intervenciones quirúrgicas siempre se llevan a cabo en búsqueda de beneficios que repercutan en la calidad de vida de la persona tratada. Y siempre procurando que el impacto de la misma, revista el mínimo riesgo para la persona a la que se le realiza.

- La edad la podemos considerar como un factor de riesgo indirecto, pues va asociada a los cambios fisiológicos que se presentan en la persona anciana, y éstos son factores que hemos de tener presente, pues en la persona anciana se producen una serie de cambios fisiológicos que influyen en la morbimortalidad quirúrgica.

- Las enfermeras intervendremos en fase preoperatoria de una forma activa realizando de entrada una valoración del estado biopsicosocial de la persona anciana, a la que informaremos de todo el proceso al que va a ser sometida. Y le pediremos la firma del consentimiento quirúrgico.

- Las complicaciones de una intervención en las personas ancianas pueden ser numerosas y afectar a varios sistemas. Y todas ellas afectarán de una forma u otra en la planificación del plan de cuidados de enfermería y en las intervenciones que de él salgan, para controlar su efecto y minimizarlas.

CAPÍTULO **9**

Cuidados al anciano crítico

9.1. INTRODUCCIÓN

Cada vez son más las personas ancianas que ingresan en las unidades de cuidados intensivos. Por este motivo, en este capítulo vamos a tratar de las circunstancias que hemos de tener presentes como enfermeras en el cuidado de las personas ancianas en estado crítico dentro de una UCI.

En estos momentos, la edad no es un motivo de exclusión de ingreso de las personas ancianas en una UCI, como sucedía años atrás, ya que las personas candidatas a ingresar en estas unidades son las personas mayores por motivo del agudizamiento de sus procesos crónicos. En la actualidad, un porcentaje elevado de los ingresos corresponde a personas ancianas y ello se traduce, evidentemente, en que la mortalidad dentro de las UCI esta estrechamente relacionada con la edad.

Por todo ello, es preciso que en el cuidado de estas personas en estado crítico se tengan en cuenta una serie de factores o necesidades, como son las psicosociales y los problemas físicos, desde la perspectiva de los cambios que estas personas ancianas padecen en relación con su proceso de envejecimiento.

OBJETIVOS:

1. Identificar la necesidad que tienen las personas ancianas de intimidad, respeto y espacio.
2. Conocer la relación que existe en el síndrome de la UCI con el exceso de estímulos.
3. Conocer la necesidad de tener en cuenta los aspectos psicosociales de la persona anciana.
4. Identificar cuales son los cuidados más idóneos frente a los problemas físicos de las personas ancianas.

9.2. EN FUNCIÓN DE NECESIDADES PSICOSOCIALES

El conocimiento de las necesidades psicosociales de la persona anciana puede prevenir o minimizar algunas respuestas de inadaptación, como pueden ser la confusión, la desorientación, la pérdida de sentido de la realidad, el miedo, la ansiedad y la hostilidad.

Si tenemos en cuenta dichas necesidades en las personas mayores, éstas se adaptarán mejor a la hospitalización dentro de la UCI. Debemos tener presente que tanto la persona anciana enferma como su familia necesitan el apoyo y las explicaciones del equipo de enfermería, ya que este soporte les aliviará y ayudará psicológicamente.

El ingreso en un hospital y en una UCI es especialmente crítico y difícil para la persona que debe ingresar, y si es una persona anciana, mucho más. Por ello, es preciso que tengamos el máximo de información posible sobre ella en el momento del ingreso, y si no es posible, que la recabemos de su entorno. Una actividad importante a desarrollar por el equipo de enfermería es la de informarle y orientarle sobre el nuevo entorno para que se familiarice con él, lo que haremos por medio de explicaciones frecuentes y repetidas que la reorientarán constantemente.

La persona en estado crítico sufre una pérdida de independencia y de control, que puede provocar en él una situación de indefensión, desesperanza e impotencia.

La desesperanza provoca en la persona anciana una pérdida de energía para hacer frente a la realidad y no encuentra razones para esperar que las cosas mejoren, o ni siquiera desea que cambien.

La impotencia se describe como una sensación de falta de control de los acontecimientos ante nuevas situaciones. Y la indefensión, que va estrechamente unida a la impotencia y desesperanza, se caracteriza porque la persona anciana opina que, haga lo que haga, la situación no va a cambiar o mejorar.

Las manifestaciones de estas conductas producen que el paciente anciano experimente una regresión, se muestre pasivo, poco dispuesto a colaborar, inconformista, dependiente, enfadado, frustrado, deprimido, hostil y retraído.

Todos ellos son signos que, como enfermeras, debemos considerar, ya que denotarían una conducta de indefensión, desesperanza o impotencia en la persona anciana. Ante su detección debemos actuar de la manera más conveniente, rápida y diligente posible.

Una forma de actuar recomendable de las enfermeras para conseguir que la persona anciana no tenga la sensación de pérdida del control, es el hacerle partícipe de las decisiones que afectan a su cuidado, teniendo en cuenta su opinión sobre el plan de cuidados planificado. Esto mejorará la sensación de indefensión o impotencia, que se suele reflejar en actitudes poco colaboradoras, como pueden ser la falta de confianza en el tratamiento o actividades, ya que piensa que éstas no mejorarán el estado de su enfermedad.

Las personas ancianas se adaptan peor a las situaciones críticas, pues cuando están enfermas, tienen menos energía disponible para ser flexibles o para adaptarse a una situación que normalmente suele ser más tolerable.

Las causas por las que las personas ancianas pierden flexibilidad son múltiples. Las personas ancianas van enfermando y se vuelven más dependientes, lo que les hace experimentar una sensación de pérdida. También cambia su rol laboral, que suele generar dificultades económicas. A todo ello se le suman los cambios de la estructura familiar y si se esfuerzan en mantener su control e independencia personal, se les suele reprochar que tienen una conducta inapropiada o inflexible. Por ello las enfermeras hemos de ser sensibles a los signos que puedan identificar estas alteraciones, para así establecer las medidas apropiadas para poder satisfacer las necesidades que se alteren y, de rebote, que potencien en la persona anciana su flexibilidad y adaptabilidad.

Debemos tener presente que muchas personas ancianas parece que son inflexibles; simplemente porque han pasado muchos años adoptando hábitos y costumbres, estilos de vida, preferencias y aversiones. Y por tanto, tienen un tipo de vida estructurado, que les da seguridad. Por ello es importante que como enfermeras, a través de la entrevista con el anciano y/o su familia, recojamos toda la información referente a sus costumbres, hábitos, preferencias y aversiones que sean importantes para la persona anciana. Datos que nos facilitarán el cuidado en la UCI de esta persona anciana.

Otros aspectos a tener en cuenta en las personas ancianas son la intimidad, el respeto y la dignidad, a cuya pérdida son muy sensibles, pérdida que suele ser frecuente cuando se ingresa en una UCI.

Por ello, el equipo de enfermería debe ser diligente en sus esfuerzos para asegurar la intimidad y la dignidad de la persona anciana que está cuidando. Para ello es recomendable que antes de entrar en la habitación o cubículo llamemos, que sólo descubramos la parte de su cuerpo que vamos a examinar, que nos dirijamos a ella con respeto, huyendo de los estereotipos. Si hay visitas, nos aseguraremos de que no está descubierta y no realizar en ese momento preguntas intimas o personales.

A la mayoría de las personas ancianas les es muy difícil concentrarse en las instrucciones que les damos cuando están en un estado de salud crítico.

Esta falta de concentración es causada por múltiples factores como los trastornos de la memoria, la confusión relacionada con los fármacos utilizados o por la enfermedad, el dolor, la ansiedad, el bajo nivel de conciencia, la fatiga, etc.

Por ello los esfuerzos que empleemos en información se deberán encaminar hacia las cosas que la persona anciana necesita saber en ese momento, para aliviar la aprensión, para mejorar la cooperación y para reducir el estrés. La estrategia a utilizar consistirá en explicaciones frecuentes sobre lo que se le está haciendo y el por qué. Se deberán caracterizar por ser sesiones breves, se recomienda que no sean superiores a los quince minutos, y emplearemos una terminología comprensible por la persona anciana a la que va dirigida la información. Se deben realizar en el momento oportuno, como puede ser cuando la persona se haya despertado, esté cómoda, no tenga dolor y cuando no existan factores ambientales distorsionantes. Si tenemos en cuenta estos factores la persona anciana podrá comprender y retener mejor la información.

Síndrome de la UCI:

El desarrollo de una psicosis de la UCI es frecuente entre los ancianos ingresados en estas unidades. Sus manifestaciones son un comportamiento inapropiado, desorientación y alucinaciones. Las causas de este síndrome son multifactoriales y puede ser desencadenado por la interacción farmacológica, por los desequilibrios hidroelectrolíticos, por la tensión generada por la enfermedad y sus molestias, por el entorno extraño y por la ausencia o alteración de la gama de color *claroscuro*.

Un factor importante que incide en la psicosis de la UCI es la privación del sueño, ya que éste es esencial no solo para la curación física, sino también para la renovación de la energía y para la reorientación en el entorno.

Por ello, para facilitar el sueño reparador debemos agrupar las pruebas y los controles, de forma que la persona anciana pueda descansar sin interrupciones.

Otro factor que desencadena la psicosis de la UCI es el exceso de estímulos o la privación de ellos. Los estímulos generan mayor estrés en la persona anciana, al tener está que consumir parte de su energía destinada a combatir su enfermedad. Por ello, es recomendable que los ruidos ambientales de la UCI, como las alarmas de monitores o bombas de perfusión, etc. sean amortiguados y, cuando se disparen, se debe explicar a la persona enferma lo que ocurre para evitar que se asuste o angustie.

Por otro lado, tenemos la monotonía sensorial o ausencia de estímulos sensoriales, que es un problema para las personas ingresadas en las UCI. Se suele caracterizar por la monotonía de un sonido molesto que se prolonga de forma continua durante mucho tiempo, llegando un momento en el que la persona expuesta a ese sonido bloquea su sistema de percepción a ese sonido y a otros estímulos, lo que tiene como consecuencia la incapacidad de escuchar otros sonidos que son necesarios que oiga.

Por todo ello es aconsejable utilizar una terapia basada en estímulos auditivos, teniendo eso sí en cuenta las preferencias de la persona a la que van dirigidos, ya que ayuda a mejorar su potencial estado de aislamiento. Ahora bien, su uso debe ser discontinuo y no constante, y si la persona a la que van dirigidos estos estímulos es capaz de manejar el mando del aparato que utilicemos para tal fin, se le permitirá que lo haga para que de esta manera pueda conectar y desconectar con total libertad.

Con ello conseguimos a la vez mantener en ella la sensación de control.

Las personas ancianas por lo general suelen tener pérdidas sensoriales que afectan a la audición y a la visión, motivo por el cual tienen mayor dificultad para interpretar los sonidos y los signos en la UCI.

Cuando no percibe claramente los sonidos o los percibe distorsionados, se pueden ver inmersas en un silencio monótono. De ahí que algunas personas pueden parecer retraídas o reaccionar inadecuadamente a los estímulos, ya que no entienden lo que se les está diciendo al no oír con claridad, y esa interpretación incorrecta de los estímulos puede desencadenar una sensación de miedo y confusión en la persona anciana que provoque reacciones hostiles como defensa propia. Todo esto debe ser considerado por la enfermera y debe desarrollar una serie de actitudes como la de hablar con la persona a quien está cuidando nada más entrar en la habitación, evitar los movimientos bruscos, ni aproximarse a ella por atrás o realizar gestos que se puedan percibir por la persona anciana como una amenaza. También se ha de tener en cuenta sí el anciano usa un audífono; en ese caso deberá llevarlo siempre puesto incluso en la fase crítica del proceso, pues el oído es el último sentido que se pierde. De esta forma, tendrá la oportunidad de oír lo que pasa en su entorno.

La pérdida de visión les dificulta percibir lo que les rodea, por eso si el enfermo usa gafas también las debe de llevar puestas cuando está en estado crítico, pues es importante que reconozca a las personas que le cuidan y que vea el entorno donde se encuentra todo lo que sea posible. Por otro lado, tiene una menor capacidad de adaptación a los cambios de luz y una apreciación alterada de los colores, motivo por el cual las habitaciones deben estar bien iluminadas durante el día y disponer de una buena iluminación nocturna, evitando sobre todo los resplandores.

El proceso patológico en su fase crítica puede afectar de diferente manera a los estímulos sociales y sensoriales. La persona afectada necesita el contacto físico y las caricias. Desde la enfermería podemos ayudar considerablemente a estas personas si les mostramos nuestro apoyo mediante el contacto físico, facilitando que la familia se relacione con ellas de la forma más natural posible dentro de la UCI, recomendándoles que las acaricien, que las toquen, que les cojan la mano, que les peinen, etc.. Incluso podemos animar a que la familia participe en los cuidados higiénicos de su familiar. Con esta terapia conseguiremos que el anciano se sienta seguro y apoyado por sus familiares, y éstos se sentirán útiles.

Es importante que el equipo de enfermería esté atento a la aparición de signos de aislamiento, retraimiento, aburrimiento o de incorrecta interpretación sensorial. Un signo típico de retraimiento es la hipersomnia; el dormir demasiado es una forma habitual de evitar los problemas. En una persona enferma es beneficioso, pero un exceso puede ser un signo de abandono o un afrontamiento inapropiado del problema que padece y de las tensiones que le genera.

9.3. EN FUNCIÓN DE PROBLEMAS FÍSICOS

Cuando una persona anciana en estado crítico presenta algún tipo de alteración física, debemos realizar una valoración minuciosa y no pensar que la alteración está producida por el proceso de envejecimiento.

Los ancianos en estado crítico suelen presentar síntomas muy graves del proceso patológico que le afecta que, a la vez, se complica por la pluripatología que les suele afectar.

La inmensa mayoría de los ancianos padece algún tipo de proceso patológico crónico, pero cuando junto a éste desarrollan un proceso agudo, su proceso crónico se agravará y dificultará el tratamiento y recuperación del proceso agudo. Y si ello se produce en una persona anciana con varios procesos crónicos, resulta extraordinariamente complicado afrontar el problema tanto por parte del anciano como del equipo que lo cuida.

Las enfermedades se presentarán con unos signos y síntomas atípicos, incluso enmascarados por los medicamentos que toma.

Un ejemplo de esta peculiaridad sintomatológica, puede ser la neumonía en los ancianos, la cual se puede presentar con fiebre baja o sin ella y con una disminución del nivel de conciencia. Otro ejemplo puede ser el IAM que se puede presentar en las personas ancianas sin dolor, siendo los únicos síntomas presentes la agitación o el nivel de conciencia.

Por otro lado hay una cierta tendencia a asociar por sistema muchas alteraciones y síntomas al proceso de envejecimiento, motivo por el que quedan enmascarados procesos patológicos. Por ello, es preciso realizar valoraciones focalizadas, cuando aparece algún síntoma que pueda ser reflejo de algún proceso patológico.

Existe un cambio físico sobre el que tenemos que actuar como enfermeras, siempre de una manera diligente, que es la predisposición de las personas ancianas a la hipotermia, motivo por el cual debemos de mantener a los ancianos siempre cubiertos y protegidos para evitar que se enfríen.

Por otro lado hemos de tener presente los cambios de comportamiento en los ancianos, ya que éstos reflejan la existencia de algún proceso agudo. Así nos encontraremos con una persona retraída, confusa e incluso psicótica. La persona confusa puede reaccionar con un comportamiento combativo. Para contrarrestar este efecto es útil el recurrir a la estimulación táctil, y a reorientar constantemente a la persona afectada en el entorno, en las personas, etc., y animaremos a la familia a que hagan lo mismo que nosotros.

También procuraremos no utilizar métodos de contención física, a menos que la persona anciana corra riesgo de lesionarse así misma o a otros, pues los métodos de contención suelen producir un aumento de la agitación y la desorientación en las personas ancianas.

Una de las causas de los cambios en el comportamiento de los ancianos suele ser el efecto de la plurimedicación, que en el anciano puede provocar interacciones y reacciones adversas. Por ello es importante saber si esta persona ha sufrido algún tipo de reacción medicamentosa con anterioridad, para poder actuar en consecuencia.

Las enfermedades agudas en los ancianos tienen una consecuencia que podemos calificar de alto riesgo que es la inmovilidad. Sus consecuencias son las contracturas, el estreñimiento, las lesiones de la piel, la neumonía, etc. Las medidas preventivas son las más eficaces para minimizar las complicaciones de la inmovilidad. Entre ellas están la movilización pasiva desde los primeros momentos, los cambios posturales frecuentes, el uso de colchones protectores para prevenir las UPP, etc., estas medidas proporcionarán alivio y confort al anciano y prevendrán la aparición de contracturas. También debemos prestar mucha atención al cuidado de la piel, aplicando los protocolos específicos para ella como puede ser el realizar la higiene utilizando jabones suaves, el mantener la piel seca, el hidratar y proteger la piel con cremas, sobre todo las zonas secas y enrojecidas.

Otra consecuencia de la inmovilidad es la pérdida del peristaltismo, por ello hemos de controlar los movimientos intestinales con frecuencia y la eliminación intestinal, para detectar el riesgo potencial de impactación fecal y poder actuar con las medidas más adecuadas o previniendo la aparición del problema.

El riesgo de lesión de las personas ancianas es alto a causa de factores como la osteoporosis. Por ello, en la UCI tendremos mucho cuidado a la hora de movilizar a las personas en estado crítico, ya que podemos provocar fracturas óseas o luxaciones en hombros o caderas si tiramos de las extremidades. Esta predisposición es debido a que las personas ancianas tienen menos tono muscular.

Otro factor a tener en cuenta es el desequilibrio hídrico en los ancianos en estado crítico, que suele ser precario, que puede producir un cuadro de deshidratación. Esto suele causar alteraciones de su estado mental, motivo por el cual es necesario mantener una ingesta de líquidos adecuada. Para ello es recomendable ofrecer o, mejor, pautar la ingesta de líquidos como sí de un tratamiento se tratara. Se trata de una terapia con grandes beneficios para el anciano, no nos podemos conformar con los líquidos que ingiere exclusivamente con las comidas.

La nutrición sufre alteraciones muy frecuente entre las personas ancianas ingresadas, y cuando sufren un proceso crítico, aún se agrava más su estado de malnutrición. Ya conocemos la importancia que ella tiene tanto para la recuperación de los procesos patológicos como para la supervivencia, motivo por el que, cuando una persona anciana es hospitalizada, es recomendable realizarle una valoración de su estado nutricional por parte del experto en dietética, a partir de la cual se adoptarán las medidas pertinentes para mejorar su estado nutricional si es preciso.

Debemos tener presente que un anciano ingresado en una UCI que padece un proceso crítico, hemos de tener presente que puede tener alguna alteración cardiovascular, causada por los cambios que el envejecimiento producen en su sistema cardiovascular, como puede ser la insuficiencia cardiaca, pero la sintomatología que presente será muy inespecífica. Lo más habitual es que tengan somnolencia, confusión y debilidad. Y como se sabe la repercusión de las alteraciones cardiovasculares se caracterizan por una reacción pobre al estrés y a la actividad, manifestada por una falta de tolerancia del organismo a las demandas de oxígeno, ya que si una persona está encamada pierde tono muscular y requiere mayor esfuerzo cardíaco, y el corazón puede ser incapaz de satisfacer esta demanda de oxígeno sin la necesaria tonificación de los músculos. Por tanto, es recomendable el mover a las personas ancianas mediante movilizaciones pasivas, etc., ya que el ejercicio favorece que los músculos mantengan un buen tono y a su vez reduce las demandas de oxígeno.

Los problemas respiratorios suele ser difícil separarlos de otros problemas que se presentan de una forma conjunta en las personas ancianas.

Los ancianos en estado crítico encamados durante períodos largos son muy vulnerables a sufrir atelectasias y neumonías. Para prevenir esta situación, es conveniente que el equipo de enfermería tenga protocolizado los cambios posturales frecuentes, así como el estimular la tos en estas personas por medio del claping, etc.

Por otro lado, hemos de tener presente que las personas ancianas, que padecen algún tipo de insuficiencia respiratoria, son bastante reacias a moverse por miedo a sufrir una crisis respiratoria de disnea, por tanto, como enfermeras, deberemos diseñar estrategias de cuidados para mitigar estos riesgos.

9.4. RESUMEN Y REFERENCIAS

- El conocimiento de las necesidades psicosociales de la persona anciana puede prevenir o minimizar algunas respuestas de inadaptación como pueden ser la confusión, la desorientación, la pérdida de sentido de la realidad, el miedo, la ansiedad y la hostilidad.

- La persona en estado crítico sufre una pérdida de independencia y de control que puede provocar en ella una situación de indefensión, desesperanza e impotencia.

- Las personas ancianas se adaptan peor a las situaciones críticas, pues cuando están enfermas tienen menos energía disponible para ser flexibles o para adaptarse a una situación que normalmente suele ser más tolerable.

- Las causas por las que las personas ancianas pierden flexibilidad son múltiples; las personas ancianas van enfermando y se vuelven más dependientes, lo que les hace experimentar una sensación de pérdida.

- Otros aspectos a tener en cuenta en las personas ancianas son la intimidad, el respeto y la dignidad, a cuya pérdida son muy sensibles. Pérdida que suele ser frecuente cuando se ingresa en una UCI.

- La mayoría de las personas ancianas les es muy difícil concentrarse en las instrucciones que les damos cuando están en un estado de salud crítico.

Esta falta de concentración es causada por múltiples factores como los trastornos de la memoria, la confusión relacionada con los fármacos utilizados o por la enfermedad, el dolor, la ansiedad, el bajo nivel de conciencia, la fatiga.

- El desarrollo de una psicosis de la UCI es frecuente entre los ancianos ingresados en estas unidades. Sus manifestaciones son un comportamiento inapropiado, desorientación y alucinaciones.

- Las causas del síndrome de la UCI son multifactoriales. Este síndrome puede estar desencadenado por la interacción farmacológica, por los desequilibrios hidroelectrolíticos, por la tensión generada por la enfermedad y sus molestias, por el entorno extraño y por la ausencia o alteración de la gama de color *claroscuro*. Un factor importante que incide en la psicosis de la UCI es la privación del sueño, ya que este es esencial no sólo para la curación física, sino también para la renovación de la energía y para la reorientación en el entorno.

- Cuando una persona anciana en estado crítico presenta algún tipo de alteración física, debemos realizar una valoración minuciosa y no pensar que está producida por el proceso de envejecimiento.

- Hay un cambio físico sobre el que tenemos que actuar como enfermeras, siempre de una manera diligente, que es la predisposición de las personas ancianas a la hipotermia, motivo por el cual debemos de mantener a los ancianos siempre cubiertos y protegidos para evitar que se enfríen.

CAPÍTULO

10 Cuidados en un centro residencial

10.1. INTRODUCCIÓN

Los cuidados en un centro residencial se basan en la planificación de la asistencia a las personas ancianas que, por motivos de salud o sociales no pueden permanecer en su propio domicilio. Se llevan a cabo en centros que deben cumplir unos criterios de calidad estructural y de funcionamiento ya que, para la persona que requiere de ellos, será su nuevo hogar.

En general, al hablar de cuidados residenciales, se piensa únicamente en las residencias, pero la realidad actual es que existen otras alternativas, no exclusivamente residenciales, donde se pueden llevar a cabo estos cuidados.

Un factor que se ha de tener presente en el cuidado residencial es la fundamental y necesaria colaboración integradora que debe existir entre la asistencia sanitaria y social para la mejor ubicación, seguimiento y cuidado de las personas ancianas.

En nuestro país según datos publicado por el IMSERSO (2000) existe un déficit de 1.665 millones de euros en cobertura sociosanitaria, y la cobertura de las personas con dependencia grave o muy grave sólo llega al 45% del total de afectados, el resto es cubierto por el entorno familiar. En las conclusiones del mismo estudio se detecta la existencia de una deficitaria cobertura de plazas de residencia asistida, de ayuda a domicilio, de teleasistencia, de estancias diurnas, nocturnas y temporales o de descarga, y de viviendas tuteladas.

A pesar de estos notables déficits en nuestro país, en estos momentos unas 184.000 personas ancianas residen en residencias, lo que representa un potencial generador de cuidados nada despreciable.

OBJETIVOS:

1. Conocer el tipo de instituciones existentes.

2. Conocer cuál es el perfil de las perso-

nas que viven en una residencia.

3. Identificar cuáles son las situaciones que generan preocupación en las residencias.

4. Conocer cuáles son los criterios de calidad residenciales.

5. Identificar y potenciar las funciones y el papel de la enfermería dentro de las residencias.

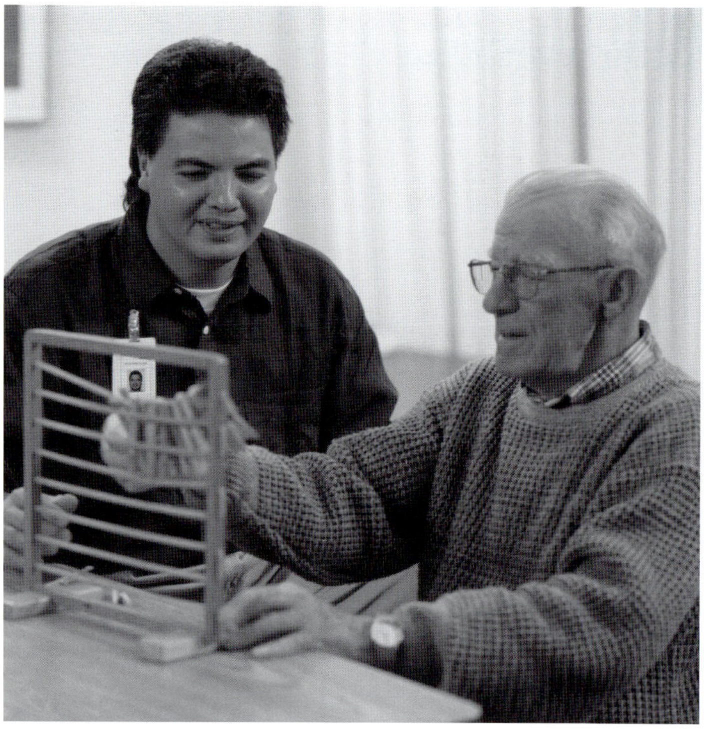

10.2. TIPOLOGÍA DE LOS CENTROS

Los servicios residenciales son donde una persona anciana, generalmente mayor de 65 años, reside ante la imposibilidad de hacerlo en su hogar por motivos de dependencia física o social. Se puede decir que es la prolongación de su hogar.

Los servicios residenciales se pueden clasificar según su tipología en:

- Apartamentos vigilados
- Viviendas protegidas
- Acogidas familiares
- Residencias

Apartamentos vigilados:

Son apartamentos individuales con capacidad para dos personas, con un espacio útil entorno a los 30 o 50 metros cuadrados. Consta de una serie de servicios que cubren las necesidades de las personas residentes según su grado de autonomía, como son el restaurante, la lavandería, la asistencia doméstica, el servicio de comidas a domicilio, las actividades lúdicas, los servicios sanitarios, etc., que se ofertan en el mismo edificio o en alguno próximo. Una característica a destacar es que en este sistema prima sobre todo la intimidad por encima de la convivencia.

Es un sistema que ofrece numerosas ventajas, ya que permite la independencia y la intimidad dentro de unas dimensiones reducidas que facilitan su mantenimiento y limpieza. La seguridad es otra ventaja porque suelen tener sistemas de teleasistencia o alarma conectados a la conserjería del edificio. Por otro lado, se pueden utilizar las instalaciones comunes con el resto de personas que residen en el edificio, evitando de esta forma el aislamiento social y la soledad.

Viviendas protegidas:

Son viviendas en la que conviven de cuatro a diez personas, en las que el grado de protección es variable dependiendo del grado de dependencia de las personas que conviven en la casa. En algunas casas las tareas domésticas se las reparten las personas que conviven, en otras reciben ayuda a domicilio o hay una persona que ejerce de ama de casa o gobernanta que convive con el grupo.

Este tipo de vivienda favorece la convivencia, la solidaridad y la ayuda mutua, lo que se traduce en un aumento de la autoes-

FIGURA 113. Clasificación de residencias en función del número de plazas

- Miniresidencias: su capacidad no supera las 40 plazas.
- Residencias pequeñas: su capacidad llega hasta las 100 plazas.
- Residencias medianas: su capacidad llega hasta las 200 plazas.
- Residencias grandes: con capacidad superior a las 300 plazas.

tima y del sentido de utilidad y evitan los problemas de soledad. Su inconveniente más grande, sin embargo, es la convivencia, es decir, el tener que compartir la vida cotidiana con personas de caracteres diferentes sin lazos afectivos previos, lo que en ocasiones genera conflictos difíciles de solucionar.

Acogidas familiares:

Es una opción de convivencia que se brinda a la persona anciana que carece de una vivienda adecuada. Consiste en la posibilidad de una vida compartida en el entorno de una familia con la que no existe ningún lazo familiar, pero con la que se crean vínculos de solidaridad.

Residencias:

El primer esbozo de las residencias actuales es el de los antiguos asilos de ancianos, donde se recogían a las personas ancianas que lo necesitaban, su carácter era público o bien pertenecían a instituciones religiosas o filantrópicas.

Una residencia es, según el IMSERSO (1993), un centro que ofrece atención integral y vivienda permanente a personas mayores de 60 años, que por su problemática familiar, social y/o económica, no pueden ser atendidos en sus propios domicilios.

Las residencias según su tipología se clasifican sobre la base de su número de plazas, y también según la fuente de financiación. (fig. 113).

Dependiendo de la financiación, pueden ser públicas, como las que dependen del IMSERSO, de los departamentos de bienestar social, de los gobiernos autónomos, de los municipios, etc. o privadas, que pueden ser: sin ánimo de lucro, con aportaciones de los residentes y de los convenios con la administración que cubren los costes, que suelen pertenecer a fundaciones, a la iglesia, etc..; y las que tienen ánimo de lucro, es decir, las creadas para producir beneficios. Finalmente tenemos las concertadas que venden sus servicios a la administración a través de convenios.

10.3. TIPOLOGÍA DE LOS RESIDENTES

La tipología de los residentes de los centros residenciales se determina según la situación de salud de estas personas ancianas y las capacidades que mantiene intactas. Sobre la base de esas premisas las residencias se clasifican en residencias de válidos, asistidas y mixtas. (fig. 114).

10.4. SITUACIONES QUE CON MAYOR FRECUENCIA PREOCUPAN EN LAS RESIDENCIAS

En el centro residencial se pueden producir situaciones, al igual que en el domicilio

FIGURA 114. Según las características del anciano las residencias se clasifican

- Residencia de válidos	Están destinadas a personas ancianas que en el momento de ser admitidas son validas por sí mismas. Son centros que requieren escasas dotaciones técnicas y humanas para dar cobertura a las necesidades de salud de los residentes. De hecho, sobre todo en las residencias pequeñas los residentes utilizan los recursos sanitarios de su ABS. Son centros que ofrecen una serie de ventajas, como la de combatir la soledad y la de garantizar unos cuidados de por vida. Sus inconvenientes pueden ser el desarraigo familiar y social, los conflictos de convivencia, el coste económico, etc.
- Residencias asistidas	En ellas se acogen a personas ancianas con incapacidades que precisan de una asistencia continuada para realizar las AVD. Son centros que necesitan de una mayor dotación material y de profesionales cualificados, junto con un servicio de rehabilitación.
- Residencias mixtas	Son en las que se acogen tanto a residentes válidos como a los no válidos. Su gran ventaja es que cuando una persona deja de ser válida puede seguir en el mismo centro.

FIGURA 115. Principios generales en las residencias para personas ancianas

- Documentos con objetivos y métodos del centro.
- Participación de las personas ancianas y sus familias.
- Respeto máximo para la persona anciana, que conservará íntegros sus derechos y libertades.
- Existencia de personal cuidador individualmente responsabilizado. Y de tutor en caso necesario.
- Promoción y evaluación del nivel de integración de la persona residente.
- Programa asistencial personalizado, revisado y evaluado.
- Personal cualificado, evaluado y con formación continuada.
- Ambiente acogedor, con objetos personales si se desea.

de una persona, que requieran medidas específicas de soporte, ayuda y de prevención.

Entre estas situaciones encontraremos las emergencias de carácter médico, como un IAM, un AVC, la asfixia por obstrucción de las vías aéreas, un dolor abdominal agudo, las caídas, un glaucoma agudo o una infección que requerirán de una valoración inicial inmediata y un posterior y rápido traslado a un centro hospitalario, donde se seguirá con la evaluación y se aplicará el tratamiento adecuado.

Otro factor que genera preocupación son los accidentes, sobretodo las caídas. Para controlar ese riesgo predominante es conveniente tomar medidas preventivas con las personas ancianas que pueden presentar mayor predisposición. Para ello es conveniente detectarlas a través de una encuesta en la que recogeremos factores de riesgo favorecedores como son:

1. Las personas ancianas que toman medicamentos que afecta al SNC.

2. Las personas ancianas que presentan problemas de eliminación.

3. Las personas ancianas que sufren confusión o desorientación.

4. Las personas ancianas que presentan problemas de equilibrio.

5. Las personas ancianas que han sufrido caídas previas.

6. Las personas ancianas que quieren ser independientes, pero no pueden caminar solas.

7. Las personas ancianas que necesitan aparatos ortopédicos.

Esta detección de personas con factores de riesgo nos permitirá establecer las medidas preventivas individualizadas y pertinente a cada caso, de forma que minimicemos el riesgo.

Existen también problemas relacionados tanto con la pluripatología como con el avance del proceso de envejecimiento, que afectan a la persona anciana deteriorándola. Estos problemas pueden ser las alteraciones de la piel, la incontinencia vesical e intestinal, la inmovilidad y las consiguientes contracturas, las alteraciones alimentarías e hídricas, la higiene, las alteraciones cognitivas o la deambulación sin rumbo, todas ellas consecuencias de procesos crónicos avanzados y ante las cuales se deben tomar todas las medidas preventivas protocolizadas.

10.5. CALIDAD DE LAS RESIDENCIAS

La calidad del centro viene marcada por los requisitos y normas que debe cumplir el mismo, dictados por las normativas de las instituciones oficiales que extienden la licencia o autorización de apertura como centro residencial para atender a personas ancianas.

Se debe garantizar tanto la calidad de la estructura física de las residencias como la calidad asistencial. Normas que las Naciones Unidas (Viena, 1982), en la Asamblea Mundial del Envejecimiento, en su recomendación 25, auspició diciendo textualmente: *"Hay que asegurarse de que la atención a los ancianos en las instituciones se proporcione en condiciones dignas, de manera que aquellos gocen de la calidad de vida que les corresponde y se respete sus creencias, intereses, necesidades y vida*

FIGURA 116

- La valoración geriátrica en el momento del ingreso para identificar las posibilidades de tratamiento y rehabilitación.
- La elaboración de la historia clínica, actualizarla y controlarla, como un documento básico del paciente.
- La evaluación médica periódica, como mínimo dos veces al año, y ante cualquier nueva incapacidad.
- La promoción y participación en actividades para las personas ancianas en función de su situación funcional.
- La información a los residentes y a sus familiares.
- El mantenimiento de la autonomía de los residentes.
- El promover la continencia urinaria e intestinal.
- El optimizar el uso de los medicamentos.
- El prevenir las caídas y accidentes.
- El prevenir las UPP.
- El control de las dotaciones y el material.

FIGURA 117	
- Iluminación	- Las estancias deben estar bien iluminadas, evitando las variaciones bruscas de intensidad luminosa.
- Ventanas	- Han de ser amplias para que penetre la luz del día y que permita la percepción del exterior, es una forma de marcar una relación con el ritmo circadiano del día y la noche.
- Pasillos y escaleras	- Han de tener como mínimo dos metros de ancho, ya que esta medida permite que se crucen dos personas que caminen con bastones, muletas, andadores o silla de ruedas.
- Suelo	- Debe ser antideslizante, sin irregularidades ni desniveles, evitándose sobre él el contraste de colores.
- Pasamanos	- Se deben situar a ambos lados, de forma ininterrumpida, situados a una altura de 90 cm del suelo.
- Escalones	- No deben tener una altura superior a los 14 cm, debe de existir un descanso cada 10 escalones, deben estar bien iluminados y con luces indicativas de noche.
- Baños	- La anchura de la puerta debe de ser de 90 cm como mínimo. Deben de haber pasamanos en todas las paredes. Los lavabos estarán a una altura de 80 cm del suelo manteniendo que el espacio inferior ha de quedar libre para que se puedan utilizar con silla de ruedas. Y entre el lavabo y el retrete debe de existir un espacio de al menos 1 x 1,7 m. Los grifos deben de ser monomando tipo palanca para que las personas con dificultades en las manos puedan manejarlos. La ducha debe de tener una superficie de 1,4 x 1,4 m., con una banqueta o silla plegable de pared a 55 cm del suelo, para que la persona anciana se pueda duchar sentada o de pie, debe tener una barandilla horizontal a 87 cm. del suelo y una vertical de una altura máxima de 1,67 m. y mínima de 40 cm. El retrete debe tener barandas a ambos lados, una de ellas ha de ser móvil para que lo puedan utilizar las personas en silla de ruedas, y un timbre a 60 cm, con un cordón que llegue hasta el suelo. El interruptor de la luz estará situado en la entrada, y a ser posible que haya uno a cada lado, para que lo puedan utilizar las personas hemipléjicas.
- Dormitorios	- No debe de haber alfombras, ni cables en los lugares de paso, los muebles deben estar pegados a la pared, de esta forma evitaremos las caídas. Los armarios se deben cerrar con imán y deben llevar una barandilla vertical para facilitar el abrirlos.

privada. Los estados deben establecer los criterios mínimos para asegurar una mejor calidad de atención".

Por tanto se deben cumplir los siguientes principios generales en las residencias para personas ancianas: (fig. 115).

Para ello ha de ofrecer una serie de servicios básicos como recepción, dirección, administración, servicio social, atención geriátrica y rehabilitadora, atención psicogeriátrica, manutención y alojamiento.

También son necesarios servicios de

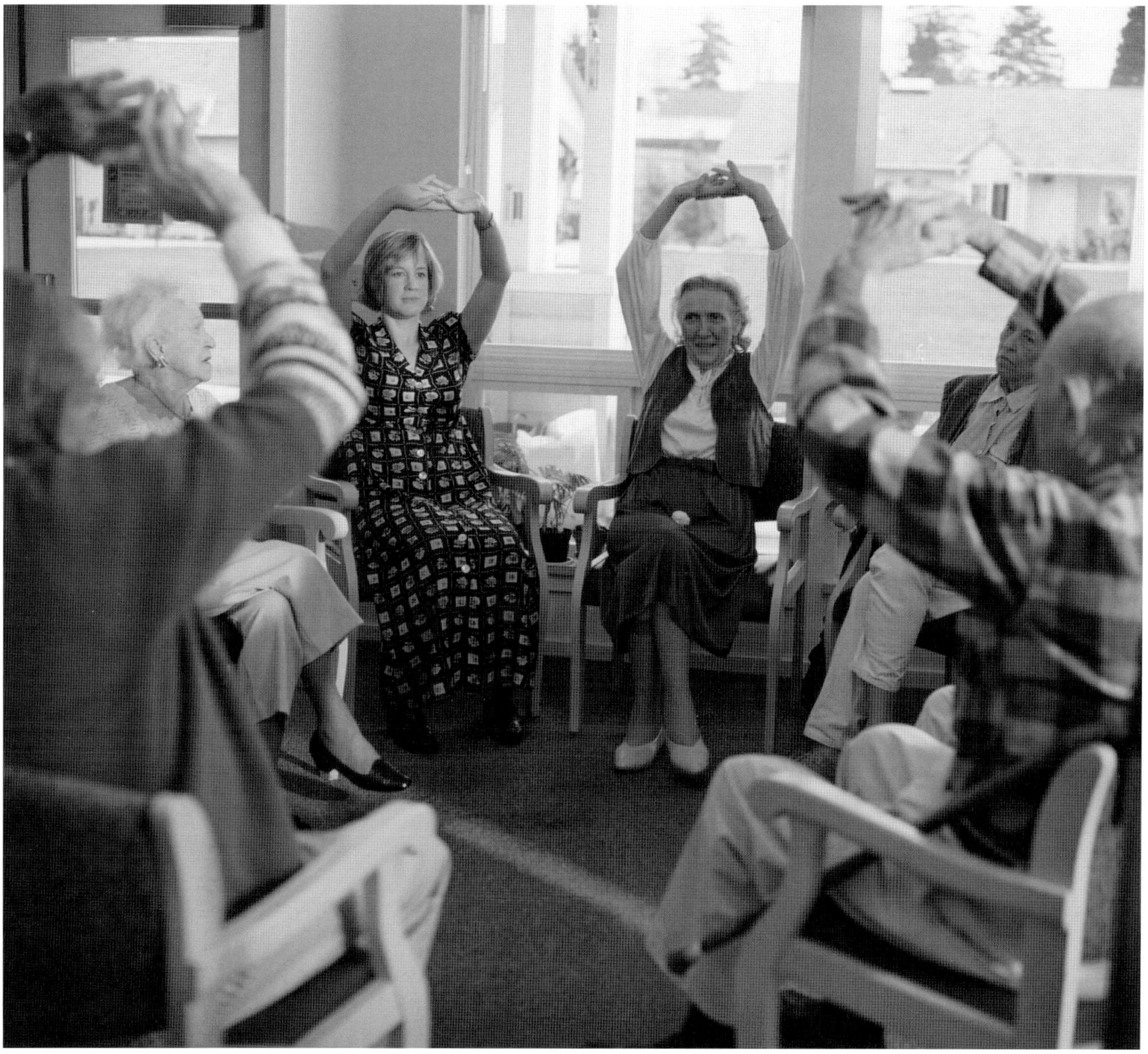

apoyo como lavandería, lencería, instalaciones eléctricas, instalaciones contraincendios, intercomunicadores, jardines, zonas de ocio, peluquería, comedores y salas de estar.

Es esencial un personal cualificado gerontológicamente, para poder responder de una forma adecuada a las necesidades de afecto, alimentación, de cuidados sanitarios, psicológicos, etc., de las personas que residen. El equipo que forman debe trabajar de forma multidisciplinaria. Las funciones del equipo sanitario en las residencias para personas ancianas, deben ser: (fig. 116).

Otro tema que deben cumplir los centros son las normas sobre la supresión de las barreras arquitectónicas que dificulten o impidan la movilidad de las personas que residen en ellos.

Como las que hacen referencia a: (fig. 117).

10.6. FUNCIONES DE LA ENFERMERÍA DENTRO DE LA RESIDENCIA

Las normativas para los centros residenciales regulan claramente el número de profesionales que deben componer una plantilla y las funciones de los distintos profesionales que componen el equipo multidisciplinar.

En el caso de enfermería, queda bien claro que ellos serán los únicos capacitados para realizar determinadas técnicas como la administración de medicación por vía parenteral, de fluidos por vía endovenosa, introducir SNG, etc., así como la realización de la valoración de la persona anciana residente, por medio de la que se analizarán las capacidades de funcionalidad de la persona anciana desde los niveles físico, emocional, mental y psicosocial.

Ello permitirá al equipo interdisciplinario establecer las medidas terapéuticas pertinentes en función de las necesidades individuales de cada residente.

Otra competencia directa de la enfermería es la planificación de los cuidados y la gestión de éstos, así como su delegación y seguimiento a través del informe diario en el que se recoge la evolución de la persona anciana y los cuidados realizados.

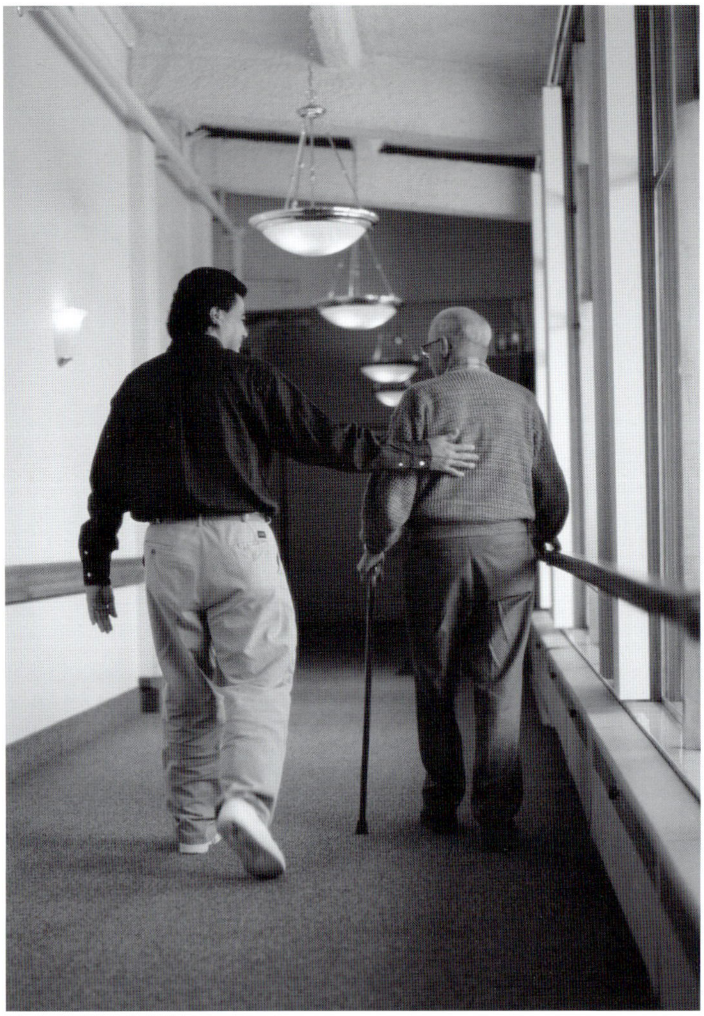

10.7. RESUMEN Y REFERENCIAS

- En general al hablar de cuidados residenciales se piensa únicamente en las residencias, pero la realidad actual es que existen otras alternativas no exclusivamente residenciales donde se pueden llevar a cabo estos cuidados.

- Un factor que se ha de tener presente en el cuidado residencial es la fundamental y necesaria colaboración integradora que debe existir entre la asistencia sanitaria y social para la mejor ubicación, seguimiento y cuidado de las personas ancianas.

- A pesar de los notables déficits existentes en nuestro país, en estos momentos unas 184.000 personas ancianas residen en residencias, lo que representa un potencial generador de cuidados nada despreciable.

- Los servicios residenciales es donde una persona anciana, generalmente mayor de 65 años, reside ante la imposibilidad de hacerlo en su hogar por motivos de dependencia física o social. Se puede decir que es como la prolongación de su hogar.

- Una residencia es un centro que ofrece atención integral y vivienda permanente a personas mayores de 60 años que por su problemática familiar, social y/o económica, no pueden ser atendidos en sus propios domicilios.

- Dependiendo de la financiación las residencias pueden ser públicas, son las que dependen del IMSERSO, de los departamentos de bienestar social de los gobiernos autónomos, de los municipios, etc.. Privadas, que pueden ser sin ánimo de lucro, sustentadas con las aportaciones de los residentes y de los convenios con la administración que cubren los costes, que suelen pertenecer a fundaciones, a la iglesia, etc.. Y las que tienen ánimo de lucro, es decir las creadas para producir beneficios. Y por último, tenemos las concertadas que venden sus servicios a la administración a través de convenios.

- La tipología de los residentes de los centros residenciales, se basa en la situación de salud de estas personas ancianas y en las capacidades que mantiene intactas. Sobre la base de esas premisas en las personas ancianas las residencias se clasifican en residencias de válidos, asistidas y mixtas.

- La calidad del centro viene marcada por los requisitos y normas que debe cumplir el mismo, marcados por las normativas de las instituciones oficiales que extienden la licencia o autorización de apertura como centro residencial para atender a personas ancianas.

- Otra requisito que deben cumplir los centros residenciales son las normas sobre la supresión de las barreras arquitectónicas que dificulten o impidan la movilidad de las personas que residan en ellos.

- Una competencia directa de la enfermería es la planificación de los cuidados y la gestión de éstos, así como su delegación y seguimiento a través del informe diario en el que se recogen la evolución de la persona anciana y los cuidados realizados.

CAPÍTULO 11

Atención domiciliaria

11.1. INTRODUCCIÓN

En España, desde el punto de vista de política gerontológica, el período transcurrido desde la transición democrática hasta el día de hoy ha sido importantísimo. A lo largo del mismo se ha ido tomando conciencia, de una manera bastante generalizada, del progresivo envejecimiento de nuestra población, y se han impulsado, partiendo en la mayoría de los casos desde cero, actuaciones en forma de programas dirigidos a este sector de la población. A pesar de su escaso desarrollo, cada vez existe una mayor y más diversificada oferta, entre la que se hallan los programas de "Atención Domiciliaria" (ATDOM).

En los últimos años, y desde distintos niveles gubernamentales, se han realizado en nuestro país diversos análisis sobre la estructura de la población que permiten constatar lo que hoy en día es un hecho común a todos los países componentes de la CE: el progresivo envejecimiento de la población. Además de esta constatación, que se produce a ritmos distintos en función de las características de cada zona, las diversas proyecciones realizadas permiten afirmar que esta tendencia se va a mantener e incluso irá en aumento en las próximas décadas. Esto se va a producir acompañado de un proceso evolutivo, que a lo largo de los últimos años ha sufrido este sector de la población, y que implica la necesidad de considerar su creciente heterogeneidad.

Las personas ancianas y jubiladas cada vez son más instruidas, más urbanas, más cualificadas y con más información. Y a su vez son más independientes, con lo que su nivel de exigencia tanto social como sanitaria aumentará.

También nos encontraremos ante un incremento del número de personas que llegarán a edades muy avanzadas, lo que provocará un aumento significativo de las situaciones de "fragilidad" con aumento de la dependencia, que precisarán de una mayor atención, siendo una de las alternativas los programas de ATDOM, que van a permitir a la persona anciana la permanencia en su entorno.

OBJETIVOS:

1. Conocer los recursos más idóneos para cuidar a las personas ancianas con problemas de dependencia dentro de su entorno.
2. Conocer qué características y ventajas tiene el programa de ATDOM.
3. Conocer cuál es el perfil de las personas candidatas a entrar en el programa de ATDOM.
4. Conseguir la permanencia de la persona anciana en su hogar, a través del soporte asistencial más adecuado.

11.2. CARACTERÍSTICAS DE LA ATDOM

Las características de la atención domiciliaria vienen definidas por la capacidad de detectar qué prioridades tiene la población que cuidamos. Esto se debe a la multidisciplinaridad del equipo que la va a realizar, a la integralidad de los cuidados, a la coordinación de los diferentes componentes del equipo implicado y a la participación de la comunidad en la que se desarrolla la atención domiciliaria a través de los recursos disponibles en ella.

Prioridades:

Debemos tener presente una serie de premisas:

1. El conocimiento, tanto desde el aspecto demográfico como socioeconómico y de salud, de la zona y la población que se quiere cuidar.

2. Establecer un orden de actuación, teniendo en cuenta los problemas que se han detectado y los recursos de los cuales podemos disponer.

3. La ATDOM ha de estar integrada dentro de la actividad normal de los equipos de atención primaria. De esta manera se podrán analizar y atender todas las necesidades de la población que demanda atención y que pueden ser de carácter sanitario, social o psicológico.

4. Mantener unos criterios de actuación que tengan presentes, por un lado, a la población con una pérdida de autonomía, y por otro, a la que no le es posible desplazarse al centro de asistencia primaria por un problema de salud o a causa de las limitaciones causadas por la edad.

Multidisciplinaridad:

El desarrollo de la atención domiciliaria implica la integración, en el cuidado a domicilio, de todo el personal del equipo de atención primaria.

A su vez son necesarios la formación y el asesoramiento externo en todas las tecnologías que se puedan aplicar o recomendar a domicilio.

Dentro del equipo de atención primaria, todos los profesionales del equipo de atención primaria están implicados directamente en la ATDOM, junto con los componentes de las unidades básicas de atención social de dependencia municipal o comarcal, integrados por asistentes sociales y trabajadores familiares.

Por otro lado, dentro del equipo implicado en la ATDOM, encontramos los equipos de ayuda como el PADES, que es el equipo de soporte específico de la atención domiciliaria, el equipo de rehabilitación compuesto por fisioterapeutas, terapeutas ocupacionales, logopedas y otros, y finalmente los especialistas hospitalarios como el médico internista, el geriatra, el oncólogo, el traumatólogo y otros.

Estos soportes ayudan a la unidad básica asistencial (UBA), compuesta por el médico y la enfermera, y a la asistenta social. Su misión es conseguir, a través de sus actividades, mantener a la persona anciana en su entorno, y para ello es preciso que a esta unidad básica, cuando sea posible, se incorpore la figura del cuidador informal, que puede ser un miembro de la familia o ajeno, como los voluntarios o profesionales gerocultores.

Éstos facilitarán el objetivo del equipo y el deseo de la persona cuidada de mantenerse en su domicilio a pesar de la pérdida de autonomía.

Integralidad:

El concepto de integralidad significa que, en la atención domiciliaria, tengamos en cuenta el estado biopsicosocial de la persona anciana a la que vamos a cuidar, es decir, que se deben tener en cuenta tanto los aspectos sanitarios como los psicológicos y sociales de esta persona. Para ello utilizaremos las escalas de valoración más idóneas (ver capítulo 14) y, a través de ellas, valorar la autonomía en las actividades de la vida diaria, conocer los factores sociales que pueden ser considerados como de riesgo, tales como vivir solos, carecer de soporte familiar, entre otros.

También se tendrán de detectar los problemas de salud presentes y las necesidades básicas de la persona anciana, y las de su familia, que se encuentran insatisfechas. Todo ello nos ayudará a poder establecer el plan de cuidados adecuados, así como los elementos de intervención biopsicosocial adaptados a cada situación individual.

Todo ello se consigue a través de la integralidad del cuidado, en el que deben participar los diferentes componentes del equipo interdisciplinar.

Coordinación:

La coordinación significa que en los equipos de atención primaria se deben establecer las condiciones idóneas para que todos los profesionales que componen el equipo multidisciplinar se impliquen en la atención domiciliaria.

Para esto es necesario que la información fluya de una manera ágil, utilizando unos canales de comunicación adecuados entre los diferentes profesionales implicados y las asociaciones e instituciones que intervengan en la zona de referencia. Por ello, la coordinación de todos los que intervienen en la atención domiciliaria es la clave de su efectividad. De esta forma, es necesario determinar cuáles son los instrumentos que se deben utilizar, como por ejemplo el tipo de registro y la frecuencia de las reuniones periódicas de valoración. También es conveniente organizar y definir claramente las funciones que cada componente del equipo debe asumir y establecer los criterios de participación de los colaboradores indirectos en la atención domiciliaria como los especialistas, los equipos de soporte, el hospital, el centro sociosanitario, los fisioterapeutas, y otros.

La coordinación en la atención domiciliaria se debe realizar en todo su proceso, es decir; en la detección de la necesidad de intervención, en la valoración integral de la persona, en la elaboración del plan de intervención, en la programación de la actividad, en la evaluación de la efectividad y en la revisión periódica del proceso de atención domiciliaria.

Sin embargo, también se requiere que exista una coordinación con los recursos sociales y sanitarios de referencia, entre los que están los hospitales de agudos, los centros sociosanitarios, los servicios de urgencias, los servicios sociales municipales de influencia, el PADES, las UFISS, las unidades paliativas, y otros.

La coordinación de la atención domiciliaria se produce, a partir de una primera fase de valoración de la situación, de una forma interna y externa, como podemos ver en la siguiente tabla.(fig. 118).

Implicación de la comunidad:

El equipo asistencial, para llevar a término la ATDOM, debe potenciar los aspectos que favorezcan la participación de la comunidad. Para ello debe conocer todos los recursos de carácter sanitario, social y cívico que permita a las personas ancianas y a sus familias afrontar los problemas de salud de forma que se estimule la independencia o autonomía de las personas ancianas. Los recursos que la comunidad pueda ofertar serán imprescindibles para que el programa de ATDOM, se pueda llevar a término con éxito.

11.3. TIPOLOGÍA DE LOS USUARIOS

Tipología de las personas ancianas susceptibles de ser incluidas en el programa de ATDOM. Detallaremos los criterios que deben cumplir para poder recibir la atención domiciliaria.

Criterios de inclusión:

La persona anciana candidata a ser incluida dentro del programa, debe cumplir como mínimo uno de los siguientes criterios:

FIGURA 118. Coordinación de la atención domiciliaria

Primera frase	Se procede a valorar la demanda por parte de la persona anciana candidata a entrar en el programa de atención domiciliaria y a elaborar el plan de intervención y cuidados, y el seguimiento de la persona anciana incluida en el programa. También se valorará la participación de la familia o del cuidador informal en el proceso de ATDOM
Coordinación interna	Con reuniones de coordinación del equipo de primaria para consensuar los protocolos, homogeneizar los criterios de actuación, y para seguir y evaluar las actuaciones y resultados. Con sesiones clínicas, en las que se presenta el caso específico en busca de la solución más idónea, y en la que pueden participar PADES, UFISS, servicios de urgencias, atención especializada, hospitales de agudos, centros sociosanitarios, unidades paliativas, etc. Según el tipo de soporte que se precise en cada caso de una forma individual.
Coordinación externa	Con las UBASP[1], los SAD[2] del ICASS o de Caritas, los recursos privados de ATDOM, la Cruz Roja, las asociaciones específicas, el voluntariado, los grupos de ayuda mutua, etc. Para buscar los recursos idóneos a cada situación.

(1) UBASP: Unidades básicas de atención social primaria.
(2) SAD: Servicios de atención domiciliaria.

- Imposibilidad de desplazarse al centro de asistencia primaria, de una forma temporal o permanente, para ser atendida, por motivos de salud o de situación física o social.

- Estar esta persona anciana encamada de forma permanente o crónica.

- Haber recibido el alta hospitalaria recientemente y cumplir alguno de los anteriores criterios.

Dentro de estos criterios se pueden incluir también las características definitorias del anciano frágil, como son: (fig. 119).

Así obtendremos el perfil o tipología de las personas ancianas candidatas que se beneficiarán del recurso de la atención domiciliaria. A través de la misma, con nuestros cuidados y en coordinación con todo el equipo multidisciplinar y contando con la colaboración de la familia o los cuidadores informales o los recursos alternativos a ellos, esta persona anciana podrá seguir dentro de su entorno.

11.4. TIPOLOGÍA DE LAS DEMANDAS

En este apartado vamos a describir cuáles son las causas o fuentes de información más frecuentes que producen la demanda de inclusión de las personas ancianas en el programa de atención domiciliaria.

Son fuentes de inclusión en el programa y de intervención por parte del equipo multidisciplinario:

- Las demandas espontáneas de atención domiciliaria por pérdida de autonomía.

- Las altas hospitalarias de personas ancianas con enfermedades crónicas con pérdida de autonomía.

- Las altas hospitalarias de personas ancianas con enfermedades traumatológicas con secuelas, que generan una pérdida de autonomía.

- Las altas hospitalarias de personas ancianas con enfermedades neurológicas con secuelas, que generan una pérdida de autonomía.

- Las demandas de inclusión de personas ancianas con grados significativos de dependencia, generadas por la información de las asociaciones, grupos de autoayuda o los líderes naturales de la población.

- Las generadas por las altas de los centros sociosanitarios.

- Las generadas por las listas de espera para ingresar en centros residenciales o sociosanitarios.

- Las generadas por la detección del equipo del centro de salud de personas ancianas que viven solas.

- Las generadas por la detección de los programas (UBASP) de ayuda a domicilio de personas ancianas con pérdida de autonomía.

FIGURA 119. Anciano frágil

- Estar en una franja de edad superior a los 80 años.
- La pluripatología.
- El aislamiento social.
- Los trastornos cognitivos.
- Los trastornos afectivos.
- La dificultad para la deambulación.
- El padecer una incapacidad recientemente adquirida.
- La incontinencia urinaria.

11.5. LA ENFERMERA EN LA ATDOM

El papel de la enfermera del equipo de

atención primaria, en el programa de ATDOM, consiste en cuidar a las personas ancianas que no pueden desplazarse al centro y que requieren, por su situación, un seguimiento habitual de su estado de salud. Estos cuidados consisten en la educación y la información a la persona anciana, a sus familiares o cuidadores informales.

Objetivos:

Los objetivos que se pretenden alcanzar con las personas ancianas incluidas en el programa de ATDOM son:

- Dar cobertura a la persona anciana en situación de riesgo.

- Facilitarle todos los recursos disponibles en la comunidad.

- Cuidarla a través de protocolos consensuados de actuación.

- Controlar el dolor de la persona anciana que esté en fase terminal.

- Prevenir la aparición de las UPP en la persona anciana inmovilizada.

- Que conozcan las personas ancianas y sus familiares o cuidadores, las posibles complicaciones del proceso patológico o del tratamiento.

- Facilitar a la persona anciana y a su familia o al cuidador informal la información precisa sobre dónde deben dirigirse en caso de necesidad.

- Mantener la información básica en el domicilio de la persona anciana a la que estamos cuidando, en la que se refleje como mínimo el tratamiento y el seguimiento del plan de cuidados.

- Evitar los reingresos hospitalarios innecesarios.

- Facilitar y potenciar el mantenimiento de la persona anciana terminal en su domicilio.

Valoración:

La valoración será integral, teniendo en cuenta los aspectos biopsicosociales de la persona anciana y los soportes que le brindan tanto la familia como la comunidad, y también las condiciones de su entorno, como la vivienda, etc, que pueden influir en el grado de independencia. Por ello, como enfermeras valoraremos:

- El grado de autonomía de la persona anciana para poder realizar las actividades de la vida diaria.

- La capacidad cognitiva a través de un test que mida la capacidad de comprensión mental.

- Los problemas de salud, su control y su pronóstico.

- Las necesidades básicas de la persona anciana y de su familia.

- La existencia del soporte familiar y social.

- Las condiciones de su vivienda y las posibilidades de la adaptación a las nuevas situaciones o limitaciones.

- Las características de la persona anciana que desea seguir en su domicilio con el soporte idóneo.

Plan de cuidados:

El plan de intervención o de cuidados se tiene que elaborar por consenso por todos los miembros del equipo implicados, partiendo de la valoración integral de la persona anciana.

También debemos tener presente que lo

que vamos a dar es soporte al entorno de la persona anciana, para que pueda afrontar la pérdida de autonomía y los procesos de deterioro físico o psíquico de la persona anciana que cuidamos.

En este entorno se incluye la participación de la familia o al cuidador informal, la de la UBASP, entre otros recursos.

Las actividades a desarrollar dentro de este plan de cuidados pasan por la utilización de protocolos adaptados a la atención domiciliaria, que aportarán una mejor calidad de vida y confort tanto a la persona anciana a la que van dirigidos como a su entorno.

Las actividades de acción directa son:

- Establecer la frecuencia con la que se deben realizar las visitas, que estarán en función del tipo y evolución de los problemas y patologías que presente la persona anciana.

- Establecer en el seno del equipo la terapéutica y las acciones específicas en función del tipo y evolución de los problemas y patologías que presente la persona anciana.

- Establecer dentro del equipo la responsabilidad compartida tanto en el sistema de registros como en la valoración de los cuidados y actividades.

- Establecer las vías de comunicación más idóneas entre los diferentes profesionales implicados en el cuidado, los gerocultores, los trabajadores familiares, la familia o cuidador informal y el entorno social.

- El establecer una óptima coordinación entre los diferentes niveles asistenciales sanitarios y los recursos sociales y sociosanitarios.

- El programar periódicas reuniones de

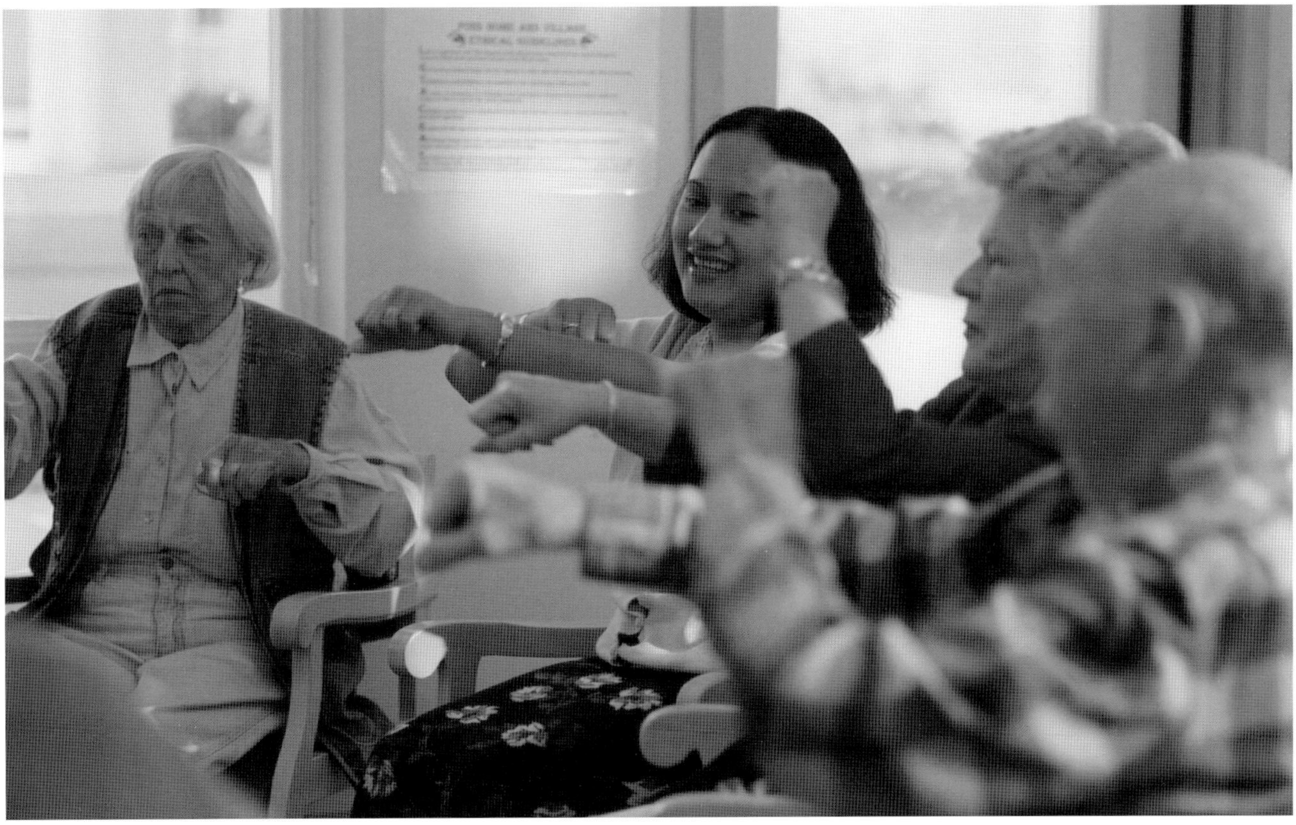

valoración de la situación entre los miembros que componen el equipo.

El proceso de cuidados o intervención dirigido a la persona anciana, a la familia o al cuidador informal y al entorno, culmina con su evaluación por parte del equipo multidisciplinar de intervención directa (médico, enfermera y asistente social).

En la misma se evalúa si se han alcanzado los objetivos propuestos en el plan de cuidados y el cumplimiento de las actividades programadas. Para ello es preciso que exista un sistema de registros básicos en el que se recoja toda la información precisa, así como las actividades y su evolución.

Para ello en la ATDOM se cuenta con:

- Un libro de registros, en el que se recogen el número de historia, el nombre, la dirección y el teléfono de la persona anciana, y la fecha de entrada en el programa de ATDOM y la UBA.

- La ficha de edad, sexo y factores de riesgo.

- La historia clínica de atención primaria (HCAP), en la que se recogen la valoración de los problemas de salud, las intervenciones de enfermería y de los servicios sociales, la valoración de las actividades de la vida diaria, la hoja de seguimiento y de interconsulta, los informes de otros profesionales y el informe de alta en el programa de ATDOM.

- Los registros de las actividades programadas y su cumplimiento.

- Los protocolos de actuación.

- Los registros de coordinación con otros recursos comunitarios.

Todo ello ayuda y facilita a que las actividades y los cuidados sean los más correctos y a su vez tengan la máxima calidad.

11.6. RESUMEN Y REFERENCIAS

- Las características de la atención domiciliaria vienen definidas por la capacidad de detectar cuáles son las prioridades de la población a la que cuidamos.

- La ATDOM debe estar integrada dentro de la actividad normal de los equipos de atención primaria. De esta manera se podrán analizar y atender todas las necesidades de la población que demanda atención, que pueden ser de carácter sanitario, social o psicológico.

- Dentro del equipo implicado en la ATDOM, encontramos los equipos de soporte, como el PADES, que es el equipo de ayuda específico de la atención domiciliaria, el equipo de rehabilitación compuesto por fisioterapeutas, terapeutas ocupacionales, logopedas y otros, y finalmente, los especialistas hospitalarios como el médico internista, el geriatra, el oncólogo, el traumatólogo y otros.

- Los equipos de soporte ayudan a la unidad básica asistencial (UBA), compuesta por el médico y la enfermera, y a la asistenta social. Hay que conseguir a través de sus actividades, a mantener a la persona anciana en su entorno y para ello es preciso que a esta unidad básica, cuando sea posible, se incorpore la figura del cuidador informal, que puede ser un miembro de la familia o ajeno a ella, como los voluntarios o profesionales gerocultores.

- La integralidad en la atención domiciliaria debe tener en cuenta el estado biopsicosocial de la persona anciana a la que se va a cuidar, es decir, que se deben tener en cuenta tanto los aspectos sanitarios como los psicológicos y sociales de la persona.

- La coordinación de los equipos de atención primaria pasan por establecer unas condiciones idóneas para que todos los profesionales que componen el equipo multidisciplinar se impliquen en la atención domiciliaria. Para ello es necesario que la información fluya de una manera ágil, utilizando unos canales de comunicación adecuados entre los diferentes profesionales implicados y las asociaciones e instituciones que intervengan en la zona de referencia.

- La coordinación en la atención domiciliaria se debe realizar en todo su proceso, es decir; en la detección de la necesidad de intervención, en la valoración integral de la persona, en la elaboración del plan de intervención, en la programación de la actividad, en la evaluación de la efectividad y en la revisión periódica del proceso de atención domiciliaria.

- El equipo asistencial para llevar a término la ATDOM, ha de potenciar los aspectos que influyan en la participación de la comunidad. Para ello, debe conocer todos los recursos de carácter sanitario, social y cívico que permitan a las personas ancianas y a sus familias afrontar los problemas de salud de forma que se estimule la independencia o autonomía de las personas ancianas.

- Los criterios de inclusión en la atención domiciliaria son:

• Imposibilidad de desplazarse al centro de asistencia primaria, de una forma temporal o permanente, para ser atendida, por motivos de salud o de situación física o social.

• Estar esta persona anciana encamada de forma permanente o crónica.

• Haber recibido el alta hospitalaria recientemente y cumplir alguno de los anteriores criterios.

Dentro de estos criterios se pueden incluir también las características definitorias del anciano frágil.

- La tipología de las demandas describe cuales son las causas o fuentes de información más frecuentes, que producen la demanda de inclusión en el programa de atención domiciliaria de las personas ancianas.

- El papel de la enfermera del equipo de atención primaria, en el programa de ATDOM, consiste en cuidar a las personas ancianas que no pueden desplazarse al centro y que requieren, por su situación, un seguimiento habitual de su estado de salud.

- Los cuidados dispensados por la enfermera dentro del programa de ATDOM, incluyen la educación y la información a la persona anciana, a sus familiares o cuidadores informales.

- La valoración dentro del ATDOM será integral, teniendo en cuenta los aspectos biopsicosociales de la persona anciana y los soportes que le brindan tanto la familia como la comunidad, y también las condiciones de su entorno, como la vivienda, etc, que pueden influir en el grado de independencia.

- Las actividades a desarrollar dentro de este plan de cuidados pasan por la utilización de protocolos adaptados a la atención domiciliaria, que aporten una mejor calidad de vida y confort tanto a la persona anciana a la que van dirigidos como a su entorno.

- El proceso de cuidados o intervención dirigido a la persona anciana, a la familia o al cuidador informal y al entorno, acaba con su evaluación por parte del equipo multidisciplinar de intervención directa (médico, enfermera y asistente social).

- En el proceso de evaluación de los cuidados, se evalúa si se han alcanzado los objetivos propuestos en el plan de cuidados y el cumplimiento de las actividades programadas. Para ello se parte del sistema de registros básicos en el que se recoge toda la información precisa, así como las actividades y su evolución.

Todo ello ayuda a que las actividades y los cuidados sean los más correctos y, a su vez, tengan la máxima calidad.

- PADES: Son las siglas que hacen referencia al "Programa de Atención Domiciliaria y Equipos de Soporte". Se caracterizan por ser equipos multidisciplinarios, con una función de conexión y soporte con los equipos de atención primaria en el cuidado de las personas ancianas enfermas, de las que tienen procesos patológicos crónicos y de las que están en fase terminal.

Su finalidad es la de ayudar a los profesionales de los equipos de asistencia primaria a desarrollar programas de atención domiciliaria de la forma más adecuada.

Los PADES son instrumentos de soporte y de complemento del equipo de atención primaria, pero su papel no es sustitutorio de la UBA de atención primaria. Persiguen un objetivo prioritario, que es la rápida reinserción en la comunidad en las mejores condiciones de la persona anciana que padece o ha padecido un proceso patológico.

La creación de los programas específicos de atención domiciliaria, formados por equipos interdisciplinarios situados en sectores caracterizados por ser áreas demográficas envejecidas, pobres y aisladas, es una medida de prevención e intervención muy importante.

Un PADES está formado por el siguiente equipo básico: un médico, tres enfermeras y una asistente social. Sus funciones, como equipo de soporte, son las de atender de forma directa los casos y situaciones difíciles, dar soporte y asesorar al equipo de atención primaria (UBA), conectar con los recursos y realizar docencia e investigación en el entorno geriátrico y paliativo. Sin embargo, no deben sustituir a los EAP en sus funciones, pues los últimos son los responsables de la gestión de los cuidados a domicilio.

Es importante que exista una relación basada en el respeto profesional, que se reforzará en las actividades de colaboración entre todos los profesionales implicados en la atención domiciliaria, es decir, entre los pertenecientes al PADES y los que pertenecen al EAP.

Es importante recordar y tener presente que los equipos de soporte no sustituyen a los recursos del EAP y que las funciones de los PADES pueden ser variables, dependiendo del lugar donde debe desarrollar su actividad, así como del grado de cobertura a dar y de la evolución en el tiempo, a medio y largo plazo, de los EAP.

Los PADES, a través de sus actividades, mejoran la atención geriátrica en el sector donde están ubicados, ya que poseen un efecto beneficioso ante los distintos recursos. Con la actuación coordinada del PADES se mejora la atención sanitaria y el grado de satisfacción de las personas ancianas cuidadas.

CAPÍTULO 12

Cuidados paliativos en los ancianos

12.1. INTRODUCCIÓN

Gracias a Cicely Saunders, enfermera y médico británica que observó el sufrimiento físico, psíquico y social que se producían en las personas desahuciadas por la medicina, existen hoy en día las unidades de cuidados paliativos. La primera de ellas nació en Londres en el seno del St Christopher Hospice en el año 1967.

Son unas unidades que parten de un nuevo concepto filosófico, que trata de dar una respuesta basada en soluciones reales a la persona que padece un proceso involutivo y con una expectativa de vida corta, desde el momento en que los tratamientos activos clásicos dejan de surtir efecto y son inútiles.

La medicina ha conseguido con sus avances científicos y técnicos, en los procesos oncológicos, instaurar tratamientos que pueden curar o bien alargar las expectativas de vida.

Según la OMS el 50% de los afectados por procesos cancerosos pertenecerán en este nuevo milenio (2000) a la población anciana.

Pero no sólo se nutren las unidades de cuidados paliativos de personas ancianas que padezcan procesos cancerígenos, sino que el hecho de que en nuestra sociedad crezca la esperanza de vida y su consiguiente aumento de las personas ancianas, conlleva una predisposición en ellas a la aparición de nuevas patologías que se asocian a procesos cognitivos degenerativos e involutivos, generadores de grados importantes de dependencia y que en sus fases terminales precisan del soporte y de los cuidados de las unidades paliativas.

Por todo ello se debe tener en cuenta el "Testamento de vida" de las personas que cuidamos. Los avances alcanzados en los medios diagnósticos y en los procedimientos terapéuticos hacen que cada vez más tengamos que tener en cuenta los deseos de las personas que cuidamos, así como el consenso familiar sobre la opinión expresada por él sobre los medios a utilizar en el caso de que padezca una enfermedad terminal.

Por otra parte también es preciso que conozcamos y respetemos los Derechos de la Persona Enferma Terminal, que se enumeran en el siguiente cuadro. (fig. 120).

Que sirven al profesional de enfermería para modificar sus actitudes frente a estas personas en situación terminal.

12.2. CONCEPTO DE CUIDADOS PALIATIVOS

Los cuidados paliativos son el cuidado activo e integral de las personas que están en la fase terminal de la enfermedad que padecen. Que pueden ser entre otras: cáncer, demencias, etc...

Las unidades de cuidados paliativos se caracterizan porque buscan favorecer las condiciones de vida a través del bienestar físico, mental, emocional, social y espiritual de la persona en fase terminal, de forma que pueda vivir con su familia en las mejores condiciones posibles el tiempo de vida que le queda.

Por otro lado consideran a la persona que se encuentra en fase terminal y a su familia como una unidad a tratar, por ello se hace hincapié en el seguimiento del duelo.

12.3. CONCEPTO DE ENFERMEDAD TERMINAL

Es una enfermedad avanzada, progresiva e incurable, la cual no responde al tratamiento específico de la misma. Acompañado de numerosos síntomas, intensos, multifactoriales y cambiantes. Con un pronóstico de vida predecible y limitado (entre 3 y 6 meses).

Y que por lo tanto presenta un gran impacto emocional en la persona afectada, en la familia y en el equipo terapéutico, relacionado con el nivel de control de síntomas, con la edad y con la proximidad de la muerte.

Las características definitorias diferenciales de enfermedad terminal en el enfermo geriátrico son las siguientes:

1. La presencia de una enfermedad crónica incapacitante, potencialmente mortal como la ICC, etc.

2. Progresión de la enfermedad a pesar de haber realizado el tratamiento adecuado.

3. Certeza de haber agotado todas las posibilidades.

4. Ausencia de mejora a pesar de haber realizado un programa rehabilitador durante un período de tres a seis meses.

5. Consenso de varios médicos, después de contrastar opiniones, de que se trata de una persona anciana enferma en situación terminal.

A todas estas peculiaridades propias de la persona anciana enferma terminal, hemos de añadir otras características que se suelen presentar en las personas mayores enfermas, como son:

- El tener un déficit de soporte familiar por viudez, hijos distantes, etc.

- El encontrarse ubicados en centros residenciales, lo que en ocasiones implica una menor estimulación y estar condicionado a los recursos disponibles.

- El presentar una sintomatología atípica

FIGURA 120. Derechos de la persona Terminal

- Tengo el derecho a ser tratado como un ser humano vivo hasta el momento de mi muerte.
- Tengo el derecho de mantener una esperanza, cualquiera que sea esta esperanza
- Tengo el derecho de expresar a mi manera mis sentimientos y mis emociones por lo que respecta al acercamiento de mi muerte.
- Tengo el derecho de obtener la atención de médicos y enfermeras, incluso si los objetivos de curación deben ser cambiados por objetivos de confort.
- Tengo el derecho de no morir solo.
- Tengo el derecho de ser liberado del dolor.
- Tengo el derecho de obtener una respuesta honesta, cualquiera que sea mi pregunta.
- Tengo el derecho de no ser engañado.
- Tengo el derecho de recibir ayuda de mi familia y para mi familia en la aceptación de la muerte.
- Tengo el derecho de morir en paz y con dignidad.
- Tengo el derecho de conservar mi individualidad y de no ser juzgado por mis decisiones, que pueden ser contrarias a las creencias de otros.
- Tengo el derecho de ser cuidado por personas sensibles y competentes, que van a intentar comprender mis necesidades y que serán capaces de encontrar algunas satisfacciones ayudándome a enfrentarme con la muerte.
- Tengo el derecho de que mi cuerpo sea respetado después de mi muerte.

como, por ejemplo, puede ser la menor percepción del dolor.

- El que la enfermedad suele tener en ellos una mayor repercusión funcional, cuya consecuencia entre otras, puede ser la mayor dependencia en las AVD y el empeoramiento de su fragilidad.

- Una respuesta deficitaria por parte del personal sanitario ante la falta de confort y el padecimiento en las personas ancianas terminales.

- La pluripatología que conlleva la mezcla de síntomas y a su vez la presencia de diferentes pronósticos.

- La plurimedicación que por un lado en ocasiones es imprescindible, pero que suele ser un problema potencial de interacción de los fármacos añadido.

- La presencia de alteraciones cognitivas como la demencia, la confusión cuya consecuencia directa es la difícil evaluación de los síntomas presentes.

- La aceptación de la persona anciana enferma de la muerte como una situación que ya es irremediable e incluso el deseo por parte de ellos de acabar ya, es decir, de morir.

- La necesidad de soporte de los más allegados en el duelo, léase esposo/a, amigos, compañeros, etc.

12.4. OBJETIVO DE LOS CUIDADOS PALIATIVOS

Siempre debemos partir de que la función de la UCP es la de ofrecer tratamiento paliativo y de confort a las personas que padecen un proceso patológico en fase terminal. Los objetivos básicos a alcanzar de la unidad de cuidados paliativos en y con las personas en fase terminal y su familia son los que podemos ver descritos en la siguiente tabla: (fig. 121).

Como podemos comprobar siguen el hilo conductor de la filosofía de los cuidados paliativos, y también destaca en ellos, que para conseguir una respuesta global es imprescindible la participación de un equipo multidisciplinar, cuya composición podemos ver en el siguiente punto.

12.5. COMPOSICIÓN DEL EQUIPO DE CIUDADOS PALIATIVOS

El equipo de cuidados paliativos se caracteriza, como ya hemos comentado, por su interdisciplinariedad o multidisciplinariedad, y por ello está formado como mínimo por médicos, enfermeras y asistentes sociales con una formación y vocación específica, que atienden exclusivamente y en dedicación completa (más de 75% de su tiempo) a personas enfermas en fase terminal. Realizando una atención directa al enfermo terminal y a su familia dándoles soporte y atención en el duelo, para lo que

FIGURA 121. Objetivos básicos de la unidad de cuidado paliativos

- Conseguir controlar el dolor.

- Conseguir controlar los síntomas.

- Dar soporte emocional a la persona afectada y a su familia.

- Conseguir que la persona afectada disfrute de un buen grado de confort y bienestar.

- Conseguir que la persona afectada tenga la mejor calidad de vida posible durante el tiempo que le queda de la misma.

- Preparar psicológicamente a la persona que padece la enfermedad en fase terminal ante la muerte.

- Preparar, tratar y seguir el proceso de duelo de la familia.

usan regularmente protocolos de actuación, documentación específica, actividades regulares de trabajo interdisciplinar y dé soporte al equipo, docencia de otros profesionales, investigación, formación interna, evaluación de los resultados terapéuticos a través de la eficiencia de su intervención utilizando parámetros medibles en la comunidad o en los hospitales o en centros específicos y, dé soporte a la vez de conexión con otros recursos. Son equipos que atienden como mínimo una media de 150 casos nuevos anuales de enfermos terminales, cuando su campo de acción es en la ATDOM los casos a atender han de tener en cuenta el número de profesionales disponibles, por ello el número de casos podrá ser inferior al igual que en los equipos que compaginen y compensen esta actividad con otras de cariz docente o investigador, etc.

Como vemos, la dedicación de estos equipos es proporcionalmente mayor que en otras unidades asistenciales, y todo ello como consecuencia de la atención individualizada que se da en las UCP, que por otro lado debe ir acompañada de una estructura que permita la presencia permanente de la familia.

A los ya nombrados componentes básicos del equipo paliativo (médicos, enfermeras y asistentes sociales) se han de añadir para su correcto funcionamiento a los psicólogos, auxiliares, fisioterapeutas, terapeutas ocupacionales, agentes o asistentes pastorales o espirituales y otros. Entre estos otros están los voluntarios, que con formación, selección y soporte son una excelente forma de vincular los equipos paliativos a la comunidad, y a su vez, crean una atmósfera de soporte. Dentro de este mismo capítulo desarrollaremos cuáles son las premisas que deben cumplir y cómo se deben formar.

Las actividades habituales del equipo paliativo se desarrollan en entornos como la atención hospitalaria, domiciliaria, la consulta externa, en el hospital de día, en la atención y seguimiento del duelo de la familia, en las reuniones interdisciplinarias, en la docencia, en la investigación y en la evaluación de la eficacia de su actuación.

Se ubican preferentemente dentro o lo más cerca posible de las unidades en las que se encuentran las personas enfermas, el ejemplo clásico es la colaboración estrecha con los servicios oncológicos, para que las personas afectadas en todas las fases se puedan beneficiar de los principios de los cuidados paliativos y así evitar que se dejen de realizar tratamientos oncológicos específicos eficaces. Por ello, las encontramos en los hospitales de agudos (UFISS paliativas), centros paliativos, centros socio-sanitarios y en la atención primaria (PADES).

Otra de las relaciones importantes a destacar, es el mantenimiento de contactos de una forma cotidiana con las clínicas del dolor, pues esa relación es extremadamente provechosa para la atención de aquellas personas que requieren medidas intervencionistas que mejorarán su calidad de vida y su confort.

El proceso de construcción y consolidación de un equipo de cuidados paliativos es complejo, largo y laborioso, teniendo una duración habitual que oscila entre 3 y 6 años.

Todo esto también pasa por una definición clara del proyecto, por la creación de un núcleo inicial, por la formación rigurosa y específica de sus componentes. Y por la elaboración de un consenso interno, definiendo los criterios de admisión de las personas enfermas candidatas a ser tratadas por el equipo e incluyendo en ese consenso la definición de los objetivos, los roles de los componentes, los mecanismos de soporte y la organización práctica del trabajo. Por otro lado ha de existir un consenso externo fundamental para el desarrollo del equipo, con diferentes unidades, entre otras por ejemplo, con los servicios de oncología en el caso del cáncer, etc, y siempre con los EAP.

Voluntarios:

En este punto vamos a definir el papel que puede desempeñar el voluntario dentro del equipo de cuidados paliativos.

Desempeñan un papel importante ya que puede paliar de una forma significativa necesidades de amistad y solidaridad de la persona anciana enferma terminal y de su familia en esa fase de sus vidas.

La forma de llevar a cabo esta ayuda puede ser en el hospital, la unidad paliativa, centro socio-sanitario o el domicilio de la persona afectada.

Su labor mejorará la calidad de vida de la persona en fase terminal, en los casos en los que el núcleo familiar no existe o es muy reducido, ya que con su compañía y el calor humano puede llenar necesidades de amistad, solidaridad y comprensión tan básicas para la vida como el propio alimento o el mejor tratamiento.

Si la percepción que el voluntario tiene sobre la etapa que precede a la muerte es de reparación y autorrealización, en vez de una etapa de derrota, su participación será más eficaz.

El campo de acción de los voluntarios en el cuidado terminal se ha abierto, gracias a estudios que han demostrado que el sufrimiento está relacionado, no sólo con factores físicos sino que aparte intervienen en él factores psicológicos, familiares y espirituales. Algunos de estos estudios realizados en pacientes con cáncer reflejan que las dificultades físicas representan un 30% y en cambio las psicológicas (58%) y las sociales (12%) representan un 70% del total de dificultades presentes.

La mayoría de esas necesidades, que podemos agrupar en psicosociales, puede ser paliada por el acompañamiento de un voluntario que ofrezca compartir su tiempo, dándoles la seguridad de no estar solos y a su vez siendo una fuente de apoyo a la familia de la persona enferma.

Partiendo de esta colaboración altruista, el voluntario puede ayudar a que la persona enferma se encuentre consigo misma y viva el momento, centrando su atención en lo que tiene o ha dado sentido a su vida.

Concretando, el voluntario puede proporcionar a las personas que necesitan de su colaboración un servicio directo a ellos y a su familia, y ser un apoyo en el proceso del duelo.

Los requisitos necesarios para ser voluntario en general son:

1. Tener una motivación interior, libre y sin condicionamientos.

2. Ser equilibrados, maduros y tener una conducta estable.

3. Aceptar sus propias limitaciones, ya que el conocimiento de uno mismo y la propia aceptación permite el acercamiento respetuoso a los demás.

4. Actuar con espíritu de servicio y no de superioridad, sabiendo escuchar lo verbal y observando lo no verbal, y siendo comprensivo y discreto, y respetuoso con la intimidad de la persona.

5. Ser consciente del secreto profesional y mantenerlo.

6. Ser responsable y constante para asegurar la continuidad de las actividades iniciadas y así alcanzar los objetivos marcados.

7. Ser creativos, tener optimismo, buen humor e ilusión.

8. Tener actitudes positivas de diálogo y tener una mentalidad abierta.

9. Acoger sin perjuicios todos los aspectos de la persona respetando su proceso personal, creencias y costumbres.

10. No tener actitudes protectoras. Sabiendo motivar y favorecer la autonomía de los demás.

11. Tener capacidad para trabajar, integrado en un equipo, para así apreciar y aprender de la experiencia de los demás miembros del mismo, y así desarrollar un plan de acción común.

12. Saber que su ayuda nunca es solitaria, sino que es una labor de equipo en la que otros componentes del mismo colaboran a distintos niveles y le siguen dándole soporte.

13. Disponer de un tiempo mínimo libre para uno mismo, si no es así se corre el riesgo de angustiarse y de no trasmitir la tranquilidad y confianza necesaria para ser efectivos.

14. Tener como mínimo 18 años.

15. No haber sido diagnosticado de cáncer en el último año.

16. No ser estudiante de medicina o enfermería, para no extralimitarse en sus funciones.

17. Tener estímulo para formarse permanentemente y así mejorar los servicios prestados.

18. Conocer la filosofía de la institución donde van a prestar su servicio y las normas del departamento de voluntarios.

Dentro de una unidad de cuidados paliativos (UCP), las características que debe cumplir un voluntario, pasan por una serie de parámetros que sirven para valorar los puntos fuertes y débiles del voluntario.

Se presentan estructurados en cuatro grupos, como podemos ver seguidamente.

1. Adhesión al programa

1. Acepta los casos asignados por su coordinador.

2. Dedicar el número de horas por semana acordadas con la persona enferma, la familia o el coordinador.

3. Realiza las visitas en los días y horas esperados por la persona enferma o la familia.

2. Relación con las personas enfermas y su familia

1. Demuestra buenas habilidades de ser un buen escucha.

2. No intenta convencer a otros de sus ideas o prácticas religiosas.

3. Sabe dar calor humano y cuidado a las personas enfermas y a sus familiares.

4. Tiene un comportamiento relajado y tranquilo cerca de las personas enfermas y sus familias.

5. Detecta las necesidades de las personas enfermas y de sus familias, respondiendo bien a ellas.

6. Es capaz de mantenerse al lado de la persona enferma a pesar del deterioro físico y mental de la misma.

7. No intenta forzar a las familias a realizar las cosas a su manera.

8. Es capaz de responder con flexibilidad a los cambios que se producen, en el estado de la persona enferma y de su familia.

9. Sabe evitar la sobrecarga a la persona enferma o a su familia con sus problemas personales o sus pérdidas previas.

3. Funciones con relación al equipo

1. Acepta la filosofía de la unidad de cuidados paliativos.

2. Comunica cualquier cambio significativo al equipo.

3. Es digno de confiarle documentación.

4. Comunica con franqueza los problemas encontrados en su labor a su coordinador de voluntarios.

5. Sabe mantener las confidencias.

6. Mantiene un contacto frecuente con su coordinador para intercambiar y recibir información sobre su labor.

7. Consulta con los miembros del equipo antes de realizar cambios en el cuidado de la persona enferma o familia.

8. Cuando no puede cumplir una cita previa lo comunica, con tiempo suficiente para poder realizar cambios, a su coordinador, a la persona enferma o a su familia.

9. Tiene capacidad para aceptar la supervisión y para aprender de ella.

10. Es capaz de dar apoyo y de recibirlo de otros miembros del equipo.

4. Autocuidado

1. No se involucra emocionalmente de forma intensa con las personas enfermas o sus familias.

2. Reconoce cuándo necesita un descanso y se lo hace saber a su coordinador.

3. Es capaz de mantener una adecuada apariencia profesional y un buen aspecto higiénico.

4. Es capaz de decir no, cuando sabe que lo fácil sería decir sí en algún aspecto, aunque ello puede molestar a la persona enferma, a su familia o al coordinador.

Conociendo las respuestas del voluntario a estos parámetros, nos permite intentar desarrollar en él ciertas destrezas y apoyarlas, y también discutir cómo se pueden mejorar algunas de ellas. Estos resultados también nos pueden ofrecer un feedback (retroalimentación) sobre el grado de realización/satisfacción que siente el voluntario.

En síntesis estos parámetros son una medida de control de calidad, que pueden emplearse para estructurar los contenidos que se deben incluir en un programa de formación de voluntarios en cuidados paliativos, los cuales pasan por formar al voluntario en los siguientes conceptos:

1. En la filosofía que impregna a los cuidados paliativos:

1.1. La calidad de vida de la persona enferma terminal.
1.2. El paciente como una entidad física, social y espiritual.
1.3. La familia-paciente como una unidad de cuidado.
1.4. El equipo multidisciplinar.

2. En la relación de ayuda a la persona con una enfermedad terminal:

2.1. La importancia del trato humano hacia las personas enfermas terminales..
2.2. En los problemas psicológicos y emocionales de la persona enferma terminal.

3. En el cáncer y en otras enfermedades con carácter terminal:

3.1. Cuáles son los más frecuentes.
3.2. Cuáles son las medidas para tratarlos.
3.3. Cuándo empiezan las medidas paliativas.

4. En las nociones generales de cómo manejar físicamente al enfermo terminal.

5. En las medidas de confort.

6. En las formas de apoyo, que como

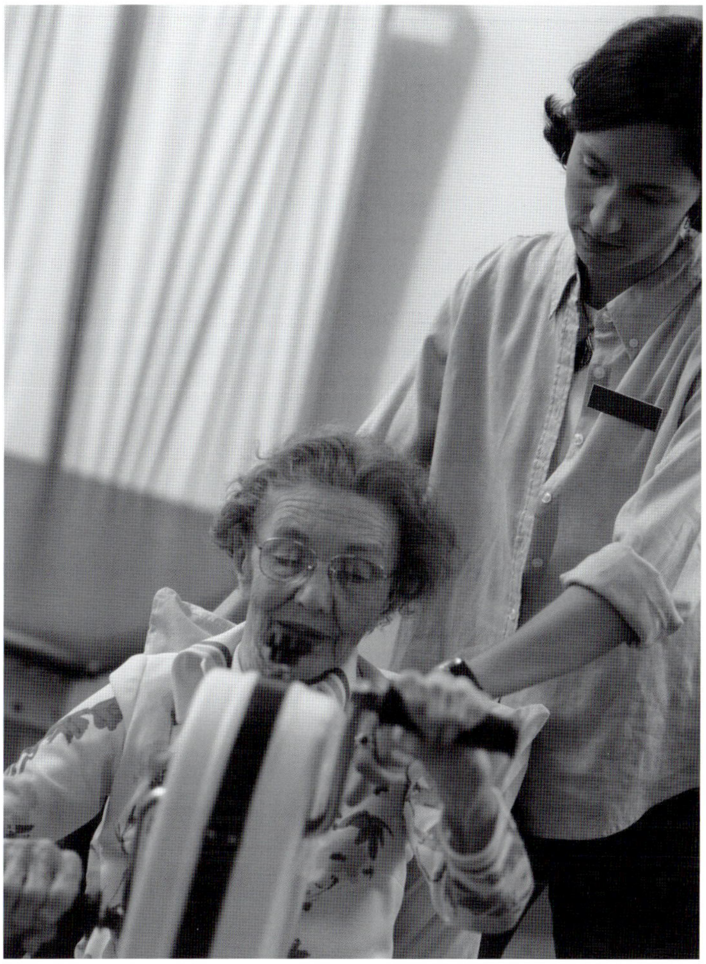

voluntario puede brindar a la persona enferma y a su familia, ante las numerosas pérdidas progresivas, que les producen la enfermedad terminal.

7. En la dinámica espiritual ante la muerte y el morir, así como en las actitudes hacia la muerte. En las reacciones sociales que genera. Y en el respeto por los rituales y creencias.

8. En cómo el voluntario puede ayudar ante la dinámica familiar frente a la muerte, como es el cambio de papeles, y ante los síntomas de disfunción grupal.

9. En cómo puede establecer una relación con la persona en estado terminal.

10. En cuáles son las formas de comunicación más idóneas.

11. En técnicas de escucha activa y en medidas de apoyo.

12. En la importancia de la confidencialidad y el respeto.

13. En la comprensión del proceso del duelo, a través de las influencias generadas por las experiencias de pérdidas pasada. En el duelo anticipado y en la elaboración del duelo.

14. En el estrés personal, que pasa por identificar los factores estresantes comunes en la vida y la relación que tienen con los cuidados paliativos, en cómo prevenirlos y en las medidas reductoras del estrés.

15. En las actividades de apoyo, dentro del equipo de cuidados paliativos, al voluntariado.

Hemos de tener presente que un voluntario bien formado es un elemento importante dentro del equipo, llegando incluso a ser un buen consultor sanitario, pues nos trasmitirá cualquier cambio significativo en la situación de la persona a la cual presta su ayuda.

12.6. BASES TERAPÉUTICAS DE ACTUACIÓN DE LOS CUIDADOS PALIATIVOS

Se centran en la unidad asistencial que se compone de la persona que padece el proceso terminal, su familia y su entorno (hogar).

El entorno afectivo es una de las metas del tratamiento del equipo, el cual, en la mayoría de los casos, está representado por la familia. Que va a necesitar ayuda para adaptarse a la situación y para descubrir y potenciar su capacidad de ofrecer soporte a su familiar en fase terminal. Y la implicación de ella en el tratamiento es extremadamente importante para conseguir la máxima eficacia terapéutica.

Otro aspecto destacable a tener en cuenta es la relación, que se debe fomentar, pues si no es así, este modelo de cuidados no tendrá unos resultados eficaces. Esta relación afecta tanto a los distintos elementos implicados directamente en el cuidado, a saber, persona en fase terminal, su familia y equipo de la UCP, como a los elementos exteriores que forman también parte más o menos directa de ese cuidado, como son los diferentes niveles asistenciales y los recursos sociales.

Es importante tener siempre presente en la relación del conjunto "persona en fase terminal-familia-equipo" la siguiente máxima de que el "soporte es de todos para todos".

La relación con los diferentes niveles asistenciales, pasan por establecer una serie de lazos y circuitos basados en la profesionalización del personal implicado a través de actividades de intercambio como la docencia, la formación, la investigación y el trabajo en equipo.

Y la relación sobre la base del establecimiento de lazos con la sociedad, a través de asociaciones e instituciones de carácter sanitario o no, que ayudarán a conseguir aportaciones procedentes de otros ámbitos con una visión distinta, lo que ayudará a hacer más normal la situación del proceso terminal.

Siguiendo con el hilo conductor, las UCP basan su línea terapéutica de actuación en una atención activa, global e integral de los aspectos físicos, emocionales, sociales y espirituales. Promoviendo la dignidad y la autonomía de la persona que padece un proceso terminal, en un ambiente de respeto, de confort, de soporte y de comunicación. Considerando el proceso de morir como algo natural. Promoviendo la calidad de vida y por ello no pretender alargarla innecesariamente con medidas extraordina-

FIGURA 122. Síntomas más frecuentes presentes en las enfermedades terminales

Síntomas	Características
Candidiasis oral	Síntomas digestivos
Náuseas y vómitos	
Disfagia	
Constipación	
Xerostomía	
Insomnio	Alteración del sueño y del descanso
Hemorragia masiva	Alteración hematologica / digestiva / respiratoria
Disnea	Síntomas respiratorios
Tos	
Debilidad	Síndrome constitucional
Anorexia	
Pérdida de peso	
Dolor	Presente con una frecuencia entre el 60-85%
Ansiedad	Síntomas neuropsicológicos
Depresión	
Confusión	

rias y desproporcionadas como el ensañamiento terapéutico.

Control de síntomas:

El control de síntomas es la base en la que sustentan los demás principios de los cuidados paliativos, junto con la comunicación con la persona anciana afectada de una afección terminal y el apoyo a la familia.

Los síntomas más frecuentes en las personas afectadas por una enfermedad terminal son los que podemos ver en el siguiente cuadro: (fig. 122).

Todos ellos se presentan con una intensidad que dependerá de muchos factores, es decir, que un mismo síntoma puede ser producido por diversas causas por separado o al unísono, por ello es imprescindible el realizar una valoración precisa sobre la causa o causas que los desencadenan para tratarlas y controlarlas correctamente así como a los síntomas. De todas formas, a medida que el proceso patológico avanza, la intensidad de los síntomas aumenta proporcionalmente y también tiene la peculiaridad de cambiar bruscamente y alterar el equilibrio, hecho que se ha de tener en cuenta para así prever el cambio e informar de él a la persona afectada por el proceso, como es la familia y el equipo. Pero existen factores que ayudan a controlar o modular esta intensidad y cambios, como pueden ser entre otros la compañía, la distracción, el ambiente, el descanso nocturno, etc.

12.7. LA FAMILIA DEL PACIENTE ANCIANO EN FASE TERMINAL

El conseguir que una persona incurable sea cuidada en su casa y muera en ella, es una solución favorable en muchos sentidos, ya que la persona enferma en su hogar no vive ni la separación de su familia y de las personas próximas, ni tampoco se ve necesitado de la asistencia de personal sanitario que cambia continuamente.

En su casa la persona enferma continúa siendo su propio señor y conserva su libertad de levantarse, bañarse, vestirse, dormir y comer cuando él quiere.

En el entorno familiar, a las persona ancianas les resulta más fácil por lo general, orientarse y mantenerse espiritual y psíquicamente más sanas.

La decisión de ser atendido en casa hasta la muerte en ocasiones es muy fácil. Sobre todo cuando la persona enferma terminal expresa el deseo de "me gustaría volver a casa, para morir" y en ese momento están presentes sus familiares o amigos que pueden asumir su atención y cuidado, y evidentemente si ese deseo va acompañado del apoyo de los servicios sanitarios de referencia, y siempre y cuando la vivienda ofrezca el espacio suficiente y la familia o allegados por supuesto estén de acuerdo en que ese deseo es lo mejor para él.

Si todo esto se cumple, podemos decir que no hay ningún inconveniente para que la persona enferma sea cuidada y pueda morir allí donde ha vivido, es decir, en su hogar.

Pero la mayoría de las veces la decisión no es tan fácil ni resulta tan clara. La experiencia enseña que la situación descrita se da sobre todo cuando la persona enferma terminal es un hombre, mientras que las mujeres están destinadas con mucha más frecuencia a morir en el hospital (ver Christian-Widmaier, 1984). Esta situación se debe inequívocamente al hecho bien documentado de que la carga principal del cuidado doméstico recae sobre las mujeres. Siendo las esposas, las madres y las hijas las que al final han de cuidar de la persona enferma. Como se demuestra en un estudio financiado por el IMSERSO y la Universidad de Alcalá de Henares, recientemente publicado (2000), en sus conclusiones se confirma que el peso del cuidado de las personas con dependencia recae en el 80% de los casos en las mujeres y éstas están en un 85% en la franja de edad superior a los 45 años.

Pero una vez tomada la decisión de cuidar a la persona terminal en casa, la prioridad de la atención no pasa por curarlo, sino por procurarle el mayor bienestar posible y el mayor alivio y control de las molestias.

En tanto que esto corresponda al deseo de la persona enferma terminal, el objetivo principal no pasará por prolongar la vida sino por aliviar la situación con el máximo confort.

Para ello el equipo de cuidados paliativos junto con el EAP han de valorar a la familia desde dos perspectivas: como cuidadora de la persona anciana terminal y como receptora de los cuidados necesarios para hacer frente al estrés que le genera la proximidad de la muerte del familiar.

Teniendo en cuenta el aspecto de familia cuidadora, como enfermeras de la UCP, identificaremos qué medidas específicas hemos de emprender para ayudarles, así como el tipo de educación sanitaria sobre temas como la alimentación, hidratación, higiene, administración de medicaciones, etc.

Y desde el aspecto de familia receptora de los cuidados del ECP, se centrará la actividad en el cuidador principal, que es el miembro de la familia que asume el papel de interlocutor del resto de la familia y, a la vez, coordina la organización de los cuidados de la persona anciana en fase terminal.

En ocasiones, la carga física y emocional a la que se encuentra sometido el cuidador principal y la familia, provoca lo que conocemos como claudicación temporal del cuidador por cansancio o estrés, para poder seguir realizando la labor que desempeñaba con el familiar anciano en situación terminal de una forma adecuada y suele venir acompañada de la claudicación de la familia. Se caracteriza por una serie de manifestaciones verbalizadas por él o ellos, como es el aumento de cansancio físico, la incapacidad o dificultad para realizar las tareas, la falta de apoyo familiar y de recursos materiales y clínicos. Siendo un proceso que puede evolucionar hacia un cuadro de depresión.

La mayoría de estas claudicaciones familiares suelen ser desencadenadas por un mal control de los síntomas o por la aparición de nuevos y por el cansancio físico y psicológico que provoca la carga emocional y el estrés.

La claudicación del cuidador principal y de la familia se considera dentro del ECP como una urgencia paliativa, lo que se traduce en una respuesta inmediata por parte del equipo, el cual actúa revisando el control de los síntomas existentes y los de nueva aparición, aclarando las dudas que se hayan generado, a través de una escucha sin prisas y si es necesario realizando un ingreso de descarga provisional del anciano en fase terminal en un centro donde se le cuide de forma adecuada.

Medida esta última solucionadora del problema de claudicación en la mayoría de los casos, ya que con ella se consigue el descanso y la recuperación del cuidador principal.

Pero también puede suceder que la persona enferma cambie de actitud, lo que en la mayoría de los casos significa el ingreso en una institución u hospital.

Proceso de atención en pacientes con una enfermedad terminal:

Como enfermeras utilizaremos todas las fases del proceso para detectar todos los problemas que alteran las capacidades de la persona anciana terminal que le impiden llevar a cabo las actividades habituales, y también evaluaremos la adaptación de esta persona y de su familia a la pérdida de las mismas.

Entrevista:

Dentro de la fase de valoración es preciso focalizar la entrevista ejercitando la escucha y la exploración física en la búsqueda de los síntomas característicos del proceso que le afecta.

Esto nos permitirá recoger la información de la situación actual de la persona afectada y de su familia, e indagar en las repercusiones que va a tener el proceso en la unidad que tenemos que cuidar.

Diagnósticos enfermeros:

Una vez recogida toda esta información dentro de la valoración de enfermería pasamos a realizar un análisis completo de la misma, y podremos detectar los problemas/diagnósticos y la dependencia que se pueden producir por causa del proceso terminal.

Todo esto nos conducirá por la complejidad de las situaciones terminales, que afectan a muchas necesidades, a poder utilizar un número importante de diagnósticos / etiquetas enfermeros potenciales o reales según las circunstancias que, a partir de los cuales, estableceremos el plan de cuidados idóneo a cada momento y situación de la persona en fase terminal y de su familia. Entre otros, los que vamos a utilizar y trabajar pueden ser:

1. Dolor crónico relacionado con la enfermedad terminal (oncológica)

2. Alteración de la nutrición, inferior a las necesidades corporales relacionado con la sintomatología (náuseas, vómitos, anorexia, etc.)

3. Estreñimiento relacionado con el uso de analgésicos opiáceos, disminución de ingesta de líquidos, etc..

4. Alteración de la mucosa oral relacionada con el consumo de fármacos, disminución de la ingesta de líquidos, etc..

5. Potencial de infección relacionado con el déficit inmunitario causado por tratamientos antineoplasicos.

6. Deterioro de la comunicación verbal relacionado con el proceso terminal y la debilidad.

7. Deterioro de la integridad de la piel relacionado con la inmovilidad.

8. Trastorno de la imagen corporal relacionado con los cambios de apariencia física causados por el proceso terminal.

9. Afrontamiento individual ineficaz relacionado con el miedo al padecimiento y a la muerte.

10. Afrontamiento familiar inefectivo relacionado con la claudicación familiar.

11. Patrón respiratorio ineficaz relacionado con el dolor, ansiedad, etc.

12. Limpieza ineficaz de las vías aéreas relacionado con la retención de secreciones.

13. Duelo disfuncional de la familia relacionado con la pérdida del familiar.

14. Duelo anticipado de la persona terminal relacionado con la proximidad a la muerte.

Objetivos:

Partiendo de los diagnósticos podemos pasar a enumerar una serie de objetivos que pretendemos que la persona anciana terminal y su familia, a los que dirigimos nuestros cuidados, alcancen en relación con los problemas que pueden presentarse debido al proceso terminal. Objetivos que hemos de formular teniendo en cuenta a la unidad que tratamos, es decir, a la persona anciana en fase terminal, a su familia o al cuidador principal o al informal y los recursos disponibles.

Por ello a partir de las etiquetas diagnósticas enfermeras o problemas clínicos interdependientes, que se pueden presentar en las personas ancianas con enfermedad terminal, podemos establecer objetivos de acuerdo con el tratamiento paliativo, a través de los cuales se tratará de dar una respuesta global a las necesidades de la persona anciana con una enfermedad terminal, pero sin dejar de perder la visión holística de la persona, en sus dimensiones biológicas, psíquicas, sociales y espirituales. Basándose el objetivo principal de los cuidados de enfermería paliativos, en los cuidados generales, a través de los cuales buscaremos el confort en el plano físico.

Pormenorizando al detalle podemos destacar como ejemplo, entre otros muchos más, los siguientes:

1. Controlar los síntomas generados por el proceso terminal.

2. Potenciar el confort de la persona en fase terminal.

3. Conseguir controlar el dolor que genera el proceso terminal.

4. Controlar y paliar los procesos de duelo que se desencadenen.

5. Controlar las alteraciones bucales con la aplicación de los cuidados protocolizados de la boca.

6. Controlar la integridad de la piel a través de los cuidados protocolizados de la piel.

Plan de cuidados de enfermería:

Pasará por una serie de intervenciones de enfermería encaminadas a prevenir o solucionar las deficiencias detectadas, antes de que interfieran en el confort de la persona en estado terminal. Para ello hemos de contar en su planificación tanto con la persona anciana a la que van dirigidos como con su familia o cuidador principal y los recursos existentes.

Nuestro papel como enfermeras se centrará en los cuidados generales, para conseguir el máximo confort de la persona enferma terminal y en implicar a través de nuestro soporte a la familia o al cuidador principal en los cuidados destinados a la persona terminal, para así obtener una continuidad en el cuidado, a través de una serie de medidas de actuación como son:

1. Cubrir las necesidades básicas.

2. Dar soporte psicológico, social y espiritual a la familia y a la persona enferma.

3. Control de síntomas.

1. Cubrir las necesidades básicas

Centrándonos en aspectos higiénicos como el aseo de piel y mucosas, y actuando sobre la necesidad de eliminación controlando la sudoración y la eliminación intestinal y vesical, para mantenerlo siempre seco y cómodo, lo que junto con movilizaciones o cambios posturales que toleren, eso sí, siempre respetando la posición antiálgica y el sueño, ya que el descanso es primordial para conseguir un grado óptimo de confort, serán medidas preventivas frente a las UPP, al igual que la nutrición la cual, como objetivo importante que es, hemos de cubrirla mediante la oferta de los alimentos que más le apetezcan en pequeñas cantidades y con frecuencia.

2. Dar soporte psicológico, social y espiritual a la familia y a la persona enferma

A través del establecimiento de unos buenos canales de comunicación con la persona enferma y su familia, empatizando con ellos, lo que nos permitirá establecer un dialogo sincero por medio del cual les podremos informar sobre la situación actual y sobre los cambios futuros a los que van a tener que hacer frente. También les proporcionaremos el soporte necesario en el ámbito de información y recursos para solventar los problemas sociales. Y facilitaremos y respetaremos sus creencias religiosas y espirituales.

3. Control de síntomas

El abanico de síntomas que pueden presentar las personas en situación terminal es amplio y cambiante. Pero existen una serie de ellos que podemos decir que son característicos de los procesos terminales, como los que vamos a describir a continuación.

Dolor:

Es una sensación desagradable causada por una estimulación de carácter nocivo de las terminaciones nerviosas sensoriales. Es un síntoma cardinal de la inflamación y es valorable en el diagnóstico de gran número de trastornos y procesos. Evidentemente la definición más real sobre el dolor es cuando la persona que lo padece se queja de él, por otro lado se le clasifica, según como se presenta, como leve, moderado y grave o severo, también como crónico, agudo, punzante, sordo o vivo, localizado o difuso.

El dolor se asocia íntimamente a procesos patológicos como el cáncer, pero hoy en día el control del dolor se puede aliviar en el 90% de los casos con el uso correcto de la analgesia disponible.

Existe otro concepto sobre el dolor, introducido por Cicely Saunders, que es el término de "dolor total", que define el dolor teniendo no sólo en cuenta el aspecto físico del mismo (daño tisular, compresión nerviosa, etc), sino también los componentes emocionales (depresión, enfado, etc.), sociales (pérdida de rol social y familiar, etc) y los espirituales (inseguridad ante la muerte, autorreflexión, etc)

- Control del dolor:

Pasa por el uso de la escalera analgésica

FIGURA 123. Escala Analgésica de la OMS

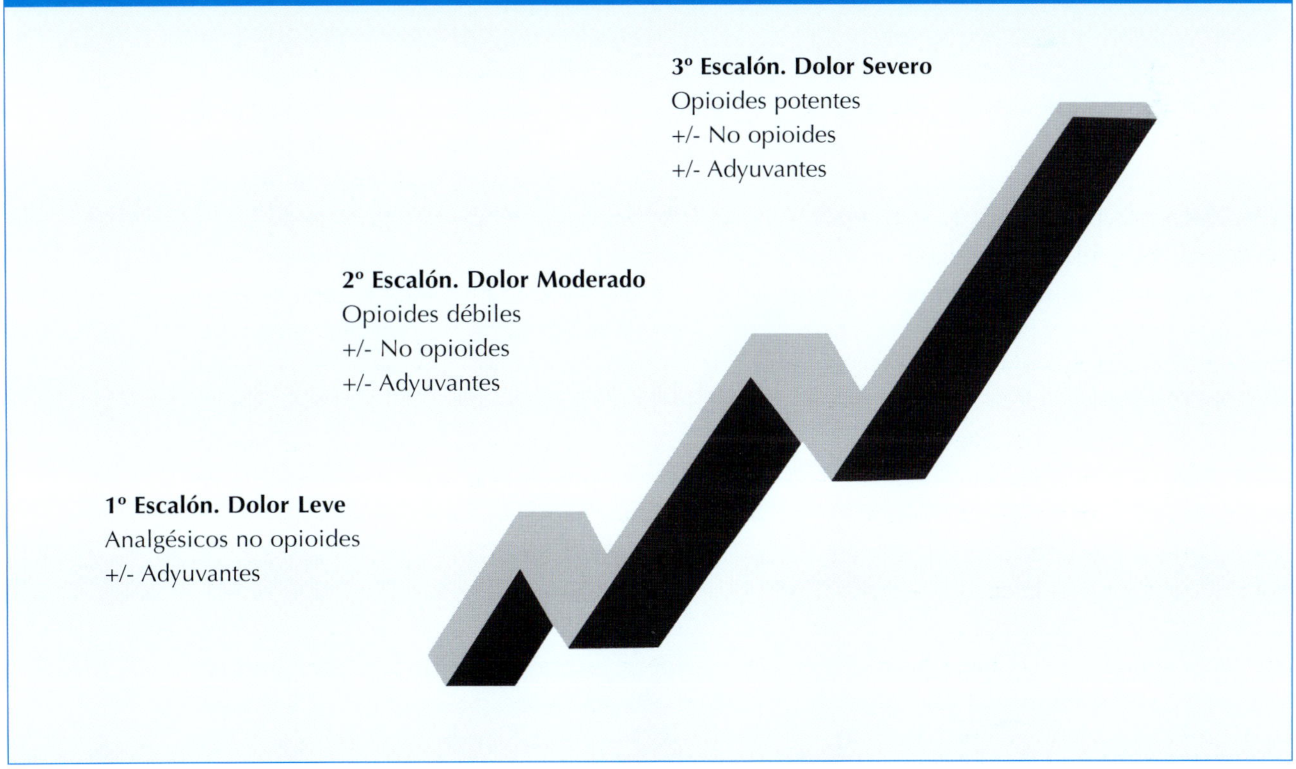

de tres peldaños recomendada por la OMS. Teniendo presente que la potencia del analgésico lo determina la intensidad del dolor y no la supervivencia prevista. (fig. 123)

Los fármacos utilizados en el primer escalón para controlar el dolor leve son los analgésicos no opioides como el paracetamol, la aspirina, la dipirona magnésica y los antiinflamatorios no esteroideos (AINES).

Los que se utilizan en el segundo escalón son para controlar el dolor moderado y entre ellos están la codeína, dihidrocodeina y el tramadol considerados como opioides débiles.

Y los utilizados en el tercer escalón para controlar el dolor severo son la morfina, la metadona, la buprenorfina y la petidina, todos ellos pertenecen al grupo de los opioides considerados como potentes.

Respecto a los fármacos *adyuvantes*, que vemos asociados en todos los escalones de la escalera para controlar el dolor, podemos ampliar algo más.. Son medicamentos cuya indicación o recomendación principal no es el tratamiento del dolor, pero que pueden actuar como analgésicos en determinadas condiciones. Siendo incluso en algunos casos los fármacos de elección, como por ejemplo en el dolor neuropático. Se suelen combinar con analgésicos opioides y no opioides, siendo los fármacos adyuvantes más usados los antidepresivos, los anticonvulsionantes, los anestésicos locales, los neurolépticos y los corticoides.

La utilización de este instrumento recomendado por la OMS para el control farmacológico del dolor es de gran ayuda, pero también hemos de tener en cuenta una serie de premisas o principios sobre el uso de la analgesia, como son:

- Atender siempre la demanda por causa del dolor de la persona que cuidamos.

- Tener siempre presente las necesidades psicológicas de la persona que cuidamos, dedicando tiempo a escucharle y a conversar con él, ya que la analgesia es un elemento importante para controlar el dolor, pero siempre que la contemplemos dentro de la atención integral global. Por ello también hemos de controlar el insomnio causado por el dolor.

- El uso de la analgesia debe ser sencilla y familiar, por eso, siempre que sea posible, utilizaremos como vía de administración la oral, lo que le permite permanecer a la persona en su domicilio aunque hay ocasiones en que es necesario ingresarlos para poder controlar el dolor. En lo que insistiremos de una forma reiterativa, es en la frecuencia de administración que debe coincidir siempre en las mismas horas. Entre los medicamentos básicos utilizados para controlar el dolor encontramos la aspirina, la codeína y la morfina, todos ellos relativamente conocidos o familiares.

- La mezcla de fármacos analgésicos sólo se debe realizar entre opioides cuya acción es central y con los de acción periférica como son los AINES, a los que se puede asociar fármacos adyuvantes. Nunca deben mezclarse dos opioides.

- Las dosis serán siempre individuales al igual que la potencia del analgésico, como ya hemos comentado al inicio de este punto, según las necesidades de la persona y la intensidad del dolor, valorando en todas las ocasiones el coste beneficio.

- También se ha de tener presente que existen dolores que no serán controlados con analgesia a base de opioides o AINES, como por ejemplo, el dolor por distensión gástrica entre otros que mejorarán con la utilización de una sonda nasogástrica.

- Morfina:

Remarcamos el cloruro mórfico por ser el analgésico de mayor eficacia que tenemos para controlar el dolor, sobre todo en las personas enfermas de cáncer.

La vía de administración de entrada por su sencillez será la oral, pero cuando existen dificultades para la deglución, utilizaremos la vía parenteral, y de ellas la más utilizada por su gran eficacia es la perfusión continua de cloruro mórfico por vía subcutánea, que se caracteriza por ser un proceso seguro con escasa incidencia de complicaciones y que mejora notablemente la calidad de vida, y a su vez es cómodo tanto para la persona enferma como para su familia y el equipo sanitario. Otras vías utilizables son la rectal y espinal, esta última sobre todo se utiliza cuando no es posible controlar el dolor aplicando el protocolo de la OMS (escala de dolor), en dolores neuropáticos incontrolables así como cuando son necesarias grandes dosis de morfina por otra vía para controlar el dolor y cuando aparecen efectos secundarios por su administración por las otras vías. También existen en fase de estudio y pendientes de confirmar su efectividad, otras vías como la dérmica y la inhalación nasal.

Como enfermeras hemos de explicar, tanto a la persona enferma como a sus familiares que los cuidan, cuales son los efectos secundarios que con mayor frecuencia se pueden presentar por la utilización de la morfina, para que los conozcan e identifiquen y avisen al equipo cuando aparezcan, y además los adiestraremos en las actividades más adecuadas que deben realizar para controlar o paliar estos síntomas:

- Boca seca o xerostomía: Si la persona enferma esta consciente mejorará con la realización de enjuagues con infusiones (manzanilla) con limón, chupando caramelos ácidos sin azúcar o cubitos de hielo o trozos de fruta congelada. En el caso de estar inconsciente recurriremos a refrescar la boca con torundas impregnadas en infusiones como las recomendadas para hacer enjuagues o en agua.

- Estreñimiento: Los opioides son astringentes, por ello vigilaremos la frecuencia y consistencia de las heces, y para evitar la aparición o formación de fecalomas se recomienda que las personas tratadas con opioides lo sean a su vez con laxantes.

- Vómitos: Es un síntoma que suele aparecer al inicio del tratamiento con opioides durante las primeras 48-72 horas, hasta que se desarrolla la tolerancia, pero que se puede controlar fácilmente con el uso de los antieméticos administrados unos 15 o 20 minutos antes de la dosis de morfina.

- Somnolencia: Suele aparecer al inicio del tratamiento que desaparece una vez ajustada la dosis para controlar el dolor.

- Confusión: Puede presentarse sobre todo en las personas ancianas o con intolerancia a la morfina.

- Retención urinaria, muy frecuente en las personas ancianas.

- Crisis mioclónicas.

- Miosis se define como pupilas en cabeza de aguja, es una característica diagnóstica de la sobredosis de opioides.

A pesar de estos efectos secundarios que se pueden presentar, la morfina se caracteriza por poderse, como ya hemos descrito, administrar por vías que son sencillas de utilizar. Y también por poder aumentar las dosis según la demanda de la persona afectada, ajustándola de una forma individual, es decir, que no tiene una dosis tope máxima y esta se relaciona con el efecto conseguido. Por crear tolerancia desencadenada generalmente por el aumento del dolor. Por producir dependencia física desencadenada cuando se suspende el tratamiento de forma brusca. Por provocar dependencia psíquica, que en el caso de las personas enfermas de cáncer no aparece, ya que ellos necesitan la dosis de analgesia para bloquear el dolor. Por no deprimir el sistema respiratorio si se usa a dosis e intervalos adecuados, ya que el propio dolor es el antagonista de la potencial depresión respiratoria generada por los narcóticos.

Por otro lado hemos de desterrar las falsas creencias arraigadas sobre la morfina (opioides), lo que nos ayudará a cuidar a la persona enferma y a dar soporte a su familia. Entre los estereotipos o mitos existentes sobre la morfina, tenemos las siguientes afirmaciones:

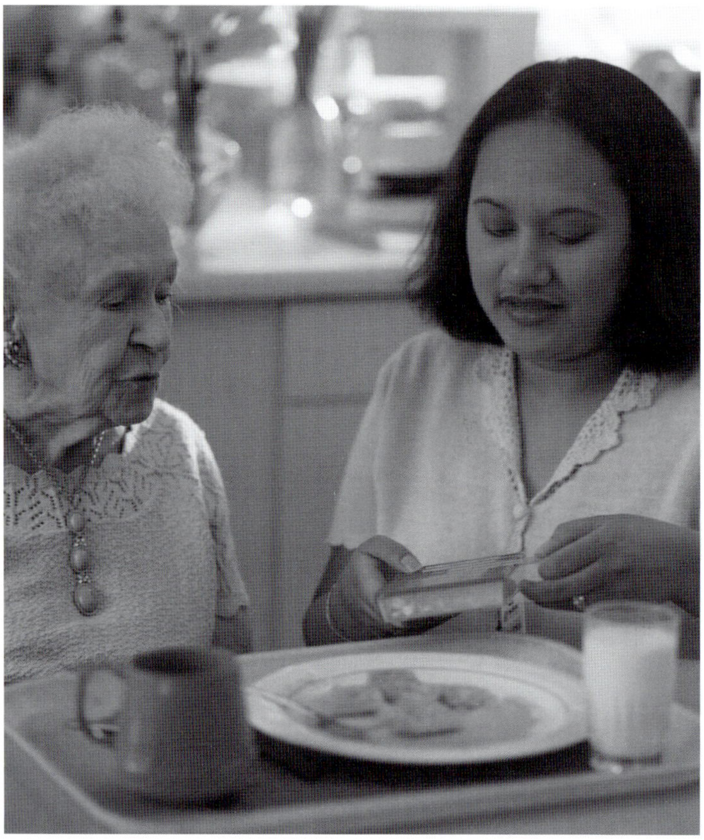

- El uso de la morfina es muy peligroso porque desencadena depresión respiratoria. Es una afirmación totalmente falsa, siempre que las dosis sean las adecuadas a la situación de la persona anciana y además, como ya hemos comentado anteriormente, el dolor es el mejor antagonista de la depresión respiratoria.

- La morfina provoca euforia. La persona enferma cuando se neutraliza el dolor que padece, pasa a una etapa de bienestar y confort, que evidentemente es beneficioso.

- La morfina provoca drogodependencia, no es cierto que su uso como neutralizador del dolor genere una dependencia de ella.

- Las personas tratadas con morfina desarrollan rápidamente una tolerancia a ella, la necesidad de aumentar la dosis no viene generada por la tolerancia a la morfina sino por el aumento de la intensidad del dolor.

- Si a una persona enferma se la receta morfina significa que tiene un cáncer en fase terminal, esta afirmación es falsa ya que su prescripción esta indicada en otros tipos de dolencias que no son terminales.

Anorexia:

Se define como la pérdida del apetito, siendo su consecuencia la abstinencia de comer. Es un síntoma presente en los enfermos terminales y suele ser causado por molestias bucales, por miedo a las náuseas y al vómito, como consecuencia de los efectos secundarios del tratamiento entre otras causas.

La forma de controlar este síntoma pasa por ofertar los alimentos de una forma atractiva teniendo en cuenta las preferencias y apetencias de la persona anciana enferma, huyendo de los platos copiosos y utilizando suplementos nutricionales líquidos por su facilidad para ingerirlos, adecuando el horario a sus necesidades y dando a las horas de las ingestas un cariz de reunión. También existen medidas farmacológicas que mejoran la apetencia.

En estos casos, el uso de la nutrición enteral es una alternativa que debe ser sopesada y decidida en consenso por parte del equipo, la persona afectada y la familia, y usada sólo si va a tener una repercusión en la mejora de su pronóstico y calidad de vida. Otra alternativa es la nutrición parenteral, pero su utilización queda reservada para aquellas personas que tienen una expectativa de vida larga y en las que su uso puede mejorar su calidad de vida.

Estreñimiento:

La disminución de la frecuencia evacuatoria de heces junto con un aumento en su consistencia, es frecuente en las personas enfermas en fase terminal.

Es un síntoma que preocupa tanto a la persona afectada como a su familia por las molestias que produce.

En el estreñimiento intervienen diversos factores, como puede ser la disminución de la ingesta de líquidos y alimentos ricos en fibra, la inmovilidad, etc. Pero también tienen una gran importancia los efectos secundarios de los fármacos que utilizamos para controlar el dolor como los opioides, etc. Así como la presencia de hemorroides, tolerancia a los laxantes, etc.

Para controlar y solucionar esta situación aumentaremos la oferta de líquidos junto con la administración de laxantes que aumente el peristaltismo o bien que actúen como humidificadores, sobre todo en las personas que están tratadas con opioides para controlar el dolor. Procuraremos, si es posible, que evacue sentado y se aplicara tratamiento local antihemorroidal para evitar el dolor al defecar. Aplicaremos enemas si es preciso, así como el tacto rectal para valorar o realizar la extracción manual del fecaloma, para ello utilizaremos siempre lubrificante anestésico y antes administraremos analgesia.

Nauseas y vómitos:

Tanto uno como otro de estos síntomas causan gran impacto y a la vez sufrimiento que se puede comparar incluso al causado por el dolor.

Su causa es multifactorial pudiendo ser como consecuencia del propio proceso causante del estado terminal, por el tratamiento, etc.

Hasta que no consigamos controlar esta sintomatología, todo el tratamiento administrado por vía oral será inviable y por tanto se tendrá que modificar buscando una vía alternativa.

La forma de controlar que no aparezcan pasa por la utilización, ante las situaciones predecibles, de antieméticos por vía oral, y cuando ya han aparecido los síntomas, las primeras dosis de los antieméticos se administrarán por vía subcutánea, para pasar posteriormente a la oral en cuanto se hayan controlado los vómitos.

Cuando la causa que genera esta sintomatología es una obstrucción gástrica total se recomienda el uso de la SNG, ya que con ella se reducirá la distensión gástrica, su uso también esta indicado cuando los vómitos son fecaloides ya que nos permite su aspiración.

Disnea:

Es un síntoma frecuente en los enfermos terminales asociado al tipo de afección que sufren, y que puede aparecer en algunas personas en fase terminal antes de la muerte, se le denomina en estos casos como disnea aguda terminal, y requiere ser tratada farmacológicamente por vía parenteral.

El tratamiento más eficaz para controlarla es la morfina y los ansiolíticos, acompañándolo de un entorno fresco, relajado, colocándolo en una postura que facilite la respiración, y el emplear técnicas de relajación junto con ejercicios respiratorios y de una compañía tranquilizadora.

Estertores:

Son generados por los movimientos respiratorios, que producen un ruido desagradable causado por el movimiento de las secreciones que la persona tiene retenidas y no es capaz de eliminar a causa de su debilidad o estado comatoso. Son característicos de las personas en estado preagónico y conlleva un alto grado de angustia en la familia.

La forma de controlarlos pasa por colocar a la persona afectada en la posición más adecuada, que es la de semisentado y con la cabeza ladeada y con la utilización por vía subcutánea de fármacos anticolinérgicos antagonistas de la acetilcolina, como la escopolamina.

Xerostomía:

Es la sequedad de la mucosa bucal por falta de secreción salivar, causado por diversos factores entre los que están el uso de oxígeno, la falta de ingesta de líquidos, las pérdidas de líquidos por diarrea o vómitos y el efecto de los fármacos utilizados. Y a causa de ella puede aparecer una serie de síntomas como la halitosis y dolor, así como desencadenar alteraciones que afectan la identificación de los sabores o problemas para la masticación y deglución.

Para paliar esta situación debemos insistir en una buena higiene de la boca, incluyendo en ella la lengua, con cepillo y enjuagues con manzanilla y limón. Humidificar la boca ofreciendo a la persona que chupe caramelos, cubitos de hielo o de zumos de fruta y lubrificar los labios con soluciones de vaselina líquida más limón, manzanilla y hielo.

En la fase preagónica de la persona una torunda impregnada en la solución antes citada, nos será útil para limpiar e hidratar las mucosas bucales y labios de esta persona y así paliar las molestias aumentando de esta forma el confort.

Afecciones bucales:

La candidiasis oral es la más característica en las personas en estado terminal, afecta a la lengua y a la mucosa bucal produciendo dolor, dificultad para la comunicación oral y para comer con la consiguiente anorexia. La intervención pasa por tener en cuenta los factores que pueden predisponer su presentación, como son la xerostomía y los medicamentos utilizados como corticoides, etc. La prevención pasará por una buena higiene de las mucosas bucales y de la dentadura, por la hidratación a través de una buena ingesta de líquidos, el consumo de yogurt natural y los colutorios con soluciones medicamentosas como la nistatina.

Disfagia preagónica:

Se suele acompañar de otros síntomas en la fase preagónica, en ese momento no se debe colocar una SNG para alimentar a la persona en fase terminal, y debemos informar a la familia para controlar el miedo que genera en ellos la asociación de no comer igual a muerte.

Insomnio:

Suele ser generado por síntomas que pueden alterar el sueño, como pueden ser el dolor, la disnea o las nauseas o vómitos. Por ello su identificación es importante junto con otros factores como el entorno o el miedo a la noche que se asocia estrechamente con miedos hacia la muerte o el agravamiento de los síntomas.

El control de todos estos síntomas, a través de la medicación analgésica e inductora del sueño y de las situaciones anexas, es prioritario para conseguir que el sueño sea reparador. Para ello podemos intervenir además recomendando a la familia que le acompañen durmiendo cerca de él, actitud que le dará tranquilidad y seguridad facilitando el sueño, así como el mantener una luz de penumbra o la puerta entreabierta.

Crisis de agitación:

Las crisis de agitación se pueden considerar como urgencias paliativas, y puede ser desencadenada por el propio proceso patológico o bien como consecuencia de la impactación de un fecaloma o una retención urinaria. Ante ambas situaciones se han de emprender las medidas necesarias para solucionarlas, es decir, la extracción manual del fecaloma o al vaciado vesical por medio del sondaje vesical, aunque la situación de la persona sea preagónica. En ocasiones es preciso la sedación de la persona para evitar la lucha y el sufrimiento que esta afectación puede generar.

Conclusión:

El conocimiento de todas las estrategias descritas para controlar todos estos síntomas, nos facilitará las actividades necesarias que podemos aplicar en la persona enferma en situación terminal para conseguir uno de los objetivos prioritarios de las UCP, que es el máximo confort posible. Esto, junto con el ejercicio de la empatía dentro de una buena comunicación tanto verbal como no verbal, es la base de los cuidados paliativos, y nos permitirá dar las respuestas o silencios adecuados a cada situación, respetando el derecho de la persona terminal y de su familia a ser informados en cada momento.

Sin una comunicación fluida entre la persona en fase terminal, la familia y el equipo, los cuidados paliativos carecerían de sentido.

12.8. RESUMEN Y REFERENCIAS

- Con los cuidados paliativos se atiende a personas en situaciones patológicas avanzadas y terminales. Deben ser aplicados por un equipo multidisciplinar de profesionales con una formación adecuada, formado por médicos, enfermeras, auxiliares, asistentes sociales, psicólogos, fisioterapeutas, terapeutas ocupacionales, religiosos, voluntarios y otros. Y basan su actuación en el control del dolor entre otros síntomas y de los aspectos sociales, psicológicos y espirituales, que afectan a la persona en situación terminal.

- El objetivo de las UCP es el mantener la máxima dignidad de la persona enferma, procurando una muerte discreta, sin excesivo sufrimiento físico o psicológico.

- El tratamiento farmacológico del dolor se centra en la utilización de la escalera analgésica de la OMS.

- Las dosis correctas de morfina son las que son efectivas y se caracterizan por no tener límite, su aumento debe ser gradual en relación con el aumento del dolor.

- La atención de los profesionales de las unidades de cuidados paliativos debe centrar sus cuidados en la persona enferma y en su familia.

- Los cuidados paliativos son la atención global, activa y viva a las personas en situación de enfermedad terminal y a su familia.

- Las UCP son unas unidades que parten de un nuevo concepto filosófico, que trata de dar una respuesta basada en soluciones reales a la persona que padece un proceso involutivo y con una expectativa de vida corta, a partir del momento en que los tratamientos activos clásicos dejan de surtir efecto y son inútiles.

- Las unidades de cuidados paliativos se caracterizan porque buscan favorecer las condiciones de vida a través del bienestar físico, mental, emocional, social y espiritual de la persona en fase terminal, de forma que pueda vivir con su familia en las mejores condiciones posibles el tiempo de vida que le queda.

- La enfermedad incurable se caracteriza por ser progresiva, y por no responder al tratamiento específico de la misma. Y por ir acompañada de numerosos síntomas, intensos, multifactoriales y cambiantes. Con un pronóstico de vida predecible y limitado (entre 3 y 6 meses).

- La función primordial de la UCP es la de ofrecer tratamiento paliativo y de confort a las personas que padecen un proceso patológico en fase terminal.

- El equipo de cuidados paliativos se caracteriza por atender exclusivamente y en dedicación completa (más de 75% de su tiempo) a personas enfermas en fase terminal.

- El proceso de construcción y consolidación de un equipo de cuidados paliativos es complejo, largo y laborioso. Teniendo una duración habitual que oscila entre 3 y 6 años.

- El voluntario bien formado es un elemento importante dentro del equipo, llegando incluso a ser un buen consultor sanitario, ya que nos trasmitirá cualquier cambio significativo en la situación de la persona a la cual presta su ayuda.

- El entorno afectivo es una de las metas del tratamiento del equipo, que en la mayoría de los casos está representado por la familia. Ésta va a necesitar ayuda para adaptarse a la situación y para descubrir y potenciar su capacidad de ofrecer soporte a su familiar en fase terminal.

- Es importante tener siempre presente en la relación del conjunto "persona en fase terminal - familia - equipo" la siguiente máxima de que el "soporte es de todos para todos".

- Son las esposas, las madres y las hijas las que al final han de cuidar de la persona enferma. Como se demuestra en un estudio financiado por el IMSERSO y la Universidad de Alcalá de Henares, recientemente publicado (2000), en cuyas conclusiones se confirma que el peso del cuidado de las personas con dependencia recae en el 80% de los casos en las mujeres y estas están en un 85% en la franja de edad superior a los 45 años.

- En la fase de valoración de enfermaría es preciso focalizar la entrevista ejercitando la escucha y la exploración física en la búsqueda de los síntomas característicos del proceso que le afecta. Lo que nos permitirá recoger la información de la situación actual de la persona afectada y de su familia, e indagar en las repercusiones que va tener el proceso en la unidad que tenemos que cuidar.

- Nuestro papel como enfermeras se centrará en los cuidados generales, para conseguir el máximo confort de la persona enferma terminal e implicar a través de nuestro soporte a la familia o al cuidador principal en los cuidados destinados a la persona terminal, para así obtener una continuidad en el cuidado.

- Para cubrir las necesidades básicas de la persona, con una enfermedad en fase terminal, nos centraremos en aspectos higiénicos como el aseo de piel y mucosas, y actuando sobre la necesidad de eliminación controlando la sudoración y la eliminación intestinal y vesical, para mantenerlo siempre seco y cómodo, lo que junto con movilizaciones o cambios posturales que toleren, eso sí, siempre respetando la posición antiálgica y el sueño ya que el descanso es primordial para conseguir un grado óptimo de confort, serán medidas preventivas frente a las UPP, al igual que la nutrición que, como objetivo importante que es, hemos de cubrirlo mediante la oferta de los alimentos que más le apetezcan en pequeñas cantidades y con frecuencia.

- A continuación se transcribe la declaración del año 1995 sobre los cuidados paliativos, ya que es un documento histórico representativo de un momento determinado, que hemos de tener presente por sus contenidos todavía altamente vigentes.

DECLARACIÓN DE BARCELONA DEL AÑO 1995 DE CUIDADOS PALIATIVOS

Barcelona, 9 de diciembre de 1995

Consejo de Sanidad, Gobierno de Cataluña

Organización Mundial de la Salud, Unidad de Cáncer y Cuidados Paliativos

IV Congreso de la asociación Europea de Cuidados Paliativos

I Congreso de la Sociedad Española de Cuidados Paliativos

Realizaron la siguiente declaración sobre los cuidados paliativos, partiendo de la dimensión del problema, ya que en esa fecha se estimaba que cada año, 52 millones de personas mueren en el mundo, y que aproximadamente una de cada diez muertes es por causa del cáncer y millones más sufren de otras enfermedades progresivas e incurables, incluyendo el SIDA y *enfermedades propias de la edad avanzada*. Un 70% de las personas con cáncer avanzado presentan dolor, y que en los países *en vías de desarrollo*, el cáncer es diagnosticado en estadios incurables de la enfermedad. No aliviar el dolor y el sufrimiento en estas condiciones es inaceptable.

Por otro lado sabemos que, en los últimos años, se han producido grandes avances en el ámbito del control del dolor y otros síntomas, a aplicar en las personas con enfermedades progresivas incurables. Otros grandes pasos han sido logrados en la comprensión de los aspectos psicológicos, sociales y espirituales, en relación con el hecho de morir y de la muerte.

Los profesionales de la salud, miembros de la familia, voluntarios y otras personas trabajan conjuntamente para aliviar el sufrimiento en el final de la vida.

Los cuidados paliativos incorporan una concepción multidisciplinar de profesionales y disciplinas relacionadas.

Por todo ello se ha de hacer que los cuidados paliativos se incluyan dentro de la política gubernamental sanitaria, tal como recomienda la OMS.

Toda persona tiene derecho al alivio del dolor. Por ello los cuidados paliativos deben ser ofrecidos según los principios de equidad, sin tener en cuenta el lugar, ni las condiciones personales, ni el estatus social o la capacidad de pagar tales servicios.

Y la experiencia obtenida de los cuidados paliativos en cáncer debe extenderse a las personas con otras enfermedades crónicas progresivas e incurables. Ya que existen métodos efectivos y baratos para aliviar el dolor y la mayoría de los síntomas, el coste económico no debe ser ningún impedimento.

Por ello los gobiernos deben usar los conocimientos sobre los cuidados paliativos de una manera racional, para:

1. El establecimiento de políticas sanitarias claras.
2. La implementación de servicios específicos.
3. La educación de los profesionales de la salud.
4. Hacer accesibles los fármacos necesarios.

Pero también la evaluación sistemática de las necesidades y de los resultados de los cuidados paliativos debe acompañar al establecimiento de cualquier servicio de ámbito local, regional y/o nacional.

Tener presente que la familia y otros cuidadores informales son contribuyentes esenciales para la provisión eficaz de los cuidados paliativos. Por ello deben ser reconocidos y apoyados por la política gubernamental.

CAPÍTULO 13

Educación sanitaria del paciente anciano

13.1. INTRODUCCIÓN

La educación sanitaria es un instrumento de trabajo de valor incalculable para mantener y mejorar el nivel de salud de las personas ancianas y, por ello debe desarrollarse en todos los ámbitos asistenciales, es decir, que se debe aplicar en las personas enfermas y en las sanas a través de los tres niveles de prevención existentes.

La finalidad de la educación sanitaria en gerontogeriatría es conseguir un aumento del nivel de cultura sanitaria tanto de la población anciana y su familia, como de la comunidad.

Y de esa forma modificar conductas y actitudes que influyen negativamente en la salud del anciano.

Esta educación sanitaria es un reto a asumir por todos los profesionales implicados en los cuidados del anciano, sin exclusividades de ningún nivel asistencial, pues este testigo debe ser una responsabilidad compartida por todos.

OBJETIVOS:

1. Conocer las implicaciones enfermeras en la educación sanitaria.
2. Identificar la función de la educación sanitaria en el cuidado de las personas ancianas.
3. Conocer cuales son los objetivos de la educación sanitaria en las personas ancianas.

13.2. ELEMENTOS BÁSICOS EN LA EDUCACIÓN SANITARIA DEL ANCIANO

El elemento básico de la educación sanitaria en el anciano pasa por un objetivo, que busca la mejora de la calidad de vida en las personas de 65 y más años, estén sanos o enfermos, y en base a este objetivo, el proceso educativo ha de pasar siempre por la modificación de hábitos de vida y basarse en métodos bidireccionales de comunicación motivadora.

Las pautas del proceso educativo, para conseguir este objetivo, vienen marcadas por los distintos niveles de prevención, a saber:

1. Prevención primaria

Este nivel de prevención tiene como objetivos el mantenimiento y la promoción de la salud dirigiendo sus esfuerzos en materia de educación sanitaria hacia el establecimiento de programas destinados a erradicar hábitos nocivos y a potenciar los que ayudan a mantener y elevar su estado de salud.

2. Prevención secundaria

Esta dirigido a las personas ancianas que están expuestas a riesgos potenciales de salud. Sus objetivos son el diagnóstico y tratamiento precoz de las enfermedades y de sus posibles complicaciones. Se realizan a través de exámenes de salud sistemáticos y de programas de educación sanitaria dirigidos a la detección precoz de problemas, lo que se traducirá por otro lado en un retraso o prevención del proceso patológico y de sus secuelas.

3. Prevención terciaria

Enfoca sus intervenciones hacia el anciano enfermo, siendo sus objetivos fundamentales el tratamiento correcto de las patologías que le afectan y de sus incapacidades, así como el control de las potenciales secuelas. Por eso comprende la rehabilitación física y psíquica, y la reinserción social junto con la reintegración en su entorno, a ser posible familiar.

Todo ello se lleva a efecto por medio de programas de educación sanitaria según el proceso patológico que afecte a la persona anciana, junto con la terapia correspondiente. Además se ha de establecer la estrategia pertinente para controlar la aparición de factores como la angustia y ansiedad, que suelen acompañar los procesos patológicos, y así evitar sus interferencias en la calidad de vida del anciano.

13.3. PRIORIDADES DE LA EDUCACIÓN EN EL ANCIANO

Las premisas o prioridades para desarrollar las actividades de educación sanitaria son, ante todo, conocer aspectos como el nivel sociocultural de la población, ya que los contenidos y métodos de educación no pueden estandarizarse porque deben estar en concordancia con las características individuales o grupales.

Las necesidades pueden ser sentidas, que son las demandadas por la persona anciana y no son necesariamente prioritarias. Y las no sentidas, que son las detectadas por el equipo de asistencia.

Hemos de tener presente que las personas estarán más motivadas por las actividades relacionadas con las necesidades sentidas. Y si no las tenemos en cuenta al planificar las actividades educativas, el éxito de la educación sanitaria será dudoso.

Por este motivo hay una serie de factores que influyen favorablemente en la motivación del anciano como receptor de la educación sanitaria, como son:

- El que se trate de necesidades sentidas.

- El que se trate de personas o grupos con problemas de salud específicos (diabéticos, etc.)

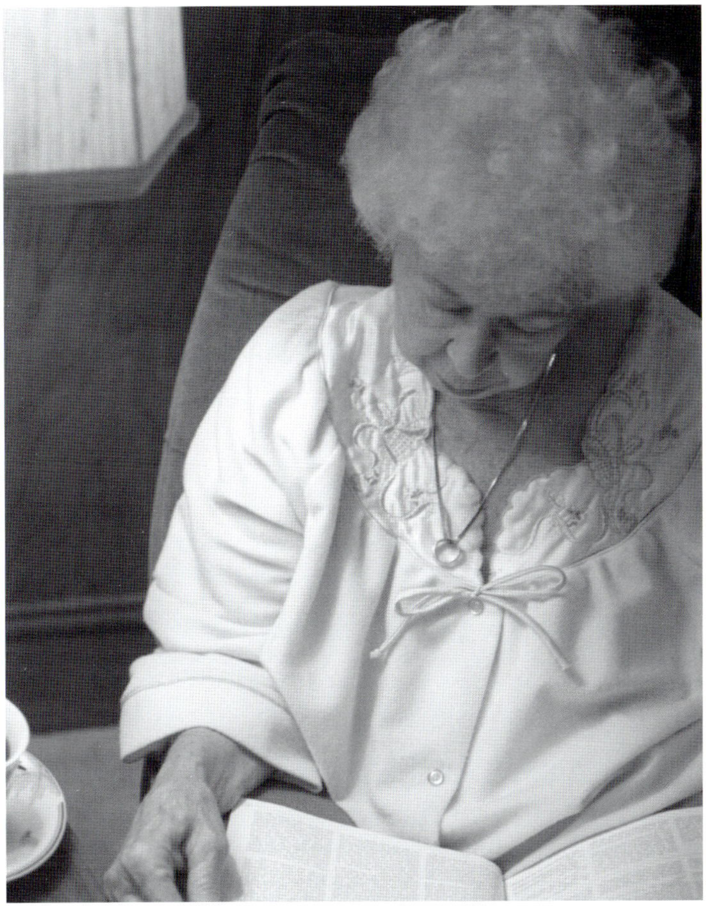

- El que estén informados acerca de la finalidad de las actividades.

- El que reciban una calidad asistencial satisfactoria.

13.4. ESTRATEGIAS PARA CONSEGUIR RESULTADOS EFECTIVOS

Las estrategias para conseguir unos resultados satisfactorios pasa por establecer unos objetivos de educación sanitaria claros como pueden ser los que se describen a continuación:

- Contribuir a eliminar hábitos y costumbres nocivas en relación con la alimentación, la higiene en general y con los hábitos tóxicos.

- Contribuir a disminuir factores de riesgo existentes en el medio (vivienda y entorno).

- Contribuir a adiestrar a la familia del anciano para lograr que lo cuiden correctamente.

- Contribuir a fomentar el autocuidado del anciano.

- Contribuir a fomentar actividades de carácter físico, mental, recreativo, cultural y social.

- Contribuir a fomentar la aceptación del anciano en el medio familiar y social.

- Contribuir a la recuperación y rehabilitación del anciano enfermo.

También hemos de tener en cuenta una serie de características que poseen los ancianos a los que va dirigida esta educación sanitaria, entre las que encontramos costumbres y hábitos muy arraigados que cuesta mucho modificarlos. A su vez, presentan una menor capacidad de aprendizaje y de memoria de fijación, junto con la presencia frecuente de patología orgánica.

Todo ello dificultará, pero no significa que lo incapacitará para adquirir nuevos conocimientos y destrezas, el aprendizaje será más lento y lo lograremos según el método que utilicemos.

Los métodos de educación sanitaria pueden ser:

- Actividades dinámicas organizadas en grupos, como charlas, coloquios, mesas redondas, conferencias. Este tipo de actividad es un método poco efectivo por las características presentes de los ancianos.

- Actividades individualizadas en las que el dialogo es interpersonal entre nosotros y el anciano y/o la familia. Es un método más efectivo, al ser el más directo, y en su aplicación utilizaremos todas las técnicas de comunicación que precisemos, según las características del anciano.

Los medios a utilizar dentro de este método son la palabra hablada, el más usado, pero hemos de tener en cuenta el no bombardearlo de mensajes en un corto espacio de tiempo, y emplear un léxico apropiado a la edad y nivel cultural, el hablar mirando a la cara, con voz lenta y clara.

El otro medio es la palabra escrita, la cual es útil como apoyo de la comunicación oral, y en ella se emplean folletos informativos (textos sobre nutrición), gráficos explicativos (esquemas, dibujos acompañados de texto); en ambos casos el texto será escueto, breve en contenido y claro.

Por último están las demostraciones prácticas, que consisten en acompañar a la explicación oral de una demostración practica de cómo se realiza lo que pretendemos que aprendan.

- Método de educación estática mediante la utilización de carteles y murales que sirven de recordatorio.

En la educación para la salud, es importante el no emitir mensajes negativos involuntarios a través del aspecto, el comportamiento y los hábitos del personal educador (fumar delante, aspecto externo, etc.)

Cuando evaluemos la percepción y comprensión del mensaje emitido, *"no debemos esperar respuestas inmediatas"*, pues nos dirigimos a un grupo de población que precisa de más tiempo para pensar, asimilar y responder a las nuevas ideas.

Se ha de tener en cuenta que la educación sanitaria al anciano y a su familia, ha de ser una actividad integrada y simultanea.

Contenido de la educación sanitaria:

El contenido puede estar dirigido a diferentes aspectos, entre ellos vamos a destacar unos cuantos, que facilitarán la independencia de la persona a la que van dirigidos y la satisfarán. Algunos de ellos se pueden centrar en:

- La alimentación con una dieta equilibrada, tanto en el requerimiento calórico como en la proporción de los distintos grupos, así como el aporte de vitaminas y líquidos. Y sobre la forma de preparar y conservar los alimentos.

- El aseo corporal sobre las medidas higiénicas específicas, como los cuidados bucodentales, el cuidado de la piel y el cuidado de los pies.

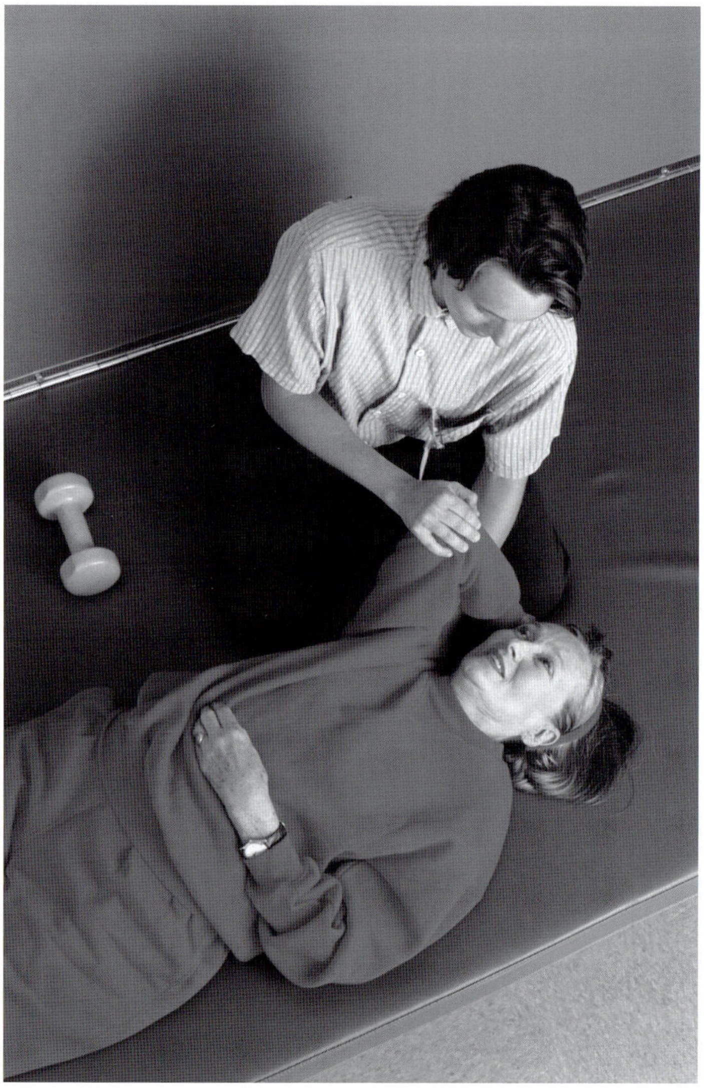

- La higiene del vestir centrado en las prendas más adecuadas, así como el calzado más idóneo.

- El ejercicio físico, actuando contra el sedentarismo y potenciando el ejercicio de una forma adecuada en el anciano.

- Los hábitos tóxicos como el tabaquismo, el consumo de alcohol y la automedicación.

- La higiene mental, informando sobre la presencia de alteraciones que deben ser tenidas en cuenta, como trastornos de conducta, etc. Y en prevención de las potenciales alteraciones mentales.

- La higiene del medio, en la que tendremos en cuenta la ventilación de la vivienda, su limpieza, etc. Así como la prevención de los accidentes domésticos causados por barreras dentro del hogar.

- Las vacunaciones recomendadas como la gripe, la pneumocócica, tétanos y difteria.

- La sexualidad, orientándoles en los cambios que se pueden presentar en esta etapa vital.

- El anciano y su entorno, es decir en la problemática social del anciano, teniendo en cuenta sus actitudes frente al medio, y la actitud que el entorno, representado por la familia y la sociedad, tiene frente a él, que puede ser de aceptación o de rechazo y marginación. En este punto podremos informar de los recursos disponibles de carácter social, cultural, sanitario, recreativos, etc., y de la forma de acceder a ellos.

- El examen de salud, que tiene como finalidad el detectar precozmente la enfermedad, hecho que permite curarla o estabilizarla. También sirve para detectar y evaluar los grupos de riesgo, ya que los ancianos no registrados dentro de ellos son los que mas ayudas precisan habitualmente.

La detección de estos grupos de riesgo se puede realizar a través de los registros de los centros de CAP o ABS, de las demandas de ATDOM en la visita domiciliaria, de las altas hospitalarias. En todos los casos se evalúa tanto la salud física como mental y las circunstancias sociales.

Los objetivos fundamentales del examen de salud son el tratar lo que es susceptible de ser tratado, el aliviar los síntomas, el restaurar las funciones, el ofrecer el necesario apoyo social y el realizar educación para la salud, adecuada a cada caso, de forma que contribuya a la prevención y/o recuperación de la enfermedad.

Como estrategia a tener en cuenta, hemos de saber que existen condiciones que favorecen la realización de este examen de salud, como la época del año en que se realiza, por ejemplo al principio del otoño, que es lo idóneo pues en esa época es cuando se realiza la profilaxis invernal (vacunaciones).

- Las vacunaciones, informando a los ancianos y a sus familiares de cuales son las vacunas recomendadas y por qué es necesario e importante vacunarse a su edad. Por ejemplo, del tétanos y difteria, que siguen existiendo en España casos graves de este tipo de infecciones. O de la gripe y del pneumococo, por estar recomendadas por la OMS debido a que son vacunas de eficacia comprobada.

- La rehabilitación y la reinserción social son dos elementos fundamentales en el tratamiento del anciano. A través de ellos se busca controlar la enfermedad, prevenir las secuelas secundarias, recuperar su capacidad funcional, aprovechar al máximo las capacidades funcionales residuales y reintegrar al anciano a su medio habitual.

La rehabilitación en la vejez se resume en tres palabras: una es la **reactivación** (estimular la actividad del anciano que se encuentra en estado de pasividad, de letargo y de inmovilidad), otra es la **resocialización** (conseguir que el anciano reinicie el contacto social con amigos, familiares, comunidad y así salga del aislamiento), y la última es la **reintegración** (o sea, la reincorporación del anciano a la sociedad, con la participación de él en la vida diaria). Como se puede ver, este proceso se realiza incluyendo tres aspectos fundamentales que son el físico, el psíquico y el social, que se aplican en conjunto,y de forma integrada y a su vez se puede realizar educación sanitaria, como puede ser informarles de cómo acceder a las prestaciones sociales que precise.

Por medio de todas estas medidas conseguiremos mejorar la calidad de vida de las personas ancianas, fomentando su salud y previniendo los problemas potenciales y sus secuelas, en pocas palabras, conseguiremos que añadan vida activa, plena y satisfactoria a los años.

13.5. RESUMEN Y REFERENCIAS

- El elemento básico de la educación sanitaria en el anciano pasa por un objetivo que busca la mejora de la calidad de vida en las personas de 65 y más años, estén sanos o enfermos. En base a este objetivo, el proceso educativo ha de pasar siempre por la modificación de hábitos de vida y basarse en métodos bidireccionales de comunicación motivadora.

- La finalidad de la educación sanitaria en gerontogeriatría es conseguir un aumento del nivel de cultura sanitaria, tanto de la población anciana y su familia como de la comunidad.

- Las premisas o prioridades para desarrollar las actividades de educación sanitaria pasan por conocer aspectos como el nivel sociocultural de la población, pues los contenidos y métodos de educación no pueden estandarizarse, ya que deben estar en concordancia con las características individuales o grupales.

- Se ha de tener en cuenta una serie de características que poseen los ancianos, a los que va dirigida esta educación sanitaria, entre las que encontramos costumbres y hábitos muy arraigados que cuesta mucho modificarlos. A su vez presentan una menor capacidad de aprendizaje y de memoria de fijación, junto con la presencia frecuente de patología orgánica.

- En la educación para la salud, es importante no emitir mensajes negativos involuntarios a través del aspecto, el comportamiento y los hábitos del personal educador (fumar delante, aspecto externo, etc.)

- Cuando evaluemos la percepción y comprensión del mensaje emitido, *"no debemos esperar respuestas inmediatas"*, pues nos dirigimos a un grupo de población que precisa de más tiempo para pensar, asimilar y responder a las nuevas ideas.

- Los objetivos fundamentales del examen de salud son el tratar lo que es susceptible de ser tratado, el aliviar los síntomas, el restaurar las funciones, el ofrecer el necesario apoyo social y el realizar educación para la salud, adecuada a cada caso, de forma que contribuya a la prevención y/o recuperación de la enfermedad.

- La rehabilitación en la vejez, se resume en tres palabras: una es la **reactivación** (estimular la actividad del anciano que se encuentra en estado de pasividad, de letargo y de inmovilidad), otra es la **resocialización** (conseguir que el anciano reinicie el contacto social con amigos, familiares, comunidad y así salga del aislamiento), y la última es la **reintegración** (o sea, la reincorporación del anciano a la sociedad, con la participación de él en la vida diaria).

CAPÍTULO

14 Planificación del alta

14.1. INTRODUCCIÓN

Las enfermeras no pueden estar junto a la persona anciana enferma y a su familia permanentemente toda la vida . La relación que se mantiene con ellos se caracteriza por ser transitoria y en ella la enfermera desarrolla una función que consiste en proporcionar una asistencia y un apoyo temporal a las personas ancianas que precisan de unos cuidados físicos, y ayudarles a hacer frente a los nuevos cambios en sus hábitos de vida y a adaptarse a la nueva situación.

Nuestro objetivo pretende que la persona a la que cuidamos y su familia sean autosuficientes y puedan controlar sus necesidades, por lo que será imprescindible que como enfermeras planifiquemos los cuidados que van a tener que asumir la persona anciana enferma y su familia o cuidadores a partir del momento del alta hospitalaria. Con la planificación del alta optimizamos los recursos existentes pues podremos dirigir a la persona anciana o a su familia hacia lo más idóneos y a su vez nos ayuda a establecer vínculos con los diferentes niveles asistenciales, dando fluidez a la comunicación con ellos, lo que facilitará la continuidad de los cuidados.

OBJETIVOS:

1. Conocer en qué consiste la planificación del alta.

2. Identificar el papel de la enfermera en la planificación del alta.

3. Identificar la función de la enfermera en el control del caso.

14.2. PLANIFICACIÓN DEL ALTA

Es un proceso a través del que aseguramos la continuidad de los cuidados, tanto en la esfera de la persona anciana enferma como en la del equipo sanitario de los diferentes niveles asistenciales implicados. Llevando a la persona de un sistema de dependencia del profesional sanitario hacia una autonomía en el control de las actividades sanitarias.

En la planificación incluiremos formación a la persona anciana y a su familia sobre cómo controlar los problemas y también la información sobre los recursos disponibles dentro del sistema de ayuda y apoyo, como centro de asistencia, trabajadores sociales, etc., que se pueden encontrar en el entorno y que se adecuen a la situación específica de cada situación.

Pero existirán casos en que la planificación del alta para el retorno a su hogar, no será posible por la imposibilidad de recuperar su autonomía debido a las grandes dependencias residuales que le quedan. En esta situación, la planificación del alta se enfoca hacia el ingreso en una institución de larga estancia, donde recibirá unos cuidados continuados.

En la planificación del alta se han de tener presentes una serie de preguntas a las que hemos de dar una respuesta que será la plasmación del plan.

1. ¿Dónde va a ir el anciano una vez dado de alta del hospital?

2. ¿Cuál es su estado funcional, es decir,

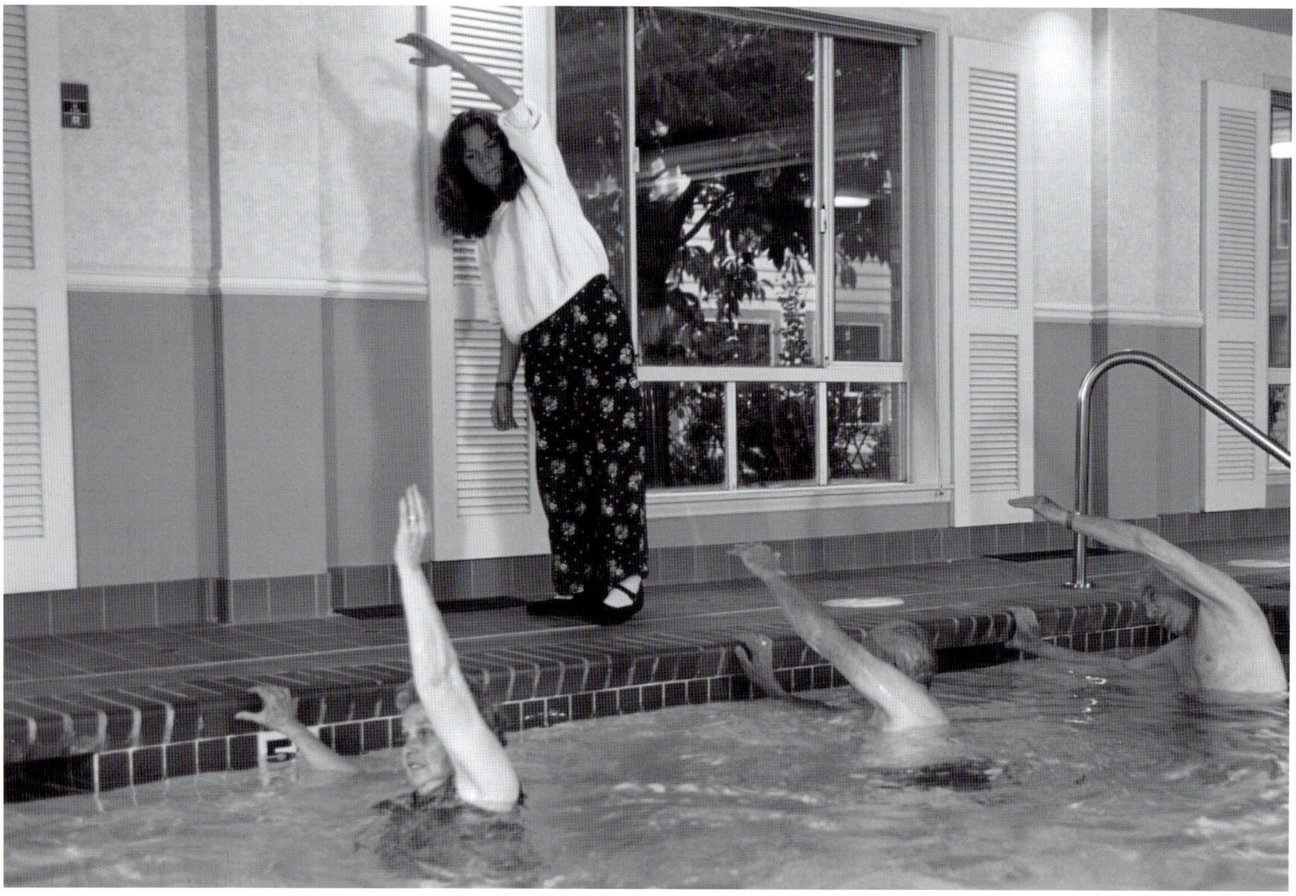

su capacidad para realizar las ABVD y AIVD, y su estado físico y mental?

3. ¿Qué tipo de asistencia o soporte dispone?

4. ¿A qué tipo de servicios sociales o sanitarios tiene acceso en su entorno?

5. ¿Quiénes le proporcionarán asistencia y ayuda a él y a su familia?

6. ¿Qué tipo de formación han recibido el anciano y su familia?

7. ¿Cuál ha sido su respuesta a la formación?

8. ¿Qué queda por enseñarles para que adquieran el control y el dominio de los cuidados sanitarios?

9. ¿Quién será la persona que asumirá el protagonismo de los cuidados?

10. ¿Qué material y equipo precisará la persona anciana para realizar sus propios cuidados?

11. ¿Qué servicios son aconsejables para esta persona anciana?

12. ¿Reúne esta persona anciana todos los requisitos para acceder a los servicios sociales?

13. ¿Qué implicaciones económicas existen?

14. ¿Qué opciones se ofrecen a la persona anciana y a su familia?

15. ¿Qué información hemos de transmitir al centro al que se le va a trasladar, que facilite la integración de la persona anciana en el nuevo sistema de cuidados?

16. ¿Quién asumirá la coordinación y el seguimiento de los cuidados?

Siguiendo este esquema podremos y deberemos realizar la planificación del alta en todos los centros asistenciales, léase hospitales, centros sociosanitarios, unidades de rehabilitación, centros de convalecencia, etc.

Es muy conveniente realizarla siempre que la persona anciana se traslade de una unidad a otra para dar una continuidad a los cuidados.

Participantes en la planificación del alta:

Partiendo de que la planificación del alta requiere de una valoración global de las necesidades de la persona anciana y de su familia, y de que su ubicación dependerá de las opciones que tenga su entorno, para poder satisfacer esas necesidades. Es preciso que quede bien claro que la planificación del alta es un proceso multidisciplinar, en el que están implicadas tanto la persona anciana y su familia o cuidadores como un amplio colectivo de profesionales integrados por médicos, enfermeras, trabajadores sociales, terapeutas ocupacionales, fisioterapeutas, dietistas, etc., y todos los servicios sanitarios y sociales necesarios como pueden ser la ATDOM, centros de día, etc.

Función de la enfermería en la planificación del alta:

Entre las muchas funciones a desempeñar en la planificación del alta de la persona anciana por parte de la enfermera, ésta participa en la valoración multidisciplinar a través de la valoración de las necesidades del anciano y la identificación de las personas de riesgo, para lo que podemos utilizar la siguiente tabla, que nos permitirá obtener un perfil del riesgo de la persona anciana que estamos valorando. (fig. 124).

Una vez detectadas las persona ancianas candidatas se inicia la planificación del alta o bien se remite al profesional designado

FIGURA 124. Factores de riesgo indicadores de planificación del alta

1. La persona anciana y/o su familia solicita ayuda y recurre a la UFISS.
2. Incapacidad para realizar las ABVD y AIVD.
3. La persona anciana vive sola.
4. Tiene más de 80 años.
5. Ha estado ingresada varias veces en unidades de urgencias y en UCI.
6. Tiene escasos recursos económicos.
7. Su domicilio está alejado de los servicios asistenciales.
8. Padece trastornos mentales y un cuadro confusional.
9. Tiene un historial de abuso de sustancias.
10. Se le han prescrito múltiples medicamentos.
11. Tiene trastornos sensoriales.
12. Tiene historia de accidentes o caídas.
13. Precisa de aparatos ortopédicos.
14. El apoyo familiar es incierto, no existe o está lejos.
15. La familia está en desacuerdo con él en relación a las prioridades asistenciales.
16. El cuidador tiene una edad avanzada o padece una enfermedad crónica.
17. El cuidador es un adolescente.
18. Su fuerza física es limitada.
19. Su estado es inestable y sufre un deterioro progresivo.
20. El régimen asistencial requiere técnicas específicas de enfermería.
21. La enfermedad requiere un control del dolor.
22. Presenta un estado de hidratación deficiente.
23. Sigue un régimen alimentario inapropiado, tiene poco apetito, o precisa de una dieta especial.
24. Tiene problemas de eliminación intestinal y urinaria.
25. Tiene dificultad para comunicarse.
26. No dispone de teléfono.
27. Tiene una disponibilidad de transporte limitada.
28. Tanto su capacidad de actuación como la de su familia es incierta o cuestionable.
29. La persona anciana enferma y/o el cuidador presentan depresión.
30. Últimamente ha sufrido pérdidas o cambios en su estilo de vida.
31. La patología existente implica un cambio en la interacción social de la persona anciana y/o del cuidador.
32. Hay sospecha de negligencia o abuso con el anciano.
33. Vive en una zona conflictiva.
34. La respuesta a la instrucción, por parte del anciano y la familia es pasiva, ineficaz o incierta.
35. La enfermedad requiere de una adaptación de la vivienda o precisa de apoyos que desbordan las posibilidades de los cuidadores.
36. Hay una implicación de diversas especialidades médicas en su tratamiento.
37. El anciano está en desacuerdo con uno o más de los médicos que le atienden.
38. El anciano y/o su familia no se consideran capacitados para realizar las actividades de asistencia diaria o prolongarlas durante mucho tiempo.
39. El pronóstico es terminal y el anciano y/o su familia desean que el fallecimiento sea en su casa.

dentro de la institución, que es el trabajador social, para que planifique las diferentes opciones de que dispone el anciano cuando abandone el centro.

La enfermera en la planificación del alta actúa como enlace con otros niveles asistenciales a través de las enfermeras de las UFISS para planificar el alta con su inclusión, por ejemplo, en el programa de ATDOM través de las ABS o para ubicarlo en el recurso más acorde a sus necesidades. También desarrolla actividades de educación sanitaria formativa dirigidas al anciano o a sus cuidadores sobre las actividades que faciliten la asistencia e implementa el informe de alta.

14.3. CONTROL Y SEGIMIENTO DE LA SITUACIÓN DEL ANCIANO

El control y seguimiento de la situación de la persona anciana esta estrechamente relacionado con la planificación del alta.

Consiste en la coordinación de los distintos niveles asistenciales con la finalidad de que la persona anciana pueda recibir una asistencia de calidad en su propio entorno, léase domicilio, si es posible.

Este seguimiento pretende prevenir y reducir la institucionalización prematura, potenciar la calidad de vida del cuidador principal y reducir su tensión para evitar la claudicación. También busca estimular la continuidad de los cuidados y facilitar el acceso a los servicios asistenciales.

Para ello se puede utilizar un documento de comunicación de alta como el que podemos ver en el siguiente cuadro. (fig. 125).

14.4. RESUMEN Y REFERENCIAS

- Con esta planificación del alta aseguramos la continuidad de los cuidados, tanto en la esfera de la persona anciana enferma como en la del equipo sanitario de los diferentes niveles asistenciales implicados. Y llevamos a la persona de un sistema de dependencia del profesional sanitario a una autonomía en el control de las actividades sanitarias.

- La planificación del alta es un proceso multidisciplinar, en el que están implicadas tanto la persona anciana y su familia o cuidadores como un amplio colectivo de profesionales integrados por médicos, enfermeras, trabajadores sociales, terapeutas ocupacionales, fisioterapeutas, dietistas, etc. , y todos los servicios sanitarios y sociales necesarios como pueden ser la ATDOM, centros de día, etc.

- La enfermera en la planificación del alta actúa como enlace con otros niveles asistenciales a través de las enfermeras de las UFISS para planificar el alta con su inclusión, por ejemplo, en el programa de ATDOM a través de las ABS o para ubicarlo en el recurso más acorde a sus necesidades.

- El seguimiento o control del caso pretende prevenir y reducir la institucionalización prematura, potenciar la calidad de vida del cuidador principal y reducir su tensión para evitar la claudicación, estimular la continuidad de los cuidados y facilitar el acceso a los servicios asistenciales.

- La planificación del alta debe comenzar desde el mismo momento que la persona anciana ingresa en la unidad asistencial y deberá seguir hasta que sea dado de alta o trasladado a otra unidad o servicio.

- El proceso de aprendizaje del anciano y de su familia debe seguir la misma secuencia que la planificación del alta.

- La clave para que el aprendizaje sea óptimo consiste en la identificación de las necesidades específicas alteradas en el anciano y en secuenciar las actividades for-

FIGURA 125. Hoja de alta

Hoja de alta **NHC:**

Diagnósticos de salida

Fármacos que toma en el momento del alta

Tipología:

1. Geriátrica
2. Terminal
3. Crónico
4. Sano

Destino:

1. Domicilio
2. CSS
3. Residencia privada
4. Residencia ICASS
5. Hostal/pensión
6. Exitus
7. A otro Hospital
8. A otros

Recursos dados:

Recursos solicitados:

Recurso idóneo:

Listado de recursos:

1. CSS-cuidados paliativos
2. CSS-RHB, convalecencia
3. CSS- larga estancia
4. CSS-descarga
5. Residencia privada
6. Residencia ICASS
7. Ayuda a domicilio privada
8. Ayuda a domicilio pública
9. Enfermera a domicilio
10. PADES
11. RHB ambulatoria
12. Hospital de día
13. Centro de día
14. Comida a domicilio
15. Telealarma
16. Ningún recurso
17. CSS-subagudo
18. Hospital
19. Otros

FIGURA 125. Hoja de alta

Recursos dados en lista de espera:

1. Si **2. No**

En el momento de alta se encuentra con:
SNG:
Ostomía:
UPP:
Curas:
Dieta:
Sonda vesical:
Colector urinario o pañal:
Suero:
Oxígeno:

Observaciones:

mativas en función de las prioridades o necesidades sentidas por el anciano.

- En la formación del anciano hemos de tener presente los cambios físicos y mentales que se pueden presentar por el envejecimiento o por una enfermedad crónica, que forzaran a que modifiquemos nuestra estrategia de educación sanitaria, de forma que el anciano pueda percibir los estímulos sensoriales y asimilar la información.

- Si establecemos una buena comunicación y relación basada en la empatía con el anciano el resultado que obtendremos con la educación sanitaria será altamente gratificante.

CAPÍTULO 15

La muerte

15.1. INTRODUCCIÓN

La muerte es una etapa más del ciclo vital, es una cita de la cual nadie está exento al igual que la de nacer, es una experiencia individual pero común a todos los seres vivos.

Pero a pesar de que es un hecho que nos afecta a todos, por lo general se suele ver como algo que sólo les ocurre a los demás.

Las formas de morir, en líneas generales, pueden ser de dos formas: una de ellas, rápida, por sorpresa, y la otra, de forma previsible y prolongada.

Ahora bien, es un proceso que genera miedo y ansiedad en la persona afectada e incomodidad muchas veces en las personas que le rodean, incluso entre los profesionales que le atienden.

Y cuando la persona fallece se desencadena un proceso de duelo en la familia, y si el fallecido es el cónyuge la otra parte de la pareja que sobrevive puede entrar en una situación de alto riesgo tanto físico como psicológico.

OBJETIVOS:

1. Conocer la trayectoria de la muerte.
2. Identificar cuáles son las actitudes de las personas ancianas en relación con la muerte.
3. Conocer y analizar el concepto de muerte con dignidad.
4. Identificar los conceptos que nosotros tenemos sobre la muerte.
5. Aprender a asumir el cuidado de personas que van a morir.

15.2. ACTITUDES DE LOS MAYORES ANTE LA MUERTE

Las personas ancianas suelen estar preparadas para la muerte, pero su adaptación emocional a un diagnóstico terminal puede ser tan difícil y duro de aceptar como en otra persona más joven.

Normalmente las personas ancianas suelen marcarse objetivos a corto plazo, adoptando una filosofía de vida consistente en vivir el día a día.

Por otro lado, muchos de ellos optan por ingresar en centros, cuando no son capaces de ser autónomos, ya que les preocupa la carga que pueden representar tanto para su pareja también anciana o para su familia.

Por lo general las personas ancianas suelen estar familiarizadas con la muerte y su entorno, como son los funerales, los comentarios sobre ella e incluso con los preparativos de la propia muerte. También puede ocurrir que algunos de ellos la desean sobre todo cuando su vida adolece de afecto, cariño e interrelación personal. Se suelen caracterizar, la mayoría de las personas ancianas, por aferrarse a sus tradiciones o creencias religiosas y las que desempeñan un papel de cuidadoras suelen estar más preparadas a aceptar la muerte y hacer frente de una forma positiva a las exigencias que genera la muerte.

De todas maneras, todas las personas ancianas al hacer frente a la muerte suelen experimentar algún tipo de miedo, generalmente relacionado con el dolor o la soledad.

Miedo al dolor

El miedo a padecer dolor es extensible a todo el mundo, en la persona anciana la presencia del dolor tiene como ya hemos dicho unas características propias, como bien reflejó Woodrow, et al. (1975), que demostró que la tolerancia al dolor disminuye a medida que aumenta la edad, midiendo su presencia mediante la presión sobre el tendón de Aquiles.

Por ello, un objetivo prioritario es el control del dolor en las personas ancianas en fase terminal, y hemos de desterrar la falsa creencia de que las personas ancianas no precisan de dosis altas para apaciguar el dolor, por lo que hemos de asumir que, para aliviar esta sensación desagradable que es el dolor, deberemos utilizar todos los recursos técnicos disponibles para conseguir el máximo confort.

Miedo a la soledad

La sensación de miedo a estar solos en el trance de la proximidad a la muerte se suele apreciar de una forma más intensa en las personas ancianas que están ingresadas en un centro.

Y la constatación de su presencia es evidente por aspectos como la constante demanda de atención del personal de enfermería. A pesar de que son capaces de realizar determinadas funciones de forma autónoma, ellos buscan la seguridad de sentir que alguien está a su lado. También los hay que reflejan este miedo con reacciones hostiles hacia el personal que les cuida y a su familia, reacciones que debemos explicar a la familia para que no les coja por sorpresa y lo comprendan, ya que son comportamientos ante los cuales se ha de ser comprensivo.

Como el acto de morir se caracteriza por ser individual, la actitud ante él también lo será, por ello podemos encontrar que hay personas que desean el contacto con personas sanas, pues les ayudan a superar el miedo del trance y en cambio otras que rechazan ese contacto porque les recuerdan lo que pierden y les genera ansiedad o angustia.

También en ocasiones la rememoración o las reminiscencias del pasado puede y pueden proporcionar sensaciones placenteras que ayudan a relajarse a la persona en ese trance final, ya que los recuerdos agradables le pueden servir para tranquilizarle y aliviarle de la angustia y la tensión.

15.3. ACTITUDES DE LOS PROFESIONALES DE ENFERMERÍA CON LOS ANCIANOS QUE ESTÁN A PUNTO DE MORIR

Aunque las enfermeras somos conscientes de que el final de la vida es la muerte y que esta afecta estadísticamente más a las personas ancianas, la muerte de la persona que cuidamos causa dolor y se vive como un fracaso profesional.

El dolor que se produce por la muerte del anciano que estamos cuidando es debido a una serie de factores como la franqueza que se produce entre la enfermera y la persona que está a punto de morir, que da lugar a un sentimiento de afecto mutuo de gran valor tanto para el cuidador como para el cuidado, pero que al fallecer el anciano produce dolor.

La identificación con la persona que cuidamos es otro factor que produce dolor y el último factor que genera dolor en los cuidadores es el valor social que ellos ven que la persona que cuidan ha aportado a los demás.

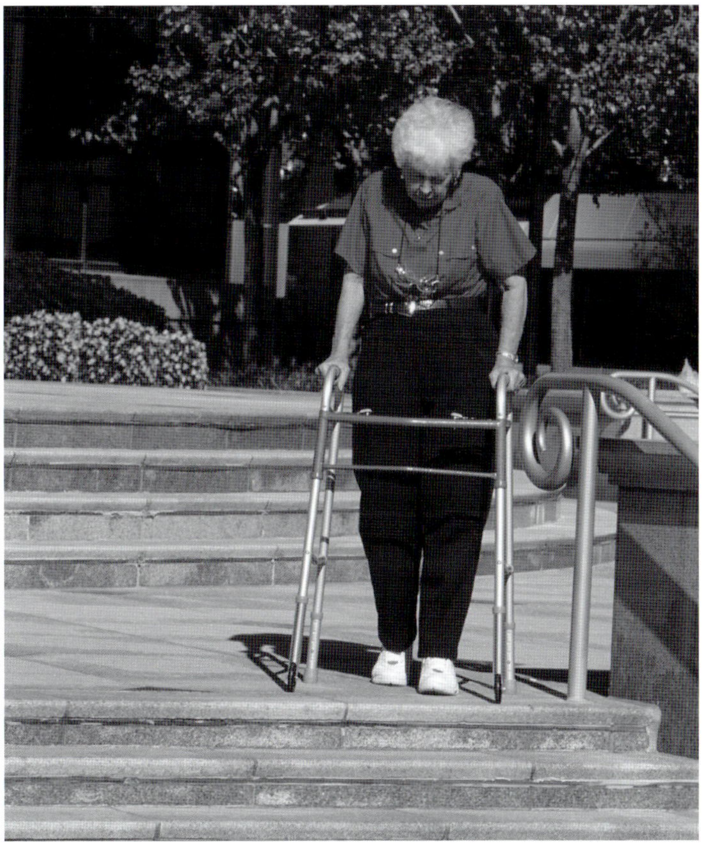

Y estas relaciones con las personas que se cuidan son inevitables por la estrecha relación que mantenemos con ellos, por tanto podemos decir que las enfermeras al implicarnos y mantener una relación de afecto con la persona a la que estamos cuidando, cuando esta fallece se vive como un sentimiento de pérdida y de dolor.

15.4. MUERTE CON DIGNIDAD

Es sinónimo de muerte sin máquinas, léase respiradores, monitores, bombas de perfusión, etc., ahora bien, el no utilizar toda esta tecnología no significa que la muerte sea digna.

La muerte digna podría ser aquella en la que la persona en ese trance tiene toda la atención compasiva y el apoyo que precisa para hacer frente a ese episodio final de su vida.

Las enfermeras tenemos un papel importante para crear un entorno estable y cómodo en el que exista la posibilidad de facilitar a la persona que se cuida en su fase final un alivio físico, psicológico y espiritual, pero para ello es preciso lograr que en ese entorno se consiga la confortabilidad, el control del dolor, la tranquilidad y que no se tomen medidas extraordinarias que prolonguen innecesariamente la vida.

Como enfermeras es preciso que conozcamos las etapas emocionales por las que pasa una persona en su fase terminal, descritas por la doctora Kubler-Ross, et al. (1975). Que son el rechazo, la ira, la negociación, la depresión y la aceptación.

Y debemos estar preparadas para reconocer respuestas emocionales, como son el rechazo y aceptarlo sin secundarlo, que reflejan la incapacidad psicológica de la persona de aceptar su propia muerte.

Por otro lado, no podemos clasificar de pacientes problemáticos a las personas ancianas que expresan ira y resentimiento ante el proceso inminente de muerte, ya que es un franco error el pensar que las personas ancianas aceptan de una forma pasiva la muerte.

También se han de tener presente toda una serie de factores que interfieren en que la muerte pueda ser una muerte digna, como son el dolor, la pérdida de control y la imagen física.

El dolor:

Una muerte digna implica la ausencia o el control del dolor, pero ocurre que muchas persona ancianas son reacias a consumir analgésicos a pesar de tener, por diferentes motivos, con frecuencia, miedo a la adicción y a la pérdida del control. Como enfermeras hemos de desmitificar estos falsos estereotipos, haciendo que comprendan que bajo nuestros cuidados esas circunstancias estarán controladas y que si aparece alguna de ellas actuaremos con diligencia para minimizar su efecto.

Por ello se recomienda que la medicación contra el dolor se paute siguiendo un horario puntual, de forma que se mantenga un nivel sanguíneo óptimo de analgésia, ya que de esta forma aseguraremos el alivio continuado del dolor.

Como enfermeras, al atender a personas en fase de agonía, nuestros cuidados han de estar dirigidos a suministrar alivio, para ello hemos de realizar una valoración minuciosa de la persona anciana enferma que sufre dolor, poniendo especial atención en su estado cognitivo y funcional. Y una observación constante para controlar el alivio del dolor, el estado mental y el estado respiratorio. Para conseguir que la muerte sea digna y de calidad.

Pérdida de control:

El poder mantener el control de la situación a la persona anciana en fase terminal contribuye a que sea una muerte con calidad y digna.

Como es una situación en la que se producen muchas situaciones que no pueden controlar, las personas ancianas en fase agónica a menudo intentan tomar decisiones sobre su asistencia aunque sean contraproducentes, con el objetivo de demostrase así mismas que todavía mantienen el control.

Lo cierto es que los centros asistenciales están muy estructurados, y no facilitan el mantenimiento del control sobre sí mismo, ello es motivo en ocasiones si existe el soporte adecuado, para que la persona anciana decida morir en su casa. Ya que en ella puede mantener ese control, pues duerme y come cuando quiere, etc.

Dificultades respiratorias:

La presencia de dificultades para respirar con facilidad en la fase terminal provoca un aumento de la frecuencia respiratoria y del deseo de aire, lo cual causa ansiedad, miedo e inquietud.

Para controlar esa respiración agitada se ha de crear una atmósfera de calma, con intervenciones para tranquilizar a la persona que presenta la crisis diciéndole que inspire profundamente e intente relajarse, colocándolo en una posición que se encuentre cómodo y que le permita ventilar sin dificultad para que pueda descansar e incluso en ocasiones es conveniente sedarlo.

Al final del proceso, en las últimas horas de agonía, pueden presentar una respiración ruidosa, que suele alarmar a la familia, que podemos paliar colocando a la persona moribunda de costado.

La imagen física:

El temor de muchas personas ancianas al deterioro de su aspecto físico en la fase terminal de su vida en muchas ocasiones puede desencadenar un cuadro de depresión en ellos.

Si las enfermeras detectamos este factor

de riesgo a tiempo, podremos reducir el riesgo de depresión, ayudando a la persona afectada en el cuidado diario de su aspecto físico.

15.5. CUIDADOS DE ENFERMERÍA EN LOS ANCIANOS QUE ESTÁN MURIENDO

Las enfermeras han de ser conscientes de que la atención que se ha de administrar a una persona anciana, que va a morir, ha de estar encaminada a cuidar y paliar, y no a curar.

También debemos permitir que la persona anciana terminal decida ella cómo quiere morir según sus valores, y para ello la enfermera debe intervenir dando una respuesta, a través de su actividad en la que debe marcar unos objetivos realistas, a las siguientes preguntas: ¿qué es lo que más te preocupa?, ¿en qué te puedo ayudar?

Desde luego el objetivo final, como enfermeras, es el ayudar a que la persona moribunda muera en paz y lo más tranquila que sea posible.

Cuando la persona está más próxima a la muerte, se produce una mayor necesidad de cuidados de enfermería. Esto da lugar al desarrollo de planes de cuidados, como pueden ser las actividades que se esfuerzan en mantener a la persona anciana terminal siempre limpia y seca, de manera que no se hieran sus sentimientos y se proteja su intimidad, y además, de esta forma solucionamos su incapacidad de controlar las funciones corporales eliminatorias y a su vez minimizamos el impacto de éstas en la pérdida del control sobre sí mismo.

Como el acto de morir nunca resulta fácil, lo que si podemos como enfermeras, es conseguir que sea más digno. Y generalmente solemos ser los profesionales los que asistimos a la persona anciana moribunda en su muerte.

Facilitaremos la muerte digna mediante el alivio del dolor y la asistencia necesaria para que pueda mantener el control.

15.6. RESUMEN Y REFERENCIAS

- La muerte es una etapa más del ciclo vital, es una cita de la cual nadie está exento, al igual que la de nacer, es una experiencia individual pero común a todos los seres vivos.

- Las formas de morir en líneas generales pueden ser de dos formas, una de ellas, rápida y por sorpresa; y, la otra de forma previsible y prolongada.

- La muerte es un proceso que genera miedo y ansiedad en la persona afectada e incomodidad muchas veces en las personas que le rodean, incluso entre los profesionales que le atienden.

- De todas maneras todas las personas ancianas al hacer frente a la muerte suelen experimentar algún tipo de miedo, generalmente relacionado con el dolor o la soledad.

- Como el acto de morir se caracteriza por ser individual, la actitud ante él también lo será, por ello podemos encontrar que hay personas que desean el contacto con personas sanas, pues les ayudan a superar el miedo del trance y en cambio otras que rechazan ese contacto porque les recuerdan lo que pierden y les generan ansiedad o angustia.

- La rememoración del pasado pueden proporcionar sensaciones placenteras que ayudan a relajarse a la persona en ese trance final ya que los recuerdos agradables les pueden servir para tranquilizarles y aliviarles de la angustia y la tensión.

- Aunque las enfermeras somos conscientes de que el final de la vida es la muerte y que ésta afecta estadísticamente más a las personas ancianas, la muerte de la persona que cuidamos causa dolor y se vive como un fracaso profesional.

- La muerte digna podría ser aquella en la que la persona en ese trance tiene toda la atención compasiva y el apoyo que precisa para hacer frente a ese episodio final de su vida.

- No podemos clasificar de pacientes problemáticos a las personas ancianas que expresan ira y resentimiento ante el proceso inminente de muerte, ya que es un franco error pensar que las personas ancianas aceptan de una forma pasiva la muerte.

- Las enfermeras han de ser conscientes de que la atención que se ha de administrar a una persona anciana, que va a morir ha de estar encaminada a cuidar y paliar, y no a curar.

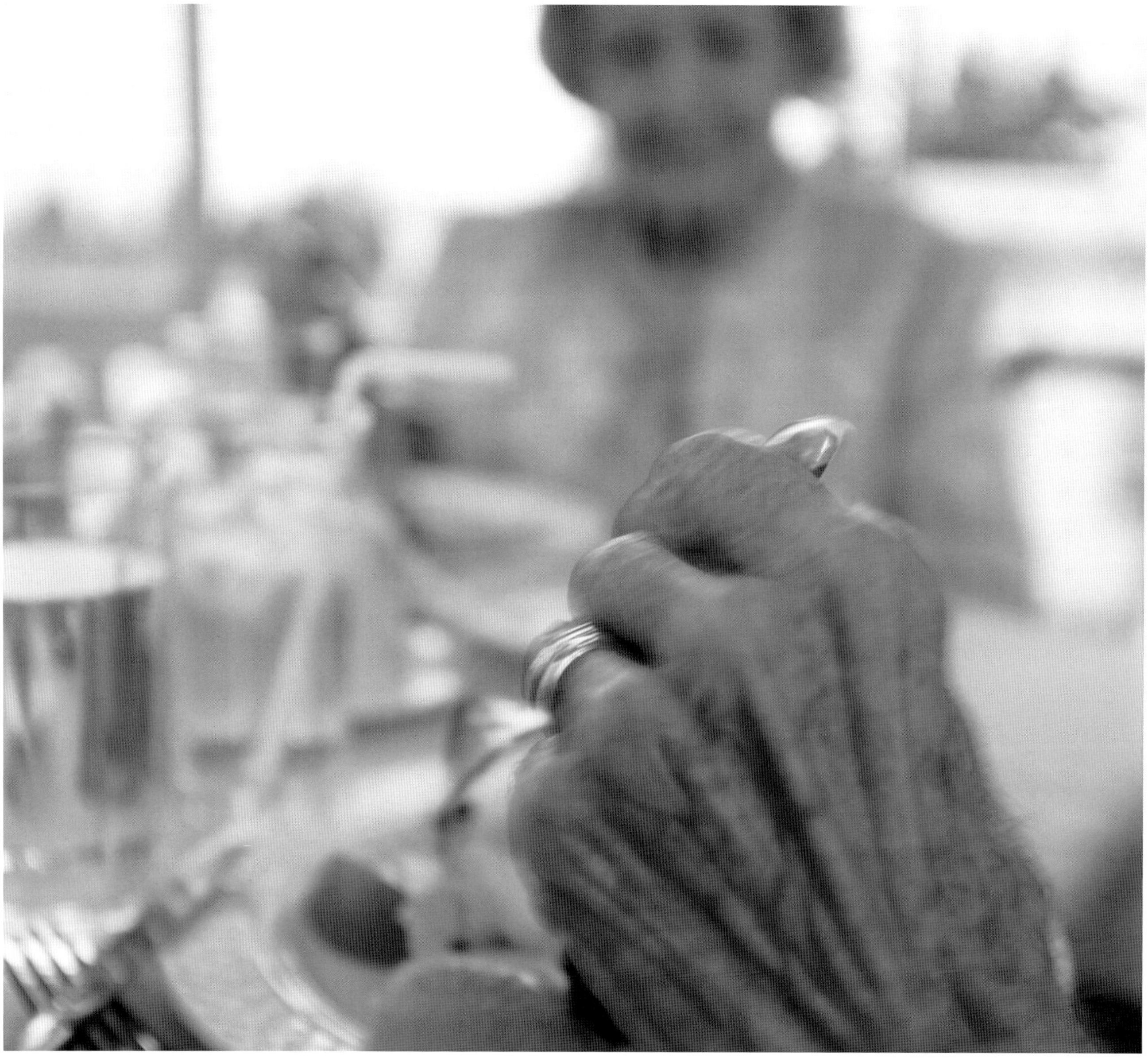

CAPÍTULO

16 Etica en el cuidado gerontogeriátrico

16.1. INTRODUCCIÓN

Los aspectos éticos del cuidado de las personas ancianas se basan en la competencia que las enfermeras tenemos, pero no competencia técnica o profesional, sino competencia moral. Ya que se toman decisiones en las que hay demasiado en juego, la forma como decidimos actuar como profesionales del cuidado puede ser determinante por las consecuencias que ello tiene en las personas ancianas que están bajo nuestros cuidados, en momentos vulnerables de su vida y de su muerte.

Como enfermeras hemos de tener presentes en nuestro quehacer profesional unos principios que nos han de guiar en nuestra praxis, como son el de **autonomía** o autodeterminación, el de **beneficencia** o hacer el bien, el de **no maleficencia**, es decir, evitar hacer daño, el de **justicia**, que es tratar con imparcialidad, el de **veracidad** o decir siempre la verdad, el de **confidencialidad**, que corresponde respetar la información privilegiada, y el de **fidelidad**, que es decir cumplir las promesas.

Todos los principios enumerados tienen como objetivo obligar a los profesionales sanitarios a respetar a las personas que atienden, beneficiarles y no causarles mal, a tratarlos con equidad, a decirles la verdad, a no divulgar las confidencias que depositan en nosotros y a cumplir las promesas que les hagamos.

Dado el avance experimentado en los medios diagnósticos y procedimientos terapéuticos, se hace cada vez más necesario conocer los deseos del paciente sobre los medios a utilizar en caso de enfermedad crítica o terminal, es decir su testamento de vida. Nunca es demasiado pronto para establecer este tipo de diálogo con la persona anciana y con la familia, siendo un tema que se puede retomar posteriormente.

OBJETIVOS

1. Identificar cuáles son los dilemas éticos más frecuentes a los que se han de hacer frente como enfermeras.
2. Conocer cuáles son las responsabilidades éticas competenciales de las enfermeras.
3. Conocer cuáles son las estrategias que como enfermeras debemos utilizar para evitar o resolver los conflictos éticos.

16.2. LA EDAD COMO FACTOR DECISIVO EN LAS ALTERNATIVAS DE INDEPENDENCIA DEL ANCIANO

La edad cronológica no es un factor que se deba utilizar para discriminar a las personas ancianas de ser candidatas a ser atendidas sanitariamente o a ser tenidas en cuenta en la distribución política de los recursos sanitarios.

Por motivos tan plausibles como el hecho de que las necesidades deben ser satisfechas individualmente, de forma diligente y de la misma manera, a cualquier edad. Y por qué debemos producir siempre el máximo beneficio al mayor número de personas, independientemente de la edad que tengan.

Porque es un tema de justicia la distribución equitativa de los recursos existentes entre todos los miembros que componen la sociedad, sin distinción alguna.

Un tema que se cuestiona frecuentemente es la facultad de decisión de las personas ancianas o su autonomía de decisión sobre ellas y sus circunstancias, por lo que deben ser informados de su situación, valorando ponderadamente los riesgos que ello comporta. Y es así porque él es el que al final decidirá el camino que crea más conveniente, es decir, que marcará su calidad de vida sopesando los riesgos y beneficios que pueda obtener, por ejemplo, de un tratamiento.

Como enfermeras, cuando la persona anciana no es capaz de decidir por ella sobre su salud, hemos de velar porque las decisiones tomadas por la familia vayan siempre orientadas al mayor beneficio de él.

16.3. MALOS TRATOS

La violencia familiar es un hecho que ha existido siempre, pero el abuso que sufren las personas ancianas no ha destacado hasta hace poco, ni suelen ser hechos denunciables por parte de los ancianos. Los servicios de urgencias son unidades donde se pueden detectar estos casos de malos tra-

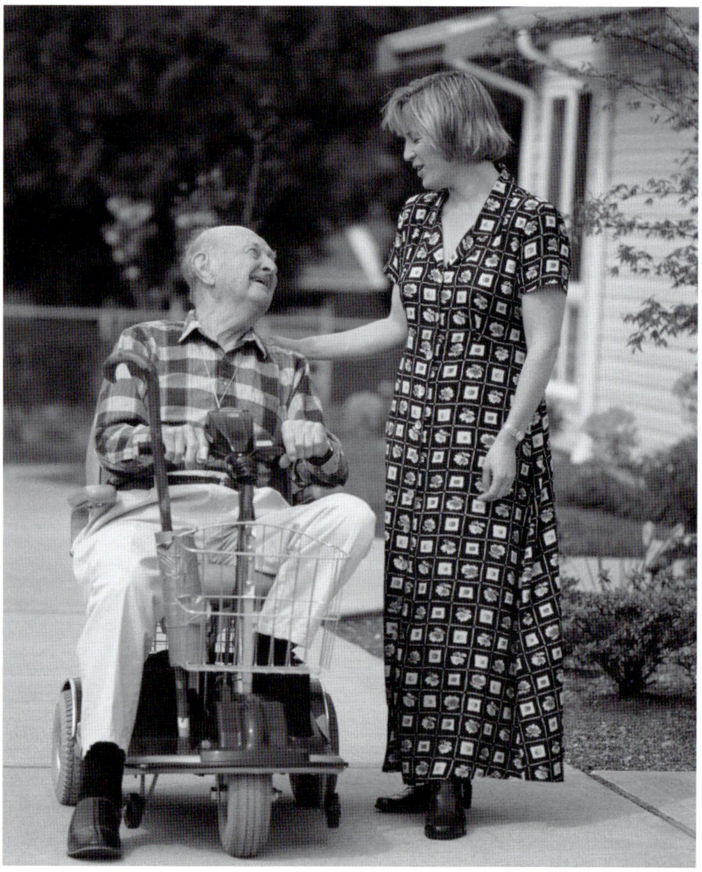

tos, por ello es preciso que los componentes del equipo estén familiarizados con los casos de abuso y negligencia, y con las estrategias de actuación ante tales situaciones. Al valorar a la víctima buscaremos signos físicos compatibles con posibles agresiones, como contusiones, fracturas, laceraciones o abrasiones en distintos estados de curación. Por ejemplo un grupo de lesiones en la cara puede ser sospechoso de malos tratos, o las lesiones en el cuero cabelludo que las suelen causar los tirones del pelo.

Pero también los malos tratos pueden tener que ver con negligencia manifiesta como la malnutrición, deshidratación, mal estado higiénico, abusos sexuales, etc... Y pueden ser de carácter psicológico como las amenazas, intimidaciones, ridiculizaciones, etc.

De todas formas, no es fácil distinguir determinados síntomas de negligencia de las alteraciones como puede ser la debilidad que genera un proceso patológico.

Otras características que podemos encontrar en la persona a la que estamos atendiendo, sospechosa de ser víctima de malos tratos, es que presenta una actitud retraída o agresiva, que es poco comunicativa, y también podemos observar que mantiene una actitud ambivalente con los familiares. Las intervenciones inmediatas ante la sospecha es la hospitalización preventiva en espera de confirmación de los hechos, mediante esta estrategia podemos evaluar que servicios precisará la víctima.

Pero lo más alarmante es que esta situación se da también en instituciones asistenciales, y si uno de los principios éticos de la actuación profesional del personal sanitario es la **no maleficencia**, esto significa la exigencia de evitar toda acción u omisión que pueda causar daños a terceros, y si ello no se cumple se está vulnerando este principio, y esa actitud es inmoral.

Además los profesionales sanitarios tenemos la obligación de proteger los intereses, la integridad física y psíquica de las personas ancianas en su entorno y en los centros sanitarios. Y por ello cuando sospechemos de la existencia de situaciones de malos tratos y de abusos, estamos obligados a informarlo y denunciarlo.

16.4. REANIMACIÓN

El criterio ético para realizar o no medidas de reanimación en las personas ancianas, debe de considerar, además de los beneficios o inconvenientes que puede aportar la reanimación cardiopulmonar, los deseos del paciente sobre los medios a utilizar en caso de enfermedad crítica o terminal, ya que el conocer esos deseos es cada vez más necesario y además son planteamientos que deberían hablarse junto con la familia antes de que la persona pierda el control, ya que ello facilitará la resolución de los dilemas en la toma de decisiones en el momento crítico de una parada, momentos en que el tiempo corre en contra y se debe actuar con extraordinaria rapidez.

16.5. SUSPENDER MEDIDAS DE SOPORTE VITAL

Ante las situaciones de irreversibilidad de los procesos patológicos, con unas expectativas de muerte inminente o bien cuando las expectativas de recuperación no existen, el mantenimiento de las funciones vitales con los avanzados procedimientos terapéuticos físicos o farmacológicos de que disponemos hoy en día, se puede considerar como un encarnizamiento terapéutico, ya que lo que hacemos es el prolongar la agonía de la persona anciana, lo que vulnera abiertamente el principio de no maleficencia, que es superior al de beneficencia que podría ser esgrimido en defensa de actuaciones agresivas y desproporcionadas.

Por ello ante estas situaciones la medida a tomar debería ser la suspensión de todo tratamiento que esté contraindicado, es decir, que no cure o palie la situación. Pero para ello se debe contar con la opinión de la persona anciana afectada, si ésta todavía es capaz de decidir, o bien si ello no es posible a causa de que su estado no lo permite, con la opinión expresada previamente por ella o transmitida a través de sus familiares, allegados o tutor designado por él en sus últimas voluntades o testamento vital.

16.6. EUTANASIA

La eutanasia, cuyo significado es "buena muerte", genera una gran polémica en la que las posturas se radicalizan pasando por las que la defienden denodadamente hasta las que la consideran como un acto criminal punible. Desde el punto de vista jurídico en nuestro país está penada con condenas de entre 6 y 20 años, según se considere como inducción al suicidio o como ayuda al mismo. Esta prohibición se da en la mayoría de los países, exceptuando Holanda en la que se contempla en determinas circunstancias, como el ser pedido por la propia persona y bajo un estricto control como que al médico al que se hace la petición tiene que consultar a otro colega; también en EEUU hay un estado, el de Oregón, en el que está permitida la eutanasia activa en personas enfermas terminales.

Al hablar de la eutanasia, la hemos de dividir en dos tipos bien diferenciados: la activa y la pasiva.

La activa es todo acto deliberado que tiene como objetivo el acabar con la vida de una persona enferma, a petición de ella y que, como ya hemos dicho, es punible pues se considera como un homicidio.

Y la pasiva, que es en la que el profesional sanitario permite a la persona anciana enferma morir confortable y dignamente, a costa de ocasionarle la muerte de una forma involuntaria, es decir, sin intención de producirla. Seria una omisión, renunciando a realizar medidas extraordinarias con el objetivo de mantener la vida, que pueden producir indirectamente la muerte. Es una práctica habitual que raramente se considera punible.

16.7. MANTENER LOS CUIDADOS

Los cuidados que ante todo se deben mantener son los que conocemos como cuidados básicos, dentro de los cuales está la higiene, la nutrición oral o por SNG, la hidratación, el mantenimiento de la permeabilidad de las vías aéreas y la asistencia espiritual.

El resto de tratamientos que no sean éstos y que no tengan una eficacia comprobada para controlar la sintomatología o la etiología de la enfermedad, pueden ser eliminados por motivos de sentido común, pues si no tienen una eficacia comprobada lo único que se conseguirá con ellos es aumentar el riesgo de las interacciones y el coste asistencial.

Por ello se deben evitar las medidas agresivas encaminadas a prolongar la vida a costa de provocar sufrimiento y no beneficencia. Y en cambio, se deben potenciar todas aquellas medidas que ayuden a la persona anciana enferma terminal a conseguir el máximo bienestar posible, lo que se traduce en calidad de vida.

Pero para tomar estas medidas es preciso, como ya se a dicho, conocer la opinión de la persona afectada, y esto es preciso que se haya decido y discutido con anterioridad.

Por ello sería preciso que se fuese implantando la utilización del testamento de vida o las últimas voluntades. Otra alternativa puede ser la designación de un tutor de últimas voluntades, con un carácter vinculante a través del respaldo jurídico.

Un ejemplo de testamento vital o últimas voluntades puede ser el descrito por De Kaye (1988), así como la designación notarial de tutor de sus últimas voluntades. Que podemos ver en los siguientes cuadros. (fig. 126, 127).

FIGURA 126. Testamento de vida.

A mi familia, doctores, enfermeras y todos aquellos con responsabilidad en mi cuidado:
Yo, ..., manteniendo lúcida mi mente, hago esta declaración para que sirva como directiva a seguir si por cualquier razón me vuelvo incapaz para tomar decisiones sobre mis cuidados médicos.
Yo ordeno que se eviten o suspendan aquellos procedimientos de mantenimiento vital si tengo una enfermedad o lesión, o experimento un deterioro mental extremo semejante, para los que no existan expectativas razonables de recuperación o de recobrar una calidad de vida digna.
Estos procedimientos de mantenimiento vital que pueden ser evitados o suspendidos incluyen: cirugía, antibióticos, reanimación cardiorrespiratoria, soporte respiratorio, administración artificial de líquidos y alimentos, pero no se limitan sólo a ellos.
Además, ordeno que el tratamiento se limite sólo a medidas dirigidas a mi bienestar, a pesar de que con ello se acorte mi vida.
Ruego que sigan también las siguientes instrucciones:...
....
Estas órdenes expresan mi derecho legal a rehusar un tratamiento.
Además espero que mi familia, médicos, enfermeras y todas aquellas personas responsables de mi cuidado consideren cómo pueden actuar legal y moralmente de acuerdo con mis deseos, y hagan todo lo posible para seguir mis órdenes.

Fecha: Firma:

Testigo:... Testigo:...

FIGURA 127. Designación notarial de tutor.

Yo autorizo a la siguiente persona a implementar mi declaración de últimas voluntades para aceptar, rechazar y/o tomar decisiones sobre mi tratamiento y hospitalización:

Nombre:..Dirección:.......................................
....
Si la persona que yo he nombrado como mi tutor aquí es incapaz de actuar en mi nombre, yo autorizo a las siguientes personas para hacerlo:

Nombre:..Dirección:.......................................
....
He discutido mis deseos con estas personas y confío en su decisión sobre mí:

Fecha: Firma:
Testigo:... Testigo:...

16.8. RESUMEN Y REFERENCIAS

- Los aspectos éticos del cuidado de las personas ancianas se basan en la competencia que las enfermeras tenemos, pero no competencia técnica o profesional, sino competencia moral.

- Por ello, como enfermeras, hemos de tener presentes en nuestro quehacer profesional una serie de principios que nos han de guiar en nuestra praxis, como son el de **autonomía** o autodeterminación, el de **beneficencia** o hacer el bien, el de **no maleficencia** o evitar el hacer daño, el de **justicia** que es tratar con imparcialidad, el de **veracidad** o decir siempre la verdad, el de **confidencialidad** que corresponde a respetar la información privilegiada y el de **fidelidad**, que es decir cumplir las promesas.

- Dado el avance experimentado en los medios diagnósticos y procedimientos terapéuticos, se hace cada vez más necesario conocer los deseos del paciente sobre los medios a utilizar en caso de enfermedad crítica o terminal, es decir su testamento de vida.

- La edad cronológica no es un factor que se deba utilizar para discriminar a las personas ancianas, de ser candidatas a ser atendidas sanitariamente o a ser tenidas en cuenta en la distribución política de los recursos sanitarios.

- Un tema que se cuestiona frecuentemente es la facultad de decisión de las personas ancianas o su autonomía de decisión sobre él y sus circunstancias, por ello deben ser informados de su situación, valorando ponderadamente los riesgos que ello comporta.

- Lo más alarmante de los malos tratos y abusos es que son situaciones que se dan también en instituciones asistenciales, y si uno de los principios éticos de la actuación profesional del personal sanitario es la **no maleficencia, esto significa la exigencia de evitar toda acción u omisión que pueda causar daños a terceros, y si ello no se cumple se está** vulnerando este principio, y esa actitud es inmoral.

- El criterio ético, para realizar o no medidas de reanimación en las personas ancianas, debe de considerar los deseos del paciente sobre los medios a utilizar en caso de enfermedad crítica o terminal.

- La eutanasia cuyo significado es "buena muerte", genera una gran polémica en la que las posturas se radicalizan pasando desde las que la defienden denodadamente hasta las que la consideran como un acto criminal punible.

- Los cuidados que ante todo se deben mantener son los que conocemos como cuidados básicos, dentro de los cuales entre otros están la higiene, la nutrición oral o por SNG, la hidratación, el mantenimiento de la permeabilidad de las vías aéreas y la asistencia espiritual.

CAPÍTULO 17

Organización de la atención gerontogeriátrica

17.1. INTRODUCCIÓN

El constante envejecimiento de la población es uno de los grandes problemas que la sociedad deberá afrontar en los próximos años, de hecho algunos países ya lo están haciendo en mayor o menor medida. Y algunas de sus consecuencias directas, como atender a la dependencia (necesidad de asistencia y/o ayuda para la realización de las actividades de la vida diaria) y fomentar la autonomía de las personas ancianas, se plantean como algunos de los retos y objetivos más importantes de los Sistemas Públicos de Protección Social, tanto de salud como de Servicios Sociales. Un número creciente de personas, dentro de los países de la UE, la mayoría con una edad superior a los 80 años, presentan una demanda de servicios sanitarios y sociales que les permitan dar respuesta a estas necesidades. De todas formas, es un problema al que algunos de los países de la UE ya hace tiempo que le dedican recursos de todo tipo, en busca de la solución más idónea. Es un problema que preocupa a un amplio espectro de la sociedad, representada por los políticos, los planificadores, los gestores, los sanitarios, los agentes sociales y los ciudadanos, pero a todos ellos por motivos y con preguntas diferentes. La consecuencia evolutiva de todo este proceso ha repercutido tanto a nivel cultural, social, sanitario, político como económico. Y ha dado lugar a la adopción de medidas de política sociosanitaria que den respuesta a esta situación. Ello implica una legislación sociosanitaria de cada país, y en concreto en el nuestro, de cada comunidad autónoma que tenga transferidas las competencia sociales y sanitarias, ya que podrán variar como ya sucede en razón con los recursos que cada una de ellas dedica a la protección de las personas ancianas.

Las causas del envejecimiento de la población son comunes a los diferentes países de la UE, que se pueden resumir en un descenso de la mortalidad, un aumento de la esperanza de vida, una disminución de la natalidad y el restringido crecimiento inmigratorio de población joven.

Según las proyecciones de Naciones Unidas realizadas para la UE, la evolución demográfica para la región europea el año 2000 supondrá aproximadamente el 20% de personas de más de 65 años en la población total en la UE. En el 2010 los europeos mayores de 65 años superarán en número a los menores de 14 años. Y en nuestro país por ejemplo se prevé que el 75% de las personas ancianas de más de 75 años serán mujeres. Este grupo de población más envejecida presenta una serie de características propias que las diferencia de los otros grupos de población: padecen problemas crónicos, presentan pluripatologías, consumen varios fármacos, precisan de atención social y tienen incapacidades.

Todo ello hace que este grupo consuma gran cantidad de recursos sociosanitarios, siendo directamente proporcional al grado de dependencia.

Como visión general diremos que este grupo reducido de población produce en el terreno sanitario un consumo de actividad total de la asistencia primaria de salud del 40%, de fármacos su consumo supone más del 50% de lo prescrito en atención primaria, estando aproximadamente el 25% ellos sometidos a tratamientos con más de tres fármacos. A nivel de la asistencia hospitalaria de agudos el porcentaje de ingresos se encuentra entre el 35-40%, con estancia media que excede en 12 días las estancias hospitalarias respecto al resto de la población.

Y en el terreno social su aumento se refleja en que se produce un aumento del número de personas que cobran jubilación, en la extensión de las prestaciones sociales, que en principio aparecieron como una prestación para los ancianos pobres y ahora se está convirtiendo en programas universales.

Estos programas se intentan llevar a cabo a pesar de las características diferenciales, pues existen grandes diferencias en cuanto a los recursos del PIB destinados a servicios sociosanitarios, al volumen de inversión en la atención institucionalizada y domiciliaria, a las cuantías dedicadas a la retribución por jubilación, al modelo de organización y de gestión. A pesar de estas diferencias, los países comunitarios han presentado un comportamiento similar en cuanto a modelos de servicios sociosanitarios prestados, ahora bien el total del gasto público dirigido a la población en porcentaje de PIB es muy variable, dependiendo generalmente del grado de riqueza de cada uno de ellos, y estando en función de los objetivos de su política sociosanitaria. Ahora bien, en sus programas diseñados para las personas ancianas, aunque existen diferencias, hay elementos de referencia que indican coincidencia en las políticas orientadas hacia la tercera edad con puntos convergentes entre sí, como son el esfuerzo de potenciar la atención domiciliaria, el diversificar los recursos alternativos a la institucionalización, el aumento de protagonismo de los servicios sociosanitarios, la descentralización de los servicios sociosanitarios hacia el marco territorial de referencia. Por otro lado el gran peso político, cultural, social y económico que representan ya este grupo de la tercera edad, tanto por su número como por su capacidad de influencia, unido a la crisis del Estado del Bienestar hace pensar en la conveniencia de que los servicios sociales y sanitarios estén integrados en una misma estructura administrativa lo que permitirá un desarrollo conjunto y convergente hacia un modelo integrado de atención, lo que se traducirá desde el punto de vista de racionalización y optimización de recursos una mejor atención a las personas ancianas, sobre todo ante las insuficiencias aún existentes, tanto en el Sistema Nacional de Salud, como en el Sistema Público de Servicios Sociales.

El conocimiento de todos estos recursos es lo que se pretende en el desarrollo del presente capítulo.

OBJETIVOS:

1. Conocer los diferentes recursos asistenciales existentes para las personas ancianas.
2. Conocer los programas estatales de ayuda a las personas ancianas.
3. Identificar la función de los distintos servicios que se ofertan a las personas mayores.
4. Conocer los cuidados que se dispensan de forma continuada a las personas ancianas en los diferentes niveles asistenciales.

17.2. RECURSOS ASISTENCIALES

Los recursos asistenciales los podemos describir como el conjunto de niveles asistenciales sanitarios y sociales que deben dar una respuesta escalonada en las diferentes situaciones de enfermedad o necesidad que planteen las personas ancianas.

Estos recursos pueden ser prestados, según la demanda realizada por la persona afectada, por los servicios sociales, los servicios sanitarios de atención primaria y hospitalaria o los sociosanitarios, dependiendo de la situación en la que se encuentre la persona necesitada de ayuda.

Dentro de los servicios sociales se encuentran factores relacionados directamente con ellos, como son la protección económica adecuada, la adecuación del hábitat, etc.

Y dentro de los servicios sanitarios y sociosanitarios encontramos la integración de aspectos, como es la atención sanitaria y social, así como la coordinación entre los diferentes niveles asistenciales, asistencia primaria con hospitales y con la red sociosanitaria.

Las unidades básicas asistenciales, como la atención primaria, desempeñan lo que conocemos como atención formal, a través de un equipo formado por profesionales sanitarios y no sanitarios, que tienen a su cargo el grueso de la atención comunitaria. A través de los servicios hospitalarios se presta una atención especializada en coordinación con la atención primaria. Y en los centros sociosanitarios se lleva a término una atención integral a medio y largo plazo.

Y también hemos de tener en cuenta, dentro del sistema asistencial básico, el papel desempeñado por la red natural (cuidador informal), ya que los profesionales tanto sanitarios como sociales tenemos la obligación de formarlos y de darles soporte. Ya que su colaboración es inestimable teniendo en cuenta en ocasiones la precariedad de los recursos disponibles.

17.3. IMPORTANCIA DE LOS CUIDADOS CONTINUADOS

Los cuidados en las personas ancianas deben ser integrales, es decir, que se deben tener en cuenta todos los factores biopsicosociales que intervendrán en la evolución de su proceso patológico.

A continuación podemos ver los diferentes cuidados que se pueden prestar, según el tipo de nivel asistencial donde se encuentre la persona anciana. (fig. 128)

De los descritos en el recuadro vamos a comentar las diferencias existentes entre los cuidados progresivos y los continuados, así como la importancia de estos últimos.

Los primeros tratan la crisis aguda buscando alcanzar la independencia y la autonomía, y los segundos se centran en la cronicidad del proceso y por tanto en su seguimiento y control para evitar la agudización del mismo, es una fase en la que se realiza un mayor énfasis en cuidar. De esta forma se debe conseguir que la persona anciana, a pesar del deterioro que sufra por su enfermedad, se mantenga en el nivel máximo de salud biopsicosocial, siendo las personas destinatarias de estos cuidados los ancianos que cumplan los criterios de fragilidad.

17.4. NIVELES ASISTENCIALES GERIÁTRICOS

El esquema general de los niveles asistenciales sería el que podemos ver en el siguiente recuadro. (fig. 129).

Como podemos ver, existen toda un serie de recursos de los que unos se caracterizan por la institucionalización de la persona anciana y los otros optan por opciones alternativas que puedan mantener a la persona anciana en su entorno, y así no se desvinculen del mismo, y por otro lado cumplen con uno de los objetivos primordiales del cuidado de las personas ancianas, el mantenerlas todo el tiempo posible que se pueda en su medio habitual.

17.5. PROGRAMAS DE ATENCIÓN GERONTOGERIÁTRICA

Posteriormente a las recomendaciones realizadas por el comité de expertos de la OMS reunidos en Ginebra en 1973, en nuestro país se han diseñado diferentes programas gerontológicos, en vista del incremento del número de personas mayores de 65 años, que cada vez es más numeroso en relación con el resto de la población total.

Una de las comunidades autónomas pioneras a nivel del Estado Español, Cataluña, ha sido quien en 1986 creó y desarrolló un modelo sociosanitario, "Vida als Anys", para las personas mayores de 65 años con el fin de atender sus problemas de salud. Posteriormente se sumaron otras comunidades autónomas como Andalucía, Navarra, País Vasco, etc.

FIGURA 128. Descripción de los tipos asistenciales de cuidados en los ancianos.

Preventivo:	Prevención primaria, secundaria y terciaria.
Intregal:	Clínico, funcional, mental y social.
Progresivo:	Fase aguda, rehabilitadora y de autocuidado.
Continuado:	Hospitalización, hospital de día, centro de día y ATDOM.

En el año 1993 se publicó a nivel del Estado Español, el **Plan Gerontológico Nacional**, (Tomado del Plan Gerontológico Nacional 1.a edición, 1993). ©Instituto Nacional de Servicios Sociales. Edita: Ministerio de Asuntos Sociales, del cual tomamos y transcribimos literalmente a continuación sus objetivos generales y su sumario, a través de los cuales podremos ver las directrices generales del programa.

Objetivos generales:

La estructura del Plan Gerontológico ha sido diseñada distribuyéndola en cinco áreas: Pensiones; Salud y Asistencia Sanitaria; Servicios Sociales; Cultura y Ocio; y Participación. En cada área se definen las líneas de actuación a seguir y los objetivos que pretenden cumplirse con la ejecución de las medidas concretas. Tales objetivos pueden resumiese en los diez siguientes:

1. Desarrollar el sistema de prestaciones no contributivas dirigidas a los mayores de 65 años con insuficientes recursos económicos y ofrecer un complemento de pensión a los mayores de 80 años que han perdido autonomía personal.

2. Mejorar las pensiones mínimas y el

resto de las pensiones contributivas, garantizando su revalorización automática según el IPC.

3. Promover la salud de los mayores y mejorar su bienestar físico, psíquico y social.

4. Garantizar en el marco general del Sistema Nacional de Salud la prevención y asistencia al anciano mediante una adecuada atención primaria y hospitalaria.

5. Lograr el acercamiento de los servicios sociosanitarios a los mayores, dentro de un marco sectorial. Para ello, se diseñará un mapa de áreas en el que se integren y coordinen los referidos servicios.

6. Fortalecer las estructuras administrativas para el desarrollo, coordinación y distribución equitativa de recursos, así como para garantizar el estudio, la investigación y la formación permanentes sobre temas relacionados con el envejecimiento y con la vejez.

7. Ofrecer unos servicios sociales idóneos para dar respuesta a las necesidades de las personas mayores, potenciando sobre todo el desarrollo de aquellos que propician su autonomía personal, la permanencia en el domicilio y la convivencia en su entorno habitual de vida.

8. Incrementar en la sociedad el conocimiento del hecho social del envejecimiento de la población y las características psicofísicas de los mayores, el aprecio y reconocimiento de todos hacia los valores y patrimonio cultural de las personas que han alcanzado una avanzada edad, así como la participación y corresponsabilidad de las mismas en el desarrollo de la política social.

9. Facilitar el acceso de las personas mayores a los bienes culturales y fomentar entre ellas el empleo creativo del ocio y del tiempo libre, para mejorar su calidad de vida y su capacidad de sentirse útiles.

10. Extender el concepto de participación democrática, de manera que la socie-

FIGURA 129. Niveles asatenciales.

Atención primaria de salud:	- EAP - ATDOM - PADES
Hospitales:	- Consultas de valoración geriátrica - Unidades geriátricas de agudos - Unidades sociosanitarias - Unidades de media estancia - Unidades de larga estancia - Unidades psicogeriátricas - Hospitales de día - UFISS - Convalecencia
Servicios sociales:	- Cuidados a domicilio - Residencias asistidas y no asistidas - Centros de día - Centros de noche

dad integre de hecho a las personas mayores y éstas se incorporen realmente a todas las actividades de la vida social.

Sumario:

Área I: Pesiones

1. *Solidaridad con las personas de edad*

1.1. Desarrollar las prestaciones de modalidad no contributiva en favor de las personas con 65 ó más años, que carezcan de rentas económicas suficientes y no hayan cotizado o no tengan cubiertos por el tiempo necesario los períodos establecidos.

1.2. Incrementar la protección en favor de los pensionistas mayores de 80 años.

- Complemento de pensión a mayores de 80 años.

2. *Mejora de las pensiones mínimas*

2.1. Equiparar las pensiones mínimas familiares al importe neto del salario mínimo interprofesional.

2.2. Equiparar las pensiones, mínimas de jubilación y viudedad.

- Establecimiento de la normativa para regular la equiparación de dichas pensiones.

3. *Revalorización automática y agilización en la gestión*

3.1. Mantener el poder adquisitivo del conjunto de las pensiones a través de índices que permitan la revalorización automática de las mismas.

- Revalorización pensiones según el IPC.

3.2. Establecer el mismo número de pagas anuales para todos los pensionistas.

- Reconocimiento de la 14ª paga en favor de los pensionistas de los regímenes de Hogar y Autónomos.

3.3. Garantizar la continuidad en la percepción de rentas cuando una persona pase de la situación de trabajador a pensionista.

- Perfeccionamiento del sistema de tramitación y pago de pensiones.

Área II: Salud y asistencia sanitaria

1. *Salud*

1.1. Promover la salud y la prevención primaria de la enfermedad.

- Realización de programas y campañas de divulgación a través de los medios de comunicación y de los Centros sociosanitarios.
- Impulso y control del cumplimiento de la normativa vigente sobre promoción de la salud.

1.2. Promocionar el ejercicio físico entre las personas mayores.

- Fomento de la presencia de los mayores en la realización de actividades físicas.
- Impulso para la realización de actividad física por los Centros sanitarios.

1.3. Propiciar la prevención secundaria asistencial y rehabilitadora de la enfermedad.

- Establecimiento de exámenes periódicos de salud.
- Seguimiento de personas mayores con determinadas patologías.

2. *Asistencia sanitaria*

2.1. Garantizar la prevención y asistencia a las personas mayores mediante una adecuada atención primaria dentro del área o sector.

- Programas individualizados.
- Programas de interconsultas.
- Formación inicial y permanente de profesionales.

2.2. Favorecer la permanencia de las personas mayores enfermas en su domicilio mediante programas que proporcionen en el mismo la adecuada atención y cuidados, lo que, paralelamente, reducirá las estancias hospitalarias innecesarias.

- Atención médica y de enfermería a domicilio.
- Atención domiciliaria a enfermos terminales.

2.3. Garantizar la adecuada atención especializada a las personas mayores ingresadas en el hospital o en residencias asistidas.

- Incremento progresivo de Unidades de geriatría hospitalaria.

2.4. Conseguir la integración y coordinación de los servicios sanitarios entre sí, y con los servicios sociales dentro del marco sectorial.

- Mapa de áreas o sectores sociosanitarios.
- Unidad sociosanitaria por área o sector.
- Unidad de seguimiento del Área de Salud y Asistencia Sanitaria en el Ministerio de Sanidad y Consumo.
- Campañas informativas.

Área III: Servicios sociales

1. *Política de carácter general*

1.1. Fortalecer las estructuras administrativas para el desarrollo y coordinación de la política social dirigida a las personas mayores.

- Creación de una unidad administrativa para la planificación, ejecución, seguimiento y evaluación del Plan Gerontológico.

1.2. Garantizar el estudio, la formación y la investigación permanentes sobre temas relacionados con el envejecimiento y la vejez, como base para el establecimiento e impulso de las medidas de política social dirigida a las personas mayores.

- Creación de un centro de estudios, investigación y docencia.

1.3. Garantizar, mediante el establecimiento de las normas y cauces necesarios, la defensa de los derechos fundamentales de las personas mayores.

- Estudio de las modificaciones legales en los casos de posible responsabilidad penal por abandono de los padres.
- Garantía de los derechos fundamentales de las personas mayores.
- Establecimiento de una oficina de asesoría y recepción de quejas por malos tratos a los mayores.

1.4. Promover la solidaridad social y la participación ciudadana, con el fin de incrementar la corresponsabilización de todos en la atención a las personas mayores.

- Fomento de la solidaridad social y el voluntariado en el conjunto de la sociedad.
- Desarrollo del voluntariado entre las personas mayores.

2. *Prestación de servicios sociales*

2.1. Extender la cobertura de las prestaciones destinadas a las personas mayores, con criterios de acercamiento de los servicios e integración y coordinación de los mismos.

- Mapa de Áreas sociosanitarias.
- Unidad coordinadora por Área.
- Conocimiento de las necesidades de los mayores en la demarcación municipal.
- Información individual y personalizado a los mayores en su 60 aniversario.
- Fomento de la creación de Consejos Locales de bienestar social.
- Sistema de resolución inmediata en casos de emergencia.
- Información y programación de actuaciones específicas entre colectivos de mayores especialmente marginados.

2.2. Desarrollar y generalizar prestaciones económicas individuales no periódicas para las personas mayores en estado o situación de necesidad.

- Regulación normativa.
- Consignación de partidas presupuestarias.

2.3. Conseguir que el domicilio habitual de la persona mayor reúna las condiciones necesarias de acceso y habitabilidad, así como los servicios suficientes para facilitar su desenvolvimiento.

- Normativa sobre el procedimiento de acogida al Programa de adaptación, recuperación o mejora de la vivienda habitual.
- Bonificaciones en cuotas de servicios básicos (electricidad, agua, gas, teléfono).
- Investigaciones en domótica.
- Regulación de la permuta de la vivienda.
- Orientación sobre ofertas de vivienda / pensión, vivienda / hipoteca, etc.

2.4. Reservar en los proyectos de viviendas de protección oficial y viviendas sociales un mínimo del 3% de pisos, con características arquitectónicas adecuadas para facilitar el acceso y desenvolvimiento de las personas mayores,

- Establecimiento de normativa.

2.5. Propiciar la permanencia de las personas mayores en su entorno, fomentando la convivencia solidaria, la autonomía y la ayuda mutua, mediante:

- El establecimiento de un programa de viviendas tuteladas.
- El apoyo de las iniciativas de los mayores en orden al desarrollo de experiencias de viviendas compartidas.
- Información sobre viviendas tuteladas.
- Experimentación y evaluación de diversas tipologías de alojamiento.
- Programa de acción concertada para la creación de viviendas tuteladas.
- Información sobre viviendas compartidas en régimen de autogestión.
- Apoyo técnico y económico para la creación y mantenimiento de viviendas compartidas.

2.6. Favorecer la permanencia en el entorno y el desarrollo de la solidaridad social, mediante un programa de "Acogida familiar".

- Desarrollo de un programa experimental de «Acogida familiar» en los años 1994-1995.
- Evaluación de las experiencias de "Acogida familiar" y posterior desarrollo del Programa.

2.7. Posibilitar la permanencia de las personas mayores en su casa y en entorno, mediante la generalización y cualificación del servicio de ayuda a domicilio.

- Regularización normativa
- Formación inicial y permanente de profesionales
- Fomento del voluntariado para el servicio de ayuda a domicilio.
- Formación de los voluntarios y familiares que participan en el Programa.
- Incremento progresivo de la cobertura del servicio de ayuda a domicilio hasta llegar a una ratio de 8 beneficiarios por cien personas mayores de 65 años.
- Baremo de necesidades.
- Coordinación entre las diferentes instancias prestadoras del servicio de ayuda a domicilio, incluidas las sanitarias.
- Servicio de teleasistencia (*ratio: 12%* de personas mayores que viven solas).
- Campaña informativa sobre el servicio de ayuda a domicilio.
- Promoción de la creación de cooperativas para el servicio de ayuda a domicilio y apoyo a las empresas de servicios.
- Impulso de la colaboración de las asociaciones de mayores en la prestación del servicio de ayuda a domicilio.

2.8. Extender con criterios de equilibrio interterritorial la red de Hogares y Club existente en la actualidad, remodelando las funciones y servicios de los mismos, de manera que se configuren como centros abiertos a la comunidad para promover la cultura, la participación, la presencia activa de los mayores y el intercambio generacional.

- Ratio de 1 Hogar por cada 2500 personas mayores de 65 años.
- Creación de Club en núcleos pequeños de población.
- Actualización del Programa de necesidades de los Hogares.
- Irradiación de los servicios de los

Hogares a la población mayor dispersa.

- Establecimiento del servicio de estancia diurna en Hogares.
- Potenciación del Área de información.
- Establecimiento de servicios de comidas a domicilio y de lavandería.

2.9. Fomentar la ayuda y el apoyo a las familias que cuidan a alguna persona mayor.

- Incremento deducciones I.R.P.F.
- Formación continuada y apoyo psicosocial a las familias.
- Establecimiento del servicio de estancias temporales en Residencias.

2.10. Favorecer la autonomía personal de los mayores discapacitados, mediante el uso de ayudas técnicas y nuevas tecnologías.

- Eliminación o reducción del pago del IVA en la adquisición de ayudas técnicas.
- Desarrollo de la investigación y mejora de la información en este campo.
- Prestaciones económicas para la adquisición de ayudas técnicas.

2.11. Posibilitar la accesibilidad a todos los edificios de uso público y su utilización por personas mayores que presenten dificultades de movilidad.

- Eliminación de barreras en edificios de uso públicos.

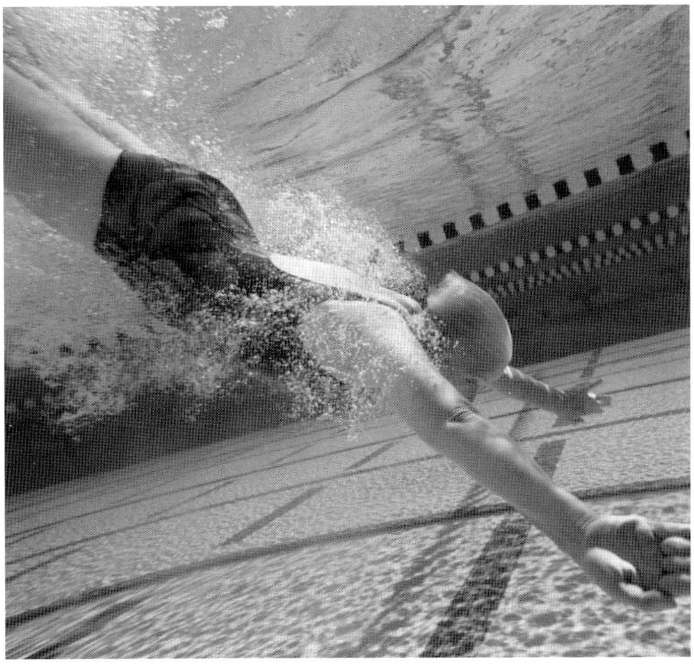

2.12. Establecer de manera progresiva una estructura urbanística que permita un entorno más humano de las ciudades.

- Supresión de barreras en las ciudades.
- Incremento de zonas peatonales.
- Teléfonos, aseos, etc., accesibles.
- Formación y reciclaje de los técnicos responsables del área de urbanismo.

2.13. Impulsar que los medios de transporte público sean accesibles a las personas mayores.

- Regulación normativa.
- Convenios de colaboración para política de accesibilidad.
- Supresión de barreras en infraestructura de los medios de transporte público.
- Taxis adaptados.

2.14. Atender la demanda de tratamientos recuperadores en establecimientos termales especializados.

- Desarrollo, evaluación y difusión del Programa de Termalismo Social del IMSERSO.

2.15. Garantizar una plaza residencial a toda persona mayor en estado o situación de necesidad, así como las condiciones de idoneidad de los centros, mediante la mejora de su funcionamiento, de sus servicios e infraestructura de medios materiales y humanos.

- Baremo de estado o situación de necesidad.
- Criterios de actuación:
- *Ratio:* 3.5 plazas por cien mayores de 65 años.
- Marco sectorial.
- Tamaño medio o pequeño.
- Principales destinatarios: personas dependientes o semidependientes del área o sector.
- Programa de inversiones para la creación de plazas.

- Estudio de posible reconversión de las actuales grandes Residencias.
- Incentivos a la iniciativa privada para la creación de plazas residenciales.
- Establecimiento de normativa sobre requisitos mínimos.
- Establecimiento del servicio de estancias diurnas en Residencias.
- Servicio de comidas a domicilio y de lavandería.
- Coordinación entre las Residencias y el resto de los recursos comunitarios para dinamizar la vida de los centros.

Área IV: Cultura y ocio

1. *Acceso de los mayores a los bienes culturales*

1.1. Facilitar el acceso a cursos de formación primaria, media y superior a las personas mayores interesadas.
- Programación de cursos especiales no reglados.
- Presencia de los mayores como docentes.
- Convenios de colaboración con el MEC para cursos reglados.
- Creación de Universidades para mayores.

1.2. Ampliar los niveles de educación y el caudal de cultura de los mayores, mediante el enriquecimiento de las actividades ofrecidas en los centros gerontológicos.
- Programación amplia de actividades en Hogares y Residencias.

1.3. Incrementar el disfrute por parte de las personas mayores de todas las facetas de la vida cultural del país, propiciando su presencia en los actos programados para toda la sociedad.
- Fomento de la presencia de los mayores en actos culturales.
- Programación de actos de su interés por parte de las C.C.L.L., Casas de Cultura, Universidades Populares, etc.

1.4. Favorecer los desplazamientos urbanos e interurbanos a las personas mayores, así como el disfrute por las mismas de los bienes culturales, tanto a nivel nacional como internacional.
- Bonificaciones en los precios del transporte y espectáculos.
- Creación de la tarjeta de ciudadano europeo mayor de 60 años.

1.5. Propiciar que la jubilación sea percibida como el inicio de una fase de la vida llena de posibilidades de realización personal, de exploración de nuevas actividades y experiencias o de continuidad de aquellas que proporcionan satisfacciones.
- Cursos de adaptación a la jubilación.
- Cursos de preparación a la jubilación en la Administración y en las Empresas.

1.6. Propiciar el aprovechamiento de la riqueza cultural de los mayores para potenciar su autovaloración y salvaguardar el patrimonio y las tradiciones populares.
- Impulso de la participación de las personas mayores en la vida cultural.
- Protagonismo de los mayores como transmisores de cultura y tradiciones a las nuevas generaciones.
- Convenios de cooperación para recuperación de profesiones y actividades artesanales.
- Fomento del asociacionismo de los mayores que deseen poner a disposición de la sociedad sus conocimientos y experiencias.

1.7. Fomentar la práctica del turismo entre los mayores y organizar turnos de vacaciones, a nivel nacional e internacional.
- Información sobre beneficios del turismo, rutas de interés y empresas e instituciones que organizan viajes.
- Bonificación en precios de viajes turísticos.
- Desarrollo, evaluación y mejora del Programa "Vacaciones Tercera Edad" del IMSERSO.
- Fomento de intercambios domiciliarios. Vacaciones a los diferentes países de la C.E.

2. *Sensibilización de la sociedad sobre el envejecimiento y la vejez*

2.1. Incrementar en toda la sociedad el conocimiento del hecho social del envejecimiento de la población y de las características psicofísicas de las personas mayores, así como la sensibilización de todos hacia este grupo de edad.

- Programas y campañas para informar y estimular el aprecio y comprensión de los mayores, promoviendo modelos positivos de personas de edad.
- Formación a los profesionales para mejorar la atención a los mayores.
- Confección y divulgación de un repertorio de términos positivos para mejorar la imagen de la vejez.

2.2. Fomentar, tanto en el profesorado como en los alumnos, el interés y el conocimiento del hecho social del envejecimiento de la población y de las características psicofísicas de la persona mayor.

- Incorporación de contenidos sobre envejecimiento en programas de formación del profesorado.
- Inclusión en libros de texto de contenidos encaminados a que los alumnos conozcan y valoren la vejez.

2.3. Incorporar, en los programas de formación profesional y ocupacional, especialidades en geriatría y gerontología.

- Especialidades de: auxiliar de ayuda a domicilio, auxiliar de clínica en geriatría, animadores socioculturales, monitores de rehabilitación y de terapia ocupacional.

Área V: Participación

1. Fomentar la participación social y política de las personas mayores.

- Incentivos para incrementar el movimiento asociativo.
- Apoyo técnico y económico a las ONG.
- Difusión de información acerca de políticas y corrientes de opinión sobre el envejecimiento y la vejez.
- Impulso al desarrollo de un programa de intercambio de personas mayores en el seno de la C.E.
- Establecimiento de redes de comunicación informática.

2. Potenciar la capacidad de participación de las personas mayores desde los centros gerontológicos, mediante el incremento de la animación sociocultural.

- Presencia del animador sociocultural en centros gerontológicos.
- Actividades para propiciar las relaciones intergeneracionales.
- Participación activa de los mayores en la vida de los centros.

3. Establecer en los distintos niveles de la Administración Pública órganos de representación y asesoramiento que garanticen la participación de las personas mayores en la planificación y seguimiento de las medidas de política social que afectan a dicho colectivo.

- Presencia de los mayores en los Consejos Locales de Bienestar Social.
- Fomento de Consejos Autonómicos de mayores.
- Creación del Consejo Estatal de Mayores.

4. Generalizar la implantación de la participación democrática en todos los Centros destinados a las personas mayores.

- Democratización de los centros gerontológicos.

5. Garantizar la participación de los mayores en seguimiento y desarrollo del Plan Gerontológico.

- Presencia del Consejo Estatal de Mayores en el seguimiento y desarrollo del Plan Gerontológico.
- Celebración en el año 1993 de una Asamblea Nacional de Mayores, que se repetirá cada cuatro años.

De esta forma seguimos las directrices generales marcadas por el Plan Gerontológico Nacional y de las marcadas en su día por la OMS a través del comité de expertos 548 de Ginebra en 1973.

El modelo de un programa geriátrico ha de comprender los siguientes elementos según las directrices de la OMS:

A El centro de medicina general
B Servicios domiciliarios
C Servicios hospitalarios
D Servicios de la comunidad
E La enseñanza y formación del personal
F La investigación

A. El centro sanitario de medicina general (CAP)

Compuesto por un equipo de médicos, enfermeras, asistentes sociales. (fig. 130)

Todos ellos en coordinación con los servicios sociales municipales o de la comunidad, en donde encontraremos los trabajadores familiares y el voluntariado.

Estos equipos están en contacto con los "PADES". Que tienen como objetivos:

-Organizar un servicio de exploración para la detección precoz de patologías, con la colaboración del médico de cabecera y de la enfermera.

-Colaborar con el equipo del CAP en la atención a los pacientes de edad.

-Estimular a estos equipos (CAP) a perfeccionarse en la asistencia a personas de edad avanzada.

-Asesorar tanto a personas que construyen viviendas para ancianos, corno a los que las buscan (trabajadores, sociales y voluntariado)

El fin de estos objetivos, como idea central, es que el anciano o sus familiares no tengan que ir más que a un solo lugar, al centro sanitario, para obtener la ayuda o el asesoramiento necesario.

FIGURA 130. Funciones del centro de salud.

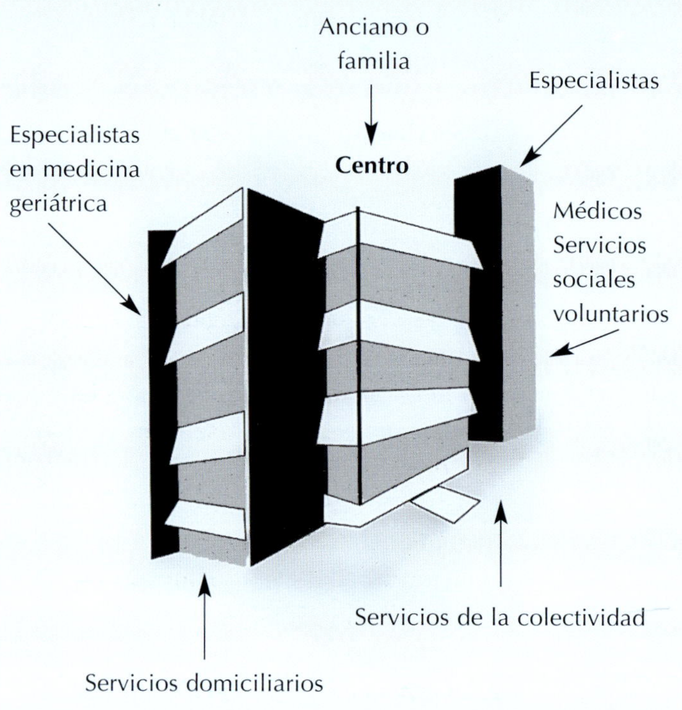

B. Servicios domiciliarios

El CAP debe poder informar sobre los servicios domiciliarios disponibles a través del asistente social, al igual que de la asistencia doméstica, vigilancia nocturna, reparto de comidas, reforma de viviendas (ayudas).

C. Servicios hospitalarios

Para la atención a los ancianos, tenemos integrados dentro de los centros hospitalarios las UFISS, que constan de:

1. Servicio de geriatría, que atiende a personas que requieren evaluación y tratamiento, incluida la rehabilitación, por las enfermedades que padecen.

2. Servicio ambulatorio del hospital.

3. Hospital de día.

4. Camas de tratamiento continuo (larga estada) incluyendo la asistencia terminal (elaborando el duelo).

D. Servicios de la comunidad

- Los centros de día.
- Los centros geriátricos para personas con debilidad física o mental.
- Las viviendas protegidas o vigiladas y las tuteladas.
- Residencias construidas especialmente para ancianos. En estos servicios con guardas o vigilantes, a las personas de edad avanzada se les garantizan un tipo de vida tranquila, a salvo de molestias y peligros, y al tiempo mantienen su independencia y libertad de movimientos.

E. La enseñanza y formación del personal

Estos programas deben contemplar también la formación continuada, ya que nos encontramos con un equipo multidisciplinario. Se ha de formar tanto a los profesionales médicos como a las auxiliares en la especialidad de gerontogeriatría, para que de esta forma el anciano recibe una asistencia adecuada y de calidad. Con esta formación buscamos también captar la cooperación del voluntariado, en especial entre las personas de edad avanzada.

Esta formación es la forma de dar a los trabajadores familiares conocimientos adecuados para abordar los problemas actuales y futuros.

Y a la vez, un reconocimiento académico.

F. La investigación

Es la piedra angular de los cuidados dirigidos a las personas ancianas, y por ello se ha de potenciar en relación a todos los aspectos de senescencia.

Ha de ser multidisciplinaria, para de estas forma poder planificar, organizar y mejorar la asistencia en general a los ancianos (sanitaria, social).

Desde nuestro campo de cuidados estamos en unas condiciones inmejorables para llevar a cabo estudios comparativos de los distintos protocolos de asistencia, para validarlos o reformarlos, y de esta forma dar una mejor calidad de cuidados.

17.6. RESUMEN Y REFERENCIAS

- Una de las consecuencias directas del envejecimiento de la población es saber cómo atender a la dependencia (necesidad de asistencia y/o ayuda para la realización de las actividades de la vida diaria) y el fomentar la autonomía de las personas ancianas, que se plantea como uno de los retos y objetivos más importantes de los Sistemas Públicos de Protección Social, tanto de salud como de atención. Un número creciente de personas, dentro de los países de la UE, la mayoría con una edad superior a los 80 años, presentan una demanda de servicios sanitarios y sociales que les permitan dar respuesta a estas necesidades.

- Según las proyecciones de Naciones Unidas realizadas para la UE, la evolución demográfica para la región europea el año 2000 supondrá aproximadamente el 20% de personas de más de 65 años en la población total de la misma. En el 2010 los europeos mayores de 65 años superarán en número a los menores de 14 años. Y en nuestro país, por ejemplo, se prevé que el 75% de las personas ancianas de más de 75 años sean mujeres.

- El grupo de población más envejecida presenta una serie de características propias que las diferencia de los otros grupos de población: padecen problemas crónicos, presentan pluripatologías, consumen varios fármacos, precisan de atención social y tienen incapacidades.

- Las personas ancianas son un grupo que consume una gran cantidad de recursos sociosanitarios, siendo directamente proporcional al grado de dependencia.

- El grupo de población anciana produce en el terreno sanitario un consumo de actividad total de la asistencia primaria de salud de un 40%, el consumo de fármacos supone más del 50% de lo prescrito en atención primaria, estando aproximadamente el 25% ellos sometidos a tratamientos con más de tres fármacos. A nivel de la asistencia hospitalaria de agudos el porcentaje de ingresos se encuentra entre el 35-40%, con estancia media que excede en 12 días las estancias hospitalarias respecto al resto de la población.

- A pesar de las diferencias existentes en los países comunitarios, éstos han presentado un comportamiento similar en cuanto a modelos de servicios sociosanitarios prestados, ahora bien, el total del gasto público dirigido a la población en porcentaje de PIB es muy variable, dependiendo generalmente del grado de riqueza de cada uno de ellos, y estando en función de los objetivos de su política sociosanitaria.

- Los recursos asistenciales los podemos describir como el conjunto de niveles asistenciales sanitarios y sociales que deben de dar una respuesta escalonada en las diferentes situaciones de enfermedad o necesidad que planteen las personas ancianas.

- Dentro de los servicios sociales se encuentran factores relacionados directamente con ellos, como son la protección económica adecuada, la adecuación del hábitat, etc.

- Las unidades básicas asistenciales, como la atención primaria desempeñan lo que conocemos como atención formal, a través de un equipo formado por profesionales sanitarios y no sanitarios, que tienen a su cargo el grueso de la atención comunitaria.

- A través de los servicios hospitalarios se presta una atención especializada, en coordinación con la atención primaria.

- En los centros sociosanitarios se lleva a termino una atención integral a medio y largo plazo.

- Los cuidados continuados se centran en la cronicidad del proceso y por tanto en su seguimiento y control para evitar la agudización del mismo, es una fase en la que se da un mayor énfasis a cuidar. Para así conseguir que la persona anciana, a pesar del deterioro que sufra por su enfermedad, se mantenga en el nivel máximo de salud biopsicosocial, siendo las personas destinatarias de estos cuidados los ancianos que cumplen los criterios de fragilidad.

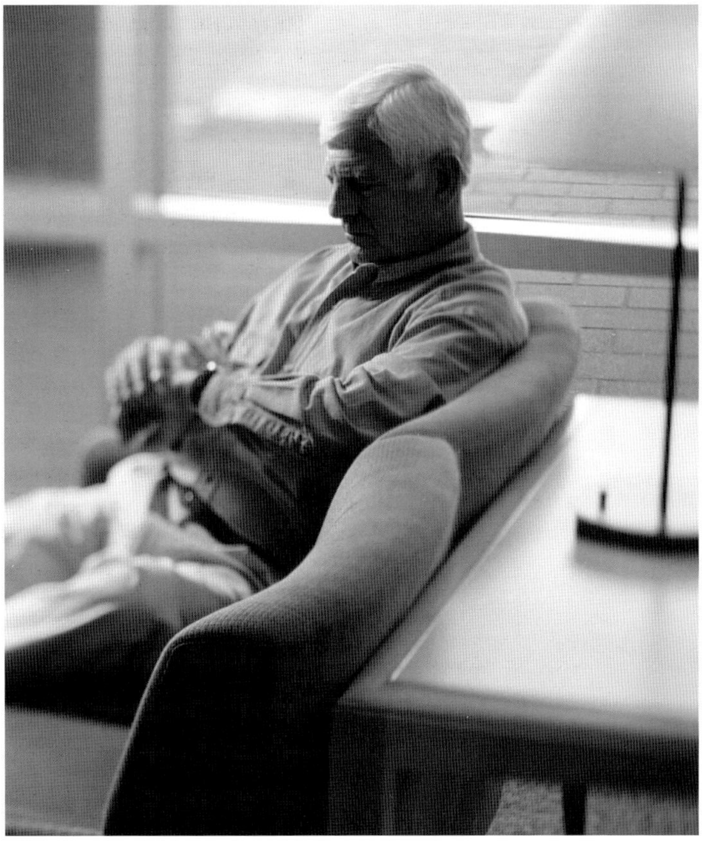

CAPÍTULO

18 Escalas de valoración

18.1. INTRODUCCIÓN

Para identificar las necesidades afectadas en las personas mayores que cuidamos es necesaria la utilización de instrumentos a través de los cuales se pueda recoger toda la información posible que nos permita identificar las alteraciones existentes.

Las escalas son herramientas que completan la recogida de datos, cuantificando actividades, cuya alteración estaría relacionada directa o indirectamente con los problemas que afectan o pueden afectar a las personas discapacitadas y dependientes, principalmente a los mayores. Entre ellas están las escalas de valoración que recogen información sobre actividades básicas de la vida diaria (Barthel, Katz), actividades instrumentales de la vida diaria (OARS) o la Social Dysfunction Rating Scale (SDRS) (escala de valoración social).

Éstas son algunas de las diferentes escalas de valoración que se utilizan con mayor frecuencia en nuestro medio sociosanitario, es decir, en el cuidado de las personas mayores y discapacitadas o dependientes.

En estas personas, la valoración física tradicional puede no detectar muchos problemas que tienen una importancia capital, ya que su falta de detección produce en ellos un deterioro de su calidad de vida, pues al no ser identificados no son tenidos en cuenta en el proceso de atención, ni en el plan de cuidados y, por tanto, no reciben los cuidados necesarios para conseguir un nivel óptimo de independencia. Por ello, es necesario recoger toda la información necesaria sobre la situación funcional, mental y social de las personas que cuidamos. Toda esta información nos facilitará la evaluación de su calidad de vida y nos permitirá detectar los problemas y diagnósticos de enfermería.

OBJETIVOS:

1. Analizar las diferentes escalas de valoración física, mental y social que podemos utilizar.
2. Describir las distintas escalas que tenemos a nuestra disposición.
3. Aprender a utilizar las diferentes escalas de valoración.

18.2. REGISTROS DE RECOGIDA DE DATOS

La enfermera puede crear un instrumento / registro de recogida de datos, utilizando el modelo conceptual de V. Hendreson y consensuarlo con los profesionales del resto de disciplinas implicadas en la atención a las personas mayores, ya que los distintos profesionales que componen el equipo multidisciplinar tienen sus propias necesidades de información, que por otra parte a menudo coinciden. Por lo tanto, es un motivo de peso para que se unifiquen los criterios ante la creación del instrumento, sobre todo para evitar posteriormente, en las entrevistas de los diferentes componentes del equipo, caer en las repeticiones, dando una mala imagen organizativa.

La enfermera debe ser la encargada de la entrevista y después, en la reunión multidisciplinar, se traspasa el resultado de la misma a los otros componentes del equipo, por si es necesario focalizar en el problema o bien el equipo, por consenso, planificará las actividades necesarias para dar solución a los problemas detectados.

Como partimos del modelo V. Henderson, que conceptualiza a la persona como un ser humano único y complejo con componentes biológicos, psicológicos, socioculturales y espirituales, nos encontramos con 14 necesidades básicas o requisitos que debe satisfacer para mantener su integridad (física y psicológica) y promover su desarrollo y crecimiento:

1. Necesidad de oxigenación

2. Necesidad de nutrición e hidratación

3. Necesidad de eliminación

4. Necesidad de moverse y mantener una buena postura

5. Necesidad de descanso y sueño

6. Necesidad de usar prendas de vestir adecuadas

7. Necesidad de termorregulación

8. Necesidad de higiene y protección de la piel

9. Necesidad de evitar los peligros

10. Necesidad de comunicarse

11. Necesidad de vivir según sus creencias y valores

12. Necesidad de ocuparse y realizarse

13. Necesidad de participar en actividades recreativas

14. Necesidad de aprendizaje

Podemos apreciar que todas estas necesidades son comunes a todos los individuos, ahora bien, cada persona, en su unicidad, tiene la habilidad y capacidad de satisfacerlas de forma diferente, y esta diferencia viene determinada por los aspectos biológicos, psicológicos, socioculturales y espirituales, inherentes a cada persona.

A partir de este modelo podemos diseñar registros que nos ayuden a recoger toda la información necesaria a través de la cual podremos describir la situación de la persona mayor, como por ejemplo el siguiente: (fig. 131).

En este registro hemos de tener en cuenta las fuentes de dificultad presentes en la persona, que pueden ser la falta de fuerza, de voluntad o de conocimientos para que ésta satisfaga las necesidades descritas.

También podemos utilizar otros instrumentos que completarían la recogida de datos cuantificando actividades, cuya alteración estaría relacionada directa o indirectamente con los problemas que afectan o pueden afectar a las personas mayores, como son las escalas de valoración, que veremos seguidamente en este capítulo.

18.3. TIPOS DE ESCALAS DE VALORACIÓN

Empezaremos por clasificar las diferentes escalas dentro del siguiente esquema: la evaluación del estado físico, la evaluación del estado mental y la evaluación social. Ver siguiente tabla (fig. 132).

Hemos de tener presente que toda escala de valoración debe:

- Ser validada científicamente, para que mida la función que realmente se quiere evaluar.

- Ser consistente, es decir, que dé lugar a idéntico resultado cuando se utilice en una misma persona por diferentes observadores y en distintos momentos, pero teniendo en cuenta que no varíen las condiciones.

- Ser fiable, es decir, que su resultado no varíe según la persona que la realiza y sea posible utilizarla en personas de diferente sexo, grado de educación o formación y diferente nivel socioeconómico.

En relación con las escalas se ha de saber elegir cuál es la más adecuada según el nivel asistencial en que la vayamos a utilizar y teniendo claro qué es lo que se quiere medir. Si no tenemos en cuenta este aspecto podemos encontrarnos con mucha información que no nos va aclarar nada sobre aspectos clínicos o sociosanitarios.

También se ha de tener en cuenta qué extensión tiene la escala y cuánto tiempo vamos a necesitar para aplicarla. Habrá que saber que grado de dificultad tiene su realización y quién la va a utilizar. Tenemos escalas con las que se recoge gran cantidad de información, pero ésta es de poca utilidad y a la vez se tarda mucho tiempo en realizarla. Lo aconsejable es que las escalas que se utilicen puedan ser implementadas por cualquier miembro del equipo. Por ello, es aconsejable habituarse en el manejo de las escalas más utilizadas, para de esta forma minimizar los errores en su cumplimentación.

Las escalas detectan déficits que pueden ser funcionales de carácter físico, mental, emocional, afectivo y social, pero no revelan un problema clínico o diagnóstico por la puntuación obtenida en el mismo, sino que es necesario un enfoque del déficit a través de una evaluación completa de la persona.

Los índices o escalas son instrumentos de medida que ayudan a la valoración y seguimiento de los problemas en las personas mayores, es decir, que son un instrumento complementario de una buena valoración, pero no les podemos otorgar un carácter diagnóstico por sí mismas. Las escalas de valoración se clasifican dentro del siguiente esquema:

- Valoración del perfil de salud.
- Valoración funcional física
- Valoración mental
- Valoración social.
- Valoración del riesgo de Úlceras por Presión (UPP).

FIGURA 132. Indices de evaluación en gerontogeriatría

Evaluación funcional física:	Las escalas valoran el grado de dependencia para realizar las actividades básicas de la vida diaria (AVD) y las actividades instrumentales de la vida diaria (AIVD)
Evaluación mental:	- Escalas que evalúan: - Función cognitiva - Función emocional
Evaluación social:	- Escalas que evalúan: - Actividades sociales - Relaciones sociales - Soporte social

FIGURA 131. Registro.

Registro nº:
Nombre:
Apellidos:
Sexo: Edad:
Peso: Talla:
Domicilio:
Idioma en que se expresa habitualmente:
Vive solo/a: si no
Presenta problemas de:
Diabetes: Hipertensión: Otros:
Toma medicamentos: si no
Nombre del medicamento:
Dosis diaria:
Vía de administración:

1. Necesidad de respirar

1.1 Disnea: si no
1.2 Palidez: si no
1.3 Cianosis: si no
1.4 Tos productiva: si no
1.5 Tos irritativa: si no
1.6 Expectoración: si no
1.7 Consistencia:
1.7.1 Fluida:
1.7.2 Espesa:
1.7.3 Coloración:
1.8 Fuma: si no
1.9 Cantidad:

2. Necesidad de comer y beber

2.1 Fase de masticación:
2.1.1 -Faltan piezas: si no
2.1.2 -Uso de prótesis: si no
2.1.3 -Tipo de prótesis:
2.1.3.1 -Parcial: __
2.1.3.2 -Total: __
2.2 Molestias para deglutir: si no
2.3 Molestias en la digestión: si no
2.4 Dieta habitual; cantidad diaria y horario de las ingestas:
2.4.1 -Almuerzo:
2.4.2 -Comida:
2.4.3 -Merienda:
2.4.4 -Cena:
2.5 Líquidos que toma habitualmente y la cantidad diaria
2.6 Alimentos y líquidos que no le gustan o que no tolera:

FIGURA 131. Registro.

3. Necesidad de eliminar

3.1 Incontinencia: si	no		
3.2 Hábitos personales de eliminación	Frecuencia	Cantidad	Aspecto
3.2.1 ORINA	------------------	---------------	-------------
3.2.2 HECES	------------------	---------------	-------------

3.3 Situaciones que influyen en sus hábitos de eliminación:

3.4 Medios que utiliza para eliminar mejor:

4. Necesidad de moverse y mantener una postura adecuada

4.1 Puede mover todas las partes de su cuerpo: si no

4.2 Causa de la inmovilidad:

4.3 Postura habitual:

4.3.1 Sentado: __

4.3.2 Camina: __

4.4 Medios que utiliza para moverse mejor y mantener una postura adecuda:

5. Necesidad de dormir y descansar

5.1 Horas que duerme habitualmente: __

5.2 Realiza siesta: si no

5.3 Calidad del sueño:

5.4 Situaciones que influyen en su sueño y descanso:

5.6 Medios que utiliza para dormir y descansar mejor:

6. Necesidad de vestirse y desvestirse

6.1 Hay situaciones que influyen en su manera de vestirse:

7. Necesidad de mantener la temperatura corporal dentro de los limites normales

7.1 Es caluroso: si no

7.2 Es friolero: si no

7.3 Situaciones que influyen en su temperatura corporal

7.4 Medios que utiliza para mantener su temperatura corporal

8. Necesidad de higiene y protección de la piel

8.1 Coloración de la piel y mucosas:

8.2 Aspecto de la piel y las mucosas:

8.3 Temperatura de la piel:

8.4 Lesiones:

8.5 Hábitos higiénicos corporales:

8.6 Situaciones que influyen en su higiene:

FIGURA 131. Registro.

9. Necesidad de evitar los peligros

9.1 Presenta dolor: si no

9.2 Presenta angustia: si no

9.3 Presenta agitación: si no

9.4 Presenta confusión: si no

9.5 Situaciones o circunstancias que influyen en su seguridad física y psicológica:

9.6 Medios que utiliza para evitar los peligros:

10. Necesidad de comunicarse

10.1 Está orientado: si no

10.2 Tiene déficits sensoriales: si no

10.3 Como es su expresión verbal:

10.4 Como es su expresión no verbal:

10.5 Situaciones que influyen en su comunicación:

10.6 Medios que facilitan su comunicación:

10.7 Personas con las cuales se siente bien:

11. Necesidad de vivir según sus creencias y valores

11.1 Como percibe la situación que vive actualmente:

11.2 Piensa que puede actuar y tomar decisiones relacionadas con su situación actual: si no

11.3 Necesita información y soporte: si no

11.4 Qué tipo de soporte:

12. Necesidad de ocuparse y realizarse

12.1 Cual cree que es su rol ahora:

12.2 Qué cree que puede realizar:

12.3 Le influye su nueva situación a nivel familiar y social: si no

12.4 Medios que utiliza para resolver o hacer frente a esta situación:

13. Necesidad de participar en actividades recreativas

13.1 Hábitos de diversión:

13.2 Le gustan:

13.2.1 Los deportes: si no

13.2.2 La lectura: si no

13.2.3 La música: si no

13.2.4 La televisión: si no

13.2.5 Otros: ____________________

13.3 Situaciones que influyen en su interés por divertirse:

13.4 Medios o recursos que utiliza par divertirse:

FIGURA 131. Registro.

14. Necesidad de aprendizaje

14.1 Tiene interés por adquirir información ante la nueva situación a la que va a hacer frente: si no

14.2 Qué tipo de información desea adquirir:

14.3 Obstáculos que le dificultan el aprendizaje:

- 14.3.1 Memoria: si no
- 14.3.2 Entorno: si no
- 14.3.3 Lenguaje: si no
- 14.3.4 Otros:

14.4 Medios que utiliza para aprender:

- 14.4.1 Leer: si no
- 14.4.2 Escuchar: si no
- 14.4.3 Audiovisuales: si no
- 14.4.4 Otros:

Valoración del perfil de salud

El instrumento puede ser el "Perfil de Salud de Nottingham" (PSN), que sirve para medir el estado de salud. Es un cuestionario de 45 preguntas estructurado en dos partes. La primera, con 38 cuestiones, evalúa aspectos problemáticos de la salud percibidos a través de seis escalas. La segunda parte, mediante otras siete preguntas, evalúa la repercusión del estado de salud actual sobre diversas actividades o áreas de la vida cotidiana: (fig. 133).

Los estudios realizados han encontrado que el PSN posee validez de criterio, de contenido y de fiabilidad. Y tiene normas basadas en la edad, el género y la clase social.

Todas las cuestiones o ítems son de respuesta cerrada y de elección forzada. La persona mayor o discapacitada contesta "sí" en el caso en que la afirmación refleje adecuadamente su estado actual de sentimiento, o responde negativamente en cualquier otro caso.

Las respuestas se codifican dando "1" a la contestación afirmativa y un "0" a la negativa.

Los creadores del instrumento han dotado de puntuaciones ponderadas a cada uno de los ítems basándose en su importancia o gravedad por medio del método de comparaciones apareadas de Thurstone.

Es un cuestionario que nos ayudará a medir el estado de salud de la persona que lo cumplimenta, es decir, que nos da un perfil de cómo está en ese momento, y nos orientará sobre qué miembros del equipo deberán intervenir prioritariamente. Por otro lado, el contenido de los ítems es comprensible y aceptado por las personas de edad, las preguntas son cortas, y sólo necesitan una mínima capacidad de lectura para ser contestadas. Como se puede ver en el siguiente recuadro. (fig. 134).

De todas formas, hemos de tener presente que en toda entrevista a una persona de edad se han de tener una serie de actitudes que faciliten la comunicación con el interlocutor. Esas actitudes pasan por demostrar

FIGURA 133. 1ª y 2ª Parte del perfil de salud de Nottingham.

1ª Parte	2ª Parte
- Energía - Dolor - Reacciones emocionales - Sueño - Aislamiento social - Movilidad	- Trabajo / ocupación - Cuidado y mantenimiento de la vivienda - Vida social - Vida en el hogar - Vida sexual - Intereses y aficiones - Vacaciones o días de fiesta

un interés sincero, utilizar su nombre, contestar a sus preguntas y dudas, sonreír en el momento adecuado, utilizar el lenguaje verbal y no verbal con coherencia, adoptar una aptitud empática, ser respetuoso, potenciar su autoestima y aceptarlo sin juicios de valor. Todo ello es importante puesto que buscamos obtener la confianza del entrevistado para poder recoger todos los datos necesarios que nos ayuden a resolver los problemas o conflictos que presente, tales como las capacidades que mantiene intactas, la presencia de dolor o su ausencia, el estado mental, así como información sobre la alimentación, farmacoterapia y expectativas de lo que espera conseguir.

Todos estos datos los tenemos que someter a un análisis y buscar las manifestaciones de dependencia presentes en alguna de las necesidades, teniendo en cuenta los factores biopsicosociales que intervienen en su satisfacción.

Hemos de basar nuestra actuación en un principio que ha de ser prioritario: potenciar o ayudar a la persona anciana o dependiente a mantener su independencia, teniendo en cuenta los cambios propios del envejecimiento.

Evidentemente, los datos recogidos a través de la escala de PSN se pueden agrupar en escalas lógicas como energía, dolor, reacciones emocionales, sueño, aislamiento social, movilidad, lo que nos facilita un mapa / perfil de la persona mayor. Esta agrupación, como se puede apreciar, es extrapolable al modelo de V.Henderson, que como se ha comentado tiene en cuenta a la persona como un ser humano único y complejo, con componentes biológicos, psicológicos, socioculturales y espirituales, que tiene 14 necesidades básicas o requisitos que debe satisfacer para mantener su integridad (física y psicológica) y promover su desarrollo y crecimiento. Todo ello igual que otras escalas de valoración que expondremos y analizaremos a continuación.

Valoración funcional física:

La valoración funcional física de las personas mayores y discapacitadas tiene una preponderante importancia puesto que se ha demostrado la existencia de una asociación entre el nivel de función física y la mortalidad, tanto en las personas institucionalizadas en residencias, hospitales, centros sociosanitarios, como en la utilización de los servicios sanitarios. También mantiene una estrecha relación con la rehabilitación, la planificación de los recursos sociosanitarios, como guía para planificar los cuidados a largo plazo en las personas mayores dependientes. Es una de las principales medidas preventivas para detectar y prevenir riesgos en las personas ancianas frágiles. Las escalas de valoración de la fun-

FIGURA 134. Perfil de salud de Nottingham.

1ª Parte	2ª Parte
1. Siempre estoy fatigado/a 2. Tengo dolor por las noches 3. Las cosas me deprimen 4. Tengo un dolor insoportable 5. Tomo pastillas para dormir 6. He olvidado qué es pasarlo bien 7. Tengo los nervios de punta 8. Tengo dolor al cambiar de posición 9. Me encuentro solo/a 10. Sólo puedo andar por dentro de casa 11. Me cuesta agacharme 12. Todo me cuesta un esfuerzo 13. Me despierto antes de hora 14. Soy totalmente incapaz de andar 15. Últimamente me resulta difícil contactar con la gente 16. Los días se me hacen interminables 17. Me cuesta subir y bajar escaleras 18. Me cuesta coger las cosas 19. Tengo dolor al andar 20. Últimamente me enfado con facilidad 21. Creo que no tengo a nadie en quien confiar 22. Me paso la mayor parte de la noche despierto/a 23. Siento que estoy perdiendo el control de mí mismo/a 24. Tengo dolor cuando estoy de pie 25. Me cuesta vestirme 26. Enseguida me quedo sin fuerzas 27. Me cuesta estar de pie mucho rato 28. Tengo dolor constantemente 29. Me cuesta mucho dormirme 30. Creo que soy una carga para los demás 31. Las preocupaciones me desvelan por la noche 32. Creo que no vale la pena vivir 33. Duermo mal por las noches 34. Me cuesta llevarme bien con la gente 35. Necesito ayuda para caminar por fuera de casa (p.e. bastón) 36. Tengo dolor al subir y bajar escaleras 37. Me despierto desanimado/a 38. Tengo dolor cuando estoy sentado/a	1. Trabajo / ocupación 2. Cuidado y mantenimiento de la vivienda 3. Vida social 4. Vida en el hogar 5. Vida sexual 6. Intereses y aficiones 7. Vacaciones o días de fiesta

ción física, son instrumentos que nos permiten detectar alteraciones moderadas, posibilita la medición objetiva y el intercambio de información, mejoran la sensibilidad diagnóstica y, finalmente, facilitan la realización de estudios clínicos.

Con las escalas de "Valoración funcional física", buscamos los siguientes objetivos.

- Describir una situación funcional física basal.

- Detectar factores de riesgo.

- Ayudar en la detección de problemas clínicos o diagnósticos, médicos o enfermeros.

- Definir los objetivos terapéuticos, de cuidados enfermeros y rehabilitadores.

- Evaluar de forma continuada el proceso clínico y el de enfermería.

- Ayudar a establecer un pronóstico funcional y vital.

Seguidamente pasamos a describir y a analizar las escalas o índices de evaluación funcional física: (fig. 135).

Actividades básicas de la vida diaria:

Escala de la Cruz Roja:

La utilización de la escala de la Cruz Roja está muy difundida, a la vez que su aceptación, por ser simple, sencilla y rápida de realizar y también por haber sido validada frente a otras escalas tradicionales. Este índice evalúa la capacidad de la persona mayor para llevar a cabo las actividades de la vida diaria y la ayuda instrumental para poder deambular. Valora la incapacidad física a través del grado de movilidad que tiene la persona mayor o, lo que sería lo mismo, el nivel de restricción de la movilidad, y también evalúa la capacidad de continencia de los esfínteres.

La escala clasifica a la persona mayor en seis categorías, correspondiendo al 0 el grado de mejor nivel funcional y al 5 el grado de peor nivel funcional. Su inconveniente es que sólo analiza la movilidad y la continencia. (fig. 136).

Índice de Katz:

El Índice de Katz fue creado por un equipo multidisciplinar dirigido por Sidney Katz, en 1958. Con él, pretendían evaluar la funcionalidad de las personas mayores con enfermedades crónicas.

En esta escala se evalúan de forma sencilla, en dependencia o independencia, seis actividades básicas de la vida diaria como son movilización, bañarse, vestirse, alimentación, uso del retrete y continencia de esfínteres.

Y se considera que la persona es independiente si es capaz de realizar la función sin la ayuda de otra persona.

Es una escala de evaluación en la que se acepta la medición de las actividades de la vida diaria mediante la entrevista directa a la

FIGURA 135

ºAVD básicas	AVD instrumentales	Movilidad
Escala de la Cruz Roja Índice de Katz Índice de Barthel	Escala del Philadelphia Geriatric Center (Lawton y Brodie)	Escala de Tinetti

FIGURA 136. Escala de la Cruz Roja para valorar la incapacidad. Grados de incapacidad física.

0	El individuo se vale totalmente por sí mismo. Camina con normalidad
1	Realiza suficientemente las AVD. Presenta algunas dificultades para realizar desplazamientos complicados (viajes), continencia total.
2	Presenta algunas dificultades en las AVD, por lo que necesita ayuda ocasional. Camina con la ayuda de un bastón o similar. Continencia total o rara incontinencia.
3	Graves dificultades en las AVD, necesita ayuda en casi todas. Camina con mucha dificultad, ayudado al menos por una persona. Incontinencia ocasional.
4	Imposible realizar sin ayuda cualquier AVD. Capaz de caminar ayudado al menos por dos personas. Incontinencia ocasional.
5	Inmovilizado en cama o sillón. Necesita cuidados continuos. Incontinencia habitual. (AVD = actividades de la vida diaria).

persona mayor afectada o a sus cuidadores.

Se lleva a cabo una clasificación jerárquica de las personas mayores, sin puntuar, en categorías globales de funcionamiento que van de la "A" (independencia para todas las actividades) hasta la "G" (dependencia para todas las actividades).

Al final de la clasificación existe la opción "Otros" en la que se recogen las situaciones de dependencia en al menos dos funciones, pero que no se pueden clasificar como C, D, E o F. Ésta es una de sus grandes ventajas, ya que la independencia para realizar una función implica la capacidad de realizar otras funciones más simples. En esta escala la dependencia sigue, por tanto, un orden establecido y su trasformación en independencia también, pues primero se recuperará la capacidad de alimentación, la de continencia de esfínteres, la de incorporarse de la cama, la de ir al retrete, la de vestirse y finalmente la de bañarse sin ayuda, lo que permite comparar personas y grupos, detectando los cambios que se produzcan con el paso del tiempo.

Su manejo es fácil, el tiempo de realización es breve y no hace falta que el entrevistador esté adiestrado. Es muy eficaz en personas con un nivel de dependencia alto, pero no tiene sensibilidad a las pequeñas variaciones y no detecta pequeños déficits. Por tanto es poco sensible en las personas más sanas, pues en esta escala se analizan actividades muy básicas. (fig. 137).

Índice de Barthel:

El Índice de Barthel fue creado en 1965 por Mahoney y Barthel, que trabajaban en el Maryland hospital, con la finalidad de evaluar la capacidad para realizar las actividades básicas de la vida diaria de las personas ingresadas en hospitales de enfermedades crónicas.

Es una escala que añade más información a la aportada por el índice de Katz, evaluando diez actividades básicas de la vida diaria: alimentación, lavarse, vestirse, arreglarse, continencia fecal, continencia urinaria, ir al retrete, traslado cama/sillon (versus silla de ruedas), deambulación y subir/bajar escaleras. Cada apartado de la escala es punteado de una forma concreta y el sumatorio global, si la persona es total-

FIGURA 137. Índice de Katz de actividades de la vida.

A- Independiente en todas las actividades. B- Independiente en todas las actividades, excepto en una. C- Independiente en todas las actividades excepto en el baño y otra más. D- Independiente en todas las actividades excepto en el baño, el vestido y otra más. E- Independiente en todas las actividades excepto en el baño, el vestido, el uso del retrete y otra más. F- Independiente en todas las actividades excepto en el baño, el vestido, el uso del retrete, en la transferencia y otra más. G- Dependiente en todas las actividades. OTROS- Dependiente en al menos dos funciones, pero no clasificables como C,D,E o F.
AYUDA: - Significa la supervisión, dirección o ayuda personal activa.
INDEPENDIENTE: - Significa sin supervisión, dirección o asistencia personal activa, menos cuando se especifica lo contrario. Se basa en el estado actual de la persona y no en la capacidad. - Se considera que la persona que se niega a realizar una función no la realiza, aunque pueda ser capaz de hacerla, por tanto se evalúa lo que la persona realiza, no lo que sería capaz de realizar.

mente independiente es de 100 y de 0 si es totalmente dependiente. Las puntuaciones bajas se consideran un buen índice de predicción de mortalidad. Esta escala tiene la ventaja de focalizar sobre aspectos concretos, dividiendo por ejemplo la movilidad en categorías diferentes, lo que facilita el establecimiento de objetivos rehabilitadores potenciales, motivo por el que es usada en rehabilitación y en valoraciones funcionales de personas dependientes para derivarlas a centros de rehabilitación, centros de día, etc.

Es muy sensible, ya que utiliza tres grados de valoración en cada categoría, pasando por "dependiente, necesita ayuda e independiente". Estos grados los evalúa en unas necesidades de 0 a 5, de 0 a 10 y en otras de 0 a 15 puntos, con lo cual afina al medir cambios intermedios en el déficit funcional.

Es muy fácil y rápida de realizar, se basa en las observaciones del entrevistador y en juicios sobre la situación de la persona entrevistada u observada. Se recomienda pasarlo cuando la persona mayor o dependiente ingresa en el centro sociosanitario, cuando ésta está ubicada en el mismo y se debe ir pasando después de forma periódica, lo que nos permitirá saber cómo evoluciona en relación a los objetivos establecidos, así como si el resultado del plan de cuidados establecido es el esperado o es necesario retomarlo de nuevo. Pero se ha de tener en cuenta que en las personas capaces de realizar las actividades básicas de la vida diaria (ABVD), es necesario fijarse en si son capaces de realizar las actividades instrumentales de la vida diaria (AIVD), que son más complejas y para las cuales se ha de tener una cierta integridad de la capacidad física y mental. La escala adecuada para completar las ABVD es el Índice de Lawton que concentra sus ítems en las AIVD, que comentaremos posteriormente. (fig. 138).

Se le puede añadir el nivel de cronicidad que afecta a la persona a la cual analizamos a través de la escala de ABVD, según la duración estimada de la situación desencadenante del déficit detectado, siguiendo como ejemplo el utilizado por la UFISS geriátrica de los Hospitales Vall d'Hebron, el cual han añadido por consenso dentro del equipo multidisciplinar para, de esta forma, ser más descriminativos en la evaluación de las ABVD según la escala de Barthel.(fig. 139).

Actividades básicas de la vida diaria *instrumentales*

Escala del Philadelphia Geriatric Center (Lawton y Brodie)

La escala del Philadelphia Geriatric Center (Lawton y Brodie) es una escala ins-

FIGURA 137. Indice de Katz de actividades de la vida diaria.

Baño	Independiente: Necesita ayuda sólo para lavarse una parte del cuerpo o lo hace solo. Dependiente: Necesita ayuda al menos para lavarse más partes del cuerpo o para entrar y salir de la bañera.
Vestido	Independiente: Se viste sin ayuda (incluye recoger las cosas del armario). Excluye atarse los cordones de los zapatos. Dependiente: No se viste solo o lo hace de forma incompleta.
Uso del retrete	Independiente: No precisa ningún tipo de ayuda para entrar y salir del cuarto de baño. Usa el retrete, se limpia y se viste adecuadamente. Puede usar el orinal por la noche. Dependiente: Precisa ayuda para llegar hasta el retrete y para utilizarlo adecuadamente. Incluye el uso de orinal y de la cuña.
Transferencia	Independendiente: No necesita ayuda para sentarse o levantarse de una silla ni para entrar o salir de la cama (puede o no utilizar ayudas mecánicas, como un bastón). Dependiente: Necesita ayuda para sentarse y levantarse de la silla o tumbarse y levantarse de la cama.
Continencia	Independiente: Control completo de la micción y de la defecación. Dependiente: Incontinencia total o parcial. Incluye el control total de los esfínteres mediante enemas, sonda o el empleo de orinal o cuña.
Alimentación	Independiente: Lleva la comida del plato o su equivalente a la boca sin ayuda (se excluye de la evaluación cortar la carne y preparar la comida y untar el pan) Dependiente: Necesita ayuda para llevar la comida del plato a la boca. Incluye no comer y la alimentación parenteral o enteral a través de sonda.

FIGURA 138. Escala o índice de Barthel.

	Nombre del paciente: ....
Comer:	10 Independiente. Capaz de comer por sí solo en un tiempo razonable. La comida puede ser cocinada y servida por otra persona. 5 Necesita ayuda para cortar la carne, extender la mantequilla, mermelada..., pero es capaz de comer solo. 0 Dependiente. Necesita ser alimentado por otra persona.
Lavarse o bañarse	5 Independiente, Capaz de lavarse entero, de entrar y salir del baño sin ayuda y de hacerlo sin que una persona supervise. 0 Dependiente. Necesita algún tipo de ayuda o supervisión.
Vestirse	10 Independiente. Capaz de ponerse y quitarse la ropa sin ayuda. 5 Necesita ayuda. Realiza sin ayuda más de la mitad de estas tareas en un tiempo razonable. 0 Dependiente. Necesita ayuda para las mismas.
Arreglarse	5 Independiente. Realiza todas las actividades personales sin ayuda alguna; los complementos necesarios pueden ser provistos por alguna persona. 0 Dependiente. Necesita alguna ayuda.
Deposición	10 Continente. No presenta episodios de incontinencia. Si necesita enema o supositorio es capaz de administrárselo el solo. Si lleva colostomia es capaz de cambiar él solo la bolsa. 5 Accidente ocasional. Menos de una vez por semana o necesita ayuda para colocar enemas o supositorios. 0 Incontinente. Más de un episodio semanal.
Micción	10 Continente. No presenta episodios. Capaz de utilizar cualquier dispositivo por sí solo (botella, orinal,...) 5 Accidente ocasional. Presenta un máximo de un episodio en 24 horas o requiere ayuda para la manipulación de sondas u otros dispositivos. 0 Incontinente. Más de un episodio en 24 horas.
Ir al retrete	10 Independiente. Entra y sale y no necesita ayuda alguna por parte de otra persona. 5 Necesita ayuda. Capaz de manejarse con una pequeña ayuda, es capaz de usar el cuarto de baño. Puede limpiarse solo. 0 Dependiente. Incapaz de acceder al retrete o de utilizarlo sin ayuda mayor.
Traslado cama / sillón	15 Independiente. No requiere ayuda para levantarse o sentarse en una silla ni para entrar o salir de la cama. 10 Mínima ayuda. Incluye una supervisión o una pequeña ayuda física. 5 Gran ayuda. Precisa la ayuda de una persona fuerte o entrenada. 0 Dependiente. Necesita una grúa o el alzamiento por dos personas. Es incapaz de permanecer sentado.
Deambulación	15 Independiente. Puede andar 50 metros o su equivalente en casa sin ayuda ni supervisión. Puede utilizar ayudas instrumentales (bastón, muleta), excepto un andador. Si utiliza una prótesis, puede ponérsela y quitársela solo. 10 Necesita ayuda. Necesita supervisión o una pequeña ayuda física por parte de otra persona o utilizar andador. 5 Independiente en silla de ruedas, en 50 metros. No requiere ayuda ni supervisión. 0 Dependiente. Se le tiene que trasladar.

FIGURA 138. Escala o índice de Barthel.

Subir y bajar escaleras	10 Independiente. Capaz de subir y bajar un piso sin ayuda ni supervisión de otra persona. 5 Necesita o precisa ayuda o supervisión 0 Dependiente. Es incapaz de salvar escalones.

Puntuación total ....

Independiente:	100
Dependencia leve:	60
Dependencia moderada:	55/40
Dependencia severa:	35/20
Dependencia total:	20

FIGURA 139. Cronicidad.

Nivel de cronicidad	Descripción
I	INDEPENDIENTE
A	AGUDA < 1 MES
S	SUBAGUDA 1/ 6 MESES
C	CRÓNICA > 6 MESES

(Según registro utilizado por la UFISS Geriátrica Vall d'Hebron)

pirada en las actividades instrumentales de la vida diaria, creada por Lawton en 1972 en el Philadelphia Geriatric Center. Fue un instrumento creado para la detección de problemas en la población anciana. Con ella se detectan pequeños grados de deterioro pero sigue siendo poco sensible a los cambios pequeños. A pesar de ello, detecta mejor que las ABVD los cambios de humor y salud afectiva, ya que una persona mayor que se sienta sola dejará antes de limpiar o de cocinar que de moverse por su casa. Otra cuestión es que la evaluación bajo esta escala de personas mayores institucionalizadas es difícil, ya que éstas no tienen la oportunidad de realizar las actividades que el índice evalúa. Por otro lado, es una escala en la que se miden una serie de actividades relacionadas con la mujer, pues ellas son las que mayoritariamente las realizan. Por tanto, se han de tener en cuenta cuando se aplica a los hombres las actividades que habitualmente pueden ser realizadas por ellos. Así mismo, además de la diferencia de sexo, se han de tener en cuenta los factores culturales que pueden intervenir en la realización de determinadas actividades si queremos comparar los valores totales obtenidos por sexo.

A pesar de ello, el índice es útil pues es un buen indicador, que nos permite determinar si la persona mayor evaluada, especialmente si vive sola y no dispone de ayuda familiar, es candidata a ser institucionalizada o sólo necesita apoyo. Por lo tanto, puede ser un instrumento útil para planificar el alta o la derivación.

La escala mide la capacidad de realizar tanto ABVD como AIVD y por ello se utiliza para completar la información obtenida, bien con el Índice de Katz o la Encuesta de Barthel. Las AIVD sobre las que recoge información evalúan ocho actividades: ir de compras, usar el teléfono, preparar la comida, lavar la ropa, hacer tareas del hogar, utilizar transportes, controlar la medicación y manejar la economía. Se puntúan los diferentes ítems de 0 (dependencia) a 1 (independencia). La suma total se mueve en un intervalo de 0 (peor) y 8 (mejor). Como las escalas de Barthel y Katz es breve (5 minutos) si no se realiza una observación directa, es decir, si la información la obtenemos de la propia persona, familiares o cuidadores. También es sencilla de realizar, pues no hace falta un entrevistador experimentado. Aunque la suma total de los valores obtenidos de los diferentes ítems clarifica poco las variaciones dentro de cada actividad. (fig. 140).

Movilidad:

En las personas mayores y discapacitadas, los trastornos de la marcha y el equilibrio, cuya etiología es multifactorial, suelen aparecer como consecuencia de la asociación de los cambios producidos por el propio proceso de envejecimiento, junto con enfermedades consideradas crónicas, que afectan al sistema musculoesquelético o neurológico y cuyas consecuencias suelen ser la inmovilidad y las caídas.

Por ello, es necesario un instrumento que nos ayude a medir la movilidad de una forma objetiva a través de pruebas que nos permitan analizar los movimiento que se realizan en la vida cotidiana.

La identificación de las alteraciones nos permitirá actuar con medidas de carácter rehabilitador (fisioterapia), uso de ayudas técnicas y con la prevención, para de esta forma intentar minimizar al máximo posible el riesgo de caídas.

En esta valoración hemos de tener en cuenta factores de carácter intrínseco, como las disfunciones de los pies, y enfermedades, como las de carácter extrínseco, entre ellas el tipo de calzado usado, y las ambientales, como las barreras arquitectónicas existentes.

El instrumento utilizado para evaluar la movilidad a través de la marcha y el equilibrio es la Prueba de Tinetti, que es el más usado, conocido y difundido.

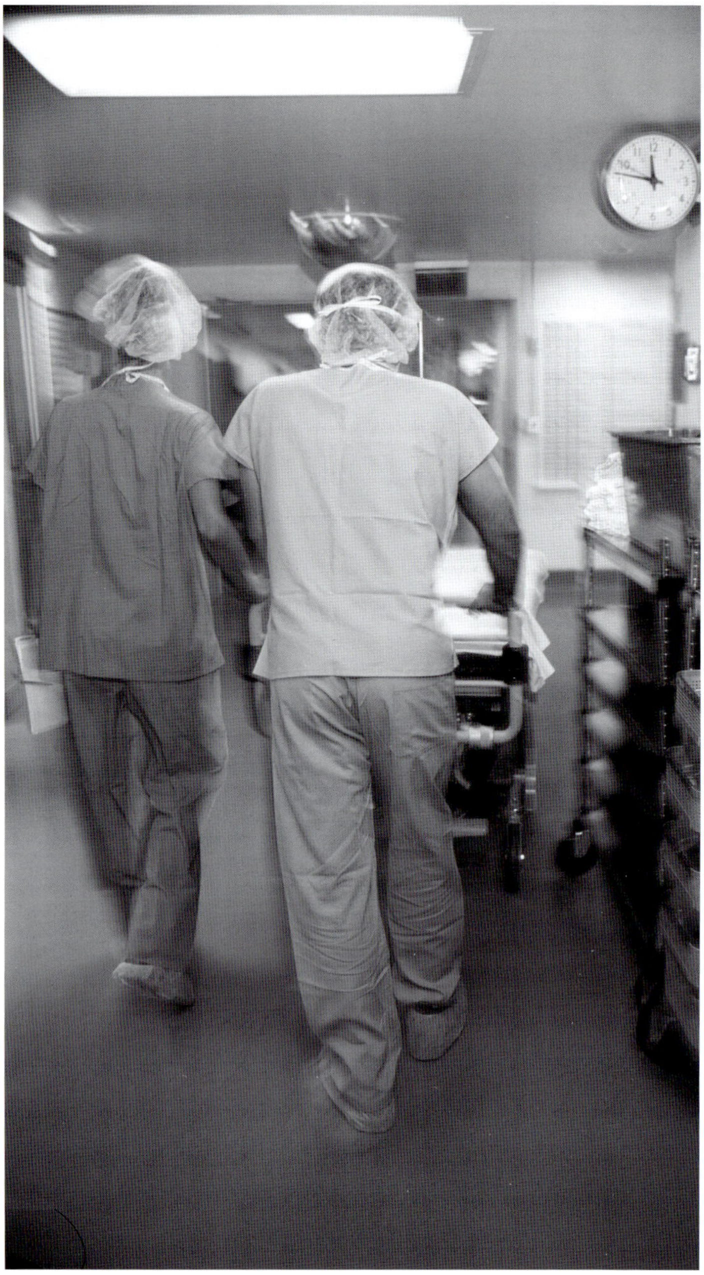

Escala de Tinetti:

Creada por la Dra.Tinetti en 1986 y presentada en el seno del Departamento de Medicina de Connecticut (EE.UU), con la finalidad de valorar la movilidad para prevenir las caídas.

La valoración de la movilidad nos va servir para identificar cuáles son los movi-

FIGURA 140. Índice de Lawton de actividades instrumentales de la vida diaria.

Capacidad para usar el teléfono

1 Utiliza el teléfono por iniciativa propia y sin ayuda.
1 Marca números bien conocidos.
1 Contesta el teléfono pero no marca.
0 No usa el teléfono en absoluto.

Ir de compras

1 Realiza todas las compras necesarias sin ayuda.
0 Compra pequeñas cosas.
0 Necesita compañía para realizar cualquier compra.
0 Es incapaz de ir de compras.

Preparación de la comida

1 Planea, prepara y sirve sin ayuda las comidas adecuadas.
0 Prepara las comidas si le proporcionan los ingredientes.
0 Prepara la comida pero no mantiene una dieta adecuada.
0 Necesita que se le prepare la comida.

Cuidar la casa

1 Cuida la casa sin ayuda o ésta es ocasional.
1 Realiza tareas domésticas ligeras.
1 Realiza tareas domésticas pero no mantiene un nivel de limpieza aceptable.
0 Necesita ayuda en todas las tareas de la casa.
0 No participa en ninguna tarea doméstica.

Lavado de la ropa

1 Lo realiza sin ayuda.
1 Lava o aclara algunas prendas.
0 Necesita que otro se ocupe de todo el lavado.

Medio de trasporte

1 Viaja de forma independiente.
1 No usa transporte público, salvo taxis.
1 Viaja en transporte público si le acompaña otra persona.
0 Viaja en taxi o automóvil solamente con la compañía de otra persona.
0 No viaja en absoluto.

Responsabilidad sobre la medicación

1 No precisa ayuda para tomar correctamente la medicación.
0 Necesita que le sean preparadas las dosis o las pastillas con antelación.
0 No es capaz de responsabilizarse de su propia medicación.

Capacidad para utilizar dinero

1 No precisa ayuda para manejar dinero ni llevar cuentas.
1 Necesita ayuda para ir al banco, para grandes gastos….
0 Incapaz de manejar dinero.

FIGURA 141. Escala de M. Tinetti.
A. Evaluación del equilibrio estático

	Normal-2	Adaptación-1	Anormal-0
1. Equilibrio sentado	Estable	Silla con sujetador para mantenerse derecho	Inclinado, se resbala de la silla
2. Levantarse de una silla	Capaz de levantarse con un movimiento simple, sin ayuda	Utiliza los brazos para levantarse y/o se mueve delante en la silla antes de intentar levantarse.	Intentos múltiples inútiles. Incapaz de levantarse sin ayuda de una persona.
3. Equilibrio inmediatamente después de haberse levantado (3-5)	Estable, no se mueve ni se apoya	Estable pero utiliza ayuda para caminar (bastón) u otro objeto para apoyarse.	Algún signo de movimiento.
4. Equilibrio sobre los dos pies	Estable, no se apoya	Estable, pero no de forma constante	Algún signo de movimiento o ayuda de un objeto.
5. Equilibrio sobre los dos pies con los ojos cerrados	Estable, no se apoya	Estable, pero no de forma constante	Algún signo de movimiento o ayuda de un objeto.
6. Equilibrio despues de un giro de 360º	No se coge, no se tambalea, no necesita ayuda de ningún objeto. Estable de forma permanente.	Estable de forma discontinua.	Algún signo de movimiento o necesidad de ayuda de un objeto.
7. Resistencia al empujón esternal	Estable	Se desplaza, pero es capaz de mantener el equilibrio.	Caería si el examinador no le ayudase a mantener el equilibrio.
8. Equilibrio después de la rotación de la cabeza	Capaz de hacer girar la cabeza sin caerse, no se tambalea, ni tiene dolor.	Incapaz de hacer girar la cabeza correctamente, pero no necesita cogerse, no se tambalea, no tiene dolor al hacerlo.	Algún signo de movimiento o de dolor cuando intenta girar la cabeza.
9. Equilibrio sobre un pie (5)	Capaz de estar estable sobre un pie durante este período de tiempo, sin ayudas.		Incapaz
10. Equilibrio en extensión de la columna cervical	Buena extensión del cuello sin necesidad de apoyarse y sin tambalearse.	Intenta la extensión del cuello, pero es parcial o necesita apoyarse para extenderlo.	Incapaz de extender la columna cervical o se mueve.
11. Equilibrio en extensión de la columna cervical y levantar los brazos	Capaz de efectuar el movimiento y estable	Capaz de realizar el movimiento, pero necesita un punto de apoyo.	Incapaz o bien se mueve.

FIGURA 141. Escala de M. Tinetti. A. Evaluación del equilibrio estático			
	Normal-2	**Adaptación-1**	**Anormal-0**
12. Equilibrio inclinado hacia delante	Es capaz de efectuar el movimiento, coger un objeto del suelo sin necesidad de apoyo.	Capaz de efectuar el movimiento, puede coger un objeto pero necesita apoyo.	Incapaz de efectuar el movimiento.
13. Equilibrio sentándose	Capaz de hacerlo con un movimiento armónico	Necesita hacer servir los brazos como ayuda o bien efectúa un movimiento no armónico.	Cae en la silla, se equivoca en el cálculo de la distancia.

FIGURA 141. Escala de M. Tinetti. B. Evaluación del equilibrio durante la marcha		
	Normal-1	**Adaptado-0 Anormal-0**
1. Equilibrio en el inicio de la marcha	Inicia inmediatamente la marcha sin vacilar. El inicio es simple.	Duda, vacila, intentos múltiples, el inicio de la marcha no es simple.
2. Altura del paso	Pasos separados del suelo.	Arrastra los pies, o no los separa totalmente del suelo.
3. Longitud del paso	El talón de un pie sobrepasa la punta del otro pie.	El talón no sobrepasa la punta del otro pie.
4. Simetría del paso	Simétrico.	Variable o asimétrico.
5. Continuidad de la marcha	Sin paradas en la marcha, los pasos son iguales.	Paradas, pasos desiguales.
6. Desviación de la trayectoria	No se desvía de la línea recta.	Se desvía en una o más direcciones.
7. Estabilidad del troco	Tronco no flexionado, los brazos no están abiertos intentando mantener el equilibrio.	Tronco flexionado o bien los brazos abiertos.
8. Postura durante la marcha	Con los pies casi juntos.	Con los pies separados.
9. Media vuelta durante la marcha	No se tambalea, lo hace sin parar.	Se tambalea, se para al iniciar el giro.

FIGURA 142. Escalas de valoración mental.	
Función cognitiva	Cuestionarios de detección: - Test de Pfeiffer - Test del reloj de Shulman Cuestionarios de evaluación: - Mini Mental State Examination (MMSE) de Folstein. - Mini Examen cognoscitivo (MEC) de Lobo. Escalas de deterioro: - Set-Test de Isaacs. - La escala de la Cruz Roja. - Test del informador (TIN).
Función emocional	Escala Geriátrica de depresión (GDS) de Yesavage. Escala de ansiedad y depresión de Goldberg (EADG). Escala de Hamilton.

mientos en los que la persona mayor presenta dificultad para realizarlos. También sirve para planificar las actividades rehabilitadoras necesarias, las modificaciones ambientales precisas y la utilización de ayudas técnicas individuales que faciliten la adaptación al problema de movilidad, dándole una solución y minimizando a la vez de esta forma riesgos, como son las caídas.

La escala o prueba de Tinetti consta de dos partes: en la primera se evalúa el equilibrio sentado, las funciones de levantarse y sentarse, y el equilibrio de pie. Se utilizan 13 parámetros con una puntuación que pasa por los niveles 0 (anormal), 1 (adaptado) y 2 (normal). La suma máxima total de la puntuación de los parámetros es de 26.

En la segunda parte se analiza la marcha, pasando por diferentes aspectos del paso y del caminar. En esta parte se utilizan 9 ítems con un nivel de puntuación que va de 0 (anormal) a 1 (normal), en esta parte la puntuación máxima total es de 9. (fig. 141).

Valoración mental:

La valoración del estado mental de las personas mayores está incluida dentro de la valoración integral de las mismas y, dentro de ella, los aspectos que deben tenerse en cuenta son tanto el estado cognitivo como el emocional, los cuales podemos evaluar a través de escalas específicas.

Las escalas que podemos usar se han diseñado, por ejemplo, para cuantificar determinadas funciones cognitivas, o sea, no para diagnosticar, sino para determinar la severidad de los déficits de determinadas áreas intelectuales. Son una ayuda en el proceso de valoración, que indicarán en que áreas se tendrá que focalizar para detectar cuál es la causa específica desencadenante de la situación. También son de gran utilidad para hacer el seguimiento de la evolución de la persona mayor afectada.

Las podemos clasificar de entrada en dos grandes grupos: de función cognitiva y de función emocional, que a su vez se subdividirán en otros subgrupos según el tipo de

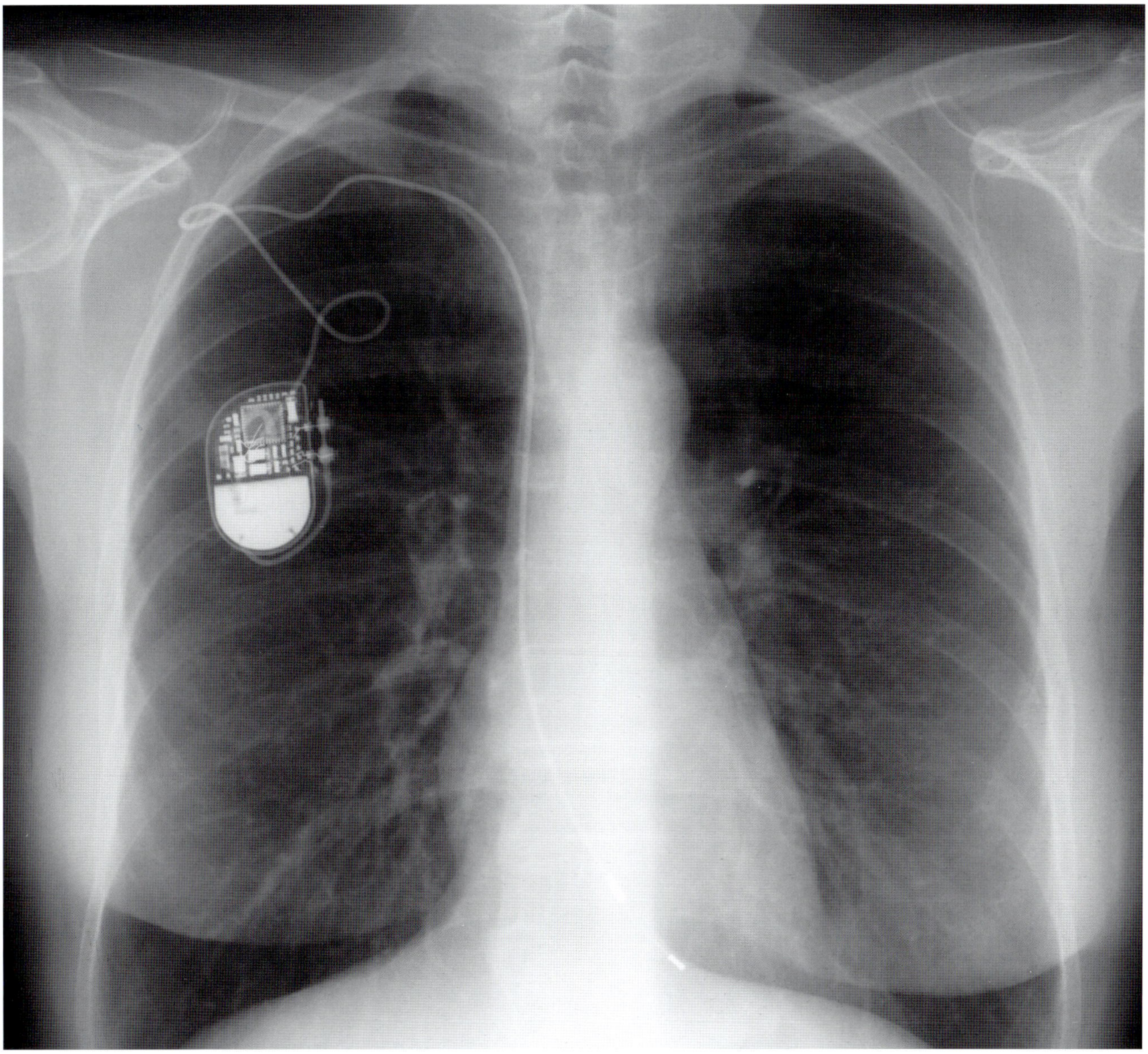

escala que utilicemos, cuya relación se recoge en la siguiente tabla: (fig. 142).

Escalas de evaluación de la función cognitiva:

En estos momentos somos testigos del acusado proceso de envejecimiento de la población, que se asocia a un incremento, dentro de este grupo de población, de la incidencia de las demencias. Como la esperanza de vida está notablemente incrementada, hace que la prevalencia de las demencias sea cada vez mayor.

Hemos de tener presente que las demencias son, en los países desarrollados, el tercer problema de salud tras las afecciones cardiovasculares y el cáncer. Esta prevalencia elevada obliga a que se detecten los sig-

FIGURA 143. Cuestionario de Pfeiffer (SMPMSQ).

Paciente: **Edad:** **Sexo:**

Ocupación: **Escolaridad:**

Examinado por: **Fecha:**

Puntos:

1. ¿Cuál es la fecha de hoy? (1)
2. ¿Qué día de la semana?
3. ¿En qué lugar estamos? (2)
4. ¿Cuál es el número de teléfono? (si no tiene teléfono, ¿cuál es su dirección completa?)
5. ¿Cuántos años tiene?
6. ¿Dónde nació?
7. ¿Cuál es el nombre del presidente?
8. ¿Cuál es el nombre del presidente anterior?
9. ¿Cuál es nombre de su madre?
10. Reste de tres en tres desde 29 (3).

Total: --

(1): Día, mes, año

(2): Vale cualquier descripción correcta del lugar

(3): Cualquier error hace errónea la respuesta

Resultados:

0-2 Errores = Normal o función intelectual íntegra

3-4 Errores = Deterioro intelectual leve

5-7 Errores = Deterioro intelectual moderado

8-10 Errores = Deterioro intelectual severo

Cada pregunta tiene un valor de (1):

Si el nivel educativo es bajo (estudios elementales) se admite un error más para cada categoría; si el nivel educativo es alto (universitario) se admite un error menos.

nos de deterioro cognitivo en las persona mayores lo antes posible, para tomar las medidas preventivas pertinentes, ya que este tipo de padecimientos son, además, un problema sanitario, social, económico y político, tanto por los costes asistenciales

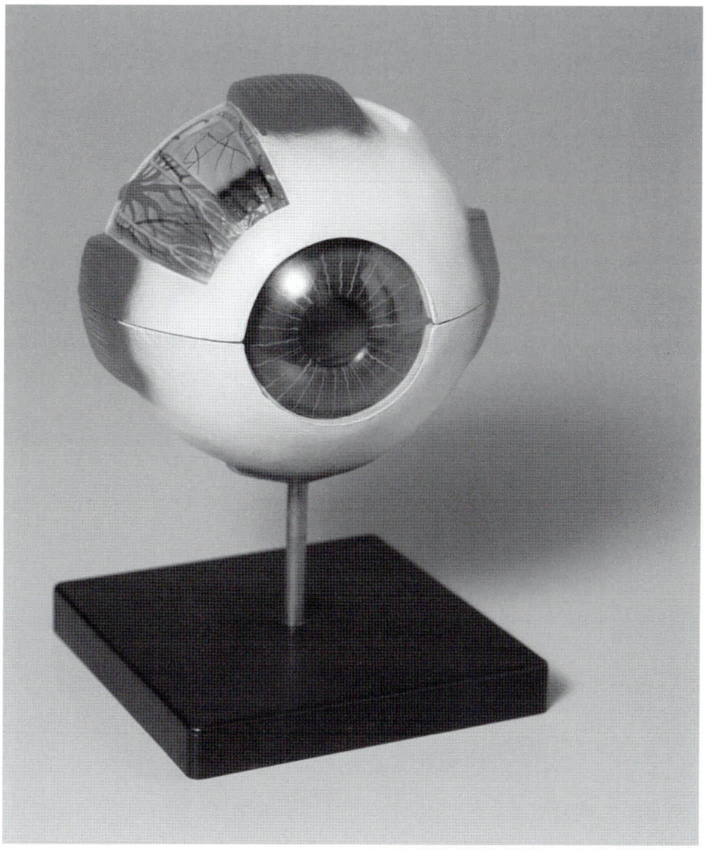

como por la repercusión que tiene en las personas que las padecen y en sus familiares o cuidadores principales o en el entorno en general.

Por lo tanto, el uso correcto de estas escalas facilitará la valoración cognitiva de las personas mayores en las que se sospeche algún tipo de deterioro y a través de la concentración en el problema detectado por ellas se podrá llegar al diagnóstico y al establecimiento de las medidas terapéuticas y de los cuidados que sean precisos.

Los cuestionarios de detección ayudan a descubrir la presencia de una alteración cognitiva. Una puntuación baja en estas escalas no significa la determinación de un diagnóstico, pero sí que es indicativo para una concentración en el tema para esclarecer lo que le ocurre al paciente.

A continuación vamos a describir los test o escalas que con mayor frecuencia podremos utilizar. Son los siguientes:

Test de Pfeiffer:

En este test se valora un pequeño número de funciones básicas como son la memoria, la orientación y la atención. El principal inconveniente es que no detecta deterioros leves ni cambios pequeños en la evolución. Otro de los problemas que presenta es que está muy centrado en el lenguaje y la memoria, con una intensa orientación verbal, lo que representa un riesgo al aplicarlo a personas mayores que sean analfabetas, o que tengan déficits de carácter sensorial o algún tipo de padecimiento psiquiátrico, lo que nos podría dar falsos positivos.

El test consta de 10 preguntas centradas, como hemos comentado al inicio, sobre orientación, memoria y cálculo sencillo. La forma de realizarlo es a través de los ítems que tenemos en el siguiente cuadro, en el que tenemos la lista de las mismas de la 1 a la 10. Registraremos todas las respuestas, que, para ser puntuadas como correctas, tienen que ser dadas por la persona encuestada sin ningún tipo de ayuda como, por ejemplo, calendario, prensa, etc. Respecto a las preguntas que realizamos la primera sólo será correcta cuando el entrevistado diga el día, mes y año de una forma exacta.

La interpretación de la segunda pregunta es clara. La número tres será válida cuando la persona sea capaz de realizar cualquier tipo de descripción correcta del lugar donde se encuentre. Nos referimos a respuestas como el nombre del hospital donde se encuentre, por ejemplo.

El ítem número 4 se marcará como correcto cuando podamos verificar que el número telefónico es el correcto o cuando es capaz de volver a repetirlo a lo largo de la conversación.

La quinta pregunta se considera correcta cuando la edad que nos dice tener se corresponde con la fecha de nacimiento.

La sexta cuestión sólo será correcta

FIGURA 144. Mini Mental State Examination (MMSE) de Folstein. Ponderado por y validado por Blessa en España en 1997.

Paciente: **Edad:** **Sexo:**

Ocupación: **Escolaridad:** **Examinado por:**

Fecha: **Puntos:**

Orientación:

Dígame el día: Fecha: Mes: Estación: Año: (5)
Dígame el Hospital (o el lugar): Planta:
Ciudad: Provincia: Nación: (5)

Fijación:

"Repita estas tres palabras: peseta, caballo, manzana"
(Repetirlas hasta que las aprenda) (3)

Concentración y calculo:

"Si tiene 100 pesetas y me va dando de 7 en 7, ¿cuántas le van quedando?" (5)

Memoria:

"¿Recuerda las tres palabras que le he dicho antes?" (3)

Lenguaje y contrucción:

Mostrar un bolígrafo "¿Qué es esto?". Repetirlo con el reloj (2)
"Repita esta frase: en un trigal había cinco perros" (1)
"Coja este papel con la mano derecha, dóblelo y póngalo encima de la mesa" (3)
"Lea esto y haga lo que dice" CIERRE LOS OJOS (1)
"Escriba una frase" (1)
"Copie este dibujo" (1)

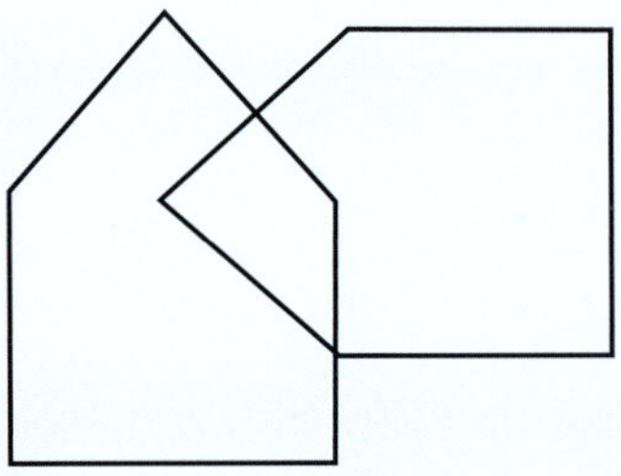

(30)

Puntuación total (un punto en cada respuesta correcta)

Tabla de ponderación según edad y años de escolaridad (adaptada y validad en España por Blessa 1997)

Edad		< 50 años	50-75 años	> 75 años
Escolaridad	< 8 años	0	1	2
	8 a 18 años	-1	0	1
	> 18 años	-2	-1	0

Para interpretarlo, sumar o restar al número que figura en cada casilla a la puntuación final obtenida en el MMSE.

FIGURA 145. Mini Examen Cognitivo (MEC) de Lobo.

Paciente: **Edad:**

Ocupación: **Escolaridad:**

Examinado por: **Fecha:**

Orientación: **Puntos:**

"Dígame el día: Fecha: Mes: Estación: Año: (5)
"Dígame el Hospital (o el lugar): Planta:
Ciudad: Provincia: Nación: (5)

Fijación:

"Repita estas tres palabras: peseta, caballo, manzana"
(Repetirlas hasta que las aprenda) (3)

Concentración y cálculo:

"Si tiene 30 pesetas y me va dando de 3 en 3, ¿cuántas le van quedando?" (5)
"Repita estos números: 5-9-2" (hasta que los aprenda)
"Ahora hacia atrás" (3)

Memoria:

"¿Recuerda las tres palabras que le he dicho antes?" (3)

Lenguaje y contrucción:

Mostrar un bolígrafo "¿Qué es esto?". Repetirlo con el reloj (2)
"Repita esta frase: en un trigal había cinco perros" (1)
"Una manzana y una pera son frutas, ¿verdad?, ¿Qué son el rojo y el verde?"
"¿Qué son un perro y un gato?" (2)
"Coja este papel con la mano derecha, dóblelo y póngalo encima de la mesa" (3)
"Lea esto y haga lo que dice" CIERRE LOS OJOS (1)
"Escriba una frase" (1)
"Copie este dibujo" (1)

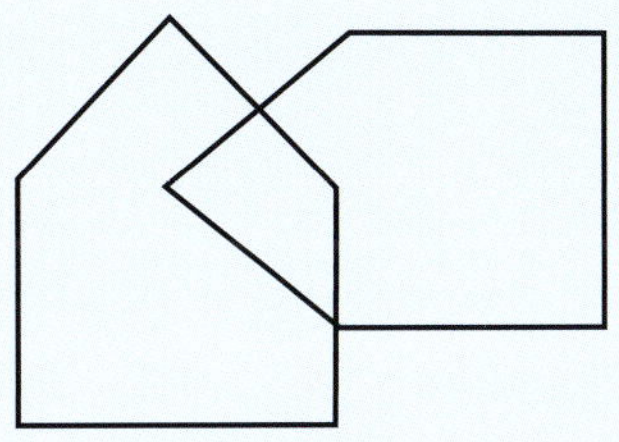

Puntuación total (un punto en cada respuesta correcta)
Nivel de conciencia (alerta, obnubilación, estupor, coma): ____________ (35)

cuando la fecha que nos diga coincida al cien por cien con el día, mes y año exacto de su nacimiento.

Para la séptima es necesario que sea capaz de decir correctamente el apellido del presidente.

La octava también será correcta si es capaz de decir correctamente el apellido del anterior presidente.

La novena será correcta si es capaz de darnos el nombre y un apellido de su madre.

Y por último, la número 10 requerirá que la serie sea completa para dar la respuesta como correcta. (fig. 143).

Test del Reloj de Shulman:

Es útil para la detección de deterioro cognitivo en residencias y en consultas de atención primaria. Es una prueba de dificultad de construcción. Es válido como cribado de deterioro cognitivo. Se le pide a la persona que dibuje las manecillas del reloj marcando una hora determinada en una circunferencia, previamente dibujada o no; se valora si existen errores en la colocación de las manecillas, omisiones, etc.

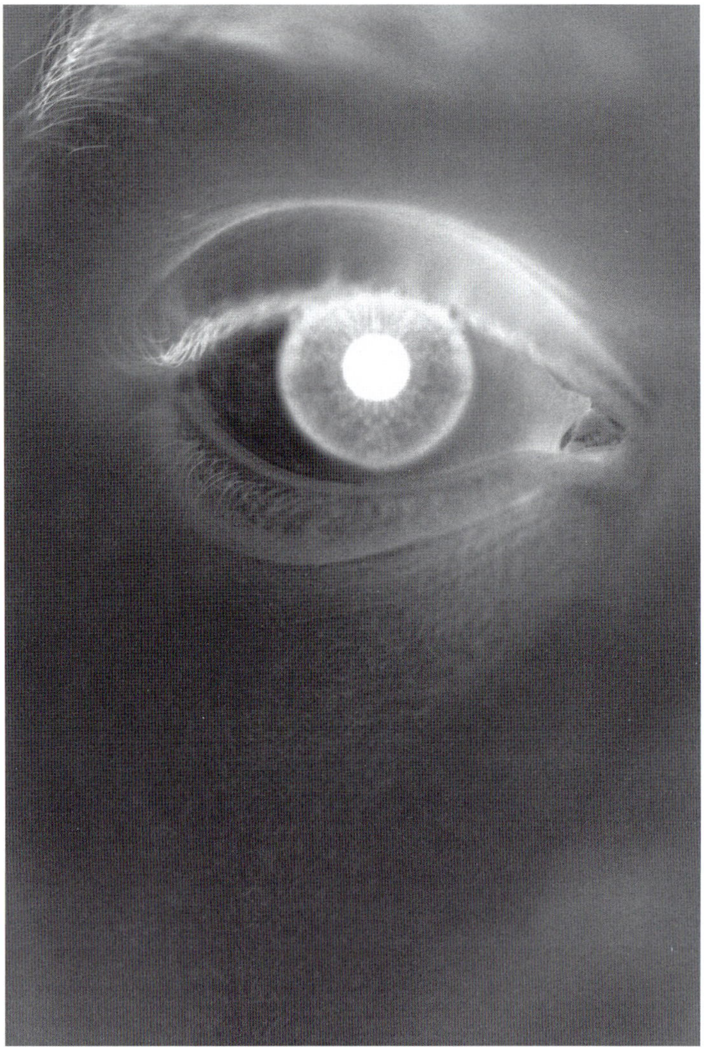

Mini Mental State Examination (MNSE) de Folstein:

Es uno de los cuestionarios más conocidos y usados. Se puede implementar en unos 5 o 10 minutos y, a través de él, se consigue explorar y puntuar tanto la orientación temporal como espacial, la memoria inmediata y de fijación, la atención y el cálculo, la producción y repetición de lenguaje, la lectura y la habilidad visión-espacial.

La puntuación máxima es de 30 puntos. Es un test que sugiere que existe un deterioro cognitivo cuando su puntuación es inferior a 24 puntos.

La utilización de la versión española de este test presenta una sensibilidad del 95% y una especificidad del 86%.

Hay una última validación del año 1997 (Blessa) en España del test de MMSE de Folstein, que está ponderada por edad y nivel de escolarización, de gran utilidad en personas que carecen de estudios, que podemos ver a continuación. (fig. 144).

Mini Examen cognoscitivo (MEC) de Lobo:

Es una versión del MMSE de Folstein validado en castellano, pero ampliado y adaptado a las características de la población española. Cambia el 7 por el 3 en el ítem en el que se le pide al paciente que

FIGURA 146. Set-Test de Isaacs.

Pedirle al paciente que diga sin parar hasta que se le diga que pare una serie de nombres de: colores, animales, frutas y ciudades (se ha de apuntar en una hoja los que dice y los que repite).

La temporización para cada serie es de un minuto. Le haremos cambiar de serie cuando haya dicho 10 elementos de la misma sin repetirse en ninguno a pesar de que no haya pasado el minuto de tiempo.

Colores: ....
Animales: ....
Frutas: ....
Ciudades: ....

Total: ....

Errores / Repeticiones: ....

Normalidad: **Adultos 29** **Ancianos 27**

FIGURA 147. Escala de la Cruz Roja para valorar la incapacidad. Grados de incapacidad psíquica.

0 Totalmente normal.

1 Algunas rarezas, ligeros trastornos en la orientación temporal. Se puede hablar con él.

2 Desorientación en el tiempo. La conversación es posible, pero no perfecta. Conoce bien a las personas, aunque a veces olvida alguna cosa. Trastorno del carácter, sobre todo si se le disgusta. Incontinencia ocasional.

3 Desorientación. Imposible mantener una conversación lógica, confunde a las personas. Claros trastornos del humor. Hace cosas que no parecen explicables, a veces a temporadas. Frecuente incontinencia.

4 Desorientación. Claras alteraciones mentales que la familia o el médico ya han etiquetado de demencia. Incontinencia habitual o total.

5 Demencia senil total con desconocimiento de las personas, etcétera. Vida vegetativa agresiva o no. Incontinencia total.

reste a partir de una cifra determinada, añadiendo otros ítems.

Cambia también la puntuación pasando la máxima de 30 a 35 puntos y el corte de normalidad se sitúa en 28, por lo tanto una persona con una puntuación de 27 o menos se considera que tiene un posible deterioro cognitivo.

En relación con las personas mayores de 65 años, en revisiones posteriores del test de Lobo, se consideró que si la puntuación obtenida es menor de 23 se podía considerar que existe un posible deterioro cognitivo. Se insiste en que se ha de especificar el nivel de conciencia de la persona a la que se le pasa el test, en el momento en que se le realiza.

En esta versión adaptada a la población española anciana del test de Lobo, la sensibilidad alcanzada ha sido del 90,7% y la especificidad del 69%. (fig. 145).

Instrucciones para realizar el MEC de Lobo: lo primero es rellenar el apartado en el que se pide el nombre del paciente y datos complementarios. Seguidamente le explicaremos en qué va a consistir la entre-

FIGURA 148. Test del informador. (Versión reducida).

Recuerde, por favor, cómo era su familiar hace 10 años y compare cómo es él en este momento. Conteste si ha habido algún cambio a lo largo de estos años en la capacidad de su familiar en todos los aspectos que le preguntamos seguidamente.

Puntuación:

Ha mejorado mucho	1
Ha mejorado poco	2
Casi sin cambios	3
Ha empeorado un poco	4
Ha empeorado mucho	5

1. Capacidad para recordar los nombres de las personas más allegadas (parientes, amigos)
2. Recordar cosas que han sucedido recientemente, en los últimos 2 o 3 meses noticias, cosas propias o de sus familiares.
3. Recordar de que se habló en una conversación mantenida unos días atrás.
4. Olvidar lo que se le ha dicho unos minutos antes, pararse en mitad de la frase y no saber lo que iba a decir, repetir lo que ha dicho hace un rato.
5. Recordar la fecha en que vive.
6. Conocer el lugar exacto de los armarios de su casa y dónde se guardan las cosas.
7. Saber dónde se coloca una cosa que se ha encontrado descolocada.
8. Capacidad para aprender a hacer funcionar un aparato nuevo (lavadora, tocadiscos, radio...)
9. Recordar las cosas que han sucedido recientemente (en general).
10. Aprender cosas nuevas (en general).
11. Comprender el significado de palabras poco usuales (del periódico, televisión, conversaciones).
12. Entender artículos de los periódicos o revistas en los que está interesado.
13. Seguir una historia en un libro, la prensa, el cine, la radio o la televisión.
14. Tomar decisiones en cuestiones cotidianas (qué traje ponerse, qué comida preparar) y en asuntos a más largo plazo (dónde ir de vacaciones o invertir dinero).
15. Manejar los asuntos financieros (cobrar la pensión, pagar los impuestos, tratar con el banco).
16. Manejar otros problemas aritméticos cotidianos (tiempo entre visitas de los familiares, cuánta comida comprar y preparar especialmente si hay invitados).
17. ¿Cree que su inteligencia (en general) ha cambiado durante los últimos 10 años?

TOTAL: ....

vista que le vamos a realizar y le preguntaremos si no le importa respondernos a una serie de preguntas que realizamos a todos los pacientes que cuidamos.

El examen consta de una serie de apartados a través de los cuales evaluamos:

Orientación:

Siguiendo las indicaciones del test en relación con el tiempo y el espacio, le daremos un punto a cada respuesta correcta.

Fijación:

Ha de repetir claramente cada palabra en un segundo, le daremos tantos puntos como palabras repita correctamente en el primer intento. Insistiremos en lo que recuerda, pues después en el test le volveremos a preguntar sobre estas palabras.

Concentración y calculo:

Si vemos que no entiende la pregunta, podemos formularla de otra forma, por ejemplo, si tiene 30 pesetas y me da 3 ¿cuántas le quedan?. Y, seguidamente, deme de 3 en 3 sin repetir la cifra que nos da. Le asignaremos un punto por cada respuesta correcta (independientemente de que el resultado anterior sea incorrecto). Le repetiremos los dígitos de forma lenta (uno cada segundo) hasta que los aprenda correctamente. Entonces le pediremos que nos los repita en orden inverso y por cada acierto (en el orden que le corresponda) le daremos un punto.

Memoria:

Le daremos tiempo para recordar y un punto por cada palabra acertada. Sin ningún tipo de ayuda.

Lenguaje y contrucción:

Siguiendo las instrucciones del test.

1. Le leeremos la frase lentamente y vocalizando. Le daremos un punto si es capaz de repetirla correctamente al primer intento, un fallo es igual a cero.

2. En las semejanzas, para darle un punto sólo existe una posible contestación a rojo y verde, que es: colores. En la otra respuesta se permite animales o bichos o animales con una determinada característica.

3. En las órdenes verbales, no coger el papel con la mano derecha, es un fallo, y si lo dobla más de dos veces, otro. Lo que puede variar es el orden de poner el papel en la mesa o en el suelo dependiendo de la posición de la persona sometida al test. Cada una de las partes ejecutadas correctamente tiene un valor de un punto, hasta alcanzar el total de 3 puntos.

4. En el test de lectura y escritura hay que pedir a la persona encuestada que se ponga las gafas si las usa y escribiremos la orden en trazos grandes en la parte posterior del papel, para que los vea perfectamente. Insistiremos, como máximo dos veces, en que lea y realice lo que pone el papel. Si lo hace correctamente sin insistirle verbalmente en ello, se le da un punto.

5. Cuando se le pide que escriba una frase insistiremos en que no sea su nombre. Le podemos poner un ejemplo y, para darle el punto que vale este ítem, esta frase debe tener sujeto, verbo y complemento.

6. Para que la ejecución de figuras sea considerada correcta y darle el punto que le corresponde, éstas deben de ser un pentágono con cinco lados, cinco ángulos y deben entrelazarse entre sí en dos puntos de contacto.

Si el MMSE o MEC lo realizamos en donde vive la persona explorada, en el hospital o en una consulta, nos podemos encontrar con una diferencia de puntuación de hasta cinco puntos, hecho que hemos de tener en cuenta cuando la puntuación final está al límite de lo considerado como normal.

Escalas de deterioro:

La finalidad es la de identificar cambios en la sintomatología a lo largo del tiempo y descubrir su repercusión en la capacidad funcional de la persona cuidada.

En este apartado tenemos tres escalas

que miden el deterioro cognitivo, que son las que podemos ver en el siguiente cuadro:

Set-Test de Isaacs.
La escala de la Cruz Roja.
Test del informador (TIN).

En el Set-Test de Isaacs, se le pide a la persona que estamos cuidando, que enumere, sin parar hasta que le digamos que pare, una serie de colores, animales, frutas y ciudades.

Se lo temporizamos en un minuto para cada serie y le indicamos que cambie a la siguiente, cuando haya nombrado diez elementos de ella sin repetir, incluso si esto sucede antes de que consuma el minuto.

La puntuación máxima es de 40 puntos. El límite de normalidad en un adulto ha de ser mayor o igual a 29 puntos, pero en las personas mayores de 65 años el límite de normalidad se fija en igual o superior a 27 puntos. Tiene una sensibilidad del 79% y una especifidad del 82% en el diagnóstico del deterioro cognitivo.

No influye en él la escolaridad, pero es poco fino para el deterioro inicial. Es inadecuado para personas sordas o afásicas, pero en cambio las enfermedades físicas, estados depresivos y el estatus social no influyen en el mismo. (fig. 146).

La escala de la Cruz Roja está muy difundida y la podemos aplicar en cualquier medio, tiene una puntuación muy similar a la funcional y es un instrumento que ha sido validado con el test de Folstein. Con ella valoramos alteraciones de la memoria, orientación, comportamiento y lenguaje, y su repercusión sobre la capacidad funcional de la persona mayor, enfatizando en el control de los esfínteres. (fig. 147).

El Test del informador (TIN) es la adaptación y validación en España del cuestionario "S-IQCODE y TIN" (Spanish Informant Questionnaire on Cognitive Decline in the Elderly), el cual tiene una validez superior a los test cognitivos breves tanto en el screening de deterioro cognitivo leve como en la

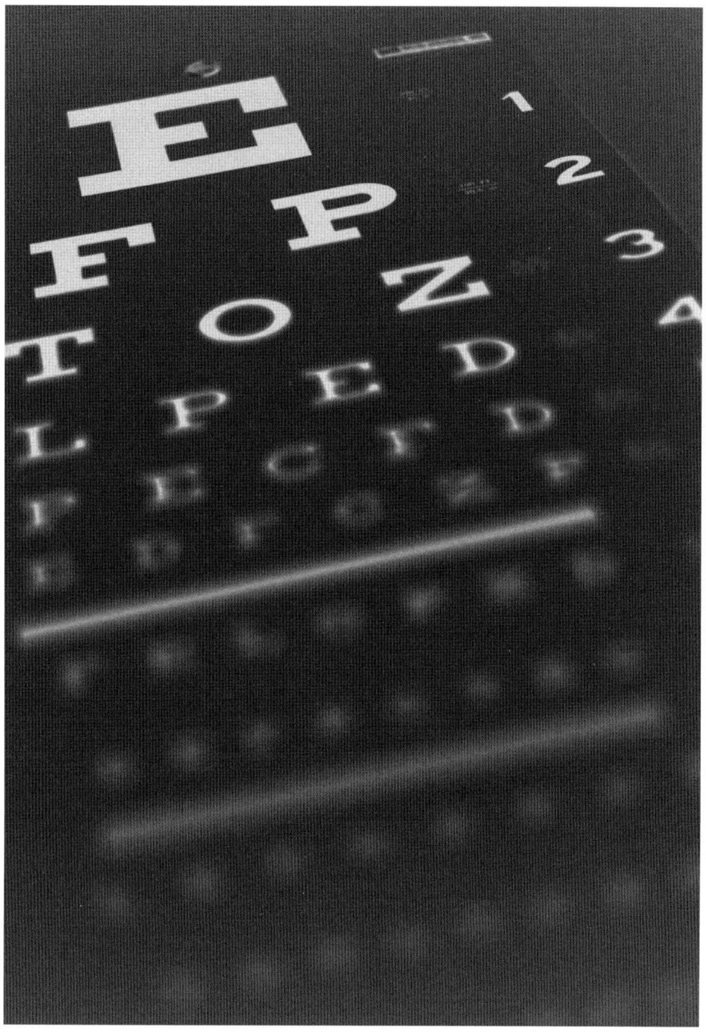

evaluación clínica.

El "S-IQCODE" de Jorm y el test del informador, consisten en una entrevista en la que se recogen a través de 26 preguntas, los cambios que se han producido en la persona sometida al test en los últimos diez años. Los ítems valoran la memoria, la funcionalidad y la capacidad ejecutiva y de juicio.

Es un cuestionario que no está influenciado ni por el nivel educativo ni por la inteligencia previa ni por la edad de la persona a la que se le pasa el test.

Su puntuación oscila entre 26 y 130 puntos, y el punto de corte es 84. Su sensibilidad es del 88% y su especificidad del 92%.

FIGURA 149. Escala geriátrica de depresión (GDS) de Yesavage

Rodee, por favor, con un círculo la respuesta que mejor defina cómo se ha sentido usted durante la semana pasada:

1 ¿Estuvo usted básicamente satisfecho con su vida?	sí	no
2 ¿Redujo usted muchas de sus actividades y aficiones?	sí	no
3 ¿Sintió usted que su vida estaba vacía?	sí	no
4 ¿Se sintió aburrido a menudo?	sí	no
5 ¿Contempló el futuro con esperanza?	sí	no
6 ¿Le incomodaron pensamientos que no podía sacarse de la cabeza?	sí	no
7 ¿Se sintió con buen ánimo la mayor parte del tiempo?	sí	no
8 ¿Temió que le fuera a ocurrir algo malo?	sí	no
9 ¿Estuvo contento la mayor parte del tiempo?	sí	no
10 ¿Se sintió indeciso con frecuencia?	sí	no
11 ¿Estuvo a menudo nervioso e inquieto?	sí	no
12 ¿Prefirió quedarse en casa antes que salir y hacer cosas nuevas?	sí	no
13 ¿Estuvo frecuentemente preocupado por el futuro?	sí	no
14 ¿Notó que su principal problema era el de la mala memoria?	sí	no
15 ¿Pensó que era maravilloso estar vivo en estos momentos?	sí	no
16 ¿Estuvo desanimado y triste muchas veces?	sí	no
17 ¿Se sintió bastante inútil en esos momentos?	sí	no
18 ¿Se preocupó mucho por cosas del pasado?	sí	no
19 ¿Encontraba la vida muy interesante?	sí	no
20 ¿Tuvo cabeza para idear nuevos proyectos?	sí	no
21 ¿Se sintió lleno de energía?	sí	no
22 ¿Sintió que su situación era desesperada?	sí	no
23 ¿Pensó que casi todos están mejor acomodados que usted?	sí	no
24 ¿Se preocupó con frecuencia de pequeñas cosas?	sí	no
25 ¿Sintió con frecuencia ganas de llorar?	sí	no
26 ¿Tuvo dificultades para concentrarse?	sí	no
27 ¿Le resultó agradable levantarse por las mañanas?	sí	no
28 ¿Prefirió evitar reuniones sociales?	sí	no
29 ¿Le resultaba fácil tomar decisiones?	sí	no
30 ¿Estuvo su mente tan despejada como de costumbre?	sí	no

Instrucciones:	Las respuestas que indican depresión están en negrita. Cada respuesta en negrita vale un punto.
Toda puntuación superior a 11 requiere una valoración en profundidad:	Pues se correlacionan con alta probabilidad de trastorno depresivo. Pida al paciente que conteste a las preguntas sí o no, tratando de recordar cómo se ha encontrado en la última semana. Puede dejárselo leer o leérselo usted. Tape la columna de respuestas correctas si es el paciente quien lo lee. Existe una versión reducida con un punto de corte de 5 puntos, el cual elimina las preguntas 5, 6, 13, 16, 18, 19, 20, 21, 24, 25, 26, 27, 28, 29 y 30.

FIGURA 150. Escala de ansiedad y depresión de Goldberg (EADG).

Escala de ansiedad:	1 ¿Se ha sentido muy excitado, nervioso o en tensión? 2 ¿Ha estado muy preocupado por algo? 3 ¿Se ha sentido muy irritable? 4 ¿Ha tenido dificultad para relajarse? (Si hay dos o más respuestas afirmativas continuar preguntando? 5 ¿Ha dormido mal, ha tenido dificultades para dormir? 6 ¿Ha tenido dolores de cabeza? 7 ¿Ha tenido alguno de los siguientes síntomas: temblores, hormigueos, mareos, sudores, diarreas? (síntomas vegetativos) 8 ¿Ha estado preocupado por la salud? 9 ¿Ha tenido alguna dificultad para conciliar el sueño, para quedarse dormido?
Escala de depresión:	1 ¿Se ha sentido con poca energía? 2 ¿Ha perdido usted el interés por las cosas? 3 ¿Ha perdido la confianza en sí mismo? 4 ¿Se ha sentido usted desesperado, sin esperanzas? (Si hay respuestas afirmativas a cualquiera de las preguntas anteriores, continuar) 5 ¿Ha tenido dificultades para concentrarse? 6 ¿Ha perdido peso? (a causa de su falta de apetito) 7 ¿Se ha estado despertando demasiado temprano? 8 ¿Se ha sentido usted enlentecido? 9 ¿Cree usted que a tenido tendencia a encontrarse peor por las mañanas?

FIGURA 151. Escala de Depresión de Hamilton.

1. Humor deprimido: (tristeza, depresión, desamparo, inutilidad)	0. Ausente. 1. Estas sensaciones se indican solamente al ser preguntado 2. Estas sensaciones se relatan oral y espontáneamente. 3. Sensaciones no comunicadas verbalmente, es decir, por la expresión facial, la postura, la voz y la tendencia al llanto. 4. El paciente manifiesta estas sensaciones en su comunicación verbal y no verbal de forma espontánea.
2. Sensación de culpabilidad:	0. Ausente. 1. Se culpa a sí mismo, cree haber decepcionado a la gente. 2. Ideas de culpabilidad, o meditación sobre errores pasados o malas acciones. 3. La enfermedad actual es un castigo. Ideas delirantes de culpabilidad. 4. Oye voces acusatorias o de denuncia y/o experiencia alucinaciones visuales amenazadoras.
3. Suicidio:	0. Ausente. 1. Le parece que la vida no vale la pena de ser vivida. 2. Desearía estar muerto o tiene pensamientos sobre la posibilidad de morirse. 3. Ideas de suicidio o amenazas. 4. Intentos de suicidio (cualquier intento serio se clasifica como 4)

FIGURA 151. Escala de Depresión de Hamilton.	
4. Insomnio precoz:	0. No tiene dificultad para dormirse. 1. Se queja de dificultades ocasionales para dormirse, por ejemplo más de media hora. 2. Se queja de dificultades para dormirse por la noche.
5. Insomnio medio:	0. No hay dificultad. 1. El paciente se queja de estar inquieto durante la noche. 2. Está despierto durante la noche; cualquier ocasión de levantarse de la cama se clasifica en 2 (excepto por motivos de evacuar)
6. Insomnio tardío:	0. No hay dificultades. 1. Se despierta a primeras horas de la madrugada pero se vuelve a dormir. 2. No puede volver a dormirse si se levanta de la cama.
7. Trabajo y actividades:	0. No hay dificultades. 1. Ideas de sentimiento de incapacidad. Fatiga debilidad relacionadas con su actividad, trabajo o aficiones. 2. Pérdidas de interés en su actitud, aficiones o trabajo, manifestado directamente por el enfermo o indirectamente por desatención, indecisión y vacilación (siente que debe esforzarse en su trabajo o actividades). 3. Disminución del tiempo dedicado a actividades o descenso de la productividad. 4. Dejó de trabajar por la presente enfermedad.
8. Inhibición: (Lentitud de pensamiento y de palabra; facultad de concentración empeorada; actividad motora disminuida)	0. Palabra y pensamiento normales. 1. Ligero retraso en el diálogo. 2. Evidente retraso en el diálogo. 3. Diálogo difícil. 4. Torpeza absoluta.
9. Agitación:	0. Ninguna. 1. "Juega" con sus manos, cabellos, etc... 2. Se retuerce las manos, se muerde las uñas, se tira de los cabellos, se muerde los labios, etc...
10. Ansiedad psíquica:	0. No hay dificultad. 1. Tensión subjetiva e irritabilidad. 2. Preocupación por pequeñas cosas. 3. Actitud aprensiva aparente en la expresión o en el habla. 4. Terrores expresados sin preguntarle.
11. Ansiedad somática: (1)	0. Ausente. 1. Ligera. 2. Moderada. 3. Severa. 4. Incapacitante.

FIGURA 151. Escala de Depresión de Hamilton.	
12. Síntomas somáticos gastrointestinales:	0. Ninguno. 1. Pérdida de apetito, pero sin necesidad de que lo estimulen. Sensación de pesadez en el abdomen. 2. Dificultad en comer si no le insisten. Solicita o necesita laxantes o medicación intestinal o para sus síntomas gastrointestinales.
13. Síntomas somáticos generales:	0. Ninguno. 1. Pesadez en extremidades, espalda o cabeza. Dorsalgias, cefalalgia, algias musculares. Pérdida de energía y fatigabilidad. 2. Cualquier síntoma bien definido se clasifica 2.
14. Síntonias generales: (2)	0. Ausente. 1. Débil. 2. Grave. 3. Incapacitante.
15. Hipocondría:	0. No lo hay. 1. Preocupado de sí mismo (corporalmente). 2. Preocupado de su salud. 3. Se lamenta constantemente. Solicita ayudas, etc. 4. Ideas delirantes Hipocondríacas.
16. Pérdida de peso: (Completar A y B)	Según manifestaciones del paciente (primera valoración) 0. No hay pérdida de peso. 1. Probable pérdida de peso asociada con la enfermedad actual. 2. Pérdida de peso definida (según el enfermo). Según pesaje hecho por el psiquiatra (valoraciones siguientes) 0. Pérdida de peso inferior a 500 gr. en una semana. 1. Pérdida de más de 500 gr. en una semana. 2. Pérdida de más de 1 Kg. en una semana. Por término medio.
17. Insight: **(Conciencia de si mismo)**	0. Se da cuenta de que está deprimido y enfermo. 1. Se da cuenta de su enfermedad pero atribuye la causa a la mala alimentación, clima, exceso de trabajo, virus, necesidad de descanso, etc. 2. Niega que este enfermo.
18. Valoración diurna: (3)	0. Ausente. M 1. Ligera. 2. Grave. T
19. Despersonalización y falta de realidad:	0. Ausencia. 1. Ligera. Como sensación de irrealidad. 2. Moderada. Ideas nihilistas. 3. Grave. 4. Incapacitante.
20. Síntomas paranoides:	0. Ninguno. 1. Sospechoso. 2. Leves. 3. Ideas de referencia. 4. Delirios de referencia y de persecución.

FIGURA 151. Escala de Depresión de Hamilton.	
21. Síntomas obsesivos y compulsivos:	0. Ninguno. 1. Ligeros. 2. Graves.
Suma total de puntuaciones: **(1)**	Signos fisiológicos concomitantes de la ansiedad, tales como: - Gastrointestinales: boca seca, flatulendia, indigestión, diarrea, retortijones, eructos. - Cardiovasculares: palpitaciones, cefalalgias. - Respiratorios: hiperventilación, suspiros. - Frecuencia urinaria. - Sudoración.
(2)	Síntomas como: - Pérdida de libido. - Trastornos menstruales
(3)	Indicar si los síntomas son más severos por la mañana (M) o por la tarde (T). Rodear M o T.

En estos momentos se suele utilizar una versión validada del TIN reducida, de 17 preguntas, en la que el punto de corte se ha establecido en 57. La sensibilidad está en el 86% y la especifidad en el 91%. Este test ha de ser cumplimentado por el familiar en su domicilio.

La versión reducida de la prueba la podemos ver en la siguiente tabla.(fig. 148).

Para valorar la función cognitiva, evidentemente, existen instrumentos más finos o precisos, pero que exigen un entrenamiento específico del profesional que ha de realizar la entrevista. Entre otros, podemos destacar el CAMDEX (Cambridge Mental Disorders of the Elderly Examination) o el ADAS (Alzheimer Disease Assessment Scale).

Respecto a la utilización de los test que valoran la función cognitiva, como profesionales de enfermería deberíamos utilizar aquellos en los que estemos más entrenados en su uso, siempre que cumplan los criterios de validación, de sensibilidad y de especificidad.

También se han de tener en cuenta las peculiaridades que algunos de estos tests tienen; por ejemplo, para los deterioros cognitivos leves, el que mayor validez tiene es el de TIN. En cambio, para personas analfabetas o con un nivel cultural o de instrucción bajo, lo indicado sería utilizar el Set-Test, disminuir el punto de corte del MEC a 18 ó utilizar el MMSE ponderado por edad y escolaridad. En el resto de población de personas mayores o muy mayores, los test más utilizados son el MMSE, el MEC y el Pfeiffer, y se recomienda también aplicar el test de TIN.

Escalas de evaluación de la función emocional

Las escalas de la función emocional nos permiten detectar los síntomas depresivos y ansiosos que son muy frecuentes entre la población de anciana. Están muy relacionados con ciertas circunstancias que afectan a este grupo de edad de forma muy directa, como la jubilación, las enfermedades crónicas e invalidantes, las pérdidas de familiares y amigos, entre otras.

Se tiene constancia de que la prevalencia de la sintomatología depresiva entre las personas que superan la edad geriátrica (65 años) está en torno al 15 %, y se produce un notable incremento, que alcanza el 35 %, entre las personas institucionalizadas de este grupo de edad. La prevalencia de depresión como diagnóstico en firme es del 3 % en la comunidad y del 25 % en las instituciones.

Respecto a los síntomas clínicos de la ansiedad, están presentes entre un 10 % y un 20 % de la población anciana. La depresión se da con mayor frecuencia en este grupo de población en comparación con otros grupos, como por ejemplo los jóvenes, por lo que es relativamente frecuente encontrar entre la medicación de los ancianos el uso diario de ansiolíticos para mitigar o controlar la ansiedad y el déficit de sueño.

Ambas suelen tener un desencadenante común que es la soledad. La depresión se asocia a una mayor morbimortalidad, pues actúa de forma negativa sobre la situación funcional, nutricional y social de la persona mayor, dificultando los resultados de la terapia rehabilitadora y, por tanto, entorpeciendo el proceso de alta de estas personas mayores ingresadas en camas hospitalarias.

La detección de la ansiedad y la depresión en las personas ancianas resulta difícil por diversos motivos. Primero, las personas mayores tienden a negar estos sentimientos, mostrando una apariencia de autosuficiencia y bienestar. Otras veces no son conscientes de la situación achacándola al propio proceso de envejecimiento, al igual que los profesionales de la salud. También sucede que tiene miedo de ser etiquetados de locos o bien desconocen los servicios donde pueden ser atendidos de su situación.

Por otro lado, la ansiedad y la depresión son una demostración más de la presentación atípica de la enfermedad en las personas ancianas, ya que se asemejan sus manifestaciones somáticas a trastornos físicos como el hipertiroidismo, carcinomas, etc..

Además, las características propias de la depresión como la apatía, la disminución de la concentración y de la memoria, el abandono de hábitos higiénicos, etc.., pueden traducirse en un déficit cognitivo y conducir a un diagnóstico erróneo de demencia o pseudodemencia. Hemos de tener presente que, personas afectadas de demencia, suelen tener sintomatología depresiva, lo que complica aún más su diferenciación. También debemos tener en cuenta la influencia que determinados fármacos tienen en la presencia de alteraciones afectivas entre los ancianos.

Lo que buscamos en la valoración afectiva es identificar y cuantificar los posibles trastornos en este área que afectan o puedan afectar la capacidad de autosuficiencia de la persona anciana y, a partir de los mismos, establecer el plan de cuidados más adecuado.

En esta valoración se debe incluir el estudio de diferentes estados emocionales de carácter positivo como: vigor, simpatía, felicidad; como negativos: depresión, ansiedad, hostilidad. Pero la realidad es que solemos concentrarnos sobre la depresión y la ansiedad, a causa de su frecuencia, prevalencia, importancia clínica y como foco de insatisfacción en la independencia de las necesidades que generan entre los ancianos.

Las escalas que se utilizan en la valoración de la función afectiva son eficaces como instrumentos de detección de la depresión y de evaluación de su tratamiento.

La primera que vamos a describir es la **Escala Geriátrica de Depresión (GDS) de Yesavage**, que vemos seguidamente: (fig. 149).

Consta de 30 ítems orientados a la búsqueda de sintomatología psiquiátrica y sobre la calidad de vida. Puede ser autorrealizado, huyendo de las manifestaciones somáticas, pues son difíciles de distinguir en la vejez de otras enfermedades físicas.

Se puede realizar en 10-20 minutos y no es necesario un entrenamiento previo.

Los valores normales están por debajo de 11 puntos. Tiene una sensibilidad del 84% y una especificidad del 95%. Cuando se detecta un resultado anormal en esta escala en personas institucionalizadas diagnosticadas de demencia leve o moderada, los expertos recomiendan una valoración en profundidad para descartar la depresión. Es la escala más recomendable en la población anciana para el screening de la depresión.

Escala de ansiedad y depresión de Goldberg (EADG)

Es otro instrumento útil para reconocer los síntomas de depresión y ansiedad en las personas mayores que cuidamos.

Es una escala doble en la que encontramos 9 ítems en cada una de ellas con la respuesta si/no. En las dos escalas existe un punto de corte formado por las cuatro primeras preguntas, que sirven de criba y, si dos o más de sus respuestas son positivas, se formulan las otras cinco. Tiene una sensibilidad del 83 % y una especificidad del 82%. (fig. 150).

Escala de Depresión de Hamilton

Es la más utilizada para cuantificar y establecer el pronóstico de depresión; su uso está ampliamente extendido en el seguimiento de la eficacia de los psicofármacos.

Se utiliza en toda la población adulta afectada de depresión. En su aplicación se tardan de 15 a 20 minutos. El punto de corte entre ausencia y posible depresión está en los 18 puntos. El entrevistador ha de estar familiarizado con su uso. No existe una excesiva experiencia de uso en los ancianos. (fig.151).

Valoración social

En la valoración social evaluamos la percepción que la persona mayor o dependiente tiene de su propio estado de salud, su ambiente, su situación familiar, el estado económico y las actividades de ocio.

Las proyecciones demográficas nos dicen que, a partir del año 2000, tres cuartas partes de la población anciana va a vivir en las ciudades (van a ser urbanas).

También sabemos que hemos pasado de la familia patriarcal y rural a la urbana y nuclear, con una gran desvalorización de los vínculos familiares. Esto, junto con un factor importante que es la jubilación, es un acelerador de problemas sociales como son las dificultades económicas, de vivienda, aislamiento social, ocupación de tiempo libre y, en ocasiones, divorcio.

Repercutirán, repercuten ya, en el uso de los servicios sanitarios. En nuestra sociedad desarrollada los ancianos han pasado a ocupar el rol de pobres, favorecido por la pérdida del cónyuge (las mujeres especialmente) y el bajo poder adquisitivo de la mayoría de las pensiones, que viene acompañado también por el aumento de los malos tratos, que se suelen dar con mayor frecuencia en los ancianos con problemas físicos, cognitivos, con trastornos de la conducta y en situaciones de sobrecarga del cuidador.

Las situaciones sociales desfavorables, como el aislamiento social, alteran la evolución de enfermedades de carácter crónico o degenerativo (diabetes, demencia) o dan lugar a otros problemas como la deshidratación, la hipotermia, etc., que condicionan la situación de la persona, que necesitará sistemas de apoyo e incluso la institucionalización. La evaluación de la función social es muy amplia, ya que incluye todas las relaciones y actividades humanas.

FIGURA 152. Escala de puntuación de deterioro funcional (PDF) del OARSMFAQ.

Escala se clasificación de los recursos sociales

1. Recursos sociales excelentes: sus relaciones sociales son muy satisfactorias y amplias, como mínimo. Una persona le cuidaría indefinidamente.
2. Buenos recursos sociales: sus relaciones sociales son moderadamente satisfactorias y adecuadas, y como mínimo una persona le cuidaría indefinidamente, o sus relaciones sociales son muy satisfactorias y amplias y sólo tendría disponible una ayuda poco tiempo.
3. Recursos sociales ligeramente insatisfactorios: sus relaciones sociales son insatisfactorias, de pobre calidad, escasas, pero como mínimo una persona le cuidaría indefinidamente, o sus relaciones sociales son moderadamente satisfactorias, adecuadas y sólo tendría disponible una ayuda por un periodo corto de tiempo.
4. Recursos sociales moderadamente insatisfactorios: las relaciones sociales son insatisfactorias, de pobre calidad, escasas y sólo se dispone de ayuda por un periodo corto de tiempo, o sus relaciones sociales son como mínimo adecuadas o satisfactorias, pero la ayuda sería disponible sólo de vez en cuando.
5. Recursos sociales fuertemente insatisfactorios: sus relaciones sociales son insatisfactorias, de pobre calidad, escasas. Y la ayuda sólo sería disponible de vez en cuando, o sus relaciones sociales son como mínimo satisfactorias o adecuadas, pero la ayuda no es disponible ni siquiera de vez en cuando.
6. Recursos sociales totalmente insatisfactorios: sus relaciones sociales son insatisfactorias, de pobre calidad, escasas y la ayuda no es ni siquiera disponible de vez en cuando.

Escala de clasificación de recursos económicos

1. Recursos económicos excelentes: sus ingresos son amplios y la persona tiene reservas.
2. Recursos económicos satisfactorios: ingresos amplios y la persona no tiene reservas, o ingresos suficientes y la persona tiene reservas.
3. Recursos económicos ligeramente insatisfactorios: ingresos insuficientes y la persona no tiene reservas, o ingresos algo suficientes y el sujeto tiene reservas.
4. Recursos económicos moderadamente insatisfactorios: ingresos un poco insuficientes, y la persona puede o no tener reservas.
5. Recursos económicos fuertemente insatisfactorios: ingresos totalmente insuficientes, y la persona puede o no tener reservas.
6. Recursos económicos totalmente insatisfactorios: la persona está desprovista, carente totalmente de ingresos y reservas.

Escala de clasificación de salud mental

1. Salud mental sobresaliente: despierto intelectualmente y disfrutando claramente de la vida. Se las arregla para lo rutinario y solucionar los problemas graves de su vida con facilidad, y no tiene síntomas psiquiátricos.
2. Buena salud mental: resuelve tanto lo rutinario como los problemas graves de su vida satisfactoriamente, e intelectualmente está intacto, y libre de síntomas psiquiátricos.
3. Salud mental ligeramente deteriorada: tiene ligeros síntomas psiquiátricos y/o ligero deterioro intelectual. Sigue encargándose de lo rutinario aunque no lleva satisfactoriamente los problemas graves de su vida.
4. Salud mental moderadamente deteriorada: tiene síntomas psiquiátricos definidos, y/o un moderado deterioro intelectual. Es capaz de hacer lo rutinario, tomar decisiones con sentido común, pero incapaz de manejarse con los problemas graves de su vida.
5. Salud mental fuertemente deteriorada: tiene síntomas psiquiátricos graves y/o un grave deterioro intelectual, que dificulta lo rutinario y los juicios y decisiones que se hacen a diario.
6. Salud mental totalmente deteriorada: muy psicótico o completamente deteriorado intelectualmente. Requiere supervisión periódica o constante a causa de su comportamiento claramente anormal o potencialmente peligroso.

FIGURA 152. Escala de puntuación de deterioro funcional (PDF) del OARSMFAQ.

Escala de clasificación de salud física

1. Tiene una salud física excelente: se ocupa de actividades físicas vigorosas, regularmente o como mínimo de vez en cuando.
2. Tiene buena salud física: enfermedades o incapacidades insignificantes. Requiere un cuidado médico rutinario, como chequeos anuales.
3. Salud física ligeramente deteriorada: tiene sólo enfermedades menores y/o incapacitantes que se benefician del tratamiento médico o medidas correctivas.
4. Salud física moderadamente deteriorada: tiene una o más enfermedades o incapacidades que son dolorosas o requieren un tratamiento médico considerable.
5. Salud física fuertemente deteriorada: tiene una o más enfermedades o incapacidades que son severamente dolorosas o amenazan la vida, o que requieren tratamiento médico dilatado.
6. Salud física totalmente deteriorada: guarda cama y requiere asistencia médica todo el tiempo o cuidados de enfermería para mantener las funciones corporales vitales.

Escala de clasificación del desempeño de las actividades de la vida diaria (AVD)

1. Excelente capacidad en las AVD: puede realizar todas las AVD sin ayuda y con facilidad.
2. Buena capacidad en las AVD: puede realizar todas las AVD sin ayuda.
3. AVD ligeramente insatisfactorias: puede realizar todas salvo de una a tres AVD. Requiere alguna ayuda para realizar esa una o tres AVD, pero no necesariamente cada día. Puede pasar algún día sin ayuda. Es capaz de preparar sus propias comidas.
4. AVD moderadamente insatisfactorias: requiere asistencia regularmente en al mínimo cuatro AVD, pero es capaz de pasar algún día sin ayuda o regularmente requiere ayuda para la preparación de las comidas.
5. AVD gravemente insatisfactorias: necesita ayuda cada día pero no necesariamente todo el día o noche con muchas de las AVD.
6. Completamente insatisfactoria la capacidad de realizar las AVD: necesita ayuda todo el día y/o noche para desempeñar las AVD.

El objetivo de esta evaluación pasa por identificar situaciones socioeconómicas y ambientales que pueden alterar la evolución clínica o funcional del paciente mayor y a la vez es útil para que los recursos sociales sean utilizados de una forma adecuada.

Es una evaluación que se debe llevar al ámbito en que se encuentra la persona dependiente, pues es la forma de mantener o aumentar la calidad de vida del mismo, ya que a través de ella les podremos proporcionar el soporte social más adecuado a cada situación.

Evidentemente, siempre que la situación lo permita, las ayudas las conduciremos a conseguir mantener al anciano en su entorno (domicilio), intentando evitar la institucionalización inadecuada, ya que éstas repercuten de forma negativa sobre su calidad de vida, pues suelen producir problemas psicológicos a la vez que dependencia y suponen una carga económica importante en muchas ocasiones para la familia y la sociedad, ya que las personas mayores que están bien integradas en su comunidad tienen una mayor supervivencia a largo plazo y se recuperan mejor de su enfermedad.

La forma óptima de evaluar socialmente

FIGURA 153. Cuestionario de apoyo social de DUKE-UNC (modificado por Broadhead).

	Tanto como deseo		Mucho menos de lo que deseo		
1. Recibo visitas de mis amigos y familiares	5	4	3	2	1
2. Recibo ayuda en asuntos relacionados con mi casa	5	4	3	2	1
3. Recibo elogios o reconocimiento cuando hago bien mi trabajo	5	4	3	2	1
4. Cuento con personas que se preocupan de lo que me sucede	5	4	3	2	1
5. Recibo amor y afecto	5	4	3	2	1
6. Tengo la posibilidad de hablar con alguien de mis problemas en el trabajo y/o en casa	5	4	3	2	1
7. Tengo la posibilidad de hablar con alguien de mis problemas personales y familiares	5	4	3	2	1
8. Tengo la posibilidad de hablar con alguien de mis problemas económicos	5	4	3	2	1
9. Recibo invitaciones para distraerme y salir con otras personas	5	4	3	2	1
10.Recibo consejos útiles cuando me ocurre algún acontecimiento importante en mi vida	5	4	3	2	1
11.Recibo ayuda cuando estoy enfermo en la cama	5	4	3	2	1

FIGURA 154. Cuestionario de "Salud familiar" (Family Apgar) o Apgar-familiar (Smiktein).

	Puntuación:
1. Estoy satisfecho con la ayuda que recibo de mi familia cuando algo me preocupa	-------------------------
2. Estoy satisfecho con la forma en que mi familia discute las cosas y comparte decisiones conmigo	-------------------------
3. Creo que mi familia acepta mis deseos de iniciar nuevas actividades o hacer cambios en mi estilo de vida	-------------------------
4. Estoy satisfecho con la forma en que mi familia expresa afecto y responde a mis sentimientos como enfado, tristeza y amor	-------------------------
5. Estoy satisfecho con la forma en que mi familia y yo pasamos el tiempo juntos	-------------------------

Total: -----------------------------

Puntuación: Casi nunca = 0 puntos. A veces = 1 punto. Casi siempre = 2 puntos.

al anciano (su entorno) sería a través de una visita domiciliaria, en donde tendremos ocasión de observar la adecuación y seguridad ambiental, lo que nos va a poder permitir determinar si él va a poder seguir viviendo en su hogar y, evidentemente, los servicios que va a precisar. Se ha de tener presente que el deterioro social suele estar presente en personas mayores que suelen tener en común:

- Ser mujer mayoritariamente
- Ser solteros/as
- Tener un nivel de instrucción bajo

FIGURA 155. Escala de reajuste de Holmes y Rahe.

Acontecimientos vitales

1. Muerte del cónyuge (100 puntos)
2. Divorcio (73 puntos)
3. Separación matrimonial (65 puntos)
4. Encarcelación (63 puntos)
5. Muerte de un familiar cercano (63 puntos)
6. Lesión o enfermedad personal (53 puntos)
7. Matrimonio (50 puntos)
8. Despido del trabajo (47 puntos)
9. Paro (47 puntos)
10. Reconciliación matrimonial (45 puntos)
11. Jubilación (45 puntos)
12. Cambio de salud en un miembro de la familia (44 puntos)
13. Drogadicción y/o alcoholismo (44 puntos)
14. Embarazo (40 puntos)
15. Dificultades o problemas sexuales (39 puntos)
16. Incorporación de un nuevo miembro de la familia (39 puntos)
17. Reajuste de negocio (39 puntos)
18. Cambio de situación económica (38 puntos)
19. Muerte de un amigo íntimo (37 puntos)
20. Cambio en el tipo de trabajo (36 puntos)
21. Mala relación con el cónyuge (35 puntos)
22. Juicio por crédito o hipoteca (30 puntos)
23. Cambio de responsabilidad en el trabajo (29 puntos)
24. Hijo o hija que deja el hogar (29 puntos)
25. Problemas legales (29 puntos)
26. Logro personal notable (28 puntos)
27. La esposa comienza a trabajar (26 puntos)
28. Comienzo o fin de la escolaridad (26 puntos)
29. Cambio en las condiciones de vida (26 puntos)
30. Revisiones de hábitos personales (24 puntos)
31. Problemas con el jefe (23 puntos)
32. Cambio de turno o de condiciones laborales (20 puntos)
33. Cambio de residencia (20 puntos)
34. Cambio de colegio (20 puntos)
35. Cambio de actividades de ocio (19 puntos)
36. Cambio de actividad religiosa (19 puntos)
37. Cambio de actividades sociales (18 puntos)
38. Cambio de hábito de dormir (17 puntos)
39. Cambio en el número de reuniones familiares (16 puntos)
40. Cambio de hábitos alimentarios (15 puntos)

Números de acontecimientos vitales: **Puntuación total:**

FIGURA 156. Escala de Filadelfia (Lawton´s Philadelphia Geriatric Center Morale Scale).

1. ¿Las cosas se han puesto peor a medida que usted ha envejecido?	(No)
2. ¿Tiene usted tanta alegría como el año pasado?	(Sí)
3. ¿Se siente usted muy solo?	(No)
4. ¿Ve bastante a sus amigos y parientes?	(Sí)
5. ¿Se molesta este año más por pequeñeces?	(No)
6. ¿Se siente usted menos útil a medida que envejece?	(No)
7. ¿A veces está tan preocupado que no puede dormir?	(No)
8. ¿A medida que envejece las cosas le parecen mejor de lo que pensaba?	(Sí)
9. ¿A veces piensa que la vida no merece la pena vivirla?	(No)
10. ¿Es usted ahora tan feliz como cuando era joven?	(Sí)
11. ¿Tiene muchos motivos para estar triste?	(No)
12. ¿Tiene miedo de muchas cosas?	(No)
13. ¿Se enfada usted más de lo que solía hacerlo antes?	(No)
14. ¿Su vida es dura la mayor parte del tiempo?	(No)
15. ¿Está satisfecho con su vida actual?	(Sí)
16. ¿Encuentra las cosas pesadas?	(No)
17. ¿Se viene usted abajo con facilidad?	(No)

Notas: La persona mayor encuestada debe contestar "Sí" o "No". Las repuestas entre paréntesis son las que indican un estado de bienestar óptimo. Cada respuesta coincidente vale 1 punto y la suma total es una medida del estado de bienestar.

- Tener ingresos económicos bajos
- Vivir solo
- Padecer una enfermedad crónica
- Tener un deterioro cognitivo moderado severo
- Tener síntomas psiquiátricos

Hemos de identificar al cuidador principal de la persona mayor, en la evaluación social, así como conocer el tiempo que le dedica al anciano y la carga que le representa. Hemos de pensar que también es importante cuidar al cuidador, cuyo perfil es el de una mujer de edad mediana y que es familiar de la persona a la que cuida. En la evaluación social se han de tener presentes varios aspectos.

Actividades sociales:

Las que podemos considerar como básicas a evaluar son:

- Profesión de la persona anciana.

- Aficiones (cine, música, teatro, lectura, deportes...)

- Salidas fuera del domicilio.

- Visitas a centros sociales (club, iglesia..)

- Actividades a las que ha tenido que renunciar por incapacidad funcional o enfermedad.

FIGURA 157. Escala de Norton para la valoración del riesgo de UUP

Parámetros					**Puntuación**
Estado físico	4. Buena	3. Regular	2. Mala	1. Muy mala	
Estado mental	4. Alerta	3. Apático	2. Confuso	1. Estuporoso	
Actividad	4. Ambulante	3. Ayuda para andar	2. Confinado al sillón	1. Encamado	
Movilidad	4. Completa	3. Limitación ligera	2. Muy limitada	1. Inmóvil	
Incontinencia	4. No	3. Ocasional	2. Urinaria habitual	1. Doble	
					Total:

Nombre paciente: .... Fecha: ....

Nombre evaluador: ....

- Nuevas actividades que lleva a término.

- Sustitución de actividades que realizaba antes por otras más acordes, pero que compensan a las anteriores.

Relaciones sociales:

Nos centraremos en el tipo, la frecuencia y en los posibles cambios que se pueden presentar con el tiempo. Tales como:

- Estado civil.
- Relaciones con los familiares
- Relaciones con los vecinos y amigos.
- Pertenencia a grupos sociales (grupos religiosos, centros sociales o clubs de ancianos...)
- Los contactos telefónicos con familiares, amigos, voluntarios...
- La comunicación a través de cartas.
- La convivencia con animales de compañía.

Soporte social:

Son el conjunto de ayudas económicas, emocionales e instrumentales proporcionadas por otra persona.

Aquí podemos enmarcar:

- El tamaño de la familia.
- La frecuencia de contactos familiares.
- La existencia del confidente (soporte emocional). Nos referimos a la persona a la que le comunica los problemas, las situaciones conflictivas y los asuntos íntimos.
- El apoyo instrumental está representado por la persona que ayuda en las tareas domésticas, transporte, compra, que va al ABS, etc.

Recursos sociales:

Están representados por:

- Los ingresos económicos (pensiones, ayuda familiar)
- Características de la vivienda (baño, calefacción, ascensor, teléfono)
- La seguridad de la vivienda (peligro de accidentes, caídas)
- Las personas con las que convive.
- El entorno y los servicios públicos (transporte, tiendas, servicios sanitarios, religiosos)

Como resumen, en la evaluación social de los ancianos, se han de tener en cuenta las relaciones sociales, el apoyo social, la

FIGURA 158. Escala "Emina".

	Estado mental	Movilidad	Humedad R/A Incontinencia	Nutrición	Actividad
0	Orientado	Completa	No	Correcta	Deambula
1	Desorientado o apático o pasivo	Ligeramente limitada	Urinaria o fecal ocasional	Ocasionalmente incompleta	Deambula con ayuda
2	Letárgico o hipercinético	Limitación importante	Urinaria o fecal habitual	Incompleta	Siempre necesita ayuda
3	Comatoso	Inmóvil	Urinaria y fecal	No ingesta	No deambula

carga social que representa su cuidado, los recursos económicos, la vivienda y el bienestar subjetivo o la calidad de vida.

De todas formas, las personas mayores suelen tener más o menos resueltos los problemas sociales. Pero cuando aparece un problema clínico o enfermedad, estos problemas sociales en estado latente se ponen de manifiesto, hecho más que demostrado sobre todo en las visitas domiciliarias en la atención primaria. Por ello, hemos de investigar siempre en el anciano que cuidamos cómo está de cubierto en este aspecto.

Escalas de evaluaciones sociales:

Para ello podemos utilizar las siguientes escalas de evaluación social, con las que podemos valorar actividades sociales, relaciones sociales y soporte social.

Cuestionario "OARS-MFAQ" (Older Americans Resourcers and Services Multidimensional Functional Assesment Questionnaire):

Se compone de 397 variables que exploran 5 áreas funcionales. Aportan información sobre recursos sociales y estructura familiar, recursos económicos, salud mental, salud física y capacidad para las ABVD (Actividades Básicas de la Vida Diaria). Toda esta información se puede sintetizar en un índice resumen denominado Puntuación de Deterioro Funcional (PDF), en el que se recogen información sobre aspectos cuantitativos, cualitativos o emocionales y de apoyo material. También analiza la composición del hogar, el número de personas que el anciano conoce de forma suficiente como para visitarlas en su casa, el número de visitas realizadas y recibidas, la existencia de una persona que asuma el papel de confidente y la de una persona que en caso de necesidad le puede prestar ayuda. Recoge también el sentimiento de soledad y el apoyo material, que pasa por la disponibilidad de ayuda, duración y fuente que la presta.

El índice evalúa los recursos sociales en una escala de 6 puntos que van de excelentes recursos sociales (PDF 1 ó 2) a recursos totalmente insatisfactorios (PDF 5 ó 6).

Se necesita aproximadamente una hora para completarlo. Esta escala es útil para seleccionar a las persona ancianas que son candidatas a ser institucionalizadas, a causa de que en el índice aparece una puntuación del PDF de 5 ó 6 (discapacidad grave) en el área social y que sólo disponen de ayuda ocasional, y que a su vez presentan una discapacidad grave o incluso total

FIGURA 159. Escala de Braden para predecir el riesgo de úlceras de decúbito.

Nombre del paciente:....................................		Nombre del evaluador:.......................................		Fecha de valoración:................
Percepción sensorial. Capacidad para responder adecuadamente a molestias relacionadas con la presión.	**1.** Completamente limitada: No responde (no se queja, vacila, ni aprieta) a los estímulos dolorosos, debido a una disminución del nivel de conciencia o a la sedación. O tiene la capacidad limitada para sentir dolor en la mayor parte de la superficie corporal.	**2.** Muy limitada: Responde sólo a estímulos dolorosos. No puede comunicar sus molestias excepto por quejas o intranquilidad. O tiene un deterioro sensorial que limita la capacidad para sentir dolor o molestias en la mitad del cuerpo.	**3.** Ligeramente limitada: Responde a órdenes verbales, pero no siempre puede comunicar sus molestias o necesidad de cambiar de posición. O Tienen algún deterioro sensorial que limita su capacidad para sentir dolor o molestias en 1 o 2 extremidades.	**4.** Sin deterioro: Responde a órdenes verbales. No tiene déficit sensorial que pueda limitar su capacidad para sentir o manifestar de viva voz dolor o molestias.
Humedad. Grado de humedad al que está expuesta la piel.	**1.** Constantemente húmeda: La piel se mantiene húmeda de forma casi constante por la transpiración, la orina, etc. La humedad se detecta cada vez que se gira o se mueve al paciente.	**2.** Muy húmeda: La piel está húmeda a menudo, pero no siempre. Se le debe cambiar al menos una vez por turno.	**3.** Ocasionalmente húmeda: La piel está húmeda en ocasiones, requiriendo un cambio adicional de ropa, aproximadamente una vez al día.	**4.** Rara vez húmeda: La piel suele estar seca, sólo requiere cambios de ropa según intervalos rutinarios.
Actividad. Grado de actividad física.	**1.** Postrado en cama: Confinado en cama.	**2.** Postrado en una silla: Capacidad de caminar muy limitada o inexistente. No puede soportar su propio peso y/o debe ser atendido en una silla o silla de ruedas.	**3.** Ocasionalmente camina: Camina en ocasiones durante el día, aunque distancias muy cortas, con y sin ayuda. Pasa la mayor parte de cada turno en la cama o la silla.	**4.** Camina frecuentemente: Pasea fuera de la habitación al menos dos veces al día y dentro de la habitación al menos una vez cada dos horas cuando está despierto.
Movilidad. Capacidad para cambiar y controlar la posición del cuerpo.	**1.** Completamente inmóvil: No hace ni los más leves cambios en la posición del cuerpo o las extremidades sin ayuda.	**2.** Muy limitada Hace cambios ligeros ocasionales en la posición del cuerpo o las extremidades, pero es incapaz de hacer cambios frecuentes o importantes de forma independiente.	**3.** Ligeramente limitada: Hace cambios frecuentes aunque ligeros en la posición del cuerpo o las extremidades de forma independiente.	**4.** Sin limitaciones: Realiza cambios importantes y frecuentes en la posición del cuerpo sin ayuda.
Nutrición. Patrón habitual de ingesta de alimentos.	**1.** Muy mala: Nunca termina una comida. Rara vez como más de 1/3 del alimento ofrecido. Toma 2 raciones o menos de proteínas (carne o producto lácteo) al día. Toma pocos líquidos. No toma ningún suplemento dietético líquido y/o mantenido con líquidos claros o por vía IV durante más de 5 días.	**2.** Probablemente insuficiente: Rara vez toma una comida completa y generalmente toma sólo aproximadamente la mitad de cada alimento ofrecido. La ingesta de proteínas comprende sólo 3 raciones de carne o productos lácteos al día. En ocasiones toma un suplemento dietético. O recibe una cantidad de dieta líquida o de alimentación por sonda inferior a la óptima.	**3.** Suficiente: Come más de la mitad de la mayoría de las comidas. Come un total de 4 raciones de proteínas (carne, productos lácteos) al día. Rechaza en ocasiones una comida, pero habitualmente toma un suplemento cuando se la ofrece. O Sigue un régimen de alimentación por sonda o NPT que probablemente satisfaga la mayor parte de sus necesidades nutricionales.	**4.** Excelente: Come casi todas las comidas. Nunca rechaza una comida. Suele tomar un total de 4 raciones o más de carne y productos lácteos. En ocasiones bebe entre comidas. No precisa suplementos.
Fricción y cizallamiento	**1.** Problema: Requiere una ayuda moderada o máxima para moverse. Es imposible levantarlo por completo sin deslizarlo sobre las sábanas. Con frecuencia se escurre en la cama o la silla, y es preciso volverle a colocar de nuevo y con una ayuda máxima. La espasticidad, las contracturas o la agitación le llevan a una fricción casi constante.	**2.** Problema potencial: Se mueve débilmente o requiere una ayuda mínima. Durante el movimiento es probable que la piel se roce algo contra las sábanas, la silla, las sujeciones u otros aparatos. Mantiene una posición relativamente buena en la silla o en la cama la mayor parte del tiempo, pero en ocasiones se escurre.	**3.** Sin problema evidente: Se mueve en la cama y en la silla con independencia y tiene la suficiente fuerza muscular como para levantarse completamente durante el movimiento. Mantiene una buena posición en la cama y en la silla en todo momento.	**Puntuación total:.........................**

en las áreas tanto de salud física, mental y de las ABVD (en todas ellas o en unas sí y otras no). (fig. 152).

Cuestionario de apoyo social de Duke-UNC (modificado por Broadhead):

Se compone de 11 preguntas, la respuesta de las cuales se miden en una escala que va del 1 al 5, correspondiendo el 1, el 2 y el 3 a *"mucho menos de lo que deseo"* y el 4 y el 5 a *"tanto como deseo"*.

Es un tipo de instrumento fiable y válido para detectar el grado de apoyo social, tanto en la dimensión confidencial como afectiva. Su gran ventaja es su brevedad y su sencillez. (fig. 153).

Salud Familiar (Family Apgar) o Apgar-familiar (Smikstein):

Se utiliza para valorar la percepción que el anciano tiene de su familia (satisfacción o insatisfacción), el grado de satisfacción que recibe de su familia o entorno familiar.

Su implementación es sencilla, incluso para la población con un bajo nivel sociocultural.

Son cinco preguntas con tres posibles respuestas, que se valoran con 0, 1 o 2 puntos.

Se considera que existe un satisfacción que podemos considerar como normofuncional cuando la puntuación se encuentra entre 7 y 10 puntos, que hay una disfunción leve cuando el resultado esta entre 3 y 6 puntos y que existe una disfunción grave cuando la puntuación se encuentra entre 0 y 2 puntos. (fig. 154).

Escala de reajustes sociales de Holmes y Rahe:

Está compuesta por 43 acontecimientos considerados como vitales, organizados de mayor a menor importancia, y capaces de predecir la existencia de problemas psicosociales. Cada uno de los ítems se valora sobre una puntuación que se denomina *unidades de cambio vital*, las cuales, según la importancia que se le da al acontecimiento, pueden tener un valor que va de 100 puntos en un acontecimiento considerado como de mayor gravedad, por ejemplo puede ser el *fallecimiento del cónyuge*, a 11 puntos que correspondería al acontecimiento menos relevante, como *leves transgresiones de la ley*.

La suma de todos los acontecimientos vitales significativos, producidos en un año, nos dará la evaluación de estos episodios y la situación de la persona a la que pasamos la encuesta. Cuando el resultado de la suma es mayor de 150 puntos, consideramos que la persona mayor encuestada está sometida a acontecimientos vitales *estresantes* significativos, que, en un 60% o más de los casos, dan lugar a problemas de carácter psicosocial y a su vez se relacionan con problemas de salud. (fig. 155).

Otras escalas de valoración social:

Hay otras escalas de valoración social en las que lo que evaluamos es el bienestar subjetivo o calidad de vida de la persona encuestada. Partimos de que la calidad de vida de las personas no sólo deben medirse a través del estado de salud, ya que entonces queda restringido a la enfermedad, sin tener en cuenta el resto de variables que intervienen en la misma, tales como el estado de ánimo, la satisfacción vital, la autoestima, el bienestar emocional, el espiritual y el social. Resumiendo, la calidad de vida podríamos decir que es el resultado de la interacción entre las expectativas y las característica de la persona encuestada y el entorno.

Escala de Filadelfia (Lawton´s Philadelphia Geriatric Center Morale Scale):

Es una escala que tiene la particularidad de ser breve y fácil de realizar. En ella se mide la satisfacción en la vida del encuestado, interrogándole sobre sus expectativas en la vida y sobre aspectos de bienestar y felicidad. (fig. 156).

Valoración del riesgo de Úlceras por Presión (UPP)

Mediante la valoración de riesgo de UPP buscamos la identificación de las personas ancianas que potencialmente pueden padecer UPP y valoramos a la persona anciana, su familia y su entorno.

Para realizar la valoración disponemos de numerosos instrumentos, por medio de los que podemos valorar el riesgo de UPP en las personas ancianas.

Son tres los instrumentos validados y utilizados mayoritariamente la escala de Norton, Emina y la Braden.

Escala de Norton:

Es de las más utilizadas para calcular el riesgo de Úlceras Por Presión. Consta de cinco criterios de valoración, por medio de los que llegamos a una puntuación máxima de 20, siendo en las mayores de 16 puntos en las que podemos afirmar que no existe riesgo de UUP. Cuando esta puntuación es menor o igual a 14 puntos es un indicativo de que existen posibilidades de aparición de úlceras, y una puntuación igual o inferior a 12 nos indica un riesgo muy alto, del 48 %, de que la persona que valoramos pueda padecer una UPP. (fig. 157).

Escala Emina:

Contempla cinco factores de riesgo: estado mental, movilidad, incontinencia, nutrición y actividad. Con la primera letra de cada factor se forma el nombre de la escala.

Cada factor se puntúa de 0 a 3, según el grado de alteración que presenten. A partir de la valoración del paciente, según los factores de la escala, se puntúa cada uno y se suman los resultados, lo que nos lleva a un valor total que determina el nivel de riesgo. Según la puntuación podemos clasificar al paciente de riesgo cero (0 puntos), riesgo bajo (entre 1 y 3), riesgo medio (entre 4 y 7) y riesgo elevado (entre 8 y 15). Es una escala fácil de utilizar, que relaciona el riesgo con la puntuación (a mayor riesgo mayor puntuación), y los factores que mide están definidos para garantizar una mayor fiabilidad a la hora de usarla. (fig. 158).

Escala de Braden:

Esta escala está validada y compuesta por seis subescalas que analizan: la percepción sensorial, la humedad, la actividad, la movilidad, la nutrición y la fricción /cizallamiento. Su puntuación oscila entre muy alta (23), lo que significa ausencia de riesgo y muy baja, lo que se traduce en mayor riesgo de desarrollar una UPP (Barden, 1987).

Tanto unas como la otras se pueden usar inicialmente y con regularidad para detectar los cambios que se presenten en relación con la situación patológica de la persona que estamos cuidando, es decir, para realizar una valoración continuada y así detectar si se produce una disminución o un aumento de riesgo en las posibilidades de padecer una úlcera por presión y poder actuar consecuentemente a través de los protocolos preventivos adecuados. (fig. 159).

18.4. RESUMEN Y REFERENCIAS

- La enfermera puede crear un instrumento / registro de recogida de datos, utilizando el modelo conceptual de V. Hendreson y consensuarlo con los profesionales del resto de disciplinas implicadas en la atención a las personas mayores.

- Dentro del equipo, la enfermera debe ser la encargada de la entrevista, y después de la reunión multidisciplinar se derivarán los resultados a otros componentes del equipo, por si es necesario focalizar en el problema, o bien el equipo, por consenso, planificará las actividades necesarias para dar solución a los problemas detectados.

- Con el "Perfil de Salud de Nottingham", se puede medir el estado de salud a través de un cuestionario de 45 preguntas estructurado en dos partes. La primera, con 38 afirmaciones, evalúa aspectos problemáticos de salud percibida a través de seis escalas. La segunda parte evalúa, a través de otras siete preguntas, la repercusión del estado de salud actual sobre diversas actividades o áreas de la vida cotidiana. Los estudios realizados han encontrado que el PSN posee validez de criterio, de contenido y de fiabilidad.

- La valoración funcional física de las personas mayores tiene una preponderante importancia ya que se ha demostrado la existencia de una asociación entre el nivel de función física y la mortalidad, tanto en las personas institucionalizadas en residencias, hospitales, centros socio-sanitarios, como en la utilización de los servicios sanitarios. Y también mantiene una estrecha relación con la rehabilitación, la planificación de los recursos socio-sanitarios, como guía para planificar los cuidados a largo plazo en las personas mayores dependientes; es una de las principales medidas preventivas para detectar y prevenir riesgos en las personas mayores frágiles.

- La escala de la Cruz Roja está muy difundida a la vez que su aceptación, por ser simple, sencilla y rápida de realizar y también por haber sido validada frente a otras escalas tradicionales. Este índice evalúa la capacidad de la persona mayor para llevar a cabo las actividades de la vida diaria y la ayuda instrumental para poder deambular.

- El índice de Katz evalúa de forma sencilla, dependencia o independencia, y seis actividades básicas de la vida diaria como son la movilización, bañarse, el vestirse, la alimentación, el uso del retrete y la continencia de esfínteres.

- Índice de Barthel
Es una escala que añade más información de la aportada por el índice de Katz. Evalúa diez "actividades básicas de la vida diaria", tales como, alimentación, lavarse, vestirse, arreglarse, continencia fecal, continencia urinaria, ir al WC, traslado cama / sillón (versus silla de ruedas), deambulación, subir / bajar escaleras.

- Escala de Tinetti
Evalúa en las personas mayores los trastornos de la marcha y el equilibrio cuya etiología es multifactorial, que suelen aparecer como consecuencia de la asociación de los cambios producidos por el propio proceso de envejecimiento junto con enfermedades consideradas crónicas, que afectan al sistema musculoesquelético o neurológico cuyas consecuencias suelen ser la inmovilidad y las caídas.

- La valoración del estado mental de las personas mayores está incluida dentro de la valoración integral de los mismos. Y dentro de ella los aspectos que deben tenerse en cuenta son tanto el estado cognitivo como el emocional, que se evalúan a través de escalas específicas.

- La Escala de Pfeiffer valora un pequeño número de funciones básicas como son la memoria, orientación y atención. El principal inconveniente es que no detecta deterioros leves ni cambios pequeños en la evolución.

- El test del reloj de Shulman es útil para la detección de deterioro cognitivo en residencias y en consultas de atención primaria. Es una prueba de dificultad de construcción, es útil como cribado de deterioro cognitivo.

- El Mini Mental State Examination (MMSE) de Folstein, se puede implementar en unos 5 o 10 minutos y a través de él conseguimos explorar y puntuar tanto la orientación temporal como espacial, la memoria inmediata y de fijación, la atención y el cálculo, la producción y repetición de lenguaje, la lectura y la habilidad visión-espacial.

- El Mini Examen Cognoscitivo (MEC) de Lobo, es una versión del MMSE de Folstein validado en castellano, pero ampliado y adaptado a las características de la población española.

- La escala de la Cruz Roja está muy difundida, con ella valoramos alteraciones de la memoria, orientación, comportamiento y lenguaje, y también valoramos su repercusión sobre la capacidad funcional de la persona mayor, enfatizando en el control de los esfínteres.

- El "S-IQCODE" de Jorm y el test del informador, consisten en una entrevista en la que se recogen a través de 26 preguntas, los cambios que se han producido en la persona sometida al test en los últimos diez años. Los ítems valoran la memoria, la funcionalidad y la capacidad ejecutiva y de juicio. En estos momentos se suele utilizar una versión validada del TIN (test del informador) reducida de 17 preguntas, en la que el punto de corte se ha establecido en 57, y a nivel de sensibilidad está en el 86% y de especificidad en el 91%. Este test ha de ser cumplimentado por el familiar en su domicilio.

- La prevalencia de la sintomatología depresiva entre las personas que superan la edad geriátrica (65 años) está en torno al 15%, produciéndose un notable incremento, que alcanza el 35%, entre las personas pertenecientes a este grupo de edad que están institucionalizadas. Y la prevalencia de depresión como diagnóstico en firme es del 3% en la comunidad y del 25% en las instituciones.

- Los síntomas clínicos de la ansiedad están presentes entre un 10 y un 20% de la población anciana. Dándose la depresión con mayor frecuencia en este grupo de población en comparación con otros grupos de población, como por ejemplo el de los jóvenes.

- La detección de la ansiedad y la depresión en las personas ancianas resulta difícil por diversos motivos. Primero las personas mayores tienden a negar estos sentimientos mostrando una apariencia de autosuficiencia y bienestar, otras veces no son conscientes de la situación achacándola al propio proceso de envejecimiento, al igual que los profesionales de la salud, y también sucede que tienen miedo a ser etiquetados de locos o bien desconocen los servicios donde pueden ser atendidos de su situación.

- Hemos de tener presente que personas afectadas de demencia suelen tener sintomatología depresiva, lo que complica aún más su diferenciación. También hemos de tener presente la influencia que determinados fármacos tienen en la presencia de las alteraciones afectivas entre los ancianos.

- La Escala de Hamilton, es la más utilizada para cuantificar y establecer el pronóstico de depresión, su uso está ampliamente extendido en el seguimiento de la eficacia de los psicofármacos. No existe una excesiva experiencia de uso en los ancianos.

- En la evaluación social es importante identificar al cuidador principal de la persona mayor, así como conocer el tiempo que le dedica al anciano y la carga que le representa. Es muy importante cuidar al cuidador, cuyo perfil es el de una mujer de edad mediana y que es familiar de la persona a la que cuida.

- El CUESTIONARIO "OARS-MFAQ"

(Older Americans Resourcers and Services Multidimensional Functional Assesment Questionnaire) es uno de los utilizados para realizar la evaluación social. Se compone de 397 variables que exploran 5 áreas funcionales. Aporta información sobre recursos sociales y estructura familiar, recursos económicos, salud mental, salud física y capacidad para las ABVD (Actividades Básicas de la Vida Diaria). Toda esta información se puede sintetizar en un índice resumen denominado Puntuación de Deterioro Funcional (PDF).

- El CUESTIONARIO de APOYO SOCIAL de DUKE-UNC (modificado por Broadhead). Es un tipo de instrumento fiable y válido para detectar el grado de apoyo social tanto en la dimensión confidencial como afectiva.

- La "Escala de reajuste social de Holmes y Rahe", se compone por 43 acontecimientos considerados como vitales, que están organizados de mayor a menor importancia y son capaces de predecir la existencia de problemas psicosociales.

- La "Escala de Filadelfia (Lawton's Philadelphia Geriatric Center Morale Scale".

Es una escala que tiene la particularidad de ser breve y fácil de realizar. En ella se mide la satisfacción en la vida del encuestado, interrogándole sobre sus expectativas en la vida y sobre aspectos de bienestar y felicidad.